仲景医学系列教材

仲景方剂学

李书香　何　杨　主编

河南科学技术出版社

·郑州·

图书在版编目（CIP）数据

仲景方剂学/李书香，何杨主编. —郑州：河南科学技术出版社，2016.1
（2021.7 重印）
仲景医学系列教材
ISBN 978-7-5349-7958-3

Ⅰ.①仲… Ⅱ.①李… ②何… Ⅲ.①方剂学-教材 Ⅳ.①R289

中国版本图书馆 CIP 数据核字（2015）第 242213 号

出版发行：河南科学技术出版社
地址：郑州市郑东新区祥盛街 27 号　　邮编：450016
电话：（0371）65788613　65788629
网址：www.hnstp.cn
策划编辑：李喜婷　胡　静
责任编辑：胡　静
责任校对：任燕利
封面设计：中文天地
版式设计：栾亚平
责任印制：朱　飞
印　　刷：三河市明华印务有限公司
经　　销：北京集文天下文化发展有限公司
幅面尺寸：185 mm×260 mm　印张：28.75　字数：644 千字
版　　次：2016 年 1 月第 1 版　2021 年 7 月第 2 次印刷
定　　价：128.00 元

“仲景医学系列教材”编委会

《仲景方剂学》编委会

主　编　李书香　南阳医学高等专科学校
　　　　何　杨　南阳医学高等专科学校
副主编　(按姓氏笔画排序)
　　　　王世勋　南阳医学高等专科学校
　　　　王改敏　南阳医学高等专科学校
　　　　牛玉凤　南阳医学高等专科学校
　　　　朱志芳　南阳医学高等专科学校
　　　　李　理　南阳医学高等专科学校
　　　　徐　凯　南阳医学高等专科学校

编写说明

中医学是伴随中华民族的发展而孕育、产生、发展起来的中国传统医学。张仲景的《伤寒杂病论》集东汉以前中国医学之大成，将理论医学与临床医学紧密地结合起来，熔理、法、方、药于一炉，确立了辨证论治理论体系，影响着从它问世以来1 800多年的中医学方药、理论及临床各个方面。《伤寒杂病论》在传承过程中被分为《伤寒论》和《金匮要略》，一直被奉为中医学经典。历代医家不断地研究与应用《伤寒杂病论》，为之整理、诠释、补充、发挥、验证、修订，并进行现代研究，中西汇通，取得了极为丰富的成果，成为仲景医学的新内容。

从某种角度讲，仲景医学是中医学中最核心、最精髓、最实用，也最有生命力的学问。尽管古今有诸多医家、学者对其进行集注或分编，但仍存在一些不足：一是仍未能全面系统地反映仲景医学的全部，二是仅靠原著或选读不利于现代乃至今后的深入学习和发展。另外，目前中医高等教育并不能很快适应临床，流水线式的培养方法不利于中医人才成长，核心问题都是没有把经典教育作为主线，特别是没有将仲景的学术思想贯穿始终。要学透仲景著作十分不易，要用仲景的理、法、方、药很好地解决临床实际问题更不易，所以我们尽其所能进行探索，组织编写这套“仲景医学系列教材”。本套教材具有仲景学术思想特色，不但可作为我们的校本教材，也可作为继续教育或临床及科研的参考教材。

本套教材共 11 本，包括《仲景医学发展史》《仲景药物学》《仲景方剂学》《仲景诊病学》《仲景外感病学》《仲景内伤杂病学》《仲景妇科杂病学》《仲景病案学》《仲景养生保健学》《仲景医学现代研究》《仲景文化概论》。本套教材参考现代学科门类划分，并参考现行教育课程自成体系，以仲景学术及指导思想为主线，结合后世研究成果，继承而不泥古，发展而不离宗，全面反映仲景医学的内容，便于教师的启发教学和学生的自主学习，更便于引导实际应用。

特别需要说明的是，“仲景医学系列教材”的编写不拘于《伤寒论》《金匮要略》原文，我们先将两书条文糅到一起，再行组分，甚至用白话形式编写，以便于学习与理解。教材编写的基本原则是突出仲景思想，突出继承与发展，突出实用。

本套教材没有统一的编写体例，每本教材是根据自己的内容和特色来选择适当的表述形式，这种“不甚规范”的编写形式是完全服从于编写内容的。就本套教材而言，有的属于全新的教材，如《仲景文化概论》《仲景医学发展史》《仲景病案学》《仲景养生保健学》《仲景医学现代研究》；有的属于同现行教材有重叠，又有差别的教材，如《仲景药物学》《仲景方剂学》《仲景诊病学》《仲景外感病学》《仲景内伤杂病学》《仲景妇科杂病学》。全新教材相对好处理，只需要高度提炼与精心编排，编写的自由度较大；而有重叠的教材则要处理好仲景学术思想与现行教材的关系。我们的做法是，《仲景药物学》以仲景用药为主线，同时收入后世发现的常用药物，基本涵盖《中药学》的内容。《仲景方剂学》以经方应用为主线，同时收入后世有效的时方，基本涵盖《方剂学》的内容。《仲景诊病学》重点突出仲景的诊病方法，同时包括了《中医诊断学》的内容。《仲景外感病学》则论述临床各种外感病，包括《伤寒论》和《温病学》的内容。《仲景内伤杂病学》全面论述临床常见内科疾病，包括《中医内科学》和《金匮要略》的内容。《仲景妇科杂病学》既论述仲景的“妇人三篇”，又包括《中医妇科学》。

编写本套教材的目的是希望改变我国目前中医高等教育“千人一面”的状况，努力培养德技双馨的仲景传人。尽管我们是在具有深厚中医药文化底蕴的医圣故里，有着多年高等中医药教育的经验教训，但我们深知与兄弟院校之间有很大的差距，更知道改革的艰辛，希望我们的微薄之力能够对当今中医药发展做出一点贡献。

本套教材的编写得到了河南省南阳张仲景基金会、河南省宛西制药股份有限公司、南阳市仲景堂医院大力支持，更有许多兄弟院校学者的加盟。由于学识和编写经验有限，书中可能存在不妥之处，我们恳请广大中医人，特别是研究《伤寒论》《金匮要略》的专家、学者多提宝贵的意见和建议，以便于我们今后工作的改进和教材的修订。

“仲景医学系列教材”编委会

2013 年 10 月

前　言

《伤寒杂病论》是我国第一部将理论与实践相结合的临床医学典籍，也是第一部理、法、方、药俱备的医学专著。后世医家倍加尊崇，奉为圭臬，沉缅于其中，含英咀华，汲取营养，赞其书为“方书之祖”，誉其方为“医方之祖”。自问世1 800多年来，对中医方剂学的发展产生了巨大的影响。原书已亡佚，后经王叔和、林亿整理为《伤寒论》与《金匮要略》二书。时至今日，《伤寒论》和《金匮要略》仍然有效地指导着中医临床，其方剂疗效、临床运用显示出了强大的医学生命力。这些方剂不仅成为后世医家组方用药的典范与临床处方用药的基础，而且已成为中医药现代化研究的切入点与重要课题。纵观中医发展的各个时期，举世名医大家，无不服膺仲景之学，精研仲景之书，善用仲景之方。《伤寒论》《金匮要略》所载方剂，方方皆法，历来是研究仲景学术思想重要内容之一。历代前贤对其进行深入研究，或诠释，或整理，或补充，或发挥，或中西医汇通，由此在中医学领域形成强大的仲景学术流派。

《仲景方剂学》内容是根据南阳医学高等专科学校中医学专业培养仲景学术特色目标，按照中医学专业教学计划中对本课程的要求和学校培养仲景学说传承者的特点拟定。本教材的编写大纲是在对中医学专业本科生能力的要求进行调研，通过课程体系建设与改革中的课程剖析和课程内容调整方案的反馈信息，听取相关课程教师意见，在教研充分讨论，并广泛征求校内外相关专家意见的基础上制定的。

仲景方剂学是研究和阐明方剂理论与治法及其临床应用的学科，是中医学重要的基础学科之一。本课程应安排在中医基础理论、中医诊断学、中药学之后进行。

本教材分为上、下两篇。上篇为总论，重点介绍方剂、方剂学概念、方剂学发展简史、方剂与治法、方剂的分类、方剂的组成与变化、剂型、方剂的煎法与服法等基本知识，以及张仲景对方剂学的贡献；下篇为各论，主要根据治法与功用，将方剂分为解表、泻下、和解、清热、温里、补益等19类，选入《伤寒杂病论》常用基础方以及后世代表方共469首，其中正方208首，附方261首。中成药列举了各类方剂中常用的成药共95首。最后还附有“方剂歌诀”和“方名拼音索引”。

每章方剂分为概说、正方、小结、复习思考题四个部分。概说的内容包括每类方剂的定义、治法、功用、适应范围、使用注意，以及每节方剂的临床适应证、临床特点、常用药物、配伍方法、代表方等。正方内容有方名与出处、组成、用法、功用、主治、方解、运用、原方主治、现代研究等项。小结内容是将每类方剂提纲挈领地予以综合、对比、分述类方的异同。复习思考题是通过每章方剂必须重点掌握的内容，以培养学生独立思考、综合分析的能力。

现将各项方剂主要项目的编写宗旨做一个简要说明：

（1）为突出仲景学术思想和后世制方人的遣药组方特色，每方均标明原方的用量和用法，现代用量、用法则注入括号之内，它是参考原方用量比例，以现代常用量为依据权衡拟定的，以供教学参考。方中的现代剂量，均以公制为单位，一律用国际通用符号表示。如 kg、g、mg 等。

（2）主治病证，一般以原书为基础，结合后世运用范围综合拟定。

（3）方解主要内容，按仲景原著方药主治病证结合后世临床运用范围做简要的病因、病机分析，组成药物的基本结构和配伍技巧分析，全方配伍特点归纳以及方族的比较。后世发展方与新创方均按上述内容要求分析归纳。

（4）运用部分，包括辨证要点、加减变化、现代运用和使用注意。

（5）附方一般只写药物组成、功用、主治。对一些有特点的方剂，或附方较多，为比较与正方的异同之处，则加以简介。

（6）现代研究，不计多寡，唯以针对性强、真实可靠、内容新颖为选录标准。

（7）书中所载的犀角、虎骨，根据国发〔1993〕39 号、卫药发〔1993〕59 号文，属于禁用之列，均以代用品替代。

本教材前言、上篇第一章和第二章由李书香编写，第三章至第八章由何杨编写。下篇解表剂、和解剂、祛痰剂由王改敏编写；清热剂、泻下剂由牛玉凤编写；温里剂、治风剂、治燥剂，以及祛湿剂中第四节利水渗湿、第五节祛风除湿由李理编写；补益剂由朱志芳编写；祛湿剂第一节清热祛湿、第二节温化水饮、第三节芳香燥湿，以及理气剂、理血剂、祛暑剂由徐凯编写；安神剂、开窍剂、固涩剂、消食剂、驱虫剂、涌吐剂、中成药、方剂学歌诀由王世勋编写。

本系列教材在继承的基础上进行了一定力度的改革与创新，在探索的过程中难免有不足之处，甚或错漏之处。为进一步提高本教材的编写质量，有利于教学，敬请各教学单位、各地中医院校同道在使用过程中发现问题，及时批评指正，使教材质量不断提高，更好地适应中医药实用型人才的培养需要。

李书香
2015 年 8 月

目录

下篇　各论　/（64）

上篇 总论

第一章 方剂与仲景方剂学

方剂是在辨证审因确定治法之后，按照组方原则，选择合适的药物和用量，妥善配伍而成为不同剂型的药方。

“方剂”一词，首见于唐·姚思廉所著之《梁书·陆襄传》。其云：“襄母卒病心痛，医方须三升粟浆，……忽有老人诣门货浆，量如方剂。”考方“之义”，既有规矩、规定的意义，如“圆者中规，方者中矩”（《周礼·考工记》），“不以规矩，不能成方圆”（《孟子·离娄上》），又有医方、药方、处方的含义，如“譬医之治病也，……方施而药行”（《论衡·定贤》）。“剂”，古通“齐”，有整齐、整合、排列之义，体现了一定的规定性和有序性；同时“剂”还有调配、调和之意。郑玄注：“齐，谓食羹酱饮有齐和者也。”《后汉书·刘梁传》也说：“和如羹焉，酸苦以剂其味。”可见，方指药方、处方，剂指调配、调和。《汉书·艺文志》最早对方剂的含义进行了阐述，认为：“经方者，本草石之寒温，量疾病之浅深，假药味之滋，因气感之宜，辨五苦六辛，致水火之剂，以通闭解结，反之于平。”因此，方剂绝不是简单药物的相加，而是在平脉辨证基础上，针对证候的病机，有目的地将药物合理配伍，使之共同作用于机体产生综合效应。简而言之，方剂乃药物按组方原则配伍而成之有序组合。

方剂学是研究方剂组方原理、配伍规律及其临床运用的一门学科。仲景方剂学教学的主要任务是通过一定数量仲景方及历代医家行之有效方剂的讲授，引导学生掌握组方原理与配伍法则，培养学生分析、运用方剂以及临证组方的能力，并为今后学习中医临床课程奠定基础。

仲景方剂学研究的内容是以中医基础理论、中医诊断学、中药学等前期基础学科以及伤寒杂病论内容为基础的，除了研究方剂学基本内容之外，还总结了方族的配伍变化规律。因此，仲景方剂学在中医基础学科和临床学科之间，起着重要的纽带作用，是中医学理、法、方、药体系中的重要环节。这就要求学生在学习时善于联系已学过的基础学科知识，参照《伤寒杂病论》相关内容，互相印证，加深对仲景方剂之外后

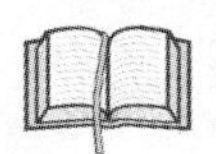

世发展方的理解，为今后学好临床各科打下坚实的基础。

仲景方剂学的学习目的，是通过对一定数量基础方、代表方的研习，领悟前贤组方之要旨，并能根据临证之需，圆机活法地掌握方剂学变化之精妙。即所谓“医之成，悟也；方之精，变也”。学习仲景方剂学：第一，要有扎实的中医基础知识和仲景学术思想相关知识。第二，要掌握方剂的组成，背诵和熟记一定数量的方歌；第三，对组成、功用、主治相近似的方剂及方族，要加以鉴别比较，从中掌握其特点与配伍变化。只有这样，才能在临证时举一反三，触类旁通，熟练地运用方剂，并具有较强的辨证立法遣药组方的能力。

第二章 方剂学发展简史

方剂学的发展经历了 2 000 多年的历史，现存的方书，据《全国中医图书联合目录》记载，仅从晋、唐至今已多达 1 950 种，至于与方剂有关的医籍就更多。方剂学正是通过这些书籍的相继问世，反映着这门学科不断发展的轨迹，了解方剂学发展的概要过程，熟悉历史上具有代表性的重要方书的特点及其价值，对于学好方剂学这门主要课程并对今后的继续深入学习和研究、运用，是十分重要的。兹以历史发展的前后为序，略述方剂学发展的简史。

一、先秦时期

先民们在长期的生活和生产实践中，经过世世代代、日积月累的口尝身受，逐步积累了药物知识。随着有意识利用药物的不断发展，自然涉及药物的选择、配合和调剂，逐渐产生了方剂。可见，方剂是中药应用的基本形式。

早期的方剂，多数是单方，或仅由二三味药组成，十分简单。将两种或两种以上的药物组成复方加以利用，可以增强作用、提高疗效，并减轻不良反应和毒性，无疑是古代医药学发展过程中的巨大进步。

《周礼》中已有关于“和药”“和齐”的记载，还有“疡医掌肿疡、溃疡、金疡、折疡之祝药、劀杀之齐”和“食医掌和王之六食、六饮、六膳、百馐、百酱、八珍之齐”等内容。《史记》中还提到：“战国时扁鹊治虢太子之暴厥，曾用八减之齐。”上述所称的“齐”，即后世之“剂”，显然是指和合、调配不同的药物组成方剂加以应用。西汉初年，淳于意的《诊籍》中，提到“火之汤”等四个方剂，惜于年代久远，其具体组成药物已无从考证。1977 年，在安徽阜阳出土汉初残简 130 余片，名曰《万物》，其中有用商陆、羊头治臌胀，理石、茱萸治劳损，这是迄今通过考古获得的最早的复方文献资料。由此不难看出，方剂产生的上限年代已无法确定，而复方的出现，最迟应在春秋战国时期。

1973 年在湖南长沙马王堆 3 号汉墓出土了一批帛书和竹、木简，其中有《五十二病方》《养生方》《杂疗方》《杂禁方》等方书。尤其《五十二病方》卷帙大，内容多，而且保存较好。该书成书于战国晚期，原书未见书名，整理者依据其内容分 52 题而定此名，堪称是现存最古老的方书。全书共有医方 283 个，涉及临床各科病证 100 余种。诸方用药 242 种，有不少品种是《神农本草经》中所未收载的。药方的用法，既有内服，也有外用。内服有丸、汤、饮、散等剂型，但除丸剂之外，只有制备方法，而无剂型名称；外用有敷、浴、蒸、熨等。此外，还有炮制和用量方面的若干要求和规定。

该帛书的出土，也充分说明了迟至战国晚期，方剂在临床的运用就已初具规模。

二、两汉时期

这一时期，方剂学有了较大的发展。其一是初步总结了治则和治法，并提出了对组方的基本结构要求，从而初步奠定了方剂学的理论基础；其二是总结了一批行之有效的著名方剂。方剂学的基础理论，主要集中地反映在《黄帝内经》的七篇大论之中，而这七篇大论多是东汉以后的作品，故将其归属于这一时期。此书在治则和治法方面，较全面而系统地总结了"谨察阴阳，以平为期""治病必求于本""治求其属"以及整体治疗、标本缓急、三因制宜等有关治则的理论。书中总结的大量治法内容无一不是后世立法组方的理论基础；在制方的基本结构方面，提出了"君、臣、佐、使"的组方理论，并对君药、臣药、佐使药的含义做了概括性的界定，提出："主病之谓君，佐君之谓臣，应臣之为使。"此书虽是专门阐述中医基本理论的经典之作，但亦载有生铁落饮、兰草汤、半夏秫米汤等13首方剂。所附方剂数目虽少，但剂型并不单一，给药途径也有特色，所用药物对炮制、制剂、用法的要求十分讲究。

据史书记载，这一时期的方书十分可观，仅《汉书·艺文志》所载，就有"经方十一家"，共274卷之多，但俱已亡佚。但仅从1972年在甘肃武威旱滩坡出土的文物《治百病方》来看，简文中有方剂36首，其主治病证涉及内、外、妇、五官诸科，各方中用药共达100种之多，其剂型有汤、丸、膏、散、醴，充分反映出当时对方剂已有相当高的运用水平。

方剂是临床用药经验的结晶，东汉时期，临床医学更加进步，以《神农本草经》为代表的本草学也积累了重要的药学成果，方剂的质量随之提高。汉末，由于疫病肆虐，张仲景出于拯夭救枉之心，"勤求古训，博采众方"，并以《黄帝内经》理论为基础，结合自己的独到经验，完成了当代最高水平的临床巨著——《伤寒杂病论》。此书经晋·王叔和及宋·林亿等先后整理编辑为《伤寒论》和《金匮要略》，使之得以广为流传。

传世的《伤寒论》载方112首，《金匮要略》载方252首，不计两书并见的重复方，计有近300首方剂。这些方剂，大多有理有法、组方谨严、选药精当、药味不多、主次分明、变化巧妙，深为古今中外之医家所折服，如麻黄汤、麻黄杏仁甘草石膏汤、四逆汤、茵陈蒿汤、桂枝汤、五苓散、大承气汤、白虎汤、当归芍药散等基础方剂，经久不衰，至今常用。后世大量常用名方，大多是以这些方剂为基础化裁而成；或是效法仲景药物配伍组合规律，依据理法而选药组成。所以，《伤寒杂病论》历来被推崇为"方书之祖"，是我国第一部理、法、方、药俱备的医学典籍。

三、魏晋南北朝时期

这一时期长期分裂鼎峙，政权频繁更替，战乱不息，社会动荡，药材的生产、运输、贸易受到严重影响。在这种特殊的历史条件下，临床制方选药多注重实用，略于理论探讨，提倡用药简捷。在这300多年间，出现了一大批方书，可惜大多已经失传，目前保存较好，且影响较大者，仅有《肘后备急方》《小品方》和《刘涓子鬼遗方》。

《肘后备急方》（又称《肘后救卒方》），为东晋著名医家葛洪所撰。葛洪学识渊博，著述丰富，但其医方之书，大多亡佚。《肘后救卒方》系从《金匮药方》100卷中摘录3卷而成。其目的是便于随身携带，此乃“肘后”的由来。该书后由陶弘景增补，题名《华阳隐居补阙肘后百一方》，再经金人杨用道将《证类本草》部分药方附于其中，名曰《附广肘后方》，成为明清以来各种版本的祖本。葛氏所集之方，力求“单行径易，约而有验；篱陌之间，顾眄皆药；众急之病，无不毕备；家有此方，可不用医”。又出于“救卒”，其所收方剂，多以治疗中风、昏厥、溺水、外伤、中毒等突发急症为主。该书共收单方510首、复方494首，论述文字十分简要，载录之药方及用法，又为葛氏“皆已试而后录之”，如用青蒿一握取汁服，以治疟疾，为现代青蒿素的研制提供了宝贵的经验。后世葱豉汤、黄连解毒汤等，实为此书首见。所以，简、便、廉、效是《肘后备急方》的显著特点。

陈延之所撰《小品方》，对《伤寒杂病论》以来的经验方进行了系统整理，在隋唐时期与仲景之书齐名。原书约亡于唐末至宋初之战乱，但不少本草和方书存其佚文，1985年日本发现其残卷。今人汤万春先生从中外文献中广收《小品方》之佚文，共得资料880余条，另加注文770余条，辑成《小品方辑录笺注》一册，于1990年出版。现有内容涉及临床各科，理、法、方、药俱论，亦重点收录简、便、廉、效之方。陈氏清楚认识到“伤寒与天行温疫为异气”所感，其病因不同，方药各异。前者多用麻、桂之辛温，后者多用葛根、白薇、黄连、黄芩之辛凉和清热解毒。其疗“伤寒及温病……内瘀有蓄血者”之芍药地黄汤，即日后之犀角地黄汤，首开温热病解毒、凉血、化瘀之先河。

《刘涓子鬼遗方》原为晋人刘涓子初辑，后经南齐龚庆宣整理而成，主要收录和论述金疮、痈疽、疥癣、汤火伤等外科方剂，反映了魏晋南北朝时期外科的用药成就，为现存最早的外科方书。

四、隋唐时期

隋唐两代，随着社会经济的进步、国内各民族的亲密交往和中外各国间的广泛交流，加之唐王朝对医药的重视，方剂学又取得了较大的发展。唐代除朝廷参与或组织编纂方书以外，还曾命令各郡县将《广济方》书于大板上，立在乡村要道之旁，以应行人急时之需。由于这些举措的推动，促进了方书的编纂和方剂知识的普及。

这一时期，方书大量涌现，大部头巨著相继问世，其方书数量之多，卷帙之巨，都是空前的。据《隋书·经籍志》记载，有方书256种，4 510卷；其中《四海类聚方》一书，达2 600卷。唐代除《备急千金要方》《千金翼方》《外台秘要》外，仅《宋以前医籍考》不完全统计，当时的经验方就有138部。外来医方和少数民族验方的收录，以及采用外来药制方，也很受唐人重视，如乞力伽丸、耆婆丸、阿迦佗丸、蛮夷酒、匈奴露宿丸等，充分反映出方剂学善于吸收各民族医药之长的优良传统。

隋唐方书虽多，同样是绝大多数早佚。现存的《备急千金要方》《千金翼方》和《外台秘要》则基本上代表了唐代方剂学的真实水平。

《备急千金要方》和《千金翼方》是唐代医药大家孙思邈的力作。《备急千金要方》共30卷，232门，载方5 300余首。《千金翼方》亦为30卷，载方2 200余首，用以羽翼前书。二书虽以方书为名，实为综合类医学巨著，仅就《备急千金要方》之方剂部分而言，既有“经文古方”，又有“俗说单方”；既全面总结前人经验，又不乏作者创新之剂。该书在以病症类方的同时，又以脏腑为目，给嗣后脏腑辨证的发展以巨大的影响，在安排各类方剂次序时，首列“妇人方”3卷，后又设“少小婴孺方”1卷，表现出作者对妇幼疾病的防治特别重视；治疗无子方分男女之殊，极有见地；对温病的治疗，孙氏更加注意对清热解毒药的应用，其治失血多用犀角、地黄、侧柏、蒲黄、黄芩、阿胶、大黄，驱肠虫多用雷丸、芜荑、狼牙、贯众，疗消渴多用枸杞、天花粉、麦冬、知母、黄芪、人参、人乳。用今天的标准来衡量，其选择药物也非常准确，尤其是对于虚损，每将补验药与羊肉、鹿肉、牛髓、兔肝、羊肝、猪肚、胡桃、荞麦、胡麻油等同用，并专辑“食治”一卷，强调“能用食平疴、释情遗疾者，可谓良工”，食疗之学、药膳之方，由于本篇的承上启下，得以发扬光大。书中还收录了若干保健、美容方剂，为后世补虚弱、抗衰老、保健美留下了许多珍贵的方剂和经验。此外，其中的温胆汤、独活寄生汤、苇茎汤、孔圣枕中丹、紫雪等影响深远，至今仍为医家所常用。

《外台秘要》是继孙氏二书之后，唐代又一部大规模的方书和临床医学著作。作者王焘曾因持节邺郡（今河南安阳市一带）诸军事兼太刺史，当时又称此官职为“外台”，故所辑之书称为《外台秘要》。全书计40卷，1 104门，收方6 000余首。本书的特点是整理并保存了一大批唐代及唐以前的医方，如《小品方》《刘涓子鬼遗方》《范汪方》《深师方》《崔氏方》《集验方》《广济方》《近效方》等。清人徐大椿称首王氏“纂集自汉以来诸方，荟萃成书，而历代之方于焉大备，唐以前方赖此以存，其功亦不可泯”。至今该书仍是研究这些资料的重要文献。

五、宋元时期

高度中央集权的宋代封建王朝，结束了五代以来的分裂混战局面。国家的统一、经济的振兴使科学文化达到了前所未有的高峰，方剂学也得到了相应的进步，北宋一些帝王偏好医药，对方剂也较为关注。宋太祖赵匡胤本人就留心方药，研习医术，并亲自收集验方1 000多首。立国之初，即发布“访求医书诏”，这种全国性的征集医药资料和药物普查，并由政府整理和刊行，在北宋期间不止一次，直到宋王室南迁之前仍在进行。宋太宗、宋徽宗等人也亲自为方书撰写过序言或总论。当时一批文化素养较高的儒臣积极参与医药，也促进了宋代方书的繁盛。嘉祐二年（1057年），集贤院设立校正医书局，成为我国最早的国家医书编撰出版机构，再加上雕版印刷术的推广使用、活字印刷术的发明，为医药方书的刻印提供了极大的方便。因此，宋代成为本草和方书校刊汇纂的重要时期。

这一时期的方书，既有官修的《普济方》《太平圣惠方》《圣济总录》等集大成巨著，又有众多各具特色的个人著述，如许叔微《普济本事方》、张锐《鸡峰普济方》、陈言《三因极一病证方论》、严用和《济生方》、王兖《博济方》、苏东坡及沈括《苏沈良方》、杨士瀛《仁斋直指方》以及《旅舍备要方》等120余种。

北宋医家唐慎微的《证类本草》，亦收录有单方 3 000 余首，首开本草附列医方的先例，同样留下许多验方的宝贵资料。

北宋政府官办药局“太平惠民和剂局”的建立，使大量成方制剂的生产规范化，标志着我国制剂和成药销售、管理进入了新的阶段。其所藏医方经校订编纂的《太平惠民和剂局方》堪称是我国历史上第一部由政府组织编制的成药典。

金元时期的战争，给方剂学的发展造成了不良影响，但许多临床医家仍潜心于医方的研究和总结，只是除危亦林《世医得效方》之外，方剂学的成就主要反映在临床医学著作之中。其他医方专书还有：刘完素《宣明论方》、张从正《经验方》《秘录奇方》、李东垣《东垣试效方》、朱丹溪《局方发挥》、孙允贤《医方集成》、李仲南《永类钤方》、陈子靖《医方大成》等。

在宋儒理学“格物致知”的理论影响下，开始了医方义理的探讨。金人成无已之《伤寒明理论》系统阐述了张仲景《伤寒论》常用方 20 首的组方原理及方、药间的配伍关系，开方论之先河，拓展了方剂学的学术领域。

宋金元时期的医家，还留下了不少新颖而灵验的方剂，如钱乙《小儿药证直诀》的六味地黄丸、导赤散、泻白散，刘完素《宣明论方》的防风通圣散、双解散，王好古《此事难知》引张元素的九味羌活汤，李东垣《脾胃论》的补中益气汤、当归补血汤，《东垣试效方》的普济消毒饮，朱丹溪《丹溪心法》的左金丸、大补阴丸、二妙散等。

六、明清时期

方剂学和本草学的发展，一直是相辅相成的，明代不仅本草学大盛，方剂学同样也获得了巨大成功。这一时期的方书，既有搜罗广博、规模宏大的官修巨著，即我国古代规模最大的方剂大全《普济方》，又有集约的袖珍良方；有的以收集前人用方为主旨，有的则以记录时下验方和个人心得为侧重；有的着意于释方训义，出现了第一部方论专著——吴昆的《医方考》；有的立足于追溯诸方的衍化源流，如施沛的《祖剂》。整个方剂之学，不仅体现在方书卷帙之浩繁、方剂数目之巨大，而且论方质量提高，理、法、方、药日臻成熟，更加融为一体。

明代的临床医学著述中，也有丰富的方剂学内容。如王肯堂的《证治准绳》，其收方之广，向为医界所称道；张介宾《景岳全书》，尤其是其中“新方八略”所创制的部分方剂，对后世影响极大。此外，吴又可《温疫论》、虞抟《医学正传》、龚廷贤《万病回春》、秦景明《症因脉治》、绮石《理虚元鉴》、薛己《外科发挥》、陈实功《外科正宗》、武之望《济阴纲目》等，均对方剂学有其特殊贡献，留下了许多传世的新方。如王肯堂的芍药散、四神丸，薛己的八珍汤，洪九有的天王补心丹，韩懋的三子养亲汤，吴又可的达原饮，陈实功的透脓散、消风散、玉真散，虞抟的九仙散，缪希雍的竹叶柳蒡汤等，至今仍很常用。

这一时期本草书中的附方，也蔚然可观。仅《本草纲目》一书，就有简便而灵验的单方 11 000 多首。这些内容，不但是方剂学的组成部分，而且加强了方和药的有机结合。

清代未能留下鸿篇巨制的方书，但方剂学仍有若干特色和成就。

首先，清代的方书，无意求其赅备，而趋向于由博返约。博采众家良方的实用性医方，使便于诵读和记忆的入门方歌大量出现，并深受医药生徒和临床医生欢迎，盛行不衰，有的至今仍广为流传，使方剂知识进一步普及。各种验方、单方辑本亦不断增多，达300余种，成为清代方书的一大特点。

其次，清人继《医方考》之后，又将制方理论、方义分析、配伍关系的研究大大向前推进，成绩斐然。除《医方集解》等实用类方书潜心于这些阐发外，医经学派对仲景方的推崇和钻研，也直接促进了方剂释义的深入和实用化。如柯韵伯《伤寒论翼》所附“制方大法”，对《伤寒论》方的辨证、立法和制方的深入讨论；徐灵胎《医学源流论》中关于方剂的六篇论文对方剂理论的发挥，都可谓新见迭出，至今仍有较大的指导意义。这一时期的众多本草，不再满足于药后简单的收载附方，而是将方融于论药之中，加以分析比较，从而改变了方药分离的不良状况。黄元御的《长沙药解》《玉楸药解》及周岩的《本草思辨录》等，名虽论药，实多解方。所有这些，足以说明清人阐释方义已蔚然成风，同时也反映出方剂学的发展。

再次，随着明末清初中药功用项目的确立，功用与主治含义的廓清，以及治法理论的发展，清代方书的书写格式亦相应出现了先言功用、后列主治的变化。方书的分类，也引入了按功用分类和按治法分类的方法。现代方剂学的雏形，于此出现。

此外，清代《古今图书集成·医部全录》《四库全书》《医宗金鉴》《温病条辨》《医学心悟》等大量的医学全书、丛书、类书和临床著作，在保存方剂文献资料方面，功不可没，如前述之《普济方》有赖《四库全书》转引而幸存；在发展方剂理论、创制新方方面，积累了宝贵经验，如温病学派的辛凉解表、清营凉血、熄风潜阳、解毒开窍等治法，以及银翘散、清营汤、止嗽散、补阳还五汤、通窍活血汤、阳和汤等，无一不是近、现代方剂学发展的源泉。

清代的实用性方书主要有《医方集解》和《成方切用》。《医方集解》由清初汪昂著。作者出于诸家方书但言某方治某病，“未尝发明受病之因，及病在某经某络……亦未尝发明药之气味功能，入某经某络，所以能治某病之故”的现状，为使方书不致徒设，选择“古方三百有奇，附方之数过之”，“先评受病之由，次解用药之意，又博采硕论名言，分别宜用宜忌”，详加论述。该书收录之方，组成不繁，凡“药过二十味以上者，概不选录”，大多切于实用，疗效肯定。各类正方在前，功用相似的附方罗列其后，主次分明，沿革清楚，加减有法，便于触类旁通。诸方以补养、发表、涌吐、攻里、祛风、祛寒、清暑、利湿、润燥、泻火等功用为主，分为21剂。其分类独辟蹊径，以治法、病因并结合专科用方，首开综合分类方剂的先例。汪氏论方，其证候、病源、脉候、脏腑经络、药性、治法，无不毕备，折中取约，文字通俗流畅，为入门便读方书的佳作，流传极广。

其后，吴仪洛兼取《医方集解》和《医方考》二书之长，予以删繁补要，收方1 000余首，仍以汪氏分类法为主，列为24门，辑成《成方切用》，同样广为流传。

此外，还有陈修园《时方歌括》《时方妙用》《长沙方歌括》《金匮方歌括》及张秉成《成方便读》等，亦多已成为现代学习方剂学的参考用书。

清代还出现了一大批方论性专著，如罗美《古今名医方论》、王子接《绛雪园古方选注》、费伯雄《医方论》、吴谦等《删补名医方论》等。

七、近现代时期

近代以来，特别是新中国成立以后，方剂学发展更加迅速。60 年来，对一大批古代的重要方书，如《肘后方》《小品方》《备急千金要方》《外台秘要》《太平惠民和剂局方》《圣济总录》《普济方》等，进行了校刊出版、影印或辑复，为古方和方剂学史的研究提供了极大的方便。重新编辑的古今医方、验方、方书辞典及其他方剂工具书亦大量涌现，其中尤以南京中医药大学主编的《中医方剂大辞典》最具代表性。此书分 11 个分册，共 1 800 万字，收录历代方剂 96 592 首，汇集了古今方剂学研究的成果，内容浩瀚，考订严谨，填补了自明初《普济方》问世以来缺少大型方书的空白，达到了较高的水平。随着半个世纪以来中医药高等教育的不断发展，医药院校不同层次使用的方剂教材、教学参考书，更是不断更新；尤其近年来对仲景方族的研究分析，更体现了仲景方剂的发展性与系统性。同时，有关治则、治法及组方原理、配伍规律和复方效用的研究，既有文献的整理、临床的观察，又有大量现代实验研究，尤其对仲景方药理论研究更加深入，方剂应用范围更加扩大，已经在日本、东南亚等许多国家产生了深远影响。随着中药制剂学的分化，中成药在生产工艺、剂型改进、药效、药理、毒理、质量标准和临床应用等方面，都取得了举世瞩目的进步；新的产品不断研制成功，剂型不断改进和更新，设备、技术和检测手段更加先进，疗效可靠而安全的法定处方、协定处方不断增加。随着中医学的全面发展，方剂学中的独特优势将会进一步得到发挥，并对人类的健康做出新的贡献。

第三章　方剂与治法

第一节　治法概述

治法和方剂，都是中医学理、法、方、药体系的重要组成部分。临床辨证论治是一个由分析问题到解决问题的连续过程，只有辨证正确，治法的针对性才能明确和具体，根据治法遣药组方才能获得预期的疗效。因此，治法是联系辨证理论和遣药组方的纽带，也是学习和运用方剂不可缺少的基础。

治法，是在辨清证候，审明病因、病机之后，有针对性地采取的治疗法则。早在《黄帝内经》中已有丰富的治法理论记载，如《素问·阴阳应象大论》云："形不足者，温之以气；精不足者，补之以味。其高者，因而越之；其下者，引而竭之；中满者，泻之于内。其有邪者，渍形以为汗；其在皮者，汗而发之。"《素问·至真要大论》云："寒者热之，热者寒之，微者逆之，甚者从之，坚者削之，客者除之，劳者温之，结者散之，留者攻之，燥者濡之，急者缓之，散者收之，损者益之，逸者行之，惊者平之，上之下之，摩之浴之，薄之劫之，开之发之。"均为中医学奠定了治法理论的基础，并显示出汗法与下法的具体应用。至汉末，医圣张仲景在"勤求古训，博采众方"的基础上，创造性地使治法和方证融为一体，首次全面系统地运用了汗、吐、下、清、和、补、消、温八法，总结了一整套临床辨证论治的体系。其后，随着历代医家对中医理论和临床实践的不断丰富和总结，使治法内容更加丰富多彩，更能适应各种病证的治疗需要。

中医学的治法内容，可以归纳为两个层次。首先，具有一定概括性的、针对某一类病机共性所确立的治法，称为治疗大法，如表证用汗法、寒证用温法、热证用清法、虚证用补法、实证用泻法等，本教材中"常用治法"所讨论的"八法"即属这一层次。其次，是针对具体证候所确定的治疗方法，即具体治法。各论中每一具体方剂的"功用"项目即体现了该方的具体治法。在临床运用中，只有精确地把握具体治法，才能保证具体病证治疗中有较强的针对性。

治法不但具有多层次的特点，而且还具有多体系的特点。这是因为中医学在长期的发展过程中，形成了临床辨证论治的多种体系，如脏腑辨证、六经辨证、卫气营血辨证、三焦辨证、经络辨证等。由于治法和病机的对应性，因此形成了相应的不同治法体系，如"宣肺止咳""滋水涵木"等属于脏腑治法体系，"和解少阳""泻下阳明热结"等属于六经治法体系，"清气分热""清营凉血"等属于卫气营血治法体系，"宣上、畅中、渗下"及"三焦分消"等属于三焦治法体系。我们在学习和运用时，必

须紧密结合相关病机和辨证体系的基本理论，才能对具体治法以及遣药组方的把握达到切中病机、针对性强的要求。

第二节　方剂与治法的关系

方剂是中医临床治疗疾病的重要手段，是在辨证、立法的基础上选药配伍而成的。只有首先理解方剂与治法的关系，才能正确地遣药组方或运用成方。

从中医学形成和发展的过程来看，治法是在长期临床积累了方药运用经验的基础上，在对人体生理病理认识的不断丰富、完善过程中，逐步总结而成。《伤寒杂病论》首开中医辨证论治之先河，其治证用方均来自“平脉辨证”，突出了理法方药的完整性与统一性。但当治法由经验上升为理论之后，就成为遣药组方的指导原则。例如，一个感冒患者，表现为“脉浮，头项强痛而恶寒”，经过四诊合参，审证求因，确定其为太阳病（表证），治疗大法为汗法。然后根据表寒、表热之不同，选用相应的有效方剂，如法煎服，以使汗出表解，邪去正复。由此可见，在临床辨证论治的过程中，辨证的目的在于确定病机，论治的关键在于确立治法，治法是针对病机产生的，而方剂必须相应地体现治法。治法是指导遣药组方的原则，方剂是体现和完成治法的主要手段。虽然我们常说“方以药成”，却又首先强调“方从法出，法随证立”，方与法二者之间的关系，是相互为用，密不可分的。

除了上述以法组方、以法遣方这两个主要方面以外，方剂和治法的关系，还体现在以法可以类方和以法可以释方两个方面。前者在本教材总论第四章相关内容中讨论，后者在教材各论方解中体现。上述“以法组方”“以法遣方”“以法类方”“以法释方”这四个方面，就构成了中医学历来所强调的“以法统方”的全部内容。

第三节　常用治法

临床治病，必当处方，方从何来？曰：方从法出。仲景《伤寒杂病论》有较详尽的治病大法和具体的治疗方法。如六经病证的治疗中，太阳病主汗；阳明病主清下；少阳病主和；太阴病主温；少阴病主补；厥阴病则宜寒热兼用。历代医家鉴于《伤寒杂病论》具体治法的丰富内容，而又归属不同治法体系的特点，经过多次分类归纳逐渐形成体系。我们现在常引用的“八法”，就是清代医家程钟龄从高层次治疗大法的角度，根据历代医家对治法的归类总结而来的。程氏在《医学心悟·医门八法》中说：“论病之源，以内伤、外感四字括之。论病之情，则以寒、热、虚、实、表、里、阴、阳八字统之。而论治病之方，则又以汗、和、下、消、吐、清、温、补八法尽之。”现将常用的八法内容简要介绍如下。

一、汗法

汗法是通过开泄腠理，调和营卫，宣发肺气等作用，使在表的外感六淫之邪随汗而解的一类治法。汗法不以汗出为目的，主要是通过出汗，使腠理开、营卫和、肺气宣、血脉通，从而能祛邪外出，正气调和。所以，汗法除了主要治疗外感六淫或疮疡之邪所致的表证外，凡是腠理闭塞，卫遏营郁的寒热无汗，或腠理疏松，虽有汗但寒热不解，或寒热发作如疟状，表郁轻证的病证，皆可用汗法治疗。如仲景有峻汗之麻黄汤、解肌之桂枝汤、小汗之桂麻各半汤、微汗之桂二麻一汤等。又有变通之汗法，如升津发汗之葛根汤、温经发汗之麻黄附子细辛汤、解表除烦之大青龙汤和解表化饮之小青龙汤等。麻疹初期，疹点隐而不透；水肿腰以上肿甚；疮疡初期、痢疾、疟疾而有寒热表证者均可应用汗法治疗。然而，由于病性不同，邪气有兼夹，体质有强弱，故汗法又有辛温、辛凉的区别，以及汗法与补法、下法、温法、消法等其他治疗方法的结合运用。

二、吐法

吐法是通过涌吐的方法，使停留在咽喉、胸膈、胃脘的痰涎、宿食或毒物从口中吐出的一类治法。适用于中风痰壅、宿食壅阻胃脘，毒物尚在胃中，痰涎壅盛之癫狂、喉痹，以及干霍乱吐泻不得等，属于病位居上，病势急暴、内宿实邪、体质壮实之证。如瓜蒂散证等。因吐法易伤胃气，故体虚气弱、妇人新产、孕妇等均应慎用。

三、和法

和法是通过和解或调和的方法，使半表半里之邪，或脏腑、表里、阴阳失和之证得以解除的一类治法。适用于邪犯少阳、肝脾失和、肠寒胃热、气血营卫失和等证。和法的应用范围较广，分类也多，其中主要有和解少阳之小柴胡汤，调和脾胃之三泻心汤（半夏泻心汤、生姜泻心汤、甘草泻心汤），调和营卫之桂枝汤，透达膜原之达原饮，调和肝脾之四逆散等。还有和法兼汗法之柴胡桂枝汤，和解兼下法之大柴胡汤，和解兼温法之柴胡桂枝干姜汤等。至于《伤寒论》中对某些经过汗、吐、下，或吐利而余邪未尽的病证，宜用缓剂或峻剂小量分服，使余邪尽除而不重伤其正的，亦称为和法，但是属广义和法的范围，它与和解、调和治法所指含义不同，不属和法讨论范围。

四、下法

下法是通过泻下、荡涤、攻逐等作用，使停留于胃肠的宿食、燥屎、冷积、瘀血，以及停留于胸膈、胁肋的停水、痰饮等从下窍而出，以祛除病邪的一类治法。凡邪在胃肠而致大便不通、燥屎内结，或热结旁流，以及胸胁停痰留饮，下焦蓄血等形症俱实之证，均可使用。由于病情有寒热，正气有虚实，病邪有兼夹，所以下法又有寒下、温下、润下、逐水、攻补兼施之剂，并与其他治法结合应用。如按病情性质来分有寒下法之承气汤类、大陷胸汤，温下法之三物白散；按病势来分有急下法之大承气汤、缓下法之小承气汤、和下法之调胃承气汤、润下法之麻子仁丸等。

五、温法

温法是通过温里祛寒的作用，以治疗里寒证的一类治法。里寒证的形成，有内伤、

外感的不同，或由寒邪直中于里，或因失治或误治而损伤人体阳气，或因素体阳气虚弱，以致寒从中生。同时，里寒证又有部位深浅、程度轻重的差别，故温法中又有温通心阳、温中祛寒、回阳救逆和温经散寒、温化水饮的区别。如《伤寒论》中桂枝甘草汤、理中汤、吴茱萸汤、四逆汤类方、当归四逆汤、苓桂术甘汤、真武汤等代表方。由于里寒证形成和发展过程中，往往阳虚与寒邪并存，所以温法又常与补法同时应用。

六、清法

清法是通过清热、泻火、解毒、凉血等作用，以清除里热之邪的一类治法。适用于里热证、火证、热毒证以及虚热证等热证。由于里热证有热在气分、营分、血分、热壅成毒以及热有脏腑之分，因而在清法之中，又有清气分热、清营凉血、清热解毒、清脏腑热等不同。如辛寒清热之白虎汤，清热除烦之栀子豉汤，清透肺热之麻黄杏仁甘草石膏汤，清热消痞之大黄黄连泻心汤等。又因热最易耗气伤津，所以清热剂中常配伍生津益气之品，如白虎加人参汤。若温病后期，热灼伤阴，或久病阴虚而热伏于里的，又当清法与滋阴并用，更不可纯用苦寒直折之法，热必不除。如清热育阴之黄连阿胶汤等。至于外感六淫之邪所致的表热证，当用辛凉解表法治疗，已在汗法中讨论，不在此剂。

七、消法

消法是通过消食导滞、行气活血、化痰利水、驱虫等方法，使气、血、痰、食、水、虫等渐积形成的有形之邪渐消缓散的一类治法。适用于饮食停积、气血瘀滞、症瘕积聚、水湿内停、痰饮不化、疳积、虫积以及疮疡痈肿等病证。如行气消胀法之厚朴生姜半夏甘草人参汤，消瘀破结法之桃核承气汤、大黄䗪虫丸等。消法与下法虽同是治疗内蓄有形实邪的方法，但在适应病证上有所不同。下法所治病证，大抵病重势急、形症俱实，邪在胃肠，必须速除，而且是可以从下窍排出者。消法所治，主要是病在脏腑、经络、肌肉之间，病势缓慢，渐趋形成，多虚实夹杂，不可迅即消除，须渐消缓散。消法也常与补法、下法、温法、清法等其他治法配合运用，但仍然以消为主。

八、补法

补法是通过补益人体脏腑气血阴阳，以主治各种虚弱证候的一类治法。补法的目的，在于通过药物的补益，使人体气血阴阳虚弱或脏腑之间的失调状态得以纠正，归于平衡。如阴阳双补法之炙甘草汤，补中法之小建中汤，补肾法之肾气丸，治虚劳之薯蓣丸等。此外，在正虚不能祛邪外出时，也可以补法扶助正气，并配合其他治法，达到扶正祛邪的目的。虽然补法有时可收到间接祛邪的效果，但一般是在无实邪时使用。补法的具体内容甚多，既有补益气、血、阴、阳的不同，又有分补五脏之侧重，但较常用的治法分类仍以补气、补血、补阴、补阳为主。在这些治法中，已包括了分补五脏之法。

上述八种治法，适用于表里、寒热、虚实、阴阳等不同证候。对于疾病而言，大多病情复杂，不是单一治法能够符合治疗需要的，常需数种治法配合运用，才能治无遗邪，照顾全面，所以虽为八法，配合运用之后则变化多端。正如程钟龄《医学心悟》中说：“一法之中，八法备焉，八法之中，百法备焉。”因此，临证用方，必须针对具体病证，正确辨证立方，灵活运用八法，使之切合病情，方能收到满意的疗效。

第四章　方剂的分类

方剂的分类，历代医家见仁见智，先后创立了多种分类方法，其中主要有“七方”说、病证分类法、祖方分类法、功用分类法、综合分类法等。

一、“七方”说

“七方”说始于《黄帝内经》。《素问·至真要大论》说：“君一臣二，制之小也。君一臣三佐五，制之中也。君一臣三佐九，制之大也。”“君一臣二，奇之制也。君二臣四，偶之制也。君二臣三，奇之制也。君二臣六，偶之制也。”“补上治上制以缓，补下治下制以急，急则气味厚，缓则气味薄。”“近而奇偶，制小其服；远而奇偶，制大其服。大则数少，小则数多，多则九之，少则二之。奇之不去则偶之，是谓重方。”这是“七方”说的最早记载。从《素问·至真要大论》所述内容来分析，它是根据病邪的微甚、病位的表里、病势的轻重、体质的强弱及治疗的需要，概括地说明制方的方法，并不是为了方剂分类而设。至金·成无己在《伤寒明理论》中说“制方之用，大、小、缓、急、奇、偶、复七方是也”，才明确提出“七方”的名称，并将《黄帝内经》的“重”改为“复”，于是后人引申“七方”为最早的方剂分类法。成氏虽倡“七方”之说，但除了在分析方剂时有所引用外，其所著《伤寒明理论》中也未按“七方”分类。况且迄今为止，也未见到按“七方”分类的方书。由此可见，“七方”应当是古代的一种组方理论。

二、病证分类法

按病证分类的方书首推《五十二病方》，该书记载了52种疾病，医方283首，涉及内、外、妇、儿、五官等科，但组方简单，用量粗略，部分病名、药名已无从查考，不具有临床指导意义。汉·张仲景《伤寒杂病论》首创中医辨病与辨证相结合的诊疗模式。如《伤寒论》各篇的篇名大多以“某某病脉证并治”名之；《金匮要略》各篇的篇名大多以“某某病脉证治”冠之，其目的是要医者首先掌握“病证”的基本情况，再结合不同证候，不同阶段的病理变化，选择与之相应的方药。再如阳明病脉证并治中，首先知阳明病病机是胃家实，其基本病性是里实热证。然而根据不同个体，不同病邪，又有阳明热证、腑证不同的证候特点，分别与白虎汤、三承气汤治之，这种分类方法，便于临床以病索方，辨证施方，提高用方的准确性。后至唐·王焘《外台秘要》、宋·王怀隐等《太平圣惠方》、明·朱橚《普济方》、清·张璐《张氏医通》、清·徐大椿的《兰台轨范》等，均为以病证分类的方书代表作。

其次病证分类法还包括了以脏腑病证或以病因等分类方剂的不同方法，如《备急千金要方》《外台秘要》《三因极一病证方论》等都是以病证分类为基础的相关方法结合的方书。

三、祖方分类法

明·施沛所编著的《祖剂》，选《黄帝内经》《伤寒论》《金匮要略》《太平惠民和剂局方》以及后世医家的部分基础方剂，冠以祖方，用以归纳其他同类方剂。清代《张氏医通》除按病因、病证列方外，另编一卷《祖方》，选古方34首为主，各附衍化方若干首。这种分类方法，对归纳病机、治法共性的类方研究具有较好的作用，但往往不能推本溯源，始末不清。例如以宋代《太平惠民和剂局方》二陈汤为祖方，而将唐代《备急千金要方》的温胆汤反作附方。

四、功用分类法

方剂的功用与其所体现的治法是一致的，故以治法分类方剂的方法是由早期功用分类的基础上逐渐发展成熟的。汉·张仲景在《伤寒杂病论》中就有明确的认识，如太阳病泻心汤类、陷胸汤类；阳明病之白虎汤、承气汤类；少阴病之四逆汤类；妇人病篇之温经汤类等无一不是按功用命名的方剂。直到金·成无己秉承仲师思想，在《伤寒明理论》中，才明确提出方书“十剂”名称，云：“制方之体，宣、通、补、泄、轻、重、滑、涩、燥、湿十剂是也。”但对十剂分类，还不足以完全概括临床常用方药，所以后世各家又有增益，如《本草衍义》于十剂外增加寒、热二剂；明·缪仲淳增加升、降二剂。明·徐思鹤的《医家全书》除十剂外，增加了调、和、解、利、寒、温、暑、火、平、夺、安、缓、淡、清等，共为二十四剂。方书中除清·陈修园《时方歌括》载方108首是按上述十二剂分类外，其余尚不多见。

明·张景岳鉴于“古方之散列于诸家者，既多且杂，或互见于各门，或彼此之重复”，因而“类为八阵，曰补、和、攻、散、寒、热、固、因”。并在《景岳全书·新方八略引》中说“补方之制，补其虚也”；“和方之制，和其不和者也”；“攻方之制，攻其实也”；“用散者，散表证也”；“寒方之制，为清火也，为除热也”；“热方之制，为除寒也”；“固方之制，固其泄也”；“因方之制，因其可因者也。凡病有相同者，皆按证而用之，是谓因方”。张氏选集古方1 516首，自制新方186首，皆按八阵分类。此外，为便于专科临证运用，又另列妇人、小儿、痘疹、外科四大门类，作为补充。可见，张氏的八阵分类方法是对原有功用（治法）分类方法的进一步完善和发展。

清·程钟龄在《医学心悟》中提出“论治病之方，则又以汗、和、下、消、吐、清、温、补八法尽之”，明确提出了“以法统方”的思想，也是对治法分类方剂的理论总结。

五、综合分类法

清·汪昂著《医方集解》，开创了新的综合分类法，既能体现以法统方，又能结合方剂功用和证治病因，并照顾到治有专科。分别为补养、发表、涌吐、攻里、表里、

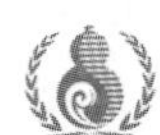

和解、理气、理血、祛风、祛寒、清暑、利湿、润燥、泻火、除痰、消导、收涩、杀虫、明目、痈疡、经产、救急等22类。这种分类法，概念清楚，提纲挈领，切合临床，照顾面广，被后世多数医家所推崇，如清·吴仪洛的《成方切用》、清·张秉成的《成方便读》都是借用汪氏的分类方法。

综上所述，历代医家对于方剂的分类，各有取义，繁简不一。古今方书浩瀚，前人所累积的有效方剂，不计其数。加之一方可以多用，一方常兼几法，在整理历代方剂时，如何使分类细而不犯烦琐，简而不致笼统或挂漏，还需要很好地研究总结。

本教材从有利于教学和临床出发，遵循“以法统方”的原则，参考汪氏分类法，将下篇各论的内容分为解表、和解、清热、泻下、温里、补益、理气、理血、祛湿、祛暑、治风、治燥、祛痰、安神、开窍、固涩、消食、驱虫、涌吐等，并对其中内容较多的大章，再分为若干小节，尽可能做到法与方的统一，使之有纲有目，概念明确，条理清晰，便于学习和掌握，为临床辨证论治和遣药组方打好基础。

第五章　方剂的组成与变化

中医临床的用药治病多数采用复方形式。在辨证审因，确定治法之后，便进入了具体的遣药组方阶段。要组织好一首有效方剂，必须重视两个重要环节：一是严密的组方基本结构；二是熟练的药物配伍技巧。

第一节　方剂的配伍

一、配伍的概念

配伍，是指根据病情的需要和药物性能，有选择地将两味或两味以上的药物配合在一起使用。由于药物的药性各有所偏，其功效各有所长，不同的药物之间存在着多样的相互作用，《神农本草经》将其概括为相须、相使、相畏、相杀、相恶、相反六种类型，反映了药物同用时既可以增强疗效，也可能对人体造成不利的影响。药物通过合理的配伍应用，能够增强疗效，消除或缓解某些药物对人体的不利影响，扩大治疗范围，适应复杂多变的病情。配伍是中医临床用药的主要形式，也是方剂组成的基础。

二、常见的药物配伍形式

（一）同类相须

同类相须是指将性能功效相类似的药物配合运用，通过药物之间在某些方面特殊的协同作用而增强疗效。这种协同作用一方面缘于各药效能的相加，另一方面是利用药物作用的不同特点而加强疗效。例如，麻黄与桂枝皆味辛性温，具有发汗散寒之功，而麻黄长于解卫分之郁，桂枝长于透营分之滞，二药配伍，可明显增强发汗解表之力；大黄与芒硝皆具寒凉之性，均能攻下泻热，而大黄长于荡涤肠腑，芒硝长于软坚润燥，二药配伍，可增强泻热攻积之效；人参与黄芪皆具甘温之性，均可益气补脾，而人参长于补气，黄芪又可升阳，二药配伍，能增强健脾益气之功。此外，临床常用的羌活配独活以祛风胜湿、石膏配知母以清热泻火、金银花配连翘以清热解毒、熟地黄配白芍以养血补虚、桃仁配红花以活血祛瘀、附子配干姜以温里祛寒、山楂配麦芽以消食和胃、全蝎配蜈蚣以止痉定搐等，均是同类相须的配伍。

（二）异类相使

异类相使是指将主要功效虽异但作用环节关联的药物配合应用，其中以一种（类）药为主，另一种（类）药为辅，通过辅药对主药的协同或互补作用而提高疗效，或产

生新的功效。根据配伍增效的机制不同，有以下几种主要类型。

1. 增强药效　将性能功效方面有某些共性的药物配伍同用，借其共性以协同增效，并利用辅药之个性特长而增强主药的治疗效果。例如，燥湿化痰的半夏与行气化痰的陈皮（又称橘皮）合用，二药均可化痰，且陈皮又可行气而使“气顺痰消”，二味同用能增强燥湿化痰之效；补气利水的黄芪与利水健脾的茯苓合用，二药均可利水，且茯苓又能健脾而助运化，二味同用能增强健脾利水之效；行气疏肝的川楝子与活血行气的延胡索配伍，二药均可行气，且延胡索又可活血止痛，二味同用能增强行气止痛之效。

2. 作用互补　根据阴阳气血以及脏腑相关的理论，利用药物作用互补，将主要功效不同的药物配伍同用以增强疗效。例如，以补血的当归配伍补气的黄芪以补气生血，有助于加强补血之效；以滋阴益髓的熟地黄配伍补肾温阳的菟丝子以“阳中求阴”，有助于加强补阴之效；以温补元阳的附子配伍滋肾填精的熟地黄以“阴中求阳”，有助于加强补阳之效。对于五脏虚损之证，则常配合“子虚补母”之法。例如，治疗肺阴不足证，以滋阴润肺的麦冬配伍益气补脾的人参以“培土生金”，可加强补益肺阴之效；治疗肝阴不足证，以滋阴养血的枸杞子配伍滋阴补肾的生地黄以“滋水涵木”，可加强补益肝阴之效。此外，根据精与血同源，气与阳互涵的理论，以填精益髓的熟地黄配伍养血活血的当归、温阳补火的附子配伍补气的人参等，有助于精血互化，气阳相生，提高疗效。

3. 导邪外出　根据病机中的病势特点和治法中导邪外出的理论，将针对主因的药物配伍通利透散类药，使邪有去路，以缩短病程，提高疗效。常见有针对邪气壅盛之证，配伍泻下药以开邪气下行之路。例如，治热痞以清热的黄连为主配伍大黄以导热下行，可加强清热泻火之效，即所谓“以泻代清”；治下焦蓄血以活血祛瘀的桃仁为主配伍大黄以导瘀血下行，可加强活血祛瘀之效；以坠痰下气的礞石为主配伍大黄以开痰火下行之路，加强泻火逐痰之效；以逐水的牵牛子配伍大黄，通利分消，可加强攻逐水饮之效。或针对邪气有外达之机，配伍疏散轻透药物以透邪外达。例如，以清营解毒的犀角为主，配伍透散的金银花、连翘，以增清营透热之力；以滋阴清热的鳖甲为主，配伍芳香透络的青蒿，可助阴分之邪热外出；以清热泻火的石膏，配伍疏风透表的薄荷，有利于气热外达。或根据脏腑相合的理论，采用脏病通腑的配伍，使邪有去路。例如，以桂枝汤倍芍药治疗太阴病腹满大实痛，通阳益脾，更配伍大黄即借通阳明之路以泻太阴之阴实；再如以清肺化痰的瓜蒌皮为主配伍泻下通腑的大黄，导肺热下行，以加强清肺泄浊之效；以清心泻火的黄连为主，配伍利水通淋的木通，导心热下行，以加强清心泻火之功。

此外，根据证候病机的特点，将性能功效不同的某些药物配伍，还可能产生各单味药所不具有的独特的综合效用。例如，针对伤寒少阳胆郁蕴热的病机特点，以辛凉疏散之柴胡与苦寒清泻之黄芩同用，有和解少阳之特殊功效。利用某些药物的气味合化特性，通过适当配伍也能产生一些新的效用，如辛甘化阳、酸甘化阴、酸苦涌泻、苦辛通降、酸苦辛安蛔等。

（三）相反相成

相反相成指性能相反的药物在寒热温凉、升降浮沉、开阖补泻等不同意义上的配伍。在相反配伍中，药物的双方一方面通过相互牵制而制约药物的某种偏性，另一方面又通过互补或相助以增强其疗效，或产生新的功用。

1. 寒温并用 即将寒凉药与温热药配伍同用。例如，治疗胃热脾寒之心下痞、呕、逆、下利，由于单清热易伤脾阳，单温脾恐助上热，故以黄连、黄芩清上热，以干姜、人参温下寒，既能调和脾胃功能，又无寒温之偏，用治寒热错杂之痞证；治疗寒实冷积之便秘，以附子与大黄相伍，大黄的寒性被附子辛热所制而泻下之功犹存，二药合用，有温下寒积之效。

2. 补泻同施 即将补益药与祛邪药配伍同用。例如，治疗肾阴不足之证，以熟地黄益髓填精，滋阴补肾为主，佐以泽泻降泻肾浊，并制约熟地黄之滋腻，使补益之效增强而无腻滞之弊；治疗湿热下注之淋证，以清热利水之木通，配伍生地黄清热滋阴，使清热利水之效增强又无渗利伤阴之偏。

3. 升降相随 即将升浮上行之药与沉降下行之药配伍同用。例如，治疗肠失传化之便秘证，以肉苁蓉或大黄降泻下行，佐以升麻或桔梗以升发阳明，开提肺气，以增强肠腑传导之力；治疗脾胃虚弱，中气下陷之脱肛，以黄芪、柴胡健脾补气升阳，佐以枳壳宽肠下气，使浊降而清升，以加强升阳举陷之效。其他如以柴胡之升配伍枳实之降以调理肝脾气机，以桔梗之升配伍枳壳之降以舒畅胸胁气机，以麻黄之宣肺配伍杏仁之降肺以协调肺气宣降等，均为升降配伍。

4. 散收同用 即将收敛固表之药与辛散宣发之药配伍同用。例如，以温散化饮的干姜、细辛配伍收敛肺气的五味子，既加强止咳平喘之效，又无耗散肺气之偏；以宣肺平喘之麻黄配伍敛肺定喘之白果，既能增强宣肺平喘之力，又可防麻黄辛散太过耗伤肺气。再如，以解肌散邪的桂枝配伍养血敛阴的白芍，既可奏调和营卫之功，且能发散不伤阴，敛阴不碍邪；以益气固表之黄芪配伍疏风散邪之防风，则固表面不留邪，祛风而不伤正。

5. 刚柔相济 即将药性柔润与药性刚燥之药配伍同用。例如，用辛热燥烈的附子配伍酸敛阴柔的白芍以温阳和营，且温阳散寒不伤营，益阴和里不碍阳；用甘温柔润的熟地黄配伍辛温燥散的细辛以补肾散寒强腰，且填精不呆腻，温通不燥烈；用甘寒滋养的麦冬配伍辛温而燥的半夏以养阴和胃，且滋阴不腻滞，降胃不伤津；用辛温苦燥的苍术配伍甘凉柔润的生地黄以滋肾健脾，且燥湿不伤脾阴，益阴元碍祛湿。

6. 通涩并行 即将通利之药与固涩之药配伍同用。例如，用收涩止血的侧柏炭配伍活血散瘀的牡丹皮以凉血止血，且无止血留瘀之弊；用利湿分清化浊的萆薢配伍固精缩尿的益智仁以化浊分清，且无渗利泄精之虞。

（四）制毒纠偏

制毒纠偏指在使用某些药性峻猛或者有毒的药物时，通过配伍适当的药物以制约其毒烈偏性，从而减轻或消除对人体可能产生的不良影响。例如，制约毒性的配伍有半夏与生姜、芫花与大枣、常山与槟榔、乌头与白蜜等；缓解烈性的配伍有大黄与甘草、附子与甘草等。另外，为避免因过用寒凉伤阳、温热伤阴、滋补滞气、攻伐伤正，常常通过药性或功效相反药物的配伍来缓解或消除药物的偏性，以使方药获得最佳的效用。

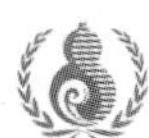

（五）引经报使

引经报使指利用药物“归经”的特性，针对主治证候的病位配伍适当的药物以引导其他药物直达病所，使药力选择性发挥作用以加强疗效。例如，在治疗脾胃疾病的方剂中，配以升麻为引，在治疗肝胆疾病的方剂中配以柴胡为引，在治疗上部病变的方剂中配以桔梗以载药上行，在治疗下部病变的方剂中配以牛膝以引药下行。

以上从不同角度列举了临床常用的药物配伍方法，但其各种配伍形式在方剂中又是相互联系和相互交叉的。临证应根据治疗的需要，将各种配伍方法加以综合变通运用。

第二节　方剂的配伍目的

药物的功用各有所长，也各有所短，只有通过合理的组合，调其偏性，制其毒性，增强或改变原有功能，消除或缓解其对人体的不良因素，发挥其相辅相成或相反相成的综合作用，使各具特性的群药组合成一个新的有机整体，才能符合辨证论治的要求。这种运用药物的组合过程，中医药学称之为“配伍”。“配”，有组织、搭配之义；“伍”，有队伍、序列之义。徐灵胎说：“药有个性之专长，方有合群之妙用。”“方之与药，似合而实离也，得天地之气，成一物之性，各有功能，可以变易气血，以除疾病，此药之力也。然草木之性与人殊体，入人肠胃，何以能如人所欲，以致其效。圣人为之制方，以调剂之，或用以专攻，或用以兼治，或以相辅者，或以相反者，或以相用者，或以相制者。故方之既成，能使药各全其性，亦能使药各失其性。操纵之法，有大权焉，以方之妙也。”（《医学源流论·方药离合论》）在此，徐氏明确指出了在组药成方的过程中，必须重视“配伍”这个环节。

运用配伍方法遣药组方，从总体而言，其目的不外增效、减毒两个方面。“用药有利有弊，用方有利无弊”，如何充分发挥药物对治疗疾病有“利”的一面，同时又能控制、减少甚至消除药物对人体有“弊”的一面，这就是方剂学在运用配伍手段时最根本的目的。一般来说，药物通过配伍，可以起到下述作用：

1. 增强药力　功用相近的药物配伍，能增强治疗作用，这种配伍方法在组方运用中较为普遍。如荆芥、防风同用以疏风解表，薄荷、茶叶同用以清利头目，党参、黄芪同用以健脾益气，桃仁、红花同用以活血祛瘀等。

2. 产生协同作用　药物之间在某些方面具有一定的协同作用，常相互补充而增强某种疗效。如麻黄和桂枝相配，通过“开腠”和“解肌”协同，比单用麻黄或桂枝方剂的发汗力量明显增强；附子和干姜相配，俗称“附子无姜不热”，体现了先后天脾肾阳气同温，“走而不守”和“守而不走”协同，大大提高温阳祛寒作用。

3. 发挥单味中药多功能调节作用　这是在方剂配伍中十分重要的一个方面。如桂枝具有解表散寒、调和营卫、温经止痛、温经活血、温阳化气、平冲降逆等多种功用，但其具体的功用发挥方向往往受复方中包括配伍环境在内的诸多因素所控制。如前所述，在发汗解表方面，多和麻黄相配；温经止痛方面，往往和细辛相配；调和营卫、阴阳方面，又须与芍药相配；平冲降逆功用，则多与茯苓、甘草相配；温经活血功用，常与牡丹皮、赤芍相配；温阳化气功用，常须与茯苓、白术相配。又如黄柏具有清热泻火、清热燥湿、清虚热、降虚火等作用，但往往以其分别配伍黄芩、黄连、苍术、知母为前提。川芎具有祛风止痛、活血行气的作用，但祛风止痛多与羌活、细辛、白芷等引经药相配，活血调经多与当归、芍药同用，而行气解郁则又多与香附、苍术相伍。再如柴胡有疏肝理气、升举阳气、发表退热的作用，但调肝多配芍药，升阳多伍升麻，和解少阳则须配黄芩。由此可见，通过配伍，可以控制药物功用的发挥方向，从而减少临床运用方药的随意性。

4. 扩大治疗范围，适应复杂病情 中医药学在长期的发展过程中，经历代医家反复实践总结，产生了不少针对基础病机的基础方剂，如金匮肾气丸、四君子汤、四物汤、二陈汤、平胃散、四逆散等。在临床上通过随证配伍，可以使这些基础方剂不断扩大治疗范围。如金匮肾气丸具有温补肾阳功用，是主治畏寒肢冷、腰痛、下肢软弱，少腹拘急，小便不利，肾阳不足证的基础方。若为肝肾阴虚腰膝酸软，头晕目眩，耳鸣耳聋等症则可去桂附，即六味地黄丸，功能滋补肝肾；若肝肾阴虚，虚火上炎，出现头目昏眩，五心烦热，遗精梦泄，则配伍知母、黄柏，即知柏地黄丸，功能滋阴降火；若两目昏花，视物模糊或两目干涩，则配伍枸杞子、菊花，即杞菊地黄丸，功能重在滋肾养肝明目；若虚烦劳热，咳嗽吐血，潮热盗汗，则更加麦冬、五味子，即麦味地黄丸，功能滋补肺肾。由此可见，通过随证配伍，则可达到不断扩大治疗范围的目的。

5. 控制药物的毒副作用 “是药三分毒”。从中国医学史的相关资料表明，上古时期，人们对药物的毒副作用是十分畏惧的，从古代将中药统称为“毒药”，以及“神农尝百草，一日而遇七十毒”的传说，到“服药不瞑眩，则厥疾不瘥”的认识，以及臣子为国君试药、儿子为父亲试药的记载，反映了当时运用药物能产生毒副作用的普遍性。但随着中医学的发展和药物运用经验的积累，尤其是方剂学的发展，探索和掌握了控制毒副作用的方法，为后世方药的广泛运用和疗效的提高创造了条件。至西汉后期时，对中药的称谓，由“毒药”改称为“本草”，这本身就是中医药学划时代进步的标志。这与方剂学中运用配伍方法的成果是分不开的。

通过配伍控制毒副作用，主要反映在两个方面。一是“七情”中“相杀”和“相畏”关系的运用，即一种药物能减轻另一种药物的毒副作用，如生姜能减轻和消除半夏的毒性，砂仁能减轻熟地黄滋腻碍脾的副作用等；二是多味功用相近药物同时配伍的运用，这种方式既可利用相近功用药物的协同作用，又能有效减轻毒副作用的发生。如十枣汤中的甘遂、芫花、大戟，泻下逐水功用相近，且单味药习惯用量亦大致相似，在组成十枣汤时，以三味各等份为末，枣汤调服。其三味药合用总量相当于单味药的常用量。通过现代动物实验及临床观察证明，这样的配伍方法具有缓和或减轻毒副作用的效果。这是因为功用相近的多味药物同用，可以减少单味药物的用量，而多味药物之间，其副作用的发挥方向往往不尽一致。根据同性毒力共振、异性毒力相制的原理，这就可以在保障治疗效果的基础上最大限度地控制和减轻毒副作用。

应当指出，控制毒副作用的方法，除了上述两个方面外，中医药学中还包含着丰富的方法和内容。如因时、因地、因人制宜，恰如其分的用量控制，特定的炮制方法，

道地药材的选择，具体的煎药、服药方法以及恰当的剂型要求等。

第三节　方剂的组成

每一首方剂，固然要根据病情，在辨证立法的基础上选择合适的药物，妥善配伍而成。但在组织不同作用和地位的药物时，还应符合严密的组方基本结构，即“君、臣、佐、使”的组方形式。这样才能做到主次分明，全面兼顾，扬长避短，提高疗效。

关于“君、臣、佐、使”组方基本结构的理论，最早见于《黄帝内经》，《素问·至真要大论》说：“主病之为君，佐君之为臣，应臣之为使。”其后，金代张元素有“力大者为君”之说；李东垣说：“主病之为君，……兼见何病，则以佐使药分治之，此制方之要也。”又说：“君药分量最多，臣药次之，佐使药又次之，不可令臣过于君。君臣有序，相与宣摄，则可以御邪除病矣。”明代何伯斋更进一步说：“大抵药之治病，各有所主。主治者，君也。辅治者，臣也。与君药相反而相助者，佐也。引经及治病之药至病所者，使也。”可以看出，无论是《黄帝内经》，还是张元素、李东垣、何伯斋，虽对君、臣、佐、使的含义做了一定的阐发，但还不够系统和全面。今据各家论述及历代名方的组成规律，进一步分析归纳如下：

君药：即针对主病或主证起主要治疗作用的药物。

臣药：有两种意义。①辅助君药加强治疗主病或主证作用的药物；②针对重要的兼病或兼证起主要治疗作用的药物。

佐药：有三种意义。①佐助药，即配合君、臣药以加强治疗作用，或直接治疗次要兼证的药物；②佐制药，即用以消除或减弱君、臣药的毒性，或能制约君、臣药峻烈之性的药物；③反佐药，即病重邪甚，可能拒药时，配用与君药性味相反而又能在治疗中起相成作用的药物，以防止药病格拒。

使药：有两种意义。①引经药，即能引领方中诸药至特定病所的药物；②调和药，即具有调和方中诸药作用的药物。

综上所述，一个方剂中药物的君、臣、佐、使，主要是以药物在方中所起作用的主次地位为依据。除君药外，臣、佐、使药都具两种以上的意义。在遣药组方时并没有固定的模式，既不是每一种意义的臣、佐、使药都必须具备，也不是每味药只任一职。每一方剂的具体药味多少，以及君、臣、佐、使是否齐备，全视具体病情及治疗要求的不同，以及所选药物的功能来决定。但是，任何方剂组成中，君药不可缺少。一般来说，君药的药味较少，而且不论何药作为君药其用量比作为臣、佐、使药应用时要大。这是一般情况下对组方基本结构的要求。至于有些药味繁多的大方，或多个基础方剂组合而成的“复方”，分析时只需按其组成方药的功用归类，分清主次即可。为进一步说明君、臣、佐、使理论的具体运用，以麻黄汤为例分析如下：

麻黄汤出自《伤寒论》，主治伤寒表实证，症见恶寒发热、头痛身疼、无汗而喘、舌苔薄白、脉象浮紧等症状。其病机为风寒外束，卫遏营郁。治法为辛温发汗，宣肺平喘。其方义分析如下：

君药——麻黄：辛温，发汗解表以散风寒；宣发卫遏以平喘逆。

臣药——桂枝：辛甘温，解肌发表，助麻黄发散风寒；透达营郁而作汗。

佐药——杏仁：苦平，降肺气助麻黄平喘。

使药——炙甘草：甘温，调和诸药。

通过对麻黄汤的分析，可知遣药组方时既要针对病机考虑配伍用药的合理性。又要按照组成的基本结构要求将方药组合成为一个主次分明、全面兼顾的有机整体，使之更好地发挥整体效果，这是需要充分运用中医药理论为指导，进行周密设计的。

至于“以法统方”和“君臣佐使”理论的关系，前者是遣药组方的原则，是保证方剂针对病机，切合病情需要的基本前提；后者是组方的基本结构和形式，是体现治法、保障疗效的手段。只有正确把握上述两方面的基本理论和技能，加之熟练的用药配伍技巧，才能组织好理想的有效方剂。

第四节　方剂的变化形式

临证不依病机、治法选用成方，谓之“有方无法”；不据病情加减而墨守成方，又谓“有方无药”。因此在临证运用成方时，我们应根据病人体质状况、年龄长幼、四时气候、地土差异，以及病情变化而灵活加减，做到“师其法而不泥其方，师其方而不泥其药”。徐灵胎说：“欲用古方，必先审病者所患之证相合，然后施用，否则必须加减，无可加减，则另择一方。”（《医学源流论·执方治病论》）说明方剂在运用时不可囿于成方，应当通过灵活变化来适应具体病情的需要。方剂的运用变化主要有以下形式。

一、药味加减的变化

药物是决定方剂功用的主要因素。当方剂中的药物增加或减少时，必然要使方剂组成的配伍关系发生变化，并由此导致方剂功用的改变。这种变化主要用于临床选用成方，其目的是使之更加适合变化了的病情需要。必须指出，在此所指的药味增减的变化，是指在主病、主证、基本病机以及君药不变的前提下，改变方中的次要药物，以适应变化了的病情需要，即我们常说的“随证加减”。例如桂枝汤，该方由桂枝、芍药、生姜、大枣、甘草五味药组成，具有解肌发表、调和营卫之功，主治外感风寒表虚证，见有头痛发热、汗出恶风、脉浮缓或浮弱、舌苔薄白等症。若在此证候基础上，兼有宿疾喘息，则可加入厚朴以下气除满、杏仁降逆平喘（桂枝加厚朴杏子汤）；若在桂枝汤证基础上，因风邪阻滞太阳经脉，以致津液不能敷布，经脉失去濡养，而见项背强几几者，可加葛根解肌舒筋（桂枝加葛根汤）；又如桂枝汤证因误下而兼见胸满，此时桂枝汤证仍在者，因方中芍药之酸收，不利于胸满，则当减去芍药，以专于解肌散邪（桂枝去芍药汤）。

上述三例都是在主病（太阳中风）、主证（恶风、发热、自汗）、君药（桂枝）不变的前提下，改变方中的次要药物（臣、佐等），以适合兼证变化的需要。由此可见，在选用成方加减时，一定要注意所治病证的病机、主证都与原方基本相符，否则是不相宜的。还有一点，即对成方加减时，不可减去君药，否则就不能说是某方加减，而是另组新方了。

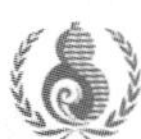

二、药量增减的变化

药物的用量直接决定药力的大小。某些方剂中用量比例的变化还会改变方剂的配伍关系，从而可能改变该方功用和主治证候的主要方面。例如小承气汤与厚朴三物汤，两方都由大黄、枳实、厚朴三味组成。但小承气汤主治阳明腑实轻证，病机是热实互结在胃肠，治当轻下热结，所以用大黄四两为君、枳实三枚为臣、厚朴二两为佐；厚朴三物汤主治大便秘结、腹满而痛，病机侧重于气闭不通，治当下气通便，所以用厚朴八两为君、枳实五枚为臣、大黄四两为佐。两方相比，厚朴用量之比为 1∶4。大黄用量虽同，但小承气汤煎分二次服，厚朴三物汤分三次服，每次实际服量也有差别（表 5-1），故两方在功用和主治的主要方面有所不同。又如四逆汤与通脉四逆汤，两方都由附子、干姜、炙甘草三味组成。但前方姜、附用量比较小，主治阳微寒盛而致四肢厥逆、恶寒蜷卧、下利、脉微细或沉迟细弱的证候，有回阳救逆的功用；后方姜、附用量比较大，主治阴寒极盛格阳于外而致四肢厥逆、身反不恶寒、下利清谷、脉微欲绝的证候，有回阳逐阴、通脉救逆的功用（表 5-2）。

表 5-1　小承气汤与厚朴三物汤比较

方剂名称	方药组成配伍				主治证候	备注
	君	臣	佐	使		
小承气汤	大黄四两	枳实三枚	厚朴二两		阳明腑实证（热证）：潮热谵语，大便秘结，腹痛拒按	分二服 重在通腑泻热
厚朴三物汤	厚朴八两	枳实五枚	大黄四两		气滞便秘（气闭）：脘腹满痛不减，大便秘结	分三服 重在行气除满

表 5-2　四逆汤和通脉四逆汤比较

方剂名称	组成药物			主治证候	备注
	炙甘草	生附子	干姜		
四逆汤	二两	一枚	一两五钱	下利清谷，四肢厥逆，但欲寐，脉沉微细	四逆汤证是由阳虚阴盛所致，故以姜、附回阳救逆
通脉四逆汤	二两	一枚（大者）	三两	下利清谷，四肢厥逆，身反不恶寒，但欲寐，脉微欲绝	通脉四逆汤证是阴盛格阳证，故加重姜、附用量以回阳逐阴、通脉救逆

从以上举例来看，四逆汤和通脉四逆汤的主治证候和病机虽基本相同，但是病情轻重明显不同，所以只是药量大小有异，配伍关系基本不变。小承气汤和厚朴三物汤的主治证候和病机都有不同，所以方药组成的配伍关系上有了改变，药量也随之而异。由此可知，药量的增加或减少，可以是单纯药力的改变，也可以随着组成配伍关系的改变而功用、主治发生改变。

三、剂型的变化

中药制剂种类较多，各有特点，由于剂型不同，在作用上也有区别。同一方剂的组成药物与剂量完全相同，但配制的剂型不同，其功效和适应证亦有区别。主要表现为药力强弱峻缓之别，所治证候轻重缓急之异。例如，传统上认为，“汤者，荡也；丸者，缓也”，意即汤剂的作用快而力峻，而丸剂的作用慢而力缓，临床常据此择宜而用。如抵当汤与抵当丸，两方组成相同，用量相近，前方用汤剂，主治下焦蓄血之重证，其人发狂或如狂，少腹硬满，小便自利；后方用丸剂，主治下焦蓄血之轻证，只见身热，少腹满，小便自利（表5-3）。又如理中丸和人参汤，两方组成与用量完全相同，但前方研末炼蜜为丸，治疗脾胃虚寒，脘腹疼痛，纳差便溏，虚寒较轻，病势较缓，取丸以缓治；后方水煎作汤内服，主治中上二焦虚寒之胸痹，症见心胸痞闷，自觉气从胁下上逆，虚寒较重，病势较急，取汤以速治（表5-4）。再如《金匮要略》所载桂枝茯苓丸原为治疗瘀阻胞宫证而设，功能活血祛瘀，缓消症块，但《济阴纲目》将本方改为汤剂，易名催生汤，改用于产妇临产，见腹痛、腰痛而胞浆已下时服，有催生之功。

表5-3　抵当汤与抵当丸比较

方剂名称	组成药物				主治证候	备注
	水蛭	虻虫	大黄	桃仁		
抵当汤	三十条	三十只	三两	二十个	身热，少腹硬满，小便自利，发狂或如狂	煎汤，分三服
抵当丸	二十条	二十只	三两	二十五个	身热，少腹满（不硬），小便自利，无狂	捣丸，分四服

表5-4　理中丸与人参汤比较

方剂名称	组成药物				主治证候	备注
	人参	干姜	白术	炙甘草		
理中丸	三两	三两	三两	三两	中焦虚寒，脘腹疼痛，自利不渴，病后喜唾	炼蜜为丸如鸡子黄大，每服1丸
人参汤	三两	三两	三两	三两	中上二焦虚寒，心胸痞闷，气从胁下上逆	水煎，分三服

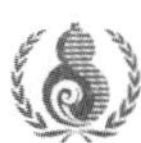

近年来，随着传统剂型的改革和制剂工艺的发展，除了丸、散、膏、丹、汤剂外，又出现了注射剂、气雾剂、片剂等许多新的制剂。由于制备工艺和给药途径不同，尤其是静脉给药，其功效与原剂型的差异更为显著。例如，清热解毒中药静脉给药，其效应较之肌肉给药增强 8 倍，较之口服则增强 20 倍以上。再如黄连解毒汤中黄连与黄柏的有效成分为盐酸小蘖碱，可与黄芩中的黄芩苷产生沉淀反应，若制成注射剂去除沉淀后则影响药效；而传统的黄连解毒汤剂中黄连、黄柏与黄芩、栀子等共同煎煮后，沉淀混悬物质与药液一起内服，经胃肠道吸收还原后发挥作用，因此药效不受影响。

以上成方变化运用的几种形式，可以分别应用，亦可以结合运用。例如由麻黄汤改变成麻黄杏仁甘草石膏汤，不仅有组成药物桂枝与石膏的药味变化，而且药量亦有所变动（表 5-5）。或者伴随剂型的更换，用量也进行调整，例如张元素将《金匮要略》的枳术汤改制成枳术丸，同时亦置换了方中两药的用量比例。通过药味、药量与剂型的综合变化，可使方剂与证候更加吻合，以适应辨证论治的需要。

表 5-5　麻黄汤与麻黄杏仁甘草石膏汤比较

方名	方药组成配伍				功用	主治证候
	君	臣	佐	使		
麻黄汤	麻黄三两	桂枝二两	杏仁七十个	炙甘草一两	辛温解表宣肺平喘	外感风寒表实证：恶寒发热，头痛身疼，无汗喘，脉浮紧
麻黄杏仁甘草石膏汤	麻黄四两石膏半两		杏仁五十个	炙甘草二两	辛凉宣泄清肺平喘	外感风邪，肺热壅闭证：身热不解，汗出而喘，脉浮滑而数

综上所述，方剂的药味增损、药量加减或者剂型变化都会对其功用产生不同程度的影响，其中涉及原方君臣药物配伍关系变化的药味或药量的改变，常引起原方功用与主治发生较大的变化，应予特别注意。常见的三种变化形式又可以根据临证需要，或单独运用，或合并运用。用好成方需要有一定的方剂学理论基础和临证经验，万变不离其宗，只有很好地理解原方立法制方的主旨，弄清方中君臣佐使的配伍关系，掌握方剂变化运用的规律，才能做到师古而不泥古，知常达变，机圆法活，从而达到预期的治疗目的。

第六章　剂　型

方剂组成以后，还要根据病情与药物的特点制成一定的形态，称为剂型。方剂的剂型历史悠久，有着丰富的理论和宝贵的实践经验。早在《黄帝内经》中就有汤、丸、散、膏、酒、丹等剂型，历代医家又有很多发展，明代《本草纲目》所载剂型已有40余种。新中国成立以来，随着制药工业的发展，又研制了许多新的剂型，如片剂、冲剂、注射剂等。现将常用剂型的主要特点及制备方法简要介绍如下。

一、汤剂

汤剂古称汤液，是将药物饮片加水或酒浸泡后，再煎煮一定时间，去滓取汁。制成的液体剂型。主要供内服，如麻黄汤、小承气汤等。外用的多作洗浴、熏蒸及含漱。汤剂的特点是吸收快、药效发挥迅速，而且可以根据病情的变化随证加减，能较全面、灵活地照顾到每个患者或各具体病变阶段的特殊性，适用于病证较重或病情不稳定的患者。如李东垣所说："汤者荡也，去大病用之。"汤剂的不足之处是服用量大，某些药的有效成分不易煎出或易挥发散失，不适于大生产，亦不便于携带。

二、散剂

散剂是将药物粉碎，混合均匀，制成粉末状制剂，分为内服和外用两类。内服散剂一般是研成细粉，以温开水或白饮冲服，量小者亦可直接吞服，如五苓散；亦有制成粗末，以水煎取汁服者，称为煮散，如银翘散。散剂的特点是制作简便，吸收较快，节省药材，便于服用及携带。李东垣说："散者散也，去急病用之。"外用散剂一般作为外敷，掺散创面或患病部位，如金黄散、生肌散；亦有作点眼、吹喉等用，如八宝眼药、冰硼散等。应研成极细粉末，以防刺激创面。

三、丸剂

丸剂是将药物研成细粉或药材提取物，加适宜的黏合剂制成的球形固体剂型。丸剂与汤剂相比，吸收较慢，药效持久，节省药材，便于服用与携带。李东垣说"丸者缓也，舒缓而治之也"，适用于慢性、虚弱性疾病，如麻子仁丸、六味地黄丸等。但也有丸剂药性比较峻猛，多为芳香类药物与剧毒药物，不宜作汤剂煎服，如安宫牛黄丸、舟车丸等。常用的丸剂有蜜丸、水丸、糊丸、浓缩丸等。

（一）蜜丸

蜜丸是将药物细粉用炼制的蜂蜜为黏合剂制成的丸剂，分为大蜜丸和小蜜丸两种。

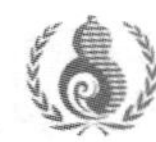

蜜丸性质柔润，作用缓和持久，并有补益和矫味作用，常用于治疗慢性病和虚弱性疾病，需要长期服用。

（二）水丸

水丸俗称水泛丸，是将药物细粉用水（冷开水或蒸馏水）或酒、醋、蜜水、药汁等为黏合剂制成的小丸。水丸较蜜丸崩解、溶散得快，吸收、起效快，易于吞服，适用于多种疾病，如银翘解毒丸、保和丸、左金丸、越鞠丸等。

（三）糊丸

糊丸是将药物细粉用米糊、面糊、曲糊等为黏合剂制成的小丸。糊丸黏合力强，质地坚硬，崩解、溶散迟缓，内服可延长药效，减轻剧毒药的不良反应和对胃肠的刺激，如舟车丸、黑锡丹等。

（四）浓缩丸

浓缩丸是将药物或方中部分药物煎汁浓缩成膏，再与其他药物细粉混合干燥、粉碎，用水或蜂蜜或药汁制成丸剂。因其体积小，有效成分高，服用剂量小，可用于治疗多种疾病。

其他尚有蜡丸、水蜜丸、微丸、滴丸等，不一一列举。

四、膏剂

膏剂是将药物用水或植物油煎熬去滓而制成的剂型，有内服和外用两种。内服膏剂有流浸膏、浸膏、煎膏三种；外用膏剂分软膏、硬膏两种。其中流浸膏与浸膏多数用于调配其他制剂使用，如合剂、糖浆剂、冲剂、片剂等。现将煎膏与外用膏剂分述如下。

（一）煎膏

又称膏滋，是将药物加水反复煎煮，去滓浓缩后，加炼蜜或炼糖制成的半液体剂型。其特点是体积小、含量高、便于服用、口味甜美、有滋润补益作用，一般用于慢性虚弱性患者，有利于较长时间用药，如鹿胎膏、八珍益母膏等。

（二）软膏

软膏又称药膏，是将药物细粉与适宜的基质制成具有适当稠度的半固体外用制剂。其中用乳剂型基质的亦称乳膏剂，多用于皮肤、黏膜或疮面。软膏具有一定的黏稠性，外涂后渐渐软化或熔化，使药物慢慢吸收，持久发挥疗效，适用于外科疮疡疖肿、烧烫伤等。

（三）硬膏

硬膏又称膏药，古称薄贴。它是以植物油将药物煎至一定程度，去滓，煎至滴水成珠，加入黄丹等搅匀，冷却制成的硬膏。用时加温摊涂在布或纸上，软化后贴于患处或穴位上，可治疗局部疾病和全身性疾病，如疮疡肿毒、跌打损伤、风湿痹证以及腰痛、腹痛等，常用的有狗皮膏、暖脐膏等。

五、酒剂

酒剂又称药酒，古称酒醴。它是将药物用白酒或黄酒浸泡，或加温隔水炖煮，去滓取液，供内服或外用。酒有活血通络、易于发散和助长药效的特性，故常在祛风通络和补益剂中使用，如风湿药酒、参茸药酒、五加皮酒等。外用酒剂尚可祛风活血、止痛消肿。

六、丹剂

丹剂有内服和外用两种。内服丹剂没有固定剂型，有丸剂，也有散剂，每以药品贵重或药效显著而名之曰丹，如至宝丹、活络丹等。外用丹剂亦称丹药，是以某些矿物类药经高温烧炼制成的不同结晶形状的制品。常研粉涂撒疮面，治疗疮疡痈疽，亦可制成药条、药线和外用膏剂应用。

七、茶剂

茶剂是将药物经粉碎加工而制成的粗末状制品，或加入适宜黏合剂制成的方块状制剂。用时以沸水泡汁或煎汁，不定时饮用。大多用于治疗感冒、食积、腹泻，近年来又有许多健身、减肥的新产品，如午时茶、降脂茶、刺五加茶、减肥茶等。

八、露剂

露剂亦称药露，多用新鲜含有挥发性成分的药物，用蒸馏法制成的芳香气味的澄明水溶液。一般作为饮料及清凉解暑剂，常用的有金银花露、青蒿露等。

九、锭剂

锭剂是将药物研成细粉，或加适当的黏合剂制成规定形状的固体剂型，有纺锤形、圆柱形、条形等，可供外用与内服。内服，取研末调服或磨汁服；外用，则磨汁涂患处，常用的有紫金锭、万应锭等。

十、条剂

条剂亦称药捻，是将药物细粉用桑皮纸粘药后搓捻成细条，或将桑皮纸捻成细条再黏着药粉而成。用时插入疮口或瘘管内，能化腐拔毒、生肌收口，常用的有红升丹药条等。

十一、线剂

线剂亦称药线，是将丝线或棉线置药液中浸煮，经干燥制成的外用制剂。用于治疗瘘管、痔疮或赘生物，通过所含药物的轻度腐蚀作用和药线的机械紧扎作用，使其引流通畅，或萎缩、脱落。

十二、栓剂

栓剂古称坐药或塞药，是将药物细粉与基质混合制成一定形状的固体制剂，用于腔道并在其间融化或溶解而释放药物，有杀虫止痒、润滑、收敛等作用。《伤寒杂病论》中曾有蛇床子散坐药及蜜煎导法，即最早的阴道栓与肛门栓。近年来栓剂发展较

快，可用以治疗全身性疾病。它的特点是通过直肠（也有用于阴道）黏膜吸收，有50%~70%的药物不经过肝脏而直接进入大循环，一方面减少药物在肝脏中的“首过效应”，同时减少药物对肝脏的毒性和副作用，还可以避免胃肠液对药物的影响及药物对胃黏膜的刺激作用。婴幼儿直肠给药尤为方便，常用的有小儿解热栓、消痔栓等。

十三、胶囊剂

胶囊剂分硬胶囊剂、软胶囊剂（胶丸）和肠溶胶囊剂，大多供口服用。硬胶囊剂是将一定量的药材提取物与药粉或辅料制成均匀的粉末或颗粒，充填于空心胶囊中制成；或将药材粉末直接分装于空心胶囊中制成，如全天麻胶囊、羚羊感冒胶囊等。

软胶囊剂是指将一定量的药材提取物密封于球形或椭圆形的软质囊材中，可用滴制法或压制法制备。软胶囊剂外观整洁，易于服用，可掩盖药物不良气味，提高药物稳定性，有的尚能定时定位释放药物，为较理想的药物剂型之一。常用的中药软胶囊有牡荆油胶丸、芸香油胶丸、麻仁软胶囊等。肠溶胶囊剂系指硬胶囊或软胶囊经药用高分子材料处理或用其他适宜方法加工而成，其囊壳不溶于胃液，但能在肠液中崩解而释放活性成分。

十四、冲剂

冲剂是将药材提取物加适量赋形剂或部分药物细粉制成的干燥颗粒状或块状制剂，用时以开水冲服。冲剂具有作用迅速、味道可口、体积较小，服用方便等特点，深受患者欢迎，常用的有感冒退热冲剂、复方羚角冲剂等。

十五、片剂

片剂是将药物细粉或药材提取物与辅料混合压制而成的片状制剂。片剂用量准确，体积小。味很苦或具恶臭的药物压片后可再包糖衣，使之易于服用。如需在肠道吸收的药物，则又可包肠溶衣，使之在肠道中崩解。此外，尚有口含片、泡腾片等。

十六、糖浆剂

糖浆剂是将药物煎煮、去滓取汁、浓缩后，加入适量蔗糖溶解制成的浓蔗糖水溶液。糖浆剂具有味甜量小、服用方便、吸收较快等特点，适用于儿童服用，如止咳糖浆、桂皮糖浆等。

十七、口服液

口服液是将药物用水或其他溶剂提取，经精制而成的内服液体制剂。该制剂集汤剂、糖浆剂、注射剂的特点，具有剂量较少、吸收较快、服用方便、口感适宜等优点。近年来发展很快，尤其是保健与滋补性口服液日益增多，如人参蜂王浆口服液、杞菊地黄口服液等。

十八、注射液

注射液亦称针剂，是将药物经过提取、精制、配制等制成的灭菌溶液、无菌混悬液或供配制成液体的无菌粉末，供皮下、肌内、静脉等注射的一种制剂。具有剂量准确、药效迅速、适于急救、不受消化系统影响的特点，对于神志昏迷，难以口服用药的患者尤为适宜，如清开灵注射液、生脉注射液、参附注射液等。

以上诸种剂型，各有特点，临证应根据病情与方剂特点酌情选用。此外，尚有灸剂、熨剂、灌肠剂、搽剂、气雾剂等，临床中都在广泛应用，而且还在不断研制新剂型，以提高药效，便于临床使用。

第七章　方剂的煎法与服法

方剂的煎法与服法亦是方剂运用的一个重要环节，药物配伍与剂型选择虽皆严密，若煎法与服法不当，则药亦无功。现将煎药法与服药法分述如下。

第一节　方剂的煎法

临床上影响患者疾病预后有很多方面，其中煎药方法的得当与否是一个重要方面。因此，历代医家对煎药法都颇为重视。清·徐灵胎在《医学源流论》中说："煎药之法，最宜深讲，药之效不效，全在于此。"

一、煎药用具

煎药用具一般以瓦罐、砂锅为好（化学成分稳定的器皿好），搪瓷器具或铝制品亦可，忌用铁器、铜器，因为有些药物与铁、铜一起加热会产生沉淀，降低溶解度，甚至会发生化学反应，产生副作用。煎具的容量宜大些，以便于药物的翻动，并可避免外溢损耗药液。另外，煎药时应加盖，以防有效成分的挥发。

二、煎药用水

除处方有特殊规定外，煎药用水一般以水质纯净为原则，如自来水、井水、蒸馏水等。前人常用流水、泉水、甘澜水（亦称劳水）、米泔水等。根据病情和药物自身的特点，也有用酒或水酒合煎。用水量可根据药量、药物质地及煎煮时间而定，由于饮片均为失水后的干品，一旦加水引起药材膨胀时，会吸收大量的水分，因此在煎煮时，一定要有足够的水，通常以漫过药面1寸（3～5cm）左右为宜。每剂药一般煎2次，有的煎3次，一般第一煎水量可适当多些，第二、第三煎则可略少，每次煎得量100～200mL，将2次或3次药液混合均匀，再分2次或3次温服。

三、煎药火候与时间

煎药的火候有"武火""文火"之分。急火煎之谓"武火"，慢火煎之谓"文火"。一般先用"武火"，沸腾后即用"文火"。同时，要根据药物的性味、质地及所需时间的要求，酌定火候。如解表剂与泻下剂的煎煮时间宜短（20～30min），其火候宜急，水量宜少；若是补益剂与质地坚实的药煎煮时间宜长（大约50min），其火候宜慢，水量略多。若将药物煎煮焦枯，则弃之不用，以免发生不良反应。

四、煎药方法

煎药前，宜先将药物放入容器内，加冷水浸泡20~30min，使其有效成分易于煎出。在煎药的过程中，不要频频揭开锅盖，以尽量减少挥发性成分的损失。对于某些要求特殊煎法的药物，应在处方中加以注明。

1. 先煎 介壳与矿物类药物，因质地坚实，药力难以煎出，应打碎先煎，煮沸后20min左右，再下其他药。如龟板、代赭石、龙骨、龙齿、磁石、水牛角、寒水石、生石膏等。某些质轻而又用量较多以及泥沙多的药物亦可先煎取汁，然后以其药汁代水煎药。如灶心土、糯稻根等。其他，尚有麻黄应先煎去沫，以防令人心烦；乌头、附子先煎以降低毒性。

2. 后下 气味芳香的药物以其挥发油取效的，如薄荷、白豆蔻、香薷、青蒿、沉香、砂仁等，只煎5min左右即可。以免气味走散。用大黄取其攻下，一般煎10~15min即可，煎煮时间超过30min，则不起泻下作用。

3. 包煎 某些煎后药液混浊，或对咽喉有刺激作用以及易于粘锅的药物，应用纱布包好，放入锅内与其他药同煎，如赤石脂、旋覆花、车前子、辛夷花、灶心土等。

4. 单煎 某些贵重药物，如羚羊角、西洋参等，为了避免其有效成分被其他药物吸收，可切成片状单煎取汁，再与其他药液和服，亦可单独服用。

5. 溶化（烊化） 某些易于溶解与胶质药物，如朴硝、饴糖、阿胶、鸡血藤胶等，应单独溶化，趁热与其他药液混匀，顿服或分服，以免药液含量不匀或因其性黏而影响其他药物的煎煮。

6. 冲服 某些芳香或贵重的药物，不宜加热煎煮的，应研为细末，用药液或温水冲服，如麝香、牛黄、琥珀、朱砂等。有些自然汁，如竹沥、生姜汁、生藕汁、鲜地黄汁、蜜糖等，亦应冲服。

7. 泡服 有些药物，含有挥发油、容易出味，用量又少的药物，可用开水半杯，或将煮好的一部分药液趁热浸泡，加盖。如胖大海、藏红花、肉桂、番泻叶等。

此外，汤剂煎取药液后，应对药渣适当进行压榨，再收取部分有效药液，如此可以提高药材有效成分的浸取率。

第二节　方剂的服法

方剂的服法包括服药时间和服药方法。服法的恰当与否，对疗效有一定影响。清·徐灵胎于《医学源流论》中说："病之愈不愈，不但方必中病，方虽中病，而服之不得法，则非特无功，而反有害，此不可不知也。"因此，方剂的服用方法也应予以重视。兹就历代方剂运用情况，总结说明于下。

一、服药时间

一般来说，宜在饭前1h服药，以利于药物尽快吸收。但对胃肠有刺激的方药，宜饭后服用，以防产生副作用；滋补方药，宜空腹服用；治疟方药，宜在发作前2h服

用；安神方药，宜在睡前服用；急证重病可不拘时间服用；慢性病应定时服用，使之能持续发挥药效。根据病情的需要，有的可一天数服，有的可煎泡代茶时时饮用。个别方剂，古人对服药时间有特殊要求，如鸡鸣散在天明前空腹冷服效果较好，可参考运用。

前人有些服药论述，是考虑病位的上下远近，从有利于除邪和养生而论，亦可供临床参考。如《神农本草经·序例》记载："病在胸膈以上者，先食后服药；病在心腹以下者，先服药而后食；病在四肢血脉者，宜空腹而在旦；病在骨髓者，宜饱满而在夜。"以及《医心方》载葛洪曰："服治病之药，以食前服之；服养生之药，以食后服之。"

二、服药方法

运用汤剂，通常是1日1剂，将头煎、二煎兑合，分2次或3次温服。但特殊情况下，亦可1日连服2剂，以增强药力。散剂和丸剂是根据病情和具体药物定量，日服2次或3次。散剂中有些可直接用水送服，如七厘散等；有些粗末散剂，可加水煮沸取汁，如香苏散等；还有些散剂是用于外敷或掺撒疮面，如生肌散等；亦有作为点眼或吹喉用的，如八宝眼药、冰硼散等。各种丸剂都可以直接用水送服，至于其他不同剂型，可参考制剂情况及方药功用酌情而定。

针对不同情况，前人还总结出一些汤剂的经验服法。如服发汗解表药，宜趁热服，药后还须温覆避风，使全身微似有汗。热证用寒药可冷服以助其清，寒证用热药可热服以助其温，但有时寒热偏盛、阴阳离决、相互格拒，出现服药后呕吐的情况，如系真寒假热证候则宜热药冷服，系真热假寒证候则宜寒药热服。此谓反佐服药法，即《素问·五常政大论》中所说的"治热以寒，温而行之；治寒以热，凉而行之；治温以清，冷而行之；治冷以温，热而行之"。若见服药呕吐者，宜先服少许姜汁，或用鲜生姜擦舌，或嚼少许陈皮，然后再服汤药；或采用冷服、少量频饮的方法。对于昏迷患者及吞咽困难者，现多用鼻饲法给药。使用峻烈药或毒性药，应审慎从事，宜先进小量，而后逐渐增大，至有效止，不可过量，以免发生中毒。《神农本草经·序例》中说："若用毒药疗病，先起如黍粟，病去即止，不去倍之，不去十之，取去为度。"明确提示毒性药的运用规范。总之，在治疗过程中，应根据病情和药物的性能来决定不同的服法。

三、药后调护

通过观察患者的药后反应而施以合理的调护方法，有助于提高临床疗效和加速病体康复。例如服用发汗解表类汤剂，应观察患者有无汗出，汗量多少，汗液性质以及颜色、肢温、脉象、伴随症状的变化等。若药后微有汗出，热退身凉，说明表证已解，则停后服，以防过汗伤正；若汗出而热不退，则应继续给药；若无汗或汗出不彻，可加服热粥，或适当提高室温、添加衣被等，以助取汗。凡发汗只宜遍体微汗，若见患者大汗淋漓、面色苍白、脉微欲绝，即为汗出太过，亡阳虚脱之象，应及时施以回阳固脱之法。若服用泻下、驱虫杀虫方药者，应注意观察患者大便的形状、颜色、数量、气味、有无虫体的排出，第一次排便时间、排便次数等。一般润下剂药力和缓，药后便通还可继续服用1~2d；而服峻下剂后，若大便不下或仅有数枚燥屎，可间隔4h后再服药；若燥屎后带有稀便，表明药已中病，应停服后药。若服逐水药后泄泻不止，在停药同时可服冷粥或饮冷开水止之；若服药后患者出现剧烈腹痛，泄泻不止或频繁呕吐，大汗淋漓，心悸气短等反应，表明气随津脱，应及时施以益气回阳固脱之法，同时给患者饮用糯米粥或小米粥、红枣汤等以养胃止泻。由于上述方药极易损伤脾胃，故药后应注意调理脾胃，可给予米汤或清淡素食以养胃护脾。此外，药后注意告诫患者慎劳役，戒房事，节恚怒等，对于患者的康复亦是十分重要的。

四、服药食忌

服药期间，不适当的饮食可能会加重旧病或变生新病，或降低方药疗效或诱发不良反应，因此注意饮食的选择，是确保临床用药有效而安全的措施之一。服药食忌，又称“忌口”，是指服药时要注意饮食禁忌，其内容主要包括两方面：①病证对饮食的宜忌，如水肿病宜少食盐，消渴病应忌糖，下利者慎油腻等。②药物对饮食的宜忌，如服含地黄的方药应忌食萝卜，含土茯苓的方药应忌茶叶，服荆芥时宜忌河豚与无鳞鱼等。《本草纲目》中有“凡服药，不可杂食肥猪犬肉，油腻羹脍，腥躁陈臭诸物；不可多食生蒜、胡荽、生葱、诸果、诸滑滞之物”之说。中医在服药食忌方面，积累了大量的经验，值得重视和加以研究。

附　古方药量考证

古方用药分量，尤其是唐代以前的方剂，从数字看，和现在相差很大，这是因为古代度量衡制度在各个历史时期不同所致。古称以黍、铢、两、斤计量，而无分名。到了晋代，则以十黍为一铢、六铢为一分、四分为一两、十六两为一斤（即以铢、分、两、斤计量）。

及至宋代，遂立两、钱、分、厘、毫之目，即十毫为一厘、十厘为一分、十分为一钱、十钱为一两，以十累计，积十六两为一斤。元、明以至清代，沿用宋制，很少变易，故宋、明、清之方，凡言分者，是分厘之分，不同于晋代二钱半为一分之分。清代之称量称为库平，后来通用市称。

古方容量，有斛、斗、升、合、勺之名，但其大小，历代亦多变易，考证亦有差异，例如李时珍认为“古之一两，今用一钱，古之一升，即今之二两半”。同时，明代张景岳认为“古之一两，为今之六钱，古之一升，为今之三合三勺”。兹引《药剂学》（南京药学院编，1960年版）历代衡量与秤的对照表（表5-6），作为参考。

表 5-6　历代衡量与秤的对照

时代	古代用量	折合市制	古代容量	折合市制
秦代	一两	0.516 5 市两	一升	0.34 市升
西汉	一两	0.516 5 市两	一升	0.34 市升
新莽	一两	0.445 4 市两	一升	0.20 市升
东汉	一两	0.445 5 市两	一升	0.20 市升
魏晋	一两	0.445 5 市两	一升	0.21 市升
北周	一两	0.501 1 市两	一升	0.21 市升
隋唐	一两	1.007 5 市两	一升	0.58 市升
宋代	一两	1.193 6 市两	一升	0.66 市升
明代	一两	1.193 6 市两	一升	1.07 市升
清代	一两（库平）	1.194 市两	一升（营造）	1.035 5 市升

附注：上表古今衡量和度量的比较，仅系近似值

至于古方有云“等分”者，非重量之分，是指各药斤两多少皆相等，大都用于丸、散剂，在汤、酒剂中较少应用。古代有刀圭、方寸匕、钱匕、一字等名称，大多用于散药。所谓方寸匕者，作匕正方一寸，抄散取不落为度；钱匕者，是以汉五铢钱抄取药末，亦以不落为度；半钱匕者，则为抄取一半；一字者，即以开元通宝钱币（币上有“开元通宝”四字）抄取药末，填去一字之量；至于刀圭者，乃十分方寸匕之一。其中一方寸匕药散约合五分，一钱匕药散约合三分，一字药散约合一分（草本药散要轻些）。另外，有以类比法作药用量的，如一鸡子黄=一弹丸=40 桐子=80 粒大豆=480 粒大麻子=1 440 粒小麻子。

古今医家对古代方剂用量，虽曾做了很多考证，但至今仍未做出结论。但汉代和晋代的衡量肯定比现在为小，所以汉晋时代医方的剂量数字都较大。对古方仍录其原来的用量，主要是作为理解古方的配伍意义、结构特点、变化原因，以及临证用药配伍比例的参考。在临床应用时，应当按近代中药学和参考近代各家医案所用剂量，并随地区、年龄、体质、气候及病情需要而定。

根据我国国务院的指示，从 1979 年 1 月 1 日起，全国中医处方用药的计量单位一律采用以“g”为单位的国家标准。兹附十六进制与国家标准计量单位换算率如下：

1 斤（16 两）= 0.5kg=500g

1 市两=31.25g

1 市钱=3.125g

1 市分=0.312 5g

1 市厘=0.031 25g

（注：换算尾数可以舍去）

第八章　张仲景对方剂学的贡献

第一节　仲景方渊源

仲景方之渊源，大体上有三个方面：①禁方；②经方；③新创方。

何为禁方？禁就是我国古代的巫祝活动，常用符箓等法为人驱鬼消灾治病。后汉时很有名的“悬壶”巫医费长房，他就能“医疗众病，鞭笞百鬼”（《后汉书》）。他们能治病，肯定也掌握一定的秘方。他们这些巫医，常假借鬼神以玄其技，其实治病之效除心理暗示之外，还是要靠方药的。这些人手里的秘方就是禁方，意思就是禁咒疫病的方。禁方也叫“越方”，《后汉书》载：“赵炳能为越方。注：越方，善禁咒也。”仲景在收集此类方时是去其巫祝，留其秘方，如“越婢汤”可能就是得之于会咒语之婢的禁方。禁方在当时多是师徒相传的秘方，一般不会公开，但其中也有一些肯定有疗效的。《史记》载扁鹊替人治病名闻天下，他就是靠长桑君授给他的秘方。扁鹊原来并未行医，自从得了长桑君的禁方后，依法行医，竟成名医，可见禁方是有效的。仓公则是少喜医方，后来同郡名医公承阳庆使其尽去故方，更悉以禁方授之，仓公后来也称名医。由于禁方是秘传之方，容易失传或遗失，所以仲景所得之禁方也不会太多。诸如大青龙汤、小青龙汤、白虎汤、真武汤（本名是玄武汤）、越婢汤、阳旦汤可能来自禁方，这些既有巫祝或方士们用以代表方位以及神秘色彩的作用，又有符箓、巫祝与治病的功能，仲景收采用之于临床也是可能的。

何为经方？即经验之方。与后世言仲景为经方的经典含义不同。“经方”之名，首见于《汉书》，基本是古代医家所记录的常用效方。这些经验方，经长期积累，位数已十分可观，班固《汉书》言有十九卷，而谢承《后汉书》载：“经方十一家二百七十四卷。”后汉时对民间经验方的收集工作由专门的官署机构负责，《后汉书》云“少府太医令属员有药丞、方丞各一人”。药丞大概是主管采制药物的，方丞可能是主管医方的收集整理和研究的。由此看来，所谓的经方，就是民间常用的效验之方，这些医方由官署整理编次成方书，和禁方有所不同。仲景的《伤寒杂病论》可能就大量选用了当时的经方，特别是《汤液经法》三十二卷等，这些可能是仲景方药的重要组成部分。

所谓的新创方是仲景在临床实践中，自己根据病情所创的新方。这些皆是为适应疾病变化情况而定，如柴胡加龙骨牡蛎汤、桂枝加桂汤、桂枝加芍药生姜新加汤、桂枝加葛根汤、桂枝去芍药加附子汤、桂枝二麻黄一汤等诸多可能皆属此种情况。这应是《伤寒杂病论》方的三个来源。

第二节　仲景方特点

传世的《伤寒论》载方112首，《金匮要略》载方252首，不计两书只有方名无药物之方及并见的重复方，计有近300首方剂，为历代医家所习用。这些方剂的组方特点不仅为整个中医学在辨证论治上树立了典范，也给了后世医家们留下了宝贵的用方之道。

一、方从法立

试观张仲景之方，其方小者由一味药组成，大者由十几味药组成，但无不体现方从法立的学术思想。如麻黄汤的汗法，瓜蒂散的吐法，承气汤的下法，小柴胡汤的和法，四逆汤的温法，白虎汤的清法，抵当丸的消法，炙甘草汤的补法，无不皆然。到目前为止，仲景方首次全面系统地运用了汗、吐、下、和、温、清、消、补八种治疗大法，为后世医家提供了范例。

二、功专效宏

仲景方素以精专而著称。从单方到复方，是方剂发展的一个重要过程。早期的复方，其组成的药味数是比较少的，后世方剂的药味数多明显增加。《伤寒论》《金匮要略》所载之方属于继《黄帝内经》之后早期的复方，其药物组成不超过七味者占89%，表现出功专力宏的组方特点。如小半夏汤药仅2味，却能蠲饮止呕；大承气汤为4味，对肠梗阻者恰当用之，常可避免手术；四逆汤药有3味，常能救重症危疴。可见仲景组方之精，实可谓“善用小方之大师”。

三、配伍严谨

配伍严谨，组方巧妙，是张仲景组方的特色。据统计，《伤寒杂病论》共用药160多种。其中善用的前9味药依次是甘草124次，桂枝75次，生姜68次，大枣65次，芍药54次，半夏42次，干姜39次，人参68次，茯苓35次。可见张仲景用药并不多，但却能巧妙地配伍组方，广泛应用于临床各科，体现了他对方药升降沉浮的观察，性味的选择以及君、臣、佐、使的安排，是有奥妙之处的。有的方剂仅有一味药之别，但所治疾病却迥然不同。如麻黄汤、麻黄杏仁甘草石膏汤、麻杏薏甘汤，三方均以麻黄为主药，若配桂枝，辅杏仁，使以甘草，名麻黄汤，主治伤寒无汗之重症。若桂枝易石膏，名麻杏石甘汤，为风热咳嗽之良方。若桂枝易薏苡仁，名麻杏薏甘汤，乃治风寒湿痹之要方。可见组方虽一味药之别，但适应证可随之而变。因此组配一个方剂时，每选用一味药物，均需要根据病情慎重斟酌，不可妄为。

四、剂量适当

张仲景之方的主要特色之一，就是用药剂量严格，轻重适度。同一种药物，根据不同病情，在各方剂中剂量不一，甚至即使方剂的药物相同，剂量有别，治疗作用亦可随之变化，如小承气汤、厚朴三物汤、厚朴大黄汤，三方均由厚朴、大黄、枳实3味药组成，只是药物剂量各有偏重，而适应证则截然不同。小承气汤重用大黄，重在开痞满，通大便，是治疗痰饮结石，支饮兼有腹满的要方。还有桂枝汤与桂枝加桂汤、四逆汤与通脉四逆汤、桂枝去芍药加附子汤与桂枝附子汤，每组方剂的药物均相同，只是剂量有异，它们的治疗作用与适应证完全不同。可见张仲景立方命名，实包含辨证施治之意。故组方用药剂量极为重要，否则便不能达到预期效果。

五、灵活变通

以一方为主，根据不同病情进行适当药味加减或剂量变更，变化出他方，也是张仲景组方的一大特色。如桂枝汤本为太阳中风表虚而设，若本方加重桂枝用量，名桂枝加桂汤，治疗心阳虚奔豚症；桂枝汤加附子，名桂枝加附子汤，用于太阳病发汗太过而致表阳虚汗漏不止症；桂枝加葛根，名桂枝加葛根汤，用于风寒表虚兼项背强症；桂枝汤加厚朴杏仁，名桂枝加厚朴杏仁汤，治宿有喘疾而复病太阳中风症；桂枝汤去芍药加附子，名桂枝去芍药加附子汤，治太阳病误下，胸满而脉微恶寒症；桂枝去芍药加附子，并重用桂枝附子，名桂枝附子汤，主治风寒留着肌肉症等。可见每加减一味药，一定要严格辨证，否则就会导致治疗上的失败。

六、阴阳结合

阴药与阳药结合，寒热补泻同施，是张仲景对药物配伍组方的重要特点。其目的在于切合病情，更好地发挥疗效。如肾气丸中附子配伍地黄，附子为诸阳药之首，地黄乃诸滋阴药之冠，二药相配，有阳生阴长，阴中求阳之妙，可谓阴阳相互配伍之典范。后世右归饮和地黄饮中附子配伍地黄也意在于此。再如炙甘草汤中生地黄、麦冬、麻仁、阿胶甘润滋养阴血为阴药，桂枝、生姜辛温以温阳通脉为阳药，两组药配合，使阴药得以阳药的推动而更好地滋养津血。临床常用的半夏泻心汤、附子泻心汤、黄连汤、乌梅丸等，均以寒热药物并投，补泻药物同施而著名。

七、扬长避短

药物对某种疾病，既有治疗作用之长，也有不利因素之短，张仲景善于扬长避短使方中药物相互为用。如大黄附子汤主治寒积实症，方中大黄有荡除集结之长，又有苦寒助邪之短，配大辛大热之附子，一则制大黄之短，二则温里散寒，大黄反过来又防附子辛热太过，相互为用，起温里散寒，通下寒积之效。再如瓜蒌薤白半夏汤，是治胸痹之良剂，胸痹之因为胸中阴邪盛，瓜蒌有除胸膈痰湿之长，但其寒润益阴为短，方中配薤白、半夏、白酒辛温苦燥，既能制其寒润益阴之短，又能燥湿化痰，相互为用，除胸膈痰湿而无助阴邪之虑。

八、创制新方

仲景撰著《伤寒杂病论》，善于博采众方，古为今用。如白虎汤清热，五苓散利尿，大承气汤峻下热结，麻黄汤发散表寒，苓桂术甘汤健脾阳以化饮，半夏泻心汤辛

开苦降而消痞等，历经千年临床亘古不衰，为后世所喜用，且其应用范围不断得以扩展。

综上所述，张仲景组方是在辨证立法的基础上，根据病情需要选择适宜的药物，酌定必要的用量，按照一定的组方法度组成的。方中各药既能相辅相成，增强原有作用；又能相反相佐，消除或缓解药物对人体的不利影响，从而使方剂更加切合病情。

第三节 仲景方的命名

仲景之方，绝大多数的方剂系以方中药物作为方名，约占75%；其次，系按该方的功效与主治命名，约占14%；其他的命名原则，亦大多有其脉络可寻。现将以上三类，分述如下。

一、以药为名

即以方中药物作为方名的命名原则，在《伤寒论》《金匮要略》中数量最多，共计201方，占75%左右。从历史的眼光看来，这种命名原则是最原始的，人们用某几味药物来治疗某种病证获效，尚未思考用何名称，即以所用之药为方名，记载下来，并流传开来。以药为名者，有以下几种情况：

1. 以该方全部药名先后排列作为方名 如栀子豉汤、干姜附子汤、麻黄杏仁甘草石膏汤、茯苓桂枝甘草大枣汤等。这是最原始的形式，以厚朴生姜甘草半夏人参汤五味并列为最长。

2. 以该方君药为名的方 如桂枝汤、麻黄汤、白头翁汤等，系以一味药命名的例子；如栀子柏皮汤、黄连阿胶汤等，则是二味药命名的例子；麻黄连翘赤小豆汤则是以三味药命名的例子（该方共有8味药），这是最长的了。

3. 药名与数字相结合的命名 如五苓散，系以猪苓、茯苓为主而共有五药；十枣汤虽另有三药，而以10枚大枣煎汤溶药同服；此外，还有厚朴三物汤、厚朴七物汤等。

4. 在原方名的基础上再加减其他药而成方 该类型方剂数量效多，充分表现了古人的质朴，如：小半夏加茯苓汤、白头翁加甘草阿胶汤、苓甘五味加姜辛半杏大黄汤、木防己去石膏加茯苓芒硝汤等。还应指出，仲景方组方遣药很注意方中药物间剂量的情况下，也要另列方名，这以桂枝加桂汤最为典型。

二、以功效主治命名

从功效主治命名者，共计35方，约占14%。

从功效主治命名者有如下几类：泻心汤类、四逆汤类、承气汤类、建中汤类、抵当汤类、陷胸汤类、排脓汤类，以及肾气丸、奔豚汤、下瘀血汤、风引汤、理中丸、头风摩散、温经汤、小儿疳虫蚀齿方，以及葶苈大枣泻肺汤、蜜煎导、桂枝去芍药加蜀漆牡蛎龙骨救逆汤等。后三方虽有药名，但兼有与功效、主治有关的内容，故列此。以下各方，其义甚明。兹择其须加说明的几种，略述如下：

1. 承气汤类　共有大承气汤、小承气汤、调胃承气汤、桃核承气汤四方，全部用大黄，三方用芒硝。硝黄并用，为泻下攻里的最重要药对，这是仲景方首先应用的。承，即承顺的意思；气，指胃肠之气。因为人的六腑“以通为用”，若邪热、饮食积滞内停，均能导致胃肠腑气不通。治疗上必须用攻下之剂，方能使塞者通，闭者畅。这类方剂能承顺胃肠之气，故名承气。

2. 建中汤类　共有大建中汤、小建中汤、黄芪建中汤三方。除甘温滋润的饴糖为三方必用外，多用人参、黄芪之补中气健脾胃，及生姜、干姜之温中。可见，方名建中之义，盖建立中焦脾胃之气也。许宏说：“建中者，建其脾也。脾欲缓，急食甘以缓之，建中之味甘也。”又据尤怡：“中者，四运之轴而阴阳之机也，故中气立则阴阳相循，如环无端而不极于偏。”则此类方不仅能建中气，并有调和阴阳之功，除用治脾胃虚寒、中气不充外，并可用于久病阴阳两虚，寒热并见之证。

3. 陷胸汤类　共有大陷胸汤、大陷胸丸、小陷胸汤三方，主要用治“结胸”证。方名陷胸者，陷为病邪内陷，胸为病邪陷结于胸中。柯韵伯则称：“结胸是阳邪下陷，故用陷胸以救治。”

4. 抵当汤类　共有抵当汤与抵当丸两方，两方药物相同，但剂量、剂型不同。方名“抵当”，解释不一，有人认为，下焦蓄血重证，非他药所能及，唯有此方四药足以抵当攻克之，故名曰抵当汤。有人则反对此说，认为若因其方峻猛而命名，那么十枣汤、大陷胸汤攻逐之力，也非比一般，而为何不名冠“抵当”呢？据考究，方中水蛭，古又名“至掌”，故也有医家称此方为至掌汤，而后人讹称抵当汤。

5. 泻心汤类　共有泻心汤、半夏泻心汤、生姜泻心汤、甘草泻心汤、附子泻心汤、大黄黄连泻心汤6方。所治证中，每有“心下痞”“此为痞”“痞益甚”之文，可知主要用于治痞。痞，即气失升降之常，证见满而不痛，按之濡。心者，非心而为心下，实即胃脘也。泻心汤类所用药物，既有生姜、干姜、半夏、附子之辛温，又有黄芩、黄连、大黄之苦寒，寒温并用，辛开苦降，故知其立方不在心而在胃肠。后世师其法，凡脾胃虚弱，客邪内袭，寒热错杂，升降失调，清浊混淆而致胃肠不和，脘腹胀痛，呕吐泄泻诸证，多用之。

三、其他

其他命名法则中，以白虎、青龙、真武3方最为奇特。汉代（尤其是东汉），由于方士的影响，盛行“四灵”之说。四灵，即四种动物，分别为四方之神灵，即东方青龙、西方白虎、南方朱雀、北方玄龟（一名玄武，通于真武）。这在汉代铭刻（如印章、瓦当、皋币等）中，屡有发现。奇怪的是，仲景所列方仅有青龙、白虎、真武三种，独缺朱雀。

1. 青龙汤类　共有大青龙汤、小青龙汤、小青龙加石膏汤3方。青为东方木，主生长万物；龙能兴云雨，治水饮。张秉成说：“龙为水族，大则可以兴云致雨，飞腾于宇宙之间；小则亦能治水驱饮，潜陷于波涛之内耳。”大青龙，示发汗力强，似龙兴致雨；小青龙，则似龙隐波中，故驱除水饮。

2. 白虎汤类　共有白虎汤、白虎加人参汤、白虎加桂枝汤3方。白虎为西方金神，

秋金得令。天气入秋则转凉，夏日之炎暑自解，故治热炽之方名曰白虎。方中行说："虎啸谷风冷，凉风酷暑消，神于解热，莫如白虎。"仲景用白虎汤类治阳明经证及气分大热。

3. 真武汤　真武为北方司管水火之神，故本方具有温阳补虚、健脾利水之功，故取象比类，而名之为真武。《医方集解》说："真武北方之神，一龟一蛇，司水火者也，肾命象之，此方济火而利水，故名。"

4. 越婢汤类　共有越婢加半夏汤及桂枝二越婢一汤3方。本方命名之意最难解，大略有三说：①越是发越，婢是脾，即发越脾气之义，与《外台秘要》之越婢汤同义。②山田氏认为本方系得于越国之婢，故曰越婢汤，并引白居易诗"越婢脂肉滑"为证。③认为本方治"风水"及"咳而上气"病与阳气不得发越有关，故应系发越痹阻之阳气，意即越痹也。

上述四类之外，还有一类，即方名与颜色有关。例如，三物白散、白通汤、白通加猪胆汁等3方与白色有关；侯氏黑散与黑色有关；赤丸、桃花汤与赤色有关。

第四节　仲景方的炮制

炮制又称炮炙、修治，是对中药原药材适当加工，制成饮片供处方使用。中药炮制技术，是中医药学的重要组成部分。仲景方非常重视药物的炮制，借以提高药效和减低毒性和不良反应，凡方中需要炮制者，均加以注明。

仲景方之药物炮制方法，可分为火制、水制、非水火制三类，分述如下。

一、火制法

凡药物炮制加工过程中需用火者，属于火制法。仲景方中用到火制法的，共有炮、炙、炒、烧、熬、煨6种。兹择其重要者分述如下。

1. 炮　炮系在高温猛火的情况下，将药物在锅内翻动，多以破为度。仲景方中，如附子、乌头注明"炮，去皮"，《伤寒论》113方中应用附子者34方，绝大多数注明"炮"。其中，单注炮者12方，注"炮，去皮"者2方；注"炮，去皮，破"者11方（有的更细注"破八片"）。不炮者8方，注"生用，去皮，破八片"。附子经炮制后，可减小毒性。近代研究注明，附子中的有毒成分乌头碱，可因高温而被破坏。

2. 炙　炙系药物在隔火翻炒时加入液体辅料的办法。仲景方中的炙，如枳实在《伤寒论》中共有7次，均炙用。其中5方注"炙"，一方称"炙令黄"，一方称"水浸，炙干"。由此可知，仲景的炙法是现在的清炙，其温度不高，仅炙到干燥或药表面色黄即止。其他还有蜜炙、盐水炙、醋炙、酥炙等。

3. 炒　炒系药物在锅中隔火翻炒，使药物干燥与缓和烈性等。如蜀椒2方注"炒去汗"，2方仅注"去汗"，此系省略法，即去汗必炒之意。去汗，即用文火微妙逼出药物体内的水分，但又不要将药炒焦。

4. 烧　即用火直接燃烧的加工法，主要用于矿物药。仲景方中注明烧的有矾石、云母、枳实等。这种炮制法，大约相当于现代的"煅"法。仲景方中烧的程度不一，如矾石注“烧”；云母注“烧二日夜”。要求烧的时间较长；而枳实谓“烧令黑，勿太过”，即烧成炭而存性之意。

5. 熬 即将药物置锅内干煎，如牡蛎、芫花、水蛭、商陆根等均注明“熬”。但需要注意的是汉时的熬是干熬，并非加水煎熬。熬的程度亦视药物而异，如葶苈子“熬令黄色”、白粉“熬香”、蜘蛛“熬焦”、瓜蒂“熬黄”。

6. 煨 《金匮要略》注明诃黎勒用“煨”。近代则有煨甘遂、煨肉豆蔻、煨木香、煨牙皂角等。煨的方法有面裹煨、隔纸煨等，均系隔火用微火较长时间的加温，使药物脆松、去油，以达到增强疗效，减低刺激性及烈性之目的。

二、水制法

即在炮制过程中需用水的加工法。仲景方中药物的水制法，共有洗、浸、渍三种。

1. 洗 药物经清水冲洗，可使其纯净清洁，且去其异味等。仲景方中海藻注曰“洗，去咸”；蜀漆则注明用“暖水洗，去腥”；半夏仅注“洗”。不言而喻，凡言“洗”者用水洗。而大黄则注明用“酒洗”，酒有医疗作用，酒洗之药则其功用有所改变。

2. 浸、渍 二者均为用水浸渍，或用其他溶剂浸渍。如赤小豆注“浸令芽出，曝干”；大黄黄连泻心汤“以麻沸汤二升渍之”，即用滚开水浸之；乌梅则用“苦酒渍”，即用醋浸渍。

三、非水火制法

此类炮制，是指在药物的加工过程中，既不用水，也不用火，故称非水火制。非水火制法在仲景方中有十几种。其中，用于加工植物药者，有㕮咀、切、擘、破、去皮或皮尖、去心、去毛、去节、碎等；加工动物药者，有去足或去翅足；加工矿物药者，碎之。分述如下：

1. 㕮咀与切咀 即将药物咬碎，切是指用工具把药物切开。如桂枝汤方后注“右五味，㕮咀三味（指桂枝、芍药、炙甘草）”，而生姜注明“切”。所谓“凡㕮咀药如豆大，粗则药力不尽”，说明㕮咀与切的目的，在于使药物易于煎出有效成分。一般而言，入煎药物的饮片越小越薄，其等量药物的表面积越大，有效成分溶出越多。

2. 擘与破 “擘”即用手把东西分开或折断，如方中凡用大枣均注明“擘”，否则，外有枣皮包裹，则枣肉之味难以煮出，不能充分发挥药效。“破”则是用工具把药物破碎或切开，如附子注“破八片”。

3. 去皮或皮尖 皮在茎类生药中一般系指外层木栓层。如桂枝、厚朴主含挥发油，但在木栓层中挥发油含量不高，去外皮可使生药中挥发油含量增高，作用更强。附子去皮是为减轻毒性。杏仁、桃仁等种子类生药去皮尖，则是为了利于有效成分的浸出。

4. 去心 注明“去心”的如麦冬。后世还有乌药、巴戟天、远志、天冬、莲子、川贝母等，如《炮制药歌》提到“乌药门冬巴戟天，莲心远志五般全，并宜剔去心方好，否则令人烦躁添”。但实际应用中，除了医生注明“去心麦冬”外，一般也不去心，但亦无“令人烦躁”之弊。但远志用量较大确有“令人烦”者，是否与不去心有

关，有待研究。

5. 去毛 注明“去毛”的如石韦。古人有“如去毛不尽，反令人嗽也”之说。去毛既使外观洁净，又可避免因毛留在药汤中刺激咽喉而致咳嗽，并非毛茸中含有致咳成分。后世注明去毛的药物尚有枇杷叶、狗脊、骨碎补、三棱、金樱子等。

6. 去节 凡用麻黄，均注明“去节”。仲景用麻黄，多以发汗为主要目的，古人认为“麻黄去根节，大能发汗。根节能敛汗”。麻黄根确能敛汗，但麻黄节敛汗的科学根据有待研究。

7. 去足或翅足 虫类药，或注明“去足”（如土鳖虫），或注明“去翅虫”（如虻虫），此系当时习惯用法。去与不去有何不同，有待研究。

8. 碎 即将完整块大的药物破成零碎的小块，多为矿物药。如代赭石、石膏、滑石、赤石脂、禹余粮等，皆宜“碎”，这样有利于煎出有效成分。碎之后，更有注明“绵裹者”，绵裹可使药汤清澄。

第五节 仲景方方族

仲景遣方用药之灵活，在《伤寒论》《金匮要略》两书中已可见一斑。如果我们将仲景方剂称为“母方”的话，那么这些在母方基础上发展起来的方剂就可以称为“子方”。这些方剂有新的结构，有新的功效和新的适应证，对仲景方剂是重要的发展和补充。母方和子方形成了若干个规模庞大的“方族”，统称为“张仲景方方族”。

所谓“方族”，乃指某个基础方及其衍生方系列，即通过方的加减与药的加减变化而产生一系列方剂。其中基础方可以称为“母方”，而在母方基础上发展形成的所有方剂都可以称为“子方”。“方族”与“类方”不同，族有家族、宗族的意思。方族除了表明方剂的类别外，还表达了方剂出现的时间先后，它充分体现了仲景方剂的系统性、整体性、延续性。

如对方的加减，一首桂枝汤，经加减增损之后，化裁之方则有桂枝加桂汤、小建中汤、桂枝加芍药汤、当归四逆汤等十余首之多。又如《金匮要略》卷中治痰饮咳嗽方，由小青龙汤化裁而为桂苓五味甘草汤、苓甘五味姜辛汤，桂苓五味甘草去桂加干姜细辛半夏汤、苓甘五味加姜辛半夏杏仁汤，苓甘五味加姜辛半杏大黄汤等五方。其中变化之妙，运用之巧，实开用成方之先河，实为辨证施治之典范。

在药物加减方面，其方名不变而增减药物之例亦不鲜见。如小青龙汤、小柴胡汤、真武汤、通脉四逆汤、四逆散、理中丸、防己黄芪汤、三黄汤、厚朴七物汤、当归生姜羊肉汤、白术散等，均有随证加减之法。

后世组合之新方，多仿仲景之法，出现极多组成合理、法度严明、主治明确、结构规范之传世良方。以原方结构基本思路为基础，衍化出较多类新方，如桂枝汤类、麻黄汤类、柴胡汤类，由一方而衍化为几十方。从原方中裁出部分药物，别出新方者，如从芎归胶艾汤中别出四物汤，从肾气丸中别出六味地黄丸等。存世诸方，绝大多数为经典处方，后世以善用仲景方者为经方大家，并在原主治的基础上推广运用，并扩大了治疗的范围。

总之，仲景在运用成方时，绝非固守不变，而是体现了一个“辨”字，即辨证用方，随证活用。

第六节　仲景方的配伍

张仲景方剂的配伍，不仅体现在君臣佐使的合理配伍上，还体现在对八法的互用与“七情”的配伍。分述如下。

一、八法互用

《伤寒论》《金匮要略》全书虽无八法之名，却有八法之实。汗、吐、下、和、温、清、补、消等八法在条文中运用得丰富多彩。疾病在发生发展过程中，若表、里、寒、热、虚、实之证单纯的，则以一法为主治之；若病机复杂，则应辨证采取数法并用治之。现将《伤寒论》《金匮要略》二书中八法互用的方剂举例如下。

1. 温清并用　如黄连汤、干姜黄芩黄连人参汤、乌梅丸、三泻心汤等，均以辛热之干姜与苦寒之黄连并用，旨在辛开苦降，寒热并调，使寒散热清，阴阳和调而自愈。

2. 清散并用　如大小柴胡汤以透邪的柴胡与清热的黄芩并用以清内达外；麻黄杏仁甘草石膏汤以辛温而散的麻黄与辛甘寒而清的石膏并用则相得益彰。

3. 降补并用　如大半夏汤、三泻心汤、干姜人参半夏丸、麦门冬汤、竹叶石膏汤等，均以降逆止呕的半夏与补气的人参同用；旋覆代赭汤以降逆和胃的代赭石与人参配伍；橘皮竹茹汤以降逆和胃的陈皮、生姜与补中益气的人参、甘草同用等，均补中有降，降中有补，以调气机而补虚。

4. 补散并用　竹叶汤以解散外邪的防风、桂枝与补气助阳的人参、附子同用，以表里相济，而治风热外淫、里气不固的“产后中风发热，面正赤，喘而头痛”。以奏祛邪扶正，表里兼治之功。

5. 清补并用　白虎加人参汤以石膏与人参同用，治阳明病与中暍热盛伤津者；竹皮大丸以小量性寒之石膏、竹茹、白薇与大量之甘草同用，前者旨在清虚热以“安中”，后者则以甘以补中而“益气”，故曰“安中益气”，以治“妇人乳中虚，烦乱呕逆”者。

6. 消补并用　如枳术汤以下气消痞的枳实与健脾燥湿的白术同用，以治心下痞结者；厚朴生姜半夏甘草人参汤以理气消胀之厚朴与人参同用，以治“发汗后腹胀满者”；鳖甲煎丸以活血化瘀的鳖甲、桃仁与人参、阿胶同用，用治疟病日久，正虚邪结之“疟母”。

7. 通补并用　如防己黄芪汤，防己茯苓汤，均以利水消肿的防己与益气固表的黄芪同用，以治风湿表虚及风水表虚证；大黄甘遂汤以下血逐水的大黄、甘遂与养血扶正的阿胶同用，以治“妇人少腹满如敦状，小便微难而不渴”者。

8. 温泻并用　如大黄附子汤以苦寒泻下的大黄与大辛大热的附子同用，共奏温下之功。

二、七情配伍

古人针对不同病情，把方剂中药与药之间的不同配伍关系总结为：相须、相使、相畏、相杀、相恶、相反，以及用单味治病的单行，称为方药配伍之"七情"。仲景方中七情配伍科学严谨，切合复杂之病情，可为后世效法。探讨如下。

1. 同类相须　即将性味、功用相似的药物相须为用，以增强疗效。例如：白虎汤用石膏与知母配伍以清热泻火；四逆汤用附子与干姜配伍以回阳救逆；大承气汤用大黄与芒硝配伍以泻实软坚；麻黄汤用麻黄与桂枝配伍以发汗解表；五苓散用茯苓与猪苓配伍以行水利尿；小承气汤用枳实与厚朴配伍以行气消痞；抵当汤用水蛭与虻虫配伍以破血逐水等，不胜枚举，均为同类相须，以增强疗效。

2. 异类相使　即将两种功效各异的药物进行配伍，相辅相成，以提高疗效，例如：①行气配通腑：如大承气汤用枳实、厚朴配芒硝、大黄。②清热配泻火：如泻心汤用黄芩、黄连配大黄。③降火配滋阴：如黄连阿胶汤用黄芩、黄连配阿胶、白芍。④温阳配行水：如瓜蒌瞿麦丸用附子配瞿麦、茯苓等。

3. 相反相成　即将两种性能功效完全相反的药物进行配伍以互相补充，相互制约。例如：①寒温并用：如大青龙汤麻黄配石膏，以治表寒里热；黄连汤黄连配干姜，以治上热下寒；半夏泻心汤、生姜泻心汤、甘草泻心汤，均黄芩、黄连配干姜，以治寒热错杂。②散收相配：如桂枝汤以桂枝配芍药，一散一收，调和营卫；小青龙汤用干姜、细辛配五味子，使散不伤正，收不留邪。③燥湿互用：如麦门冬汤以麦冬配半夏，使半夏"止逆下气"而不嫌其燥；黄土汤以白术、附子配阿胶、生地黄，使温阳摄血而无伤阴动血之嫌。④刚柔相济：如芍药甘草附子汤以附子之刚配芍药之柔；真武汤以生姜、附子之刚配芍药之柔；炙甘草汤以阿胶、生地黄之柔配生姜、桂枝之刚。"药物之刚柔配伍，实即阴阳相须之道，运用得当可和阳益阴，阴阳平秘，事半功倍"。⑤动静相合：如胶艾汤用生地黄、白芍之静以养血配当归、川芎之动以活血，使补血之中有行血之功；四逆散用芍药之静以补养肝血配柴胡、枳实之动以疏达肝气。⑥阴阳兼顾：如炙甘草汤以助心阳的桂枝配养心阴的麦冬；肾气丸以"六味"补肾阴，肉桂、附子补肾阳，均本阴阳互根之理。

需要说明的是，以上所述的相反相成，与目前《中药学》所谓的"相反"概念不同。《中药学》据古代文献记载，把两种药物合用而产生毒性或不良反应的药物，总结为"十八反"。其实，仲景方中就有"十八反"的药物，如甘遂半夏汤中的甘遂与甘草；赤丸中的半夏与乌头。其配伍奥妙应当深究。

4. 相畏相杀　相畏，即一种药物的毒性或不良反应能被另一种药物减轻或消除。相杀，即一种药物能减轻或消除另一种药物的毒性或不良反应。仲景方中用半夏多与姜相配伍，如小半夏汤、小半夏加茯苓汤、小青龙汤、小青龙加石膏汤、生姜半夏汤、半夏干姜散，以及诸泻心汤等。姜可杀半夏毒，故半夏属相畏，而生姜属相杀。

此外，在大寒、大热、大毒方（如白虎汤、四逆汤等）中配伍甘草，甘草具有多方面的效应。

第七节　仲景方煎法

凡药物经加溶剂煎而去滓服汤者，即称之为汤剂。“汤者荡也”，汤剂有吸收快，药力大，奏效显著以及可以随证化裁变化等特点。张仲景方汤剂煎法非常细致，为我们指出了汤剂煎煮时的许多细节问题和注意事项。方后所介绍的煎煮方法及溶剂选择等内容，确已达到很高的水平，令后人赞叹。

一、汤剂的几种不同煎法

仲景对汤剂的煎煮，善于根据病情与方药的不同选择不同的煎法。丸、散多直接服用，但也有煮服者，如抵当丸、半夏干姜散等。以下介绍几种具体煎法。

1. 浸渍法　即用开水浸泡。如大黄黄连泻心汤“以麻沸汤二升渍之，须臾绞去滓，分温再服”。麻沸汤，即沸开水，以其浸渍之目的，意在含其味厚之力，取其轻清之气（大黄水煎则苦重泻下），泻热以荡中焦之邪，免致药过病所。

2. 急煎法　一般煎去溶量的一半或小半即可。例如：芍药甘草汤“以水三升，煮取一升五合”；甘草干姜汤、四逆汤、四逆加人参汤、通脉四逆汤，亦都以水三升，煮取一升五合或一升二合；茯苓四逆汤“以水五升，煮取三升”。凡急煎之汤方，大多用于急症，应尽快煎服。

3. 久煎法　即以较多的溶液煎药，加热煎煮较长的时间，一般煎去 1/3～3/4 的水分。例如：温经汤、橘皮竹茹汤都是“以水一斗，煮取三升”；桂枝新加汤“以水一斗二升，煮取三升”。至于炙甘草汤，是“以清酒七升，水八升，先煮八味，取三升，去滓，纳胶烊消尽，温服一升，日三服”。久煎法多用于治疗病久而病情较缓者。由于古代难以准确计时，因而采用控制加水量与煎取量的比例来掌握，在当时情况下不失为切实可行的办法。

4. 去滓再煎法　方如大柴胡汤、小柴胡汤、半夏泻心汤、甘草泻心汤、生姜泻心汤及旋覆代赭汤等，都是先以水煎煮诸药，去滓后再煎；而治疗百合病的滑石代赭汤、百合知母汤是方中药物分别煎煮，去滓后再将药液混合煎。关于去滓重煎的目的，有待研究。

5. 酒水相合法　即同一定量的酒与水煎煮药物。如炙甘草汤：“以清酒七升，水八升，先煮八味，取三升，去滓，内服烊消尽，温服一升，日三服。”《伤寒论》中，此为最久煎之方剂，酒水合为十五升，煎取三升，是将药汁浓缩，用慢火久煎莫得，可见仲景煎法之精妙。

二、对汤剂中特殊药物的几种不同煎法

由于药物的特性不同，仲景在煎煮时，对汤剂中特殊药物常采取先煎、后下、烊冲、兑冲等不同方法。

1. 先煎　即将某方中的某一味药先行煎煮。例如有麻黄的处方中，其煎法皆须“先煎麻黄，减二升，去沫”。这是因为，麻黄辛温升散，令人心烦，先煎去沫可减少

其毒性。药理研究也证明麻黄含有较大比例的麻黄碱，能兴奋大脑皮层及皮层下中枢。如麻黄用量太大易引起失眠、不安等。所以先煎去沫，能破坏麻黄碱，减少不良反应。故张锡纯称麻黄先煎去沫“所以使其性归和平也”。再如蜀漆（蜀漆即常山苗），《本草纲目》谓其有毒，“生用则上行必吐”。近来药理研究指出常山碱可刺激胃肠黏膜，引起恶心呕吐、腹痛等不良反应，桂枝去芍药加蜀漆牡蛎龙骨救逆汤“先煮蜀漆，减二升”，说明是为了破坏部分常山碱，减少其毒性。

2. 后下　即将方中的某一味药在其他药煎煮一定时间后纳入再煮，以免久煎破坏有效成分，影响疗效。例如栀子豉汤、栀子甘草豉汤之后下香豉，是为了更好发挥香豉宣透作用；桂枝人参汤后下桂枝，是为了更好地发挥桂枝解表作用；大承气汤后下大黄，是为了更好地发挥大黄的泻下作用。

3. 烊冲　即将方中其他药物先煎，去滓后，再纳入易溶的药物加温烊消。如调胃承气汤为“去滓，纳胶饴，更上火微煮令沸”，大承气汤、大黄牡丹汤、木防己去石膏加茯苓芒硝汤等方的芒硝，均做如是处理。小建中汤为“去滓，纳胶饴，更上微火消解”，大建中汤、黄芪建中汤的胶饴，亦均烊化入药。炙甘草汤之阿胶是“去滓，纳胶烊消尽”。至于烊化的目的，可以避免胶饴及阿胶等黏附在药渣内造成浪费，又可防止同煎时这些药物溶化后药物浓度过高而影响其他药物成分溶出。

4. 兑冲　即把某些方剂中的特殊药加入已煎成的药液中搅匀后服用，如自通加猪胆汁汤、通脉四逆加猪胆汁汤为“去滓，纳胆汁”，或曰“加入猪胆汁”；黄连阿胶汤、百合鸡子黄汤均为“去滓，纳鸡子黄”；桃花汤之赤石脂一半煎煮，一半研末和入汤搅和服，亦属兑冲法。

三、溶剂的选择

溶剂，即制剂时所用的各种溶液，使药物的有效成分溶于其中，然后服用。溶液的适宜与否，对制剂的质量与疗效均有密切关系。有关原理的阐明虽系现代之事，而仲景方中对此早已十分重视，令人叹为观止。

仲景所用煎药的溶剂有清水、潦水、甘澜水、浆水、泉水、井花水、麻沸汤、酒、苦酒、蜜等 10 种。前面的 7 种溶剂均系水。水是廉价而优良的溶剂，仲景方中应用最多。药物有效成分，除少数（如生物碱、高级醇和脂油等）外，大多可溶于水。中药复方在水煎过程中，某些原来不溶于水者也可能变为可溶。例如，小青龙汤中的五味子含有机酸，可与麻黄所含的生物碱结合成盐，因而加大在水中的溶解度。甘草的助溶作用，在现代药剂学上有很多的证据。更为重要的是，中药复方在水煎过程中不但使各种有效成分的混合物质化合为高级的物质而产生新的物质，而且可能引起复杂的化学变化，从而发挥更好的疗效。

（一）水

1. 清水　即用一般井水、河水进行煎煮。由于方中药物的多少、剂量的大小、煎煮时间的长短等诸多不同，故用水量的差异很大，少者几升，多者几斗（泽漆汤中泽漆以东流水五斗煮之）。

2. 潦水　即天降之雨水。麻黄连翘赤小豆汤即用潦水煎药。潦水刚自天而降，不含地下矿质杂物，味薄而纯，善助药力而除瘀热。成无己注云："取其味薄则不动湿气也。"

3. 甘澜水 《伤寒论》茯苓桂枝甘草大枣汤方后云："以甘澜水一斗，先煮茯苓。"作甘澜水法："取水二斗，置大盆内，以杓扬之，水上珠子五六千颗相逐，取用之。"《本草从新》称："以瓢扬万遍，故又曰'劳水'。"《本草纲目》与《医学正传》均认为甘澜水有益胃健脾之功用。现代学者认为，甘澜水经不断杓扬，使水中含有较多的氧气。而有的学者则认为"甘澜水当是好的米泔水"。这种淘米水有多种水溶性维生素，是机体必需的营养物质。

4. 浆水 枳实栀子豉汤、蜀漆散、赤小豆当归散、白术汤、半夏干姜散等5方提及用浆水，或曰清浆水，或曰醋浆水，皆浆水也。《本草蒙筌》云："炊粟未熟，投冷水中，浸五六日，味酸，生白花，色类浆，故名。"近代因粟米加工不便，多用淘米水代替。另外，矾石汤系以矾石用浆水煎煮，取药液浸脚，属于外治法。

5. 泉水 用泉水煎煮的有百合地黄汤、百合知母汤、滑石代赭汤、百合鸡子黄汤等4方。百合病是一种心肺阴虚内热的疾病，泉水解热渴，下热气，利小便，与方中之药共成润养心肺，凉血清热之剂。现代研究泉水富有多种矿物质。

6. 井花水 即早晨第一次取出的井水，性味甘平无毒。仲景方仅"除热瘫痫"的风引汤一方用之。《本草纲目》谓"煎一切痰火气血药"用井花水最宜，实本仲景之意。

7. 麻沸汤、沸汤 即沸开水。《本草纲目》称之为"热汤"。大黄黄连泻心汤、附子泻心汤、理中丸等3方，都用之浸渍。

（二）酒

我国造酒历史悠久。据《唐本草》云，古时酒类甚多，"唯米酒入药用"。烧酒是元代发明的，故仲景方所用之酒为米酒无疑。米酒呈琥珀色，一般称为清酒。在仲景方中还有一种称作白酒者，此为米酒初熟，其色白，故称白酒。仲景方中用酒的方剂有22首，其使用方法概括起来有如下五种：①酒煎药物法，如下瘀血汤、瓜蒌薤白白酒汤、瓜蒌薤白半夏汤、鳖甲煎丸、红蓝花酒。②水酒混合煎药法，如芎归胶艾汤、炙甘草汤、当归四逆加吴茱萸生姜汤。③酒浸药物绞取汁法，如防己地黄汤。④酒洗药物法，如大承气汤、小承气汤、调胃承气汤。⑤酒送服丸散法，如白术散、薯蓣丸、大黄䗪虫丸、土瓜根散、天雄散、侯氏黑散、当归散、八味肾气丸、赤丸、当归芍药散等。关于酒的功用，分析如下。

1. 辛热助阳散邪 酒性辛甘大热，能够增强温阳药物的作用，所以在仲景方中一些温阳散寒的方药，往往指出用酒来送服。方如天雄散、八味肾气丸、赤丸、白术散。其用酒送服，可以散阴邪之凝结，助温阳药之力以强其功。《汤液本草》说酒"为引导，可以通行一身之表"。故防己地黄汤中四味药以酒浸之，侯氏黑散、薯蓣丸二方用酒送服，皆含此意。

2. 辛热走窜通痹 ①治疗胸痹证：在仲景方中用酒治疗胸痹的方剂有2首：即瓜蒌薤白白酒汤与瓜蒌薤白半夏汤。两方均具理气豁痰，通阳宣痹之功。两方使用白酒的目的相同，均是借其辛散上行之力以疏通胸膈之气，兼可温煦胸阳。《本经疏证》

云："白酒，酒之新者也，其色白，其性甘辛，其气轻扬，故为用在上焦之肺，而治胸痹。"较准确地阐明了两方使用白酒的意义。②治疗血脉痹阻证：清酒用于血脉痹阻的方剂主要有2首。一是炙甘草汤，适用于心之阴阳两虚而致心脉运行无力的"脉结代，心动悸"证；二是当归四逆加吴茱萸生姜汤，适用于血虚寒凝而致之"手足厥寒，脉细欲绝"兼内有久寒者。两方均取清酒与水各半共煎药物，其取用清酒的目的均在于散寒通阳，以通血脉之痹阻。③治疗瘀血证：由于酒能通阳亢奋血行，所以仲景方亦用酒治疗瘀血证。这样的方剂有5首，一是治疗干血劳的大黄䗪虫丸；二是治疗经水不利及痛经的土瓜根散；三是治疗产后腹痛及经水不利的下瘀血汤；四是治疗疟母的鳖甲煎丸；五是治疗腹中血气刺痛的红蓝花酒。五方所用药物及所治证候尽管不同，但其治疗的目的都是破除瘀血，使用酒的目的都是和血行气，助其活血化瘀之功。

3. 其他　①用之宣达药力：仲景方中治疗妊娠病的当归芍药散、当归散均要求以酒送服。为什么呢？丹波元简说"酒服，取其宣达"，即借酒宣达之性，以助药力迅速发挥疗效。②用之修制药性：大承气汤、小承气汤、调胃承气汤中之大黄，均要求以酒洗，制其苦寒泻下，纯降无升之性。③用之行补药之迟滞：仲景方中用生地黄者多用酒，如炙甘草汤、芎归胶艾汤，用酒以行补药之滞。后人说"地黄得酒良"，正是对仲景经验的总结。

（三）苦酒

苦酒即米醋。本品酸苦而温，因有苦味，故称之为"苦酒"。仲景方中有3方用及，分别取其消痈肿、散水气及安蛔之功。

1. 用于咽喉生疮　《伤寒论》云："少阴病，咽中伤，生疮，不能语言，声不出者，苦酒汤主之。"此条所述之咽中疮乃痰炎郁结所致。其用苦酒煎药，即取其敛疮消痈肿，是《名医别录》所谓"主消痈肿"的体现。

2. 用于黄汗　《金匮要略》黄芪芍药桂枝苦酒汤用于治疗黄汗。黄汗是由于"汗出入水中浴，水从汗孔入得之"。方用苦酒配合桂枝、黄芪解肌腠之邪而散水气，这是《名医别录》言苦酒"散水气"之谓也。另外，苦酒之苦与芍药之酸相合，又可增强泻营中之郁热的作用。

3. 用于蛔厥　仲景留给了我们许多千古名方，乌梅丸便是其中的一首。乌梅丸适用于蛔厥证，方中用苦酒浸渍乌梅一宿。即可增强乌梅之酸，以安抚蛔虫，又可与黄连、黄柏相配，形成酸苦涌泄之势以除胃热，这是仲景对苦酒功效的发展。

（四）蜂蜜

《神农本草经》与《名医别录》所言"石蜜"，即蜂蜜。上古时多野蜂之蜜，野蜂作巢于岩石上，故称石蜜。后世养蜂盛行，所用皆家养蜂所产之蜜，故径呼蜂蜜。仲景方中共有24方用及蜂蜜。概括其功效有如下5个方面。

1. 润肠治便秘　《伤寒论》云："阳明病，自汗出，若发汗，小便自利者，此为津液内竭，虽硬不可攻之，当须自欲大便，宜蜜煎导而通之。"用蜜煎导以通导大便是世界上首次制成的栓剂。如果津伤不甚，胃热尚炽者，仲景称为脾约证，可用麻子仁丸治之。麻子仁丸除用蜜及麻仁等滋燥润肠外，尚配有小承气汤的全部药物，用于虚实错杂的便秘证。

2. 甘缓而止痛 蜂蜜甘缓，具有良好的止痛作用，仲景主要用其止咽痛与腹痛。①治咽喉疼痛：《伤寒论》中的猪肤汤证，乃肾阴枯燥，肺失滋润而致。猪肤汤用白蜜协助猪肤治之，说明蜂蜜有润咽止痛之功。②治心腹疼痛：《金匮要略》云："蛔虫之为病，令人吐涎、心痛，发作有时，毒药不止，甘草粉蜜汤主之。"甘草粉蜜汤中蜂蜜用量独大，主要用其配合甘草缓急止痛。此外，大乌头煎用蜜煎治疗寒疝腹痛，亦含有缓急止痛之意。

3. 缓峻药之性 《伤寒论》云："结胸者，项亦强，如柔痉状，下之则和。宜大陷胸丸。"本条之证，乃结胸之偏于上者。水热互结，非峻药不能破结逐饮；邪居高位，又非缓攻之法不能祛在上之邪。所谓"在上者治以缓"，故此药不仅为丸，而且以白蜜与水合煮取汁，送服峻下之药，使药力逗留于上，峻药而缓用，峻则能胜破坚荡实之任，缓则能尽际上迄下之邪。另外，治脾约的麻子仁丸、治痰浊壅肺咳喘的皂荚丸、治产后瘀血内结腹痛的下瘀血汤等，其用蜂蜜为丸亦有峻药缓投之意。

4. 解峻药之毒 蜂蜜能解除药物之毒，缓峻药之性，减轻其不良反应。如大乌头煎、乌头汤、乌头桂枝汤等方中之乌头均用蜂蜜煎煮。乌头是治寒湿痹痛的良药，但毒性很大，与蜜同煎可以减轻其毒性，并且延长其药效时间。再比如甘遂半夏汤用蜂蜜，亦取其缓解甘遂毒性的作用。而大半夏汤用蜂蜜，既取其养脾润燥，补中益气，又取其兼制半夏之燥，亦属解药毒之例。

5. 黏合诸药为丸 以"除众病，和百药"。仲景方炼蜜为丸者共计 15 方，即皂荚丸、下瘀血汤、麻子仁丸、乌头赤石脂丸、赤丸、乌梅丸、大黄䗪虫丸、理中丸、瓜蒌瞿麦丸、桂枝茯苓丸、当归贝母苦参丸、半夏麻黄丸、八味肾气丸、薯蓣丸、己椒苈黄丸等。可治疗痰浊喘咳、产后瘀血腹痛、脾约、寒疝腹痛、蛔厥、虚劳病、胸痹心痛、霍乱、淋证、妊娠小便不利、妇人症病、心悸、消渴、痰饮等病证。这就是《神农本草经》所说的"除众病，和百药"。蜂蜜不仅具有良好的滋养作用，而且味甘能矫味。炼制后的蜂蜜不仅黏合力强，而且表面不易硬化，可塑性强。现代研究证明，蜂蜜含大量还原糖，能防止药材有效成分的氧化变质，制成的丸药圆整、光洁、滋润、含水量少，崩解缓慢，作用持久。

蜂蜜的服用方法，在仲景方中也是非富多彩的。有炼蜜为丸者；有与药共煮者；有先煮别药，去滓，纳蜜再煎者；有与药丸和药末共煮服之者；有先炼蜜为丸，后以酒煮之者；有外用栓剂者；等等。

第八节 仲景方服法

仲景方的服法，灵活多变，丰富多彩，对后世影响深远。徐灵胎说："方虽中病，而服之不得其法，非特无功，反而有害。"实践正是如此，即使理、法、方、药各个环节处理得都很得当，若服药不得法，便会影响疗效，甚至前功尽弃。仲景方具体服药法，可以归纳为以下 11 点。

1. 一次服药法 顿服，如泻心汤；一日服一次，如十枣汤"平旦服"。此法多为急救用药或口服峻剂而设。

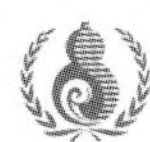

2. 分二次服药法　根据服药时限、服用量的不同，可区分为 4 种用法：一是一日服二次，如肾气丸；二是分二次服，无固定时限，如四逆汤、瓜蒌薤白白酒汤，此种服法较多，涉及各类方剂，似无特殊选择，乃一般服法；三是一日服二次，先服四分之一煎液，如茯苓四逆汤，意在重剂慎用，以免致误；四是先服二分之一，需要时再服，如大承气汤、小承气汤，提示祛邪剂应中病即止，以防伤正。

3. 分三次服药法　亦有 4 种不同用法：一是日服三次，如小柴胡汤、小建中汤，应用此法的方剂最多，治病广泛，可见凡无特殊要求者，均可以本法为常规服药法；二是日服三次，先服少量，如桃核承气汤，为慎用之法；三是分三次服，无固定时限，如麻黄汤、温经汤，此种服法亦较多，提示常规服药法中，可视病情需要以变通服药时限；四是分三次服，限时用完，如桂枝汤"半日许令三服尽"，意在集中用药，以加强效力。

4. 分四次服药法　如柴胡加龙骨牡蛎汤。

5. 分五次服药法　如当归四逆加吴茱萸生姜汤。

6. 分六次服药法　如猪肤汤。

7. 分十次昼夜日服完法　如泽漆汤。

8. 昼夜服药法　"日再夜一服"，如桂枝人参汤；或"昼三夜一服"，如麦门冬汤；或"昼三夜二服"，如黄连汤。昼夜服法的目的，在于保证药效的连续性，以提高疗效。

9. 逐步加量法　如乌梅丸、麻子仁丸、桂枝茯苓丸。目的是因人制宜，摸索最佳用量，这种"稳扎稳打，步步为营"的服药方法值得借鉴。

10. 对发作性病证在发作前服药法　如治疗疟病的蜀漆散，意在截断病势，先发治病。

11. 少少吞咽法　如苦酒汤、半夏汤，主要用于咽喉病，以发挥局部效应。

此外，还有服药（如桂枝汤、大建中汤）后吃粥，或服药（如五苓散）后多饮暖水，以助药力，以及服用十枣汤"得快上利后，糜粥自养"等，皆谓法外之法。

在上述服法中，以一剂分日三次服用的方剂最多，仲景书中约有半数的方子使用此法。由此可知，日三次服药法是传统的常规服药方法，而其他服药方法，则是根据具体病情，灵活变通，以切合病情，治愈疾病为目的。

第九节　仲景方剂型

在药剂制备方面，仲景也有着很广泛的运用，从《伤寒杂病论》所载诸方中，采用剂型种类甚为完备，除以汤剂为主要剂型外，还有丸剂、散剂、栓剂、灌肠剂、酒剂、醋剂、饮剂、煎膏剂、洗剂、浴剂、熏剂、滴剂、软膏剂等，这些剂型都有较详细的记载和施用方法。而现代方剂更是极其广泛地应用于临床各科、各类疾病之中，可谓不胜枚举，此不赘述。

《伤寒杂病论》所载诸方中，采用的药剂种类是极多的。在《伤寒论》中已有了汤剂（桂枝汤等）、散剂（文蛤散等）、丸剂（理中丸等）、肛门栓剂（蜜煎导方）、灌肠剂（猪胆汁方）等。在《金匮要略》中更载有酒剂（红蓝花酒等）、饮剂（芦根汁饮方等）、煎膏剂（大乌头煎方等）、醋剂（芪芍桂酒汤等）、洗剂（狼牙汤等）、浴剂（矾石汤等）、熏烟剂（雄黄熏方）、熏洗剂（苦参汤）、滴耳剂（捣薤汁灌耳汤）、滴鼻剂（救猝死方）、吹鼻散剂（皂荚吹鼻方）、外用散剂（头风摩散方等）、舌下散剂（桂屑着舌下方）等。我国古代对各种药剂制备上的成就，为中医药制剂技术的发展奠定了基础。

第十节　仲景内治法剂型

仲景内治法剂型有汤、散、丸、煎、酒等五种，分述如下。

一、汤剂

汤剂为中医治病最常用、最重要的剂型，仲景方用之最多，占全部处方的76%。日本人丹波元简："汤之为物，煮取精液，药之性味，混然融出，气势完壮，其力最峻，表里上下，无所不达，卒病痼疾，无所不适。是故补泻温凉，有毒无毒，皆以汤为宜，所以用汤最多也。"还应指出，仲景汤剂，绝大多数属内服；但也有外用的，见后"仲景外治法"。

二、散剂

散剂是把所用之方药制成粉末状的混合剂。其优点是便于服用，奏效迅速，节约药材等，预先配剂，特别切合危急患者之救治。例如，仲景用薏苡附子散救治胸痹急性发作者，就是取其力峻而效速，足以奏功于燃眉之际。若易之以汤剂，则有远水救不得近火之感。

仲景方散剂除了内服外，尚可外用。如头风摩散用"大附子一枚（炮），盐等分。右二味，为散，沐了，以方寸匕，以摩疾上，令药力行"，用治偏头风。又如王不留行散，用诸药研"为散，小疮即粉之，大疮但服之"，治金刃伤及皮肉筋骨的金疮。又如蛇床子散，系"阴中坐药"，用"棉裹内之"。

散剂包括搅拌法、捣研法、过筛法等3种。①搅拌法：即将方药分别研细，再混合在一起，如半夏散"右三味，等分，各别捣筛已，合治之"。瓜蒂散"右二味，分别捣筛，为散已，合治之"。②捣研法：如大陷胸丸，"右四味，捣筛二味，纳杏仁、芒硝合研如脂，和散"；抵当丸，"右四味，捣分四丸"。③过筛法：如四逆散"右四味，各十分，捣筛"；牡蛎泽泻散"右七味，异捣，下筛为散"。

内服散剂，仲景方多采取直接服法，如五苓散"五味，捣为散，以白饮和服方寸匕"；薏苡附子散"二味，杵为散，服方寸匕"救治胸痹急性发作者，就是取其力峻而速效，足以奏功于燃眉之际。有的方子则煎后再服，如半夏散及汤为："……若不能散服者，以水一升，煎七沸，纳散两方寸匕，更煮三沸，下火令小冷，少少咽之。"后者即后世之煮散。煮散至宋代广泛应用，如沈括《梦溪笔谈》："古方用汤最多……近世用汤者全少，应汤皆用煮散。"这一时期的医书，如《太平圣惠方》《太平惠民和剂局

方》《圣济总录》《济生方》及《小儿药证直诀》等，均有许多方剂为煮散。宋代散剂何以盛行？《伤寒总病论》卷六说：“唐自安史之乱，藩镇跋扈，至于五代，天下兵戈，道路艰难，四方草石，鲜有交通，故医家省约，以汤为煮散。”可知用散剂的根本原因还在于节省药材。至于散剂应用之数量，一般为煎剂量的1/5～1/2，《伤寒总病论》称：“自顾抄撮斟酌，积三十余年，稍习其事，故敢裁减升两，庶从俗而便于应用，或一方而取其半剂，或三分之一，或四分之一，或五分之一。”

三、丸剂

仲景方中丸剂的比重虽然不大，但从制药技术看，其规定的制备方法已初步具备现代丸剂工艺的雏形。仲景方丸剂有直接丸、加料丸两种。

1. 直接丸　即仅用原来处方所列之药，不加入黏合药物，如抵当丸只是以该方所用的“四味捣分四丸”。方中水蛭、虻虫含动物胶、黏液质，大黄含树脂、桃仁含脂肪油，故有一定的黏合力，可互相吸附结成团块。鳖甲煎丸亦是“……着鳖甲于中，煮令泛烂如胶漆，绞取汁，纳诸药煎为丸，如梧子大”。大陷胸丸则利用“杏仁、芒硝合研如脂”而成丸，仍属直接丸法。这类丸剂，应属中药丸剂中较原始的一类，适合于药物本身具有一定黏合力者。如果药物本身黏合力小，则必须靠添加黏合剂。

2. 加料丸　即加入黏合剂，共有以下几种：①蜜丸：如理中丸、麻仁子丸、薯蓣丸、肾气丸、皂荚丸、乌头赤石脂丸等。②药汁丸：如干姜人参半夏丸，即以“生姜汁糊为丸，如梧子大”。③枣肉丸：如竹皮大丸，即用“枣肉和丸，弹子大”。④米精制丸：如乌梅丸用乌梅等“十味，异捣筛，合治之，以苦酒浸乌梅一宿，去核，蒸之五斗米下，饭熟捣成泥，和药令相得，纳臼中，与蜜杵二千下，丸如梧桐子大”。这是因为，米熟以后，米精的大部分渗于下而浸入药中，故可黏合成丸。在所用黏合剂中，蜂蜜用之最多。蜂蜜不但具有黏合作用，而且还有防腐、矫味、补益等作用。姜汁、枣肉、米精与蜂蜜一样，不但具黏合之功，而且有治病之效，应当效法。

丸剂的大小，与服法有一定关系。一般直接吞服者较小；煎后服者则较大。前者如乌梅丸，“丸如梧桐子大”，当归贝母苦参丸，“如小豆大”。后者如理中丸，“如鸡子黄许大”，大陷胸丸“如弹丸一枚”。煎服丸剂与汤剂不同之点：汤剂去滓后服，煮丸则连滓服。

丸剂比汤剂力缓，如理中丸方后说“以沸汤数合和一丸，研碎，温服之，日三四夜二服。腹中未热，益至三四丸，然不及汤”。

四、煎剂

仲景方中，自名为煎者计两方。大乌头煎系用乌头“以水三升，煮取一升，去滓，纳蜜二升，煎令水气尽，取二升”。而猪膏发煎则用乱发“和膏中煎之，发消药成”。从大乌头煎可知，煎为煮之进一步加工，而猪膏发煎要煎至“发消”才算“药成”均说明须较长时间的煎制。既是较长时间煎制，自然较一般汤剂更为浓缩。

煎剂在后代亦有应用，但数量不多。《景岳全书》有济川煎、玉女煎与暖肝煎3个方剂。其他如《柳洲医活》的一贯煎也很知名。这些方子，大多用于滋补肝肾，益精育阴。煎剂与饮剂实际均属于汤剂，所不同之处：煎剂比汤剂煎煮时间较长，则药液较浓缩而稠，多用于滋补；饮剂加热煎煮的时间较汤剂为短，则药液较清淡，多用于热病。例如：《温病条辨》清络饮与桑菊饮，均只用“水二杯，煮取一杯”，而《校注妇人良方》的仙方活命饮，则只“用酒一大碗，煎五七沸服”。

五、酒剂

酒，其性热，具有温阳散寒，治血通脉之效。仲景方中单纯用酒煎药的仅治“六十二种风，及腹中血气刺痛”的红蓝花酒一方。本方红蓝花一两，“以酒一大升，煎减半，顿服一半，未止再服”。而以酒水并用煎药的仲景方则较多，如炙甘草汤。

总之，根据临床实际选择剂型，是医生应具备的技能，而仲景内治法剂型，足供后世医者效法。

第十一节　仲景外治法

外治法是中医药学伟大宝库中的珍贵遗产之一，历史悠久。《淮南子》已有用冰雪止痛、止血、消肿的记载；《灵枢・寿天刚柔》篇采用棉布浸药酒熨贴以治寒痹，是外治法中最早的一种方法。《伤寒论》《金匮要略》二书，对外治法有详细的论述，成为仲景辨证论治学术思想体系中的一个组成部分。

1. 浴洗法　即用药物煎汤乘热浴洗全身或患处。此法多用于治疗全身性疾病和皮肤病。例如：用百合洗方治“百合病一月不解，变成渴者”；用狼牙汤洗涤阴中治“阴中即生疮，阴中蚀疮烂者”；用苦参汤熏洗前阴治狐惑病之“蚀于下部”；用矾石汤“浸脚”，“治脚气冲心”等。以上浴洗法是使药物达到疏导腠理、通调血脉、清热解毒、杀虫止痒等作用。

2. 扑粉法　即把细粉轻轻拍打在体表。如大青龙汤方后曰：“……取微似汗。汗出多者，温粉扑之。”至于“粉”的组方，书中未有记载。《孝慈备览》认为由麸皮、糯米粉、龙骨、牡蛎组成。其作用机制，《伤寒论今释》谓：“汗后着粉，恐其漏风耳，非真能止汗。”

3. 外敷法　即用药末外撒患部。如《金匮要略》用黄连粉治“浸淫疮”；“病金疮，王不留行散……粉之”。《医宗金鉴》说：“金疮，谓刀斧所伤之疮也。亡血过多，经络血虚，风寒易得干之，故用王不留行散，一以止血出，一以防外邪也。”

4. 外摩法　即把药末外撒患部并加以按摩。如《金匮要略》用头风摩散（附子、盐）“以方寸匕，以摩疾上，令药力行”。《备急千金要方》用之治头面一切久伏之毒风。据马王堆汉墓及武威汉墓出土之古医方可知，汉时膏摩疗法颇为盛行。

5. 火熏法　《伤寒论》有火熏取汗法，如第48条：“……设面色缘缘正赤者，阳气怫郁在表，当解之熏之。”以奏疏解外邪之目的。据《外台秘要・伤寒门》引崔氏方疗伤寒阮河南蒸法介绍：“薪火烧地良久，扫除去火，可以水小洒，取蚕沙、桃叶、桑叶、柏叶、诸禾糠及麦麸……以此等物著火处，令厚二三寸，布席卧上，温覆，用此发汗，汗皆出。”此疗法可补仲景火熏法之未详者。《金匮要略》用雄黄燃烧的烟气

“烧向肛熏之”，治狐惑病“蚀于肛者”。因雄黄功能燥湿解毒杀虫，对狐惑病导致肛门溃烂者，取其烟气上熏，自然获效。

6. 点药法　《金匮要略·妇人杂病脉证并治》载“小儿疳虫蚀齿方”，即取雄黄、葶苈“二味末之，取腊月猪脂熔，以槐枝绵裹头四五枚，点药熔之”。近人用药点龋齿治虫牙痛，用药物研粉刷牙等，均属仲景之点药法的变通运用。

7. 含咽法　含咽法是把药液噙在嘴里而少量频频咽下，让药力作用于咽喉的治法。如《伤寒论》用治“少阴病，咽中伤，生疮，不能语言，声不出”的苦酒汤，即“少少含咽之”。徐灵胎曰：“咽中伤生疮，疑即阴火喉癣之类，此必迁延病久，咽喉为火蒸腐，此非汤剂之所能疗，用此药（指苦酒汤）敛火降气，内治而兼外治法也。”

8. 搐鼻法　即将药物研成粉末吹入鼻孔内，可用于急救。如《金匮要略》曰：“湿家病身疼发热，面黄而喘，头痛鼻塞而烦，其脉大，自能饮食，腹中和无病，病在头中寒湿，故鼻塞，纳药鼻中则愈。”条文未载选用何药。《金匮要略心典》认为宜用“瓜蒂散之属，使黄水出则寒湿出而愈”。搐鼻法的治疗机制，以鼻为肺窍，肺合皮毛而主表，鼻中用药，刺激局部，宣肺祛邪而疗病。

9. 肛门给药法　即把药物制成细条栓状插入肛门内。如用蜜煎导法或土瓜根及猪胆汁导法治“阳明病，自汗出，若发汗，小便自利者，此为津液内竭，虽硬不可攻之”之便秘。这种方法现代变通为甘油栓、开塞露等，对于老年体弱，津液内竭，大便干涩，且无腹满燥实，硬便已抵直肠，难出肛门者，最为适宜。

10. 阴道坐药法　即把药物制成散剂或丸剂，置于阴道内。如《金匮要略·妇人杂病脉证并治》治“妇人阴寒，温阴中坐药”，即用蛇床子“一味末之，以白粉少许，和合相得，如枣大，绵裹纳之，自然温”。又一方为矾石丸，取矾石、杏仁“二味末之，炼蜜和丸，枣核大，纳脏中”，以治“妇人经水闭不利，脏坚癖不止，中有干血，下白物”者。白物即白带，属瘀血内停，湿热下注为患，内服药往往奏效慢，坐药直接作用于阴道而疗效较快。

11. 舌下用药法　《金匮要略·杂疗方》曰：“尸厥，脉动而元气，气闭不通，故静而死也。治方：菖蒲屑，纳鼻两孔中，吹之，令人以桂屑著舌下。”如此用肉桂末纳于舌下开心窍以治猝死之记载，是舌下用药法的最早记载。现代舌下含药以缓解心绞痛，即此法之继承发扬。

12. 脐疗法　《金匮要略·杂疗方》曰：“凡中死，不可使得冷，得冷便死，疗之方：屈草带，绕人脐，使三两人溺其中，令温。……”此谓取草绳之类屈作圆圈，环放绕脐，以受尿是也。为道穷卒无汤药之治法。这是脐疗法的最早记载，后世采取脐疗法治病广泛，丰富多彩。

综上所述，仲景外治法是根据疾病性质，病位深浅，病灶大小而定，具有简便易行、方法灵活、方药精练、疗效迅速等优点。尤其是在口噤不能服药，小孩难以服药，及久病体虚，攻补难施之时，外治法为切实可行之疗法。

后世医家不断地丰富发展了仲景方外治法，有不少专书问世。时至现代，外治法发展尤快。过去用口鼻吸入的中药，现已改为气雾剂；古代的泥敷、蜡敷，已为今日的蜡疗所代替；发泡疗法、红外线疗法、超声波疗法、现代药物离子渗入法等，都可谓是仲景方外治法的丰富和发展。随着心理卫生学的发展，应运而生的音乐疗法、笑疗法、森林疗法、色彩疗法、书法治病等，皆属于外治疗法的补充、完善和变通。

第十二节　辨方施护、医护合一

中医护理是祖国医学的重要组成部分。张仲景《伤寒杂病论》一书有丰富的中医护理学内容，对患者的生活起居、思想情绪、饮食情况、服药等都详细观察，精心护理。从《伤寒杂病论》中大量原文可以看出，张仲景在对热性病及杂病的动态观察的基础上，从临床实践中总结出了一套护理方法。如首方桂枝汤方后注，全文156字，有煎药法、服药法、药后的有关护理要求和观察指标、饮食宜忌等，其内容与现代中医护理医嘱类似，开创了中医护理学之先河。这种“医护合一”的医疗护理方法，不仅在当时对疾病的治疗起过极其重要的作用，而且给后世中医护理学提供了良好的示范，对现代中医护理学的发展具有积极的指导意义。

一、药后护理

（一）药后饮食调护

“民以食为天”，饮食不仅是人们立身生存的根本，同时也是人类养生长寿的基本措施之一，所以饮食不当，极易引起多种疾病，影响人体的健康。张仲景在《金匮要略·禽兽鱼虫禁忌并治》中说：“凡饮食滋味，以养于生，食无有妨，反能为害，自非服药炼液，焉能不饮食乎？切见时人，不闲调摄，疾疢竞起，若不因食而生，苟全其生，须知切忌者矣。”而正确的饮食，不仅能够益体，同时对疾病有一定的辅助治疗作用，正如张仲景所说：“所食之味，有与病相宜，有与身为害，若得宜则益体，害则成疾，以此致危，例皆难疗。”他创造性地在《金匮要略》中写下了《禽兽鱼虫禁忌并治》和《果实菜谷禁忌并治》两篇，可以看出仲景是非常注重饮食调护的。一个好的医生，不仅要懂得药物治疗，更应懂得药后的饮食调护，因为“五脏病各有所得（所适宜的饮食条件）者愈。五脏病各有所恶，各随斯民不喜者为病”。所以根据人体脏腑的具体情况，使用正确的药后饮食调护是非常必要的。

《伤寒杂病论》一书，在许多病的治疗过程中，通过药后饮食调护（如食稀粥、热粥、冷粥等）增强药物的疗效，达到疗疾祛病的目的。如服桂枝汤方后，注明要“啜稀粥一升余，以助药力”，同时盖被，使患者微微出汗为宜，不可令如水淋漓，病必不除。再如《金匮要略》第二章《痉湿暍病脉证治》治疗柔痉的瓜蒌桂枝汤证，在用法上指出“汗不出，食顷，啜热粥发之”，以资助汗源。又如《金匮要略》第十四章《水气病脉证并治》治疗黄汗的桂枝加黄芪汤证，用治水湿无法排泄，潴留于肌肉而生水肿的黄汗病，方后指出：“须臾饮热稀粥一升余，以助药力，温服取微汗。”使阳郁得伸，则热可外达，营卫调和，而病自解。又如治疗悬饮病用十枣汤，指出“得快下利、糜粥自养”。

还有食冷粥以助药力，如《金匮要略》第五章《中风历节病脉证并治》的侯氏黑

散，“治大风四肢烦重，心中恶寒不足者”。指出：“常宜冷食，六十日止，即药积在腹中不下也。热食即下矣，冷食自能助药力。”可见此处药后以冷食调理非常重要，使用冷食，可以使药力保留于腹中不下，达到养血补脾、化痰祛风的目的。

张仲景不但强调药后饮食调护可以辅助药物增强疗效，而且指出正确的饮食调护能够增强脾胃功能，提高人体免疫力，促使疾病早期康复。如“服食节其冷热酸苦甘辛，不遗形体有余”“以饮食消息止之”。另外，仲景还创造性地把鸡子黄、羊肉、小麦、猪膏等用于临床，与药物合用，增强人体抵抗力，达到治愈疾病的目的，这也属于一种饮食护理。

（二）药后外部护理

张仲景在强调饮食调养的同时，也非常重视外部护理的辅助治疗作用。如《金匮要略》第三章《百合狐惑阴阳毒病脉证治》指出：“百合病一月不解，变成渴者，百合洗方主之。”方后云：“以百合一升，以水一斗，渍之一宿，以洗身，洗已，食煮饼，勿以盐豉也。”百合病一月之久而变渴，说明阴虚内热较甚，这种情况服百合地黄汤则药力不够，难以收效，应内服外洗并用。“洗其外，亦可通其内”，收到清热养阴润燥之功。洗后食煮饼，系小麦粉制成，能益气养阴，说明调其饮食亦可帮助除热止渴。如徐忠可在《金匮要略论注》中所言：“食煮饼假麦气以养心液也。”这也是仲景内外兼护的理论体现。

（三）药后禁忌

张仲景指出，患者应注意药后禁忌。如《伤寒论》第12条服桂枝汤，“禁生冷、黏滑、肉面、五辛、酒酪、臭恶等物”。他还指出，“病人不可食胡荽及黄花菜”，“时病差未健，食生菜，手足必肿”，“饮白酒食生韭，令人病增”。同时，仲景又指出忌饮食偏嗜，指出某些食物的偏嗜可引起多种疾病，“梅多食，坏人齿”，“梨多食，令人口爽，不知五味”。

（四）饮食卫生

所谓“病从口入”，饮食不洁可以造成疾病，危害健康。张仲景非常重视饮食卫生，指出，“稀饭，馁肉，臭鱼，食之皆可伤人”，“果子生食生疮”，“果子落地经宿、虫蚁食之者，人大忌食之”。这些论述对于现代中医护理都有很重要的借鉴作用。

综上所述，张仲景不仅重视药物治疗，而且非常重视药后的护理，尤其是药后的饮食护理，并且形成了一套完整的药后护理方法，尤其是饮食调护与药物的协同作用，对于疾病的康复与预防保健，有着不可忽视的作用。

二、饮食护理

（一）顾护胃气

在《伤寒论》记载的方剂中，使用生姜和胃降逆的有35首，用甘草、大枣、饴糖及粳米培补脾胃的处方达71首。深为医家所称道的白虎汤、白虎加人参汤、竹叶石膏汤等方剂中为避免寒凉药剂伤胃之弊，张仲景用“粳米六合”或“粳米半升”益气和中，其意在保护胃气。十枣汤中用芫花、甘遂、大戟等峻下逐水之药，仲景恐其伤胃气，“先煮大枣肥者十枚，取八合、去滓，纳药末”，取甘以缓中，顾护胃气，使邪去正不伤。又如服桂枝汤后啜稀粥是为了助药发汗，而桂枝加葛根汤则不需啜粥，因服药后“反汗出恶风”，汤力已足，粥饮则罢。三物白散治寒实结胸，并附有粥法，“病在膈上必吐，在膈下必利。不利进热粥一杯，利过不止，进冷粥一杯”。方中巴豆作用强烈，故张仲景用白米汤和服，为了加强或抑制泻下，亦用热粥和冷粥调节，其意也在借水谷之气保护胃气，存津液。

（二）饮食调养

张仲景认为：“病人脉已解，而日暮微烦，以病新瘥，人强与谷，脾胃气尚粥，不能消谷故令微烦，损谷则愈。”即大病初愈，脾胃功能尚弱，消化能力差，不应该勉强进食或进食不易消化的食物，而要适当节制饮食，这不仅对胃肠道疾病恢复期的饮食调养极为重要，而且对各种外感病与内伤杂病都具有指导意义。

（三）饮食疗法

桂枝汤啜热稀粥1升余，以助药力，五苓散多饮暖水，汗出愈，即服药后多饮开水，以使出汗，达到化气利水、通里达表的作用。张仲景“借水助药”之法不仅助药力祛邪，而且补充因发汗损失的津液，祛邪而不伤正，用意颇为深刻。再如理中汤方后提示服药后，如食顷，饮热粥1升，意在助药力温中阳取谷气以养胃气。《备急千金要方》卷26《食治序论》：“河东卫泛记曰：扁鹊云：人之所依者形也，乱于和气者病也，理于烦毒者药也，济命扶危者医也。安身之本必资于食，救疾之速必凭于药。不知食宜者，不足以存生也；不明药忌者，不能以除病也。是故食能排邪而安脏腑，悦神爽志以资血气。若能用食平疴，释情遣疾者，可谓良工。长年饵老之奇法，极养生之术也。夫为医者，当须先洞晓病源，知其所犯，以食治之。食疗不愈，然后命药。药性刚烈，犹若御兵。兵之猛暴，岂容妄发？发用乖宜，损伤处众，药之投疾，殃滥亦然。”

总而言之，《伤寒杂病论》的胃气观点贯穿全书，它的强弱，与疾病的发生发展及预后都有着密切的关系。因此，仲景辨证施方特别注意处处顾护胃气。其提示后人在临证施方的过程中，首先要注意胃气的强弱，不能因病虚而过用滋补腻滞脾胃，不能因病热而过用寒凉损伤脾胃，也不能因病寒而过用温燥耗伤胃阴。这些学术思想，不但对后世脾胃学派的形成产生极大的影响，而且也一直有效地指导着临床。

附　仲景方剂量（度量衡）折合今制考

仲景方概指《伤寒论》与《金匮要略》之汉方。方剂剂量运用之奇巧，后世医家无不称道。但东汉至今年代久远，已有1 700多年的历史，而历代度量衡制，曾几度变革，差异较大，且有的度量衡单位已经消亡，这就给后人学习和运用经方带来许多困难。因此，古今医家对经方剂量都有不少考证。但因年代久远，证据难寻，或因所据不一，众说纷纭，故把经方剂量折合为现代剂量多少为宜，尚无定论。以下据现代学者考证资料加以简要概述，供临证时参考应用。

（一）度量衡的概念

1. 度量　指长度，即丈、尺、寸、分等。

 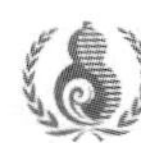

2. 量　指容量，即斗、升、合、毫升等。

3. 衡（又叫秤，清代称为库平）　指重量，即斤、两、钱、分、克等。

（二）历代度量衡的进制法

1. 度量　分、寸、尺、丈，均以十进位。

2. 容量　①古代容量单位：圭、撮、勺、合、升、斗、斛、石。《本草纲目》说："……量之起为圭，四圭为撮，十撮为勺，十勺为合，十合为升，十升为斗，五斗为斛，二斛为石。"②现代容量单位：斗、升（合）、毫升。1 斗 = 10L，1 L = 10 合 = 1 000mL。

3. 重量　可分为四个时期：①秦汉制：黍、铢、两、斤。10 黍 = 1 铢，24 铢 = 1 两，16 两 = 1 斤。②晋制：黍、铢、分、两、斤。《名医别录》说："十黍为一铢，六铢为一分，四分为一两，十六两为一斤。"③宋制：毫、厘、分、钱、两、斤。除 1 斤等于 16 两外，其余均以十进累计。元、明、清，直至 1979 年以前，都沿用此制。④"克"公制：即从 1979 年 1 月 1 日起实行以克为基本单位的国际公用制。1 斤 = 500g，1 两 = 31. 25g，1 钱 = 3. 125g。

（三）汉代与现代药物剂量折算法

《伤寒论》《金匮要略》中的方剂。多数药物是以斤、两等重量单位来表示的，还有的是以容量、度量等单位表示。汉代的药物剂量与现代药物剂量如何折算为宜呢？现依据有关资料简介如下。

1. 重量　①吴承洛《中国度量衡史》折算法：汉制 1 两折今约 13. 9g。②《伤寒论》2 版教材折算法：汉制 1 两折今约 3g。③柯雪帆等学者经过考证得出的折算法：汉制 1 两折今约 15. 6g。④日本大冢敬节《药物的权量》折算法：汉制 1 两折今约 1. 3g。上述四种折算法，古今折算的剂量悬殊相当大。以桂枝为例，其最大折合量，现代可取汉制的 1/2 强，即汉代用三两，现代可用 45g；最小折合量，现代只取汉代的 1/10，即汉代用桂枝三两，现代用 9g；吴氏考证的折算为，现代约取汉代的 1/3。此外，日本学者取汉制的 1/26，剂量似乎太小了，这与日本传统的用药习惯等诸多因素有关。那么，临证处方究竟用多大剂量合适呢？若用汉制的 1/2 折合量显然偏大，若用 1/10 又显然偏小，临证时可根据病情在其 1/10 至 1/2 的剂量之间选择，以中病为宜。自古名医，有的善用重剂，有的善用轻剂，其中妙理，所当深究。

2. 容量　《伤寒论》《金匮要略》对容量单位用得较多者为升，其次为斗。例如，大承气汤方后注云："以水一斗，先煮二物，取五升，去滓，纳大黄，更煮取二升。"百合地黄汤用"生地黄汁 1 升"。汉制 1 升相当于现代多少呢？举几家考证如下：①吴承洛《中国度量衡史》折算法：汉制 1 升折今约 198mL。②日本大冢敬节《药物的权量》折算法：汉制 1 升折今约 200mL。③《伤寒论》2 版教材折算法：汉制 1 升折今 60 ~ 80mL。上述前两种折算法接近，较切实际，第三种折算法似乎偏少。例如，桂枝汤的煮服法为"以水 7 升，微火煮取 3 升，去滓，适寒温，服 1 升。服已须臾，啜热稀粥 1 升余，以助药力。"即大约取 1 400mL 水，煮取 600mL，温服 200mL（不足半饭碗），过一会儿，喝 200mL 稀粥以助药力。若取 60 ~ 80mL 药液或稀粥，才二三口，服之不足，难免影响疗效。此外，在《伤寒论》《金匮要略》方中，有的金石类药物，或某些植物药的根茎、皮、果实也用容量单位表示，如“芒硝三合”“苦参一升”“麦冬七升”“半夏一升”“火麻仁二升”“苇茎二升”等。这些药物的剂量该多重？未见充分的考证资料。古人虽有折算法，难以掌握。因此，如见此类情况，应根据药物在方剂中的主次作用，结合具体病情以定剂量。以麦门冬汤为例，全方由麦冬 7 升，半夏 1 升，人参 3 两，甘草 2 两，粳米 3 合，大枣 12 枚组成。该方以麦冬命名，着重清润肺胃，故重用麦冬 7 升。7 升麦冬折合多少呢？《伤寒论》2 版教材认为，汉制“云一升者，按重量折今六钱至一两不等”。就按一升折合六钱（18g），七升可折合成126g，这比《中药学》中的麦冬常用量大 10 倍左右，而如此用量配伍也正是经方的特点及奥妙。在临证时，用经方重剂取得了常用剂量得不到的疗效，这是值得重视的。当然，并非说方药剂量越大越好，而是强调剂量应大则大，应小则小，以恰合病情为宜。

3. 度量 在麻子仁丸、厚朴大黄汤两方中，均有厚朴一尺的度量。而当今药物的剂量，一般以重量计算，厚朴一尺合多重呢？可依据以下两个方面折算：一是结合病情及药物在方剂中所处的君臣佐使之位而定；二是参照类似方剂的剂量。例如，厚朴大黄汤与厚朴三物汤均用厚朴、大黄、枳实三味药，功用相似，故用量可借鉴。那么，厚朴一尺可参照厚朴三物汤的用量定为八两。余皆仿此。

4. 数量 《伤寒论》《金匮要略》方中，有的药物为数量单位，例如：“栀子 14 个”“枳实 4 枚”“石膏如鸡子大”“附子 1 枚”或“附子大者 1 枚”等。据考证，附子中等大小的 1 枚 15~30g，大者 30~35g；石膏如鸡子大约 45g；枳实 4 枚 32g 以上；栀子 14 枚约 35g。以个数计者还有杏仁、桃仁、大枣、水蛭、虻虫等药。其他如“葱 14 茎”“艾 3 把”“獭肝 1 具”等，具体折合多少均应结合具体病情而定。

5. 以食具、货币、玉器作取药工具 在《伤寒论》《金匮要略》方中，散剂常以“方寸匕”作度量单位。据考证，“匕”在古代指饭勺，又用作量取药末之器具。方寸匕即一寸正方之匕，抄药末不落为度，合 6~9g。如五苓散“以白饮和服方寸匕”。个别方子采用“钱匕”，以汉代五铢钱抄药末不落为度，一钱匕折今约 1.5g；抄取一半为“半钱匕”，约 0.75g。如治疗寒实结胸的三物小白散“以白饮和服，强人服半钱匕，羸者减之”。此外，还有“刀圭”，为一种玉器，作抄取药末用。

6. 以“分”表示剂量 在《金匮要略》中有 4 种情况：①全方均以“分”表示者，这些方中之“分”，并非重量单位的“分”，而是各药之间剂量的比例之意，应当作“份”理解。方如鳖甲煎丸、薯蓣丸、竹皮大丸等。②方中言“等份”者，非重量之“分”，而是指处方中各药剂量均等、等量之意，如瓜蒌牡蛎散、猪苓散、半夏干姜散等。③方中“分”“两”并列者，则应看为重量单位的“分”，如大黄䗪虫丸。汉制重量单位尚无以“分”计量，这种情况，可能是宋代林亿等在校刊时，由于该药缺少了剂量而补充上的。④《金匮要略》各篇附方（多录自《备急千金要方》、《外台秘要》）如侯氏黑散、防己地黄汤、《备急千金要方》三黄汤等，多用“分”表示药物的重量。晋制“四分为一两”。

（四）小结

通过上述的考证、探讨，我们对古今药物剂量的折算法有了一个比较明确的认识。对于如何运用经方剂量，谈几点笔者意见，供大家参考。①为了不失经方本义，临证

用之最好按上述折算法，遵守原方剂量配伍比例。②联系具体病情，灵活变通原方剂量。③依据考证的不同剂量，在临证中深入细致地探讨重剂大量与轻剂小量的疗效规律。总而言之，要不断地总结临证中的经验，从理论的高度探讨经方剂量的奥秘，以提高治疗水平，以免发生中毒。《神农本草经·序例》中说："若用毒药疗病，先起如黍粟，病去即止，不去倍之，不去十之，取去为度。"明确提示毒性药的运用规范。总之，在治疗过程中，应根据病情和药物的性能来决定不同的服法。

下篇 各论

第一章 解表剂

凡以解表药为主组成，具有发汗、解肌、透疹等作用，用以治疗表证的方剂，统称解表剂。本类方剂是根据《素问·阴阳应象大论》“其在皮者，汗而发之”，“因其轻而扬之”的理论立法，属于“八法”中的“汗法”。

表证为六淫外邪侵袭人体肌表、肺卫所致。此时邪未深入，病势轻浅，可用辛散轻宣的药物使外邪从肌表而出。如果失时不治，或治不如法，病邪不从外解，必转而深入，变生他证。所以《素问·阴阳应象大论》指出：“善治者，治皮毛，其次治肌肤，其次治筋脉，其次治六腑，其次治五脏，治五脏者，半死半生也。”强调外感六淫初起，若及时运用解表剂治疗，使邪从外解，则能早期治愈，防止传变。

解表剂主要用治表证。故凡风寒所伤或温病初起，以及麻疹、疮疡、水肿、痢疾等病初之时，见恶寒、发热、头痛、身痛、无汗或有汗、苔薄白、脉浮等表证者，均可用解表剂治疗。

表证病性有寒热之异，患者体质有强弱之别。因而解表方剂相应地分为三类，即辛温解表剂、辛凉解表剂 、扶正解表剂。另外，解表剂是针对六淫外邪袭表的病变而设，故本书中疏散外风、宣散外燥、祛风除湿等章节的部分方剂，亦属解表剂范畴。学者不可拘泥上述分类，当前后合参，方能窥其全貌。

解表剂多用辛散轻扬之品组方，故不宜久煎，以免药性耗散，作用减弱。在服法上一般宜温服。服后宜避风寒，或增衣被，或辅之以粥，以助汗出。取汗程度以遍身持续微汗为佳，若汗出不彻则病邪不解，汗出太过则耗气伤津。汗出病瘥，即当停服，不必尽剂。同时，应注意禁食生冷、油腻之品，以免影响药物的吸收和药效的发挥。若表邪未尽，而又见里证者，一般应先解表，后治里；表里并重者，则当表里双解。若外邪已经入里，或麻疹已透，或疮疡已溃，或虚证水肿，均不宜使用。

 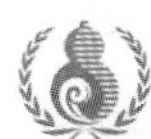

第一节 辛温解表

辛温解表，适用于风寒表证。症见恶寒发热，头身疼痛，无汗或有汗，鼻塞流涕，咳喘，苔薄白，脉浮紧或脉浮缓等。常以辛温解表药如麻黄、桂枝、羌活、紫苏叶、防风等为主组成方剂。因寒邪束表，每致营阴郁滞，肺失宣降，故此类方剂每配伍活血通脉的桂枝、川芎及宣降肺气的杏仁、桔梗等。代表方如桂枝汤、麻黄汤、九味羌活汤、小青龙汤、香苏散。

桂枝汤

《伤寒论》

【组成】桂枝去皮，三两（9g） 芍药三两（9g） 甘草炙，二两（6g） 生姜切，三两（9g） 大枣擘，十二枚（3枚）

【用法】上五味，以水七升，微火煮取三升，适寒温，服一升。服已须臾，啜热稀粥一升余，以助药力。温覆令一时许，遍身漐漐微似有汗者益佳，不可令如水流漓，病必不除。若一服汗出病瘥，停后服，不必尽剂；若不汗，更服，依前法；又不汗，后服小促其间，半日许令三服尽。若病重者，一日一夜服，周时观之，服一剂尽，病证犹在者，更作服；若汗不出，乃服至二三剂。禁生冷、黏滑、肉、面、五辛、酒酪、臭恶等物（现代用法：水煎服，温覆取微汗）。

【功用】解肌发表，调和营卫。

【主治】

（1）外感风寒表虚证。恶风发热，汗出头痛，鼻鸣干呕，苔白不渴，脉浮缓或浮弱。

（2）产后伤风，持续数十日不解。头微痛，恶寒，时发热、心下闷，干呕，汗出。

（3）病人脏无他病，时发热自汗出而不愈者。

【方解】本方证为外感风寒，营卫不和所致。外感风邪，风性开泄，卫气因之失其固护之性，“阳强而不能密”，不能固护营阴，致令营阴不能内守而外泄，故恶风发热、汗出头痛、脉浮缓等；邪气郁滞，肺胃失和，则鼻鸣干呕；风寒在表，应辛温发散以解表，但本方证属表虚，腠理不固，故当解肌发表，调和营卫，即祛邪调正兼顾为治。方中桂枝为君，助卫阳，通经络，解肌发表而祛在表之风邪。芍药为臣，益阴敛营，敛固外泄之营阴。桂芍等量合用，寓意有三：一为针对卫强营弱，体现营卫同治，邪正兼顾；二为相辅相成，桂枝得芍药，使汗而有源，芍药得桂枝，则滋而能化；三为相制相成，散中有收，汗中寓补。此为本方外可解肌发表，内调营卫、阴阳的基本结构。生姜辛温，既助桂枝辛散表邪，又兼和胃止呕；大枣甘平，既能益气补中，且可滋脾生津。姜枣相配，是为补脾和胃、调和营卫的常用组合，共为佐药。炙甘草调和药性，合桂枝辛甘化阳以实卫，合芍药酸甘化阴以和营，功兼佐使之用。综观本方，药虽五味，但结构严谨，发中有补，散中有收，邪正兼顾，阴阳并调。柯琴在《伤寒来苏集·伤寒附翼》卷上中赞桂枝汤“为仲景群方之冠，乃滋阴和阳，调和营卫，解肌发汗之总方也”。

产后正虚，风邪外侵，其病在表，持续数十日不解，症见头微痛、恶寒、时发热、心下闷、干呕、汗出等，为太阳表证不解，由于太阳表证不解，虽然迁延日期很长，仍当以桂枝汤散表邪、调营卫，其表解而病自愈。

脏无他病，时发热自汗出而不愈，为营卫不和，重在卫气不和。

本方证中已有汗出，何以又用桂枝汤发汗？盖本方证之自汗，是由风寒外袭，卫阳不固，营阴失守，津液外泄所致。故外邪不去，营卫不和，则汗不能止。桂枝汤虽曰“发汗”，实寓解肌发表与调和营卫双重用意，外邪去而肌表固密，营卫和则津不外泄。故如法服用本方，于遍身微汗之后，则原证之汗出自止。为了区别两种汗出的不同性质，近贤曹颖甫称外感风寒表虚证之汗出为“病汗”，谓服桂枝汤后之汗出为“药汗”，并鉴别指出：“病汗常带凉意，药汗则带热意，病汗虽久，不足以去病，药汗瞬时，而功乃大著，此其分也。”（录自《经方实验录》卷上）此属临证有得之谈。

本方的治疗范围，从《伤寒论》与《金匮要略》以及后世医家的运用情况来看，不仅用于外感风寒表虚证，而且还运用于病后、产后、体弱等因营卫不和所致的病证。这是因为桂枝汤本身具有调和营卫、阴阳的作用，而许多疾病在其病变过程中，多可出现营卫、阴阳失调的病理状态。正如徐彬所说：“桂枝汤，外证得之，解肌和营卫；内证得之，化气调阴阳。”（《金匮要略论注》卷上）这是对本方治病机制的高度概括。

【运用】

（1）辨证要点：本方为治疗外感风寒表虚证的基础方，又是调和营卫、调和阴阳治法的代表方。临床应用以恶风，发热，汗出，脉浮缓为辨证要点。

（2）加减变化：恶风寒较甚者，宜加防风、荆芥、淡豆豉疏散风寒；体质素虚者，可加黄芪益气，以扶正祛邪；兼见咳喘者，宜加杏仁、紫苏子、桔梗宣肺止咳平喘。

（3）现代运用：本方常用于感冒、流行性感冒、原因不明的低热、产后及病后的低热、妊娠呕吐、多形红斑、冻疮、荨麻疹等属营卫不和者。

（4）使用注意：凡外感风寒表实无汗者禁用。服药期间禁食生冷、黏腻、酒肉、臭恶等物。

【附方】

1. 桂枝加葛根汤（《伤寒论》） 桂枝去皮，二两（6g） 芍药二两（6g） 生姜三两（9g） 甘草二两（6g） 大枣十二枚（3枚） 葛根四两（12g） 上六味，以水一斗，先煮麻黄、葛根，减二升，去上沫；纳诸药，煮取三升，去滓，温服一升。覆取微似汗，不须啜粥，余如桂枝法将息及禁忌。功用：解肌发表，升津舒经。主治：风寒客于太阳经输，营卫不和证。桂枝汤证兼项背强而不舒者。

2. 栝楼桂枝汤（《金匮要略》） 栝楼根二两（6g） 桂枝三两（9g） 芍药三两（9g） 生姜三两（9g） 甘草炙，二两（6g） 大枣擘，十二枚（3枚） 上六味，以水九升，微火煮取三升，去滓。温服一升，取微汗。汗不出，食顷，啜热粥发之。功用：解表散邪，生津舒筋。主治：太阳病，其证备，身体强，几几然，脉反沉迟，此为痉。“太阳病，

其证备”，谓邪中于表，有头项强痛、发热、汗出、恶风等症。“身体强，几几然”，是筋脉强急，为痉病主症。至于“脉反沉迟”，谓痉病虽见表证，但脉反见沉迟，这是痉病与一般表证不相同之处，亦是痉病特点，所以说“此为痉”。治疗用桂枝汤调和营卫，解太阳卫分之邪；栝楼根清热生津，滋养筋脉。

3. 桂枝加厚朴杏子汤（《伤寒论》） 桂枝三两（9g） 芍药三两（9g） 生姜三两（9g） 甘草炙，二两（6g） 大枣擘，十二枚（3枚） 厚朴炙，去皮，二两（6g） 杏仁去皮尖，五十枚（6g） 上七味，以水七升，微火煮取三升，去滓。温服一升，覆取微似汗。功用：解肌发表，降气平喘。主治：宿有喘病，又感风寒而见桂枝汤证者；或风寒表证误用下剂后，表证未解而微喘者。

4. 桂枝加桂汤（《伤寒论》） 桂枝去皮，五两（15g） 芍药三两（9g） 生姜三两（9g） 甘草二两（6g） 大枣十二枚（3枚） 上五味，以水七升，煮取三升，去滓，温服一升。功用：温通心阳，平冲降逆。主治：心阳虚弱，寒水凌心之奔豚。

5. 桂枝加附子汤（《伤寒论》） 桂枝去皮，三两（9g） 芍药三两（9g） 甘草炙，三两（9g） 大枣十二枚（3枚） 生姜三两（9g） 附子炮，一枚，去皮，破八片 上六味，以水七升，煮取三升，去滓，温服一升。功用：调和营卫，扶阳解表。主治：太阳表虚而兼汗漏。症见：恶风发热，头痛汗漏不止，四肢拘急不适，小便不利等。

6. 桂枝加芍药汤（《伤寒论》） 桂枝去皮，三两（9g） 芍药六两（18g） 甘草炙，二两（6g） 大枣十二枚（3枚） 生姜三两（9g） 上五味，以水七升，煮取三升，去滓，温服一升。功用：温脾和中，缓急止痛。主治：太阳病误下伤中，土虚木乘之腹痛。

7. 桂枝加大黄汤（《伤寒论》） 桂枝去皮，三两（9g） 芍药六两（18g） 大黄二两（6g） 甘草炙，二两（6g） 大枣十二枚（3枚） 生姜三两（9g） 上六味，以水七升，煮取三升，去滓，温服一升，日三服。功用：通阳益脾，活络止痛，化瘀导滞。主治：太阳病误下邪陷太阴证。症见：腹满腹痛剧烈，拒按，或伴便秘。

8. 桂枝加黄芪汤（《金匮要略》） 桂枝三两（9g） 芍药三两（9g） 甘草炙，二两（6g） 大枣十二枚 生姜三两（9g） 黄芪二两（6g） 上六味，以水八升，煮取三升，去滓，温服一升，须臾饮热稀粥一升余，以助药力，温服取微汗，若不汗，更服。功用：解肌散湿，调和营卫。主治：黄汗。症见：肌肤浮肿，汗出色黄，腰髋疼重，烦躁，小便不利。

9. 桂枝去芍药汤（《伤寒论》） 桂枝去皮，三两（9g） 甘草炙，二两（6g） 大枣十二枚（3枚） 生姜三两（9g） 上四味，以水七升，煮取三升，去滓，温服一升。功用：解肌祛风，宣通阳气。主治：太阳病误下后胸阳不振。症见：胸满，脉促，恶风寒，发热，汗出或不出等。

10. 桂枝去芍药加附子汤（《伤寒论》） 桂枝去皮，三两（9g） 甘草炙，二两（6g） 大枣十二枚（3枚） 生姜三两（9g） 附子炮，一枚，去皮，破八片（9g） 上五味，以水七升，煮取三升，去滓，温服一升。功用：解肌祛风，温经复阳。主治：太阳病误下后，阳损较甚，致表不解兼胸阳亏虚证。症见：脉微，恶寒，胸满等。

11. 竹叶汤（《金匮要略》） 竹叶一把 葛根三两（9g） 防风 桔梗 桂枝 人参 甘草各一两（各3g） 附子炮，一枚（9g） 生姜五两（15g） 大枣十五枚（5枚） 上十味，以水一斗，煮取二升半，去滓，分温三服，温覆使汗出。颈项强，用大附子一枚，破之如豆大，煎药扬去沫。呕者，加半夏洗，半升。功用：祛邪扶正（调营卫，解表邪，固阳气）。主治：产后中风（正气大虚，复感风寒，虚阳上越，正虚邪实证）。症见：发热，面正赤，喘而头痛。

【原书主治】

《伤寒论·辨太阳病脉证并治》12 条："太阳中风，阳浮而阴弱，阳浮者，热自发；阴弱者，汗自出。啬啬恶寒，淅淅恶风，翕翕发热，鼻鸣干呕者，桂枝汤主之。"

《伤寒论·辨太阳病脉证并治》13 条："太阳病，头痛发热，汗出恶风者，桂枝汤主之。"

《伤寒论·辨太阳病脉证并治》53 条："病常自汗出者，此为荣气和，荣气和者，外不谐，以卫气不共荣气谐和故尔。以荣行脉中，卫行脉外。复发其汗，荣卫和则愈。宜桂枝汤。"

《伤寒论·辨太阳病脉证并治》54 条："病人脏无他病，时发热、自汗出，而不愈者，此卫气不和也。先其时发汗则愈，宜桂枝汤。"

【现代研究】药理研究表明，桂枝汤具有发汗解热、抗炎镇痛、抑制病毒、镇咳、祛痰、平喘、调节肠道和免疫功能及促进心肌血流等作用，且对体温和汗腺成双向调节作用。[霍海如，潭余庆，李晓芹，等．桂枝汤有效部位 A 对体温双向性调节的作用机理．中国实验方剂学杂志，1999，5（1）：33.]

麻黄汤

《伤寒论》

【组成】麻黄去节，三两（9g）　桂枝去皮，二两（6g）　杏仁去皮尖，七十个（6g）　甘草炙，一两（3g）

【用法】上四味，以水九升，先煮麻黄，减二升，去上沫，纳诸药，煮取二升半，去滓，温服八合。覆取微似汗，不须啜粥，余如桂枝法将息（现代用法：水煎服，温覆取微汗）。

【功用】发汗解表，宣肺平喘。

【主治】

（1）伤寒表实证。恶寒发热，头身疼痛，无汗而喘，舌苔薄白，脉浮紧。

（2）太阳与阳明合病，喘而胸满者。

【方解】本方证为外感风寒，肺气失宣所致。风寒之邪外袭肌表，使卫阳被遏，腠理闭塞，营阴郁滞，经脉不通，故见恶寒、发热、无汗、头身痛；肺主气属卫，外合皮毛，寒邪外束于表，影响肺气的宣肃下行，则上逆为喘；舌苔薄白，脉浮紧皆是风寒袭表的反映。治当发汗解表，宣肺平喘。方中麻黄苦辛性温，归肺与膀胱经，善开腠发汗，祛在表之风寒；宣肺平喘，开闭郁之肺气，故本方用以为君药。由于本方证属卫郁营滞，单用麻黄发汗，只能解卫气之闭郁，所以又用透营达卫的桂枝为臣药，解肌发表，温通经脉，既助麻黄解表，使发汗之力倍增；又畅行营阴，使疼痛之症得解。二药相须为用，是辛温发汗的常用组合。杏仁降利肺气，与麻黄相伍，一宣一降，

以恢复肺气之宣降，加强宣肺平喘之功，是为宣降肺气的常用组合，为佐药。炙甘草既能调和麻、杏之宣降，又能缓和麻、桂相合之峻烈，使汗出不致过猛而耗伤正气，是使药而兼佐药之用。四药配伍，表寒得散，营卫得通，肺气得宣，则诸症可愈。

太阳之邪，初入阳明，而太阳之邪尚未尽罢，故见脉浮，无汗而喘，治疗当用麻黄汤发汗解表。若病邪传入阳明，且无太阳表证，方可以阳明论治。

本方配伍特点有二：一为麻、桂相须，发卫气之闭以开腠理，透营分之郁以畅营阴，则发汗解表之功益彰；二为麻、杏相使，宣降相因，则宣肺平喘之效甚著。

麻黄汤和桂枝汤同属辛温解表剂，都可用治外感风寒表证。麻黄汤中麻、桂并用，佐以杏仁，发汗散寒力强，又能宣肺平喘，为辛温发汗之重剂，主治外感风寒所致恶寒发热而无汗喘咳之表实证；桂枝汤中桂、芍并用，佐以姜、枣，发汗解表之力逊于麻黄汤，但有调和营卫之功，为辛温解表之和剂，主治外感风寒所致恶风发热而有汗出之表虚证。

【运用】

（1）辨证要点：本方是治疗外感风寒表实证的基础方。临床应用以恶寒发热，无汗而喘，脉浮紧为辨证要点。

（2）加减变化：若喘急胸闷、咳嗽痰多、表证不甚者，去桂枝，加紫苏子、半夏以化痰止咳平喘；若鼻塞流涕重者，加苍耳子、辛夷以宣通鼻窍；若挟湿邪而兼见骨节酸痛，加苍术、薏苡仁以祛风除湿；兼里热之烦躁、口干，酌加石膏、黄芩以清泻郁热。

（3）现代运用：本方常用于感冒、流行性感冒、急性支气管炎、支气管哮喘等属风寒表实证者。

（4）使用注意：本方为辛温发汗之峻剂，故《伤寒论》对“疮家”“淋家”“衄家”“亡血家”，以及外感表虚自汗、血虚而脉兼“尺中迟”、误下而见“身重心悸”等，虽有表寒证，亦皆禁用。麻黄汤药味虽少，但发汗力强，不可过服，否则，汗出过多必伤人正气。正如柯琴指出：“此乃纯阳之剂，过于发散，如单刀直入之将，投之恰当，一战成功。不当则不戢而召祸。故用之发表，可一而不可再。”（《伤寒来苏集·伤寒附翼》卷上）

【附方】

1. 麻黄加术汤（《金匮要略》）　麻黄去节，三两（9g）　桂枝去皮，二两（6g）　甘草炙，一两（3g）　杏仁去皮尖，七十枚（6g）　白术四两（12g）　上五味，以水九升，先煮麻黄，减二升，去上沫，纳诸药，煮取二升半，去滓，温服八合，覆取微似汗。功用：发汗解表，散寒祛湿。主治：风寒夹湿痹证。一身烦疼，发热恶寒，无汗等。

2. 大青龙汤（《伤寒论》）　麻黄去节，六两（18g）　桂枝去皮，二两（6g）　甘草炙，二两（6g）　杏仁四十枚（6g）　石膏四两（12g）　生姜三两（9g）　大枣十枚（3g）　上七味，以水九升，先煮麻黄，减二升，去上沫，纳诸药，煮取三升，去滓，温服一升，取微似汗，汗出多者，温粉粉之（炒温之米粉，扑在皮肤上，用于止汗）。一服汗者，停后服。若复服，汗多亡阳遂虚，恶风烦躁，不得眠也。功用：发汗解表，兼清里热。主治：外感风寒，里有郁热证。恶寒发热，头身疼痛，无汗，烦躁，口渴，脉浮紧。

3. 厚朴麻黄汤（《金匮要略》） 厚朴五两（15g） 麻黄四两（12g） 石膏如鸡子大（24g） 杏仁半升（10g） 半夏半升（10g） 五味子半升（10g） 小麦一升（20g） 干姜三两（9g） 细辛二两（6g） 上九味，以水一斗二升，先煮小麦熟，去滓，纳诸药，煮取三升，温服一升，日三服。功用：降逆化饮，宣肺平喘，兼清郁热。主治：寒饮挟热，上迫于肺的咳嗽上气病。咳嗽喘逆，胸满，烦躁，脉浮。

4. 越婢汤（《金匮要略》） 麻黄六两（18g） 石膏半斤（24g） 生姜三两（9g） 甘草二两（6g） 大枣十五枚（5枚） 上五味，以水六升。先煮麻黄，去上沫，纳诸药，煮取三升，分温三服。功用：发汗利水。主治：风水挟热证。恶风，一身悉肿，脉浮口渴，续自汗出，无大热者。

5. 越婢加半夏汤（《金匮要略》） 麻黄六两（18g） 石膏半斤（24g） 生姜三两（9g） 甘草二两（6g） 大枣十五枚（5枚） 半夏半升 上六味，以水六升，先煮麻黄，去上沫，纳诸药，煮取三升，分温三服。功用：宣肺泻热，降气平喘。主治：饮热迫肺，咳嗽上气病。咳嗽气喘，眼睛胀突如脱状，脉浮大有力。

6. 越婢加术汤（《千金要方》） 麻黄六两（18g） 石膏半斤（24g） 生姜三两（9g） 甘草二两（6g） 大枣十五枚（5枚） 白术四两（12g） 上六味，以水六升，先煮麻黄，去上沫，纳诸药，煮取三升，分温三服。功用：发汗祛湿，益气固表。主治：历节病。肉困极不舒，汗大出，脚软无力。

7. 葛根汤（《伤寒论》） 葛根四两（12g） 麻黄去节，三两（9g） 桂枝二两（6g） 生姜三两（9g） 甘草炙，二两（6g） 芍药二两（6g） 大枣十二枚（4枚） 上七味，以水一斗，先煮麻黄、葛根，减二升，去白沫，纳诸药，煮取三升，去滓，温服一升，温覆取微汗。功用：辛温解表，生津舒筋。主治：太阳伤寒兼经输不利证。症见：项背拘急不舒、恶寒、无汗、脉浮紧。

8. 正柴胡饮（《景岳全书》） 柴胡三钱（9g） 防风一钱（3g） 陈皮一钱半（5g） 芍药二钱（6g） 甘草一钱（3g） 生姜三五片（3g） 用法：水一盅半，煎七八分，热服（现代用法：水煎温服）。功用：解表散寒。主治：外感风寒轻证。微恶风寒，发热，无汗，头痛身痛，舌苔薄白，脉浮。

【原书主治】

《伤寒论·辨太阳病脉证并治》35条："太阳病，头痛发热，身疼腰痛，骨节疼痛，恶风，无汗而喘者，麻黄汤主之。"

《伤寒论·辨太阳病脉证并治》36条："太阳与阳明合病，喘而胸满者，不可下，麻黄汤主之。"

《伤寒论·辨太阳病脉证并治》51条："脉浮者，病在表，可发汗，宜麻黄汤。"

《伤寒论·辨太阳病脉证并治》52条："脉浮而数者，可发汗，宜麻黄汤。"

【现代研究】研究表明，麻黄汤具有发汗、解热、抗炎、止咳、平喘、抗病毒、抗低体温、调整免疫功能等作用。

麻黄汤的发汗作用呈显著的量-效相关性，并与方中的麻黄、桂枝配伍有关。麻黄汤对由三联菌苗、新鲜酵母等致热原引起的动物体温升高有明显的对抗作用；对大鼠蛋清性足跖骨部炎症也有一定的抑制作用。麻黄汤能缓解支气管平滑肌痉挛，其水提

物能阻止过敏介质的释放，抑制抗体的产生，还能直接兴奋肾上腺素受体，使末梢血管收缩，缓解支气管黏膜的肿胀；500μg/mL 浓度的麻黄汤，能使呼吸道合胞体病毒（RSV）的噬斑形成过程中的噬菌体噬斑数减少 50% 。麻黄汤对用肺炎球菌皮下注射复制的大鼠“类表寒”模型的攻毒早期出现的寒战、耸毛、蜷卧等恶寒症状及伴随的肛温降低有明显的对抗作用。麻黄汤对寒冷应激引起的动物免疫功能低下有明显的对抗作用。

麻黄汤能使小鼠泪腺、唾液腺等分泌明显增强。此外，麻黄汤还能显著延长氨水刺激所致小鼠咳嗽的潜伏期，减少咳嗽次数；显著促进小鼠支气管对酚红的排泌，抑制蟾蜍口腔黏膜纤毛的运动，并能使小鼠肺支气管灌流时间缩短，提示本方既有较强的发汗解热作用，又有显著的镇咳、祛痰和平喘作用［田安民，蔡遂英，张玉芝，等．麻黄汤与桂枝汤药理作用的比较．中医杂志，1984，25（8）：63.］

小青龙汤

《伤寒论》

【组成】麻黄去节，三两（9g）　芍药三两（9g）　细辛三两（6g）　干姜三两（6g）　甘草炙，三两（6g）　桂枝去皮，三两（9g）　五味子半升（6g）　半夏洗，半升（9g）

【用法】上八味，以水一斗，先煮麻黄，减二升，去上沫，纳诸药，煮取三升，去滓，温服一升（现代用法：水煎温服）。

【功用】解表散寒，温肺化饮。

【主治】

（1）外寒里饮证。恶寒发热，头身疼痛，无汗，喘咳，痰涎清稀而量多，胸痞，或干呕，或痰饮喘咳，不得平卧，或身体疼重，头面四肢浮肿，舌苔白滑，脉浮。

（2）溢饮证。咳逆倚息不得卧，胸脘痞闷，干呕，痰稀量多，脉弦紧或弦滑。

【方解】本方主治外感风寒，寒饮内停之证。风寒束表，皮毛闭塞，卫阳被遏，营阴郁滞，故见恶寒发热、无汗、身体疼痛。素有水饮之人，一旦感受外邪，每致表寒引动内饮，《难经·四十九难》说：“形寒饮冷则伤肺。”水寒相搏，内外相引，饮动不居，水寒射肺，肺失宣降，故咳喘痰多而稀；水停心下，阻滞气机，故胸痞；饮动则胃气上逆，故干呕；水饮溢于肌肤，故浮肿身重；舌苔白滑，脉浮为外寒里饮之佐证。对此外寒内饮之证，若不疏表而徒治其饮，则表邪难解；不化饮而专散表邪，则水饮不除。故治宜解表与化饮配合，一举而表里双解。方中麻黄、桂枝相须为君，发汗散寒以解表邪，且麻黄又能宣发肺气而平喘咳，桂枝化气行水以利里饮之化。干姜、细辛为臣，温肺化饮，兼助麻、桂解表祛邪。然而素有痰饮，脾肺本虚，若纯用辛温发散，恐耗伤肺气，故佐以五味子敛肺止咳、芍药和营养血，二药与辛散之品相配，一散一收，既可增强止咳平喘之功，又可制约诸药辛散温燥太过之弊；半夏燥湿化痰，和胃降逆，亦为佐药。炙甘草兼为佐使之药，既可益气和中，又能调和辛散酸收之品。药虽八味，配伍严谨，散中有收，开中有合，使风寒解，水饮去，宣降复，则诸症自平。

由于内有停饮，多为外寒所诱发，以致内外合邪，寒饮射肺，肺气上逆，故咳嗽、气喘而不能平卧，所以用小青龙汤解外寒而温化水饮，寒饮去则咳喘自平。

【运用】

（1）辨证要点：本方是治疗外感风寒，寒饮内停喘咳的常用方。临床应用以恶寒发热，无汗，喘咳，痰多而稀，舌苔白滑，脉浮为辨证要点。因本方辛散温化之力较强，应以确属水寒相搏于肺者，方宜使用，且视患者体质强弱酌定剂量。

（2）加减变化：若外寒证轻者，可去桂枝，麻黄改用炙麻黄；兼有热象而出现烦躁者，加生石膏、黄芩以清郁热；兼喉中痰鸣，加杏仁、射干、款冬花以化痰降气平喘；若鼻塞，清涕多者，加辛夷、苍耳子以宣通鼻窍；兼水肿者，加茯苓、猪苓以利水消肿。

（3）现代运用：本方常用于支气管炎、支气管哮喘、肺炎、百日咳、肺心病、过敏性鼻炎、卡他性眼炎、卡他性中耳炎等属于外寒里饮证者。

（4）使用注意：因本方多温燥之品，故阴虚干咳无痰或痰热证者，不宜使用。

【附方】

小青龙加石膏汤（《金匮要略》） 麻黄 芍药 细辛 干姜 甘草炙 桂枝去皮 五味子 半夏洗，上药各半升（各9g） 石膏二两（6g） 上九味，以水一斗，先煮麻黄，减二升，去上沫，纳诸药，煮取三升。强人服一升，羸者减之，日三服，小儿服四合。（现代用法：水煎温服）。功用：散寒解表，温肺化饮，兼清郁热。主治：外寒内饮挟热之咳嗽上气病。症见：咳喘，烦躁，脉浮大有力。

【原书主治】

《伤寒论·辨太阳病脉证并治》40条：“伤寒表不解，心下有水气，干呕，发热而咳，或渴，或利，或噎，或小便不利，少腹满，或喘者，小青龙汤主之。”

《伤寒论·辨太阳病脉证并治》41条：“伤寒心下有水气，咳而微喘，发热不渴。服汤已渴者，此寒去欲解也。小青龙汤主之。”

《金匮要略·痰饮咳嗽病脉证并治》23条：“病溢饮者，当发其汗，大青龙汤主之；小青龙汤亦主之。”

【现代研究】实验表明，全方及大部分组成药物，都显示程度不等的气管平滑肌松弛作用。煎剂与醇提取液的作用性质相同，但作用程度不同，全方醇提取液对气管平滑肌松弛作用程度较全方煎剂强，对三种致痉剂引起的气管痉挛性收缩，均有抑制作用，而全方煎剂不能拮抗氯化钡的致痉作用。全方醇提取液的抗组胺作用及抗乙酰胆碱作用，均较盐酸麻黄碱为强，且麻黄碱也不拮抗氯化钡痉挛。由于组胺所致器官平滑肌收缩与过敏所致者相同，乙酰胆碱所致者则系拟胆碱效果，氯化钡则系直接作用于平滑肌，故提示本方对多种原因所致哮喘均有效。初步认为本方解痉作用机制与组胺和胆碱能受体无关，其平喘作用主要是直接松弛平器官滑肌所致。［王筠默，顾月芳，张海桂，等．小青龙汤平喘作用的研究．中成药研究，1982（3）：22.］

桂枝麻黄各半汤

《伤寒论》

【组成】桂枝去皮，一两十六铢（4g） 芍药 生姜切 甘草炙 麻黄去节，各一两（各 3g） 大枣四枚 杏仁汤浸去皮尖及两仁者，二十四枚（2g）

【用法】上七味，以水五升，先煮麻黄一二沸，去上沫。纳诸药，煮取一升八合，去滓，温服六合。本云，桂枝汤三合，麻黄汤三合，并为六合，顿服，将息如上法。

臣亿等谨按，桂枝汤方，桂枝、芍药、生姜各三两，甘草二两，大枣十二枚。麻黄汤方，麻黄三两，桂枝二两，甘草一两，杏仁七十个。今以算法约之，二汤各取三分之一，即得桂枝一两十六铢，芍药、生姜、甘草各一两，大枣四枚，杏仁二十三个零三分枚之一，收之得二十四个，合方。详此方乃三分之一，非各半也，宜云合半汤。

【功效】辛温解表，小发其汗。

【主治】太阳病，得之八九日，邪轻证轻。症见：发热恶寒如疟状，一日二三度发，热多寒少，其人不呕，或伴面热、身痒，脉微缓者，为欲愈也；脉微而恶寒者，此阴阳俱虚，不可更发汗、更下、更吐也；面色反有热色者，未欲解也，以其不能得小汗出，身必痒。

【方解】桂枝麻黄各半汤方，为桂枝汤与麻黄汤各取三分之一量，按 1∶1 比例合方而成。两方为小剂组合，旨在使桂枝汤调和营卫而不留邪，麻黄汤解表发汗而不伤正。发热恶寒，而热多寒少，为阳气进而邪气少。里不和者呕而利，今不呕，清便自调，为里和。寒热一日二三度发，为邪气微。脉微缓，是邪气微弱，故云欲愈。脉微而恶寒者，此为表里俱虚；阳为表，阴为里，脉微而里虚，恶寒为表虚，故不可更发汗、更下、更吐也；阴阳俱虚，则面色青白，面热反有热色，为表未解，热色为赤色，得小汗则和，邪气外散皮肤，而身痒。与桂枝麻黄各半汤，小发其汗，以除表邪。

【运用】

（1）外感病。辨证要点：表证日久，证轻邪轻，发热恶寒如疟状，一日二三度发，或伴发热身痒。

（2）现代运用：外感病、荨麻疹、皮肤瘙痒症、湿疹。

【附方】

1. 桂枝二麻黄一汤（《伤寒论》） 桂枝去皮，一两十七铢（3g） 芍药一两六铢（3g） 麻黄去节，十六铢（1g） 生姜切，一两六铢（3g） 杏仁去皮尖，十六个（2g） 甘草炙，一两二铢（3g） 大枣五枚（2g） 上七味，以水五升，先煮麻黄一二沸，去上沫，纳诸药，煮取二升，去滓，温服一升，日再服。本云，桂枝汤二份，麻黄汤一份，合为二升，分再服。今合为一方，水煎温服。功用：辛温解表，微发其汗。主治：表郁日久轻证。症见：恶寒发热如疟状，一日发作两次，或伴汗出、身痒。

2. 桂枝二越婢一汤（《伤寒论》） 桂枝去皮 芍药 麻黄 甘草炙，各十八铢 大枣四枚 生姜切，一两二铢 石膏碎，绵裹，二十四铢 上七味，以水五升，煮麻黄一二沸，去上沫，纳诸药，煮取二升，去滓，温服一升。本云：当裁为越婢汤、桂枝汤合之，饮一升；今合为一方，桂枝汤二份、越婢汤一份。

【原书主治】

《伤寒论·辨太阳病脉证并治》23条："太阳病，得之八九日，如疟状，发热恶寒，热多寒少，其人不呕，清便欲自可，一日二三度发。脉微缓者，为欲愈也；脉微而恶寒者，此阴阳俱虚，不可更发汗、更下、更吐也；面色反有热色者，未欲解也，以其不能得小汗出，身必痒，宜桂枝麻黄各半汤。"

射干麻黄汤

《金匮要略》

【组成】射干十三枚（9g） 麻黄四两（12g） 生姜四两（12g） 细辛三两（6g） 紫菀三两（9g） 款冬花三两（9g） 大枣七枚 半夏大者洗，八枚（9g） 五味子半升（3g）

【用法】上九味，以水一斗二升，先煮麻黄两沸，去上沫，纳诸药，煮取三升，分温三服。

【功用】散寒宣肺，降逆化饮。

【主治】痰饮郁结，气逆喘咳证。咳而上气，喉中有水鸡声。

【方解】咳而上气，喉中有水鸡声，为寒饮内蕴于肺，外感风寒，导致肺气闭塞，宣降失职，痰阻气道，呼吸不利。此外，本方临床还可见胸膈满闷，舌苔白滑，脉浮紧等症。治疗宜散寒宣肺，降逆化饮，止咳平喘，用射干麻黄汤。方中射干散结降逆、祛痰利咽；麻黄外散寒邪，宣肺平喘；生姜、细辛外散寒邪，温肺止咳喘；半夏、紫菀、款冬花祛痰饮、降逆气、止咳平喘；五味子敛肺，以防辛散太过而伤肺气；大枣安中，与生姜同用能和胃气。诸药合用，共奏散结降逆、温肺化饮、止咳平喘之功。

【运用】

（1）辨证要点：咳嗽上气，喉间有痰鸣音，胸膈满闷，舌苔白滑，脉浮紧。

（2）加减变化：发热者，加桑白皮、黄芩或鱼腥草泻肺清热；恶寒者，加桂枝或附子祛寒温阳；痰多者，加陈皮、茯苓温化寒痰，或加川贝、瓜蒌清化热痰；咳重者，加前胡、马兜铃止咳化痰；顿咳不止加甘草、百部、蜈蚣解痉止咳。

（3）现代运用：支气管哮喘、慢性支气管炎、百日咳、感冒后期以咳嗽痰鸣为主等病。

（4）使用注意：射干麻黄汤治疗症见"咳而上气，喉中水鸡声"的寒饮哮喘确有疗效。但哮喘多为内有伏饮，外邪触发，呈反复发作的特点，射干麻黄汤只能控制、缓解发作时的症状，而不能根治。故治疗哮喘还应遵循前人提出的"在上治肺，在下治肾，发时治上，平时治下"的原则。

【原书主治】

《金匮要略·肺痿肺痈咳嗽上气病脉证治》6条："咳而上气，喉中水鸡声，射干麻黄汤主之。"

九味羌活汤

《此事难知》

【组成】羌活一两半（9g）　防风一两半（9g）　苍术一两半（9g）　细辛五分（3g）　川芎一两（6g）　香白芷一两（6g）　生地黄一两（6g）　黄芩一两（6g）　甘草一两（6g）

【用法】上九味㕮咀，水煎服。若急汗，热服，以羹粥投之；若缓汗，温服，而不用汤投之（现代用法：水煎温服）。

【功用】发汗祛湿，兼清里热。

【主治】外感风寒湿邪，内有蕴热证。恶寒发热，无汗，头痛项强，肢体酸楚疼痛，口苦微渴，舌苔白或微黄，脉浮。

【方解】本方证由外感风寒湿邪，兼内有蕴热所致。风寒湿邪侵犯肌表，郁遏卫阳，闭塞腠理，阻滞经络，气血运行不畅，故恶寒发热、肌表无汗、头痛项强、肢体酸楚疼痛；里有蕴热，故口苦微渴；苔白或微黄，脉浮是表证兼里热之佐证。治当发散风寒湿邪为主，兼清里热为辅。方中羌活辛苦性温，散表寒，祛风湿，利关节，止痹痛，为治太阳风寒湿邪在表之要药，故为君药。防风辛甘性温，为风药中之润剂，祛风除湿，散寒止痛；苍术辛苦而温，功可发汗祛湿，为祛太阴寒湿的主要药物。两药相合，协助羌活祛风散寒，除湿止痛，是为臣药。细辛、白芷、川芎祛风散寒，宣痹止痛，其中细辛善止少阴头痛、白芷擅解阳明头痛、川芎长于止少阳厥阴头痛，此三味与羌活、苍术合用，为本方"分经论治"的基本结构。生地黄、黄芩清泻里热，并防诸辛温燥烈之品伤津，以上五药俱为佐药。甘草调和诸药为使。九味配伍，既能统治风寒湿邪，又能兼顾协调表里，共成发汗祛湿，兼清里热之剂。

临床应用本方，尚须根据病情轻重，辅以羹粥。若寒邪较甚，表证较重，宜热服本方，药后应啜粥以助药力，以便酿汗祛邪；若寒邪不甚，表证较轻，则不必啜粥，温服本方即可微发其汗。

本方配伍特点有二：一是升散药和清热药的结合运用。正如《顾松园医镜》所说："以升散诸药而臣以寒凉，则升者不峻；以寒凉之药而君以升散，则寒者不滞。"二是体现了"分经论治"的思想。原书服法中强调"视其经络前后左右之不同，从其多少大小轻重之不一，增损用之"。明示本方药备六经，通治四时，运用当灵活权变，不可执一，对后世颇有启迪。

【运用】

（1）辨证要点：本方是主治外感风寒湿邪而兼有里热证的常用方，亦是体现"分经论治"思想的代表方。临床应用以恶寒发热，头痛无汗，肢体酸楚疼痛，口苦微渴为辨证要点。

（2）加减变化：若湿邪较轻，肢体酸楚不甚者，可去苍术、细辛以减温燥之性；如肢体关节痛剧者，加独活、威灵仙、姜黄等以加强宣痹止痛之力；湿重胸满者，可去滋腻之生地黄，加枳壳、厚朴行气化湿宽胸；无口苦微渴者，生地黄、黄芩又当酌情裁减；里热甚而烦渴者，可配加石膏、知母清热除烦止渴。

(3) 现代运用：本方常用于感冒、风湿性关节炎、偏头痛、腰肌劳损等属外感风寒湿邪，兼有里热者。

(4) 使用注意：本方为辛温燥烈之剂，故风热表证及阴虚内热者不宜使用。

【附方】

羌活汤（《奇效良方》） 羌活 独活 干姜炮 牛膝酒浸、炒 草豆蔻 桂心各半两（各6g） 细辛 藿香各一分（各1g） 吴茱萸汤洗，炒 陈皮去白，各半两（各6g） 干蝎炒 半夏汤洗，各一分（各1g） 甘草炙，四钱（12g） 川芎 白术各一两（各15g） 每服三钱匕，水一盏，煎至七分，去滓，稍热，不拘时候，身暖并筋脉舒展则止。功用：温里散寒，祛风散邪。主治：治寒风中，面青，遍身骨节俱冷，两手拘急，筋脉牵抽，手足不仁，厥冷，得暖气则舒展。

【原书主治】

《此事难知》："易老解利法：经云：有汗不得服麻黄，无汗不得服桂枝，若差服，则其变不可胜数，故立此法，使不犯三阳禁忌，解利神方。""九味羌活汤不独解利伤寒，治杂病有神。中风行经者加附子；中风秘涩者加大黄；中风并三气合而成痹等病，各随十二经上下内外寒热温凉，四时六气，加减补泻用之，炼蜜作丸尤妙。"

【现代研究】九味羌活汤水提物10.5g/kg和醇提物20g/kg或25g/kg剂量口服灌胃时，能明显减少醋酸所致小鼠的扭体次数，提高热板法所致小鼠的痛阈值；其醇提液30g/kg能明显抑制巴豆油引起的小鼠耳肿胀和蛋清引起的大鼠足肿胀；水煎液8.1g/kg和21.6g/kg可使疫苗或啤酒酵母、内毒素等多种致热原引起的发热模型动物（家兔、大鼠）的发热体温下降，且作用迅速；10.5g/kg剂量能减少小鼠自发活动次数。本方还能明显促进抗体生成，加速机体对内毒素的清除。上述研究表明，九味羌活汤有镇痛、抗炎、解热、镇静、调节免疫等作用。[蒋孟良．九味羌活汤镇痛抗炎作用的研究．中成药，1992，11（2）：25.]

香苏散

《太平惠民和剂局方》

【组成】香附子 紫苏叶各四两（各12g） 甘草炙，一两（3g） 陈皮二两（6g）

【用法】上为粗末。水煎服。

【功用】疏散风寒，理气和中。

【主治】外感风寒，气郁不舒证。恶寒身热，头痛无汗，胸脘痞闷，不思饮食。舌苔薄白，脉浮。

【方解】本方主治外感风寒，内兼气滞之证。恶寒发热，头痛无汗，与一般表证无异。胸脘痞闷，不思饮食，则为气郁湿滞之象。但此证舌苔薄白而不腻，显然偏于气郁。风寒在表，不用发散之品则表证不解；气郁于里，不用理气之药则气滞不除。唯有解表与理气并行，方为两全之法。

紫苏叶辛温，归肺、脾二经，发表散寒，理气宽中，一药而兼两用，切中病机，为君药。香附辛苦甘平，行气开郁，为臣药。君臣相合，紫苏叶得香附之助，则调畅

气机之功益著。香附借紫苏叶之升散，则能上行外达以祛邪。胸脘痞闷虽缘于气郁，亦与湿滞有关。佐以陈皮理气燥湿，一则协君臣行气滞以畅气机，二则化湿浊以行津液。甘草健脾和中，与香附、陈皮相配，使行气而不致耗气，并调和药性，为佐使药。如此配伍，使表邪解则寒热除，气机畅则痞闷消。

【运用】

（1）辨证要点：本方为治疗外感风寒而兼气滞的常用方。临床应用以恶寒发热，头痛无汗，胸脘痞闷，苔薄白，脉浮为辨证要点。

（2）加减变化：风寒表证较重，加葱白、生姜、荆芥等以加强发汗解表的作用；气郁较甚，胸胁胀痛，脘腹胀满者，加柴胡、厚朴、大腹皮等以加强行气解郁之力；湿浊较重，胸闷，不思饮食，苔白腻者，加藿香、厚朴、半夏等以化湿运脾；兼见咳嗽有痰者，加紫苏子、桔梗、半夏等以降气化痰止咳。

（3）现代运用：本方多用于胃肠型感冒属感受风寒兼气机郁滞者。

【原书主治】

《太平惠民和剂局方》：“四时温疫，伤寒。”

金沸草散

《太平惠民和剂局方》

【组成】金沸草三两（90g）　前胡三两（90g）　麻黄去节，三两（90g）　荆芥穗四两（120g）　制半夏一两（30g）　甘草一两（30g）　赤芍一两（30g）

【用法】上为粗末。每次每服三钱（9g），水一盏半，水煎服。生姜三片，大枣一枚，剪至八分，去滓温服，不拘时候。

【功用】疏风散寒，宣肺化痰，止咳。

【主治】风寒咳嗽。咳嗽痰稀，鼻塞流涕，恶寒发热，头痛，苔白腻，脉浮。

【方解】本方治证为风寒犯肺，郁于气道，肺气不能宣畅所致。治疗宜疏风散寒，化痰止咳。方中金沸草化痰止咳，麻黄、前胡、荆芥穗解表散寒，兼有止咳化痰作用；制半夏化痰止咳；生姜散寒解表，温肺化饮；甘草止咳，调和药性；大枣调和药性；赤芍性凉，制约诸药温燥之性。

【运用】

（1）辨证要点：咳嗽痰稀，鼻塞流涕，恶寒发热，头痛，苔白腻，脉浮。

（2）加减变化：若外感风寒初起，头痛鼻塞，恶寒发热等表证较重者。加防风、紫苏叶、生姜以解表散邪；燥气焚金，干咳无痰者。加瓜蒌、贝母、知母以润燥化痰；痰涎稠黏者，加半夏、茯苓、桑白皮以除湿化痰。

（3）现代运用：本方常用于支气管炎、上呼吸道感染、百日咳等属风寒客表，肺气失宣者。

（4）使用注意：阴虚劳嗽或肺热咳嗽者，不宜使用。

【附方】

1. 止嗽散（《医学心悟》）桔梗炒　荆芥　紫菀蒸　百部蒸　白前蒸，各二斤（各10g）

甘草炒，十二两（5g）　陈皮去白，一斤（6g）　上为末。每服三钱（9g），食后、临卧开水调下；初感风寒，生姜汤调下（现代用法：共为末，每服9g，温开水或姜汤送下。亦可作汤剂，水煎服）。功用：宣利肺气。疏风止咳。主治：风邪犯肺证。咳嗽咽痒，咯痰不爽，或微有恶风发热，舌苔薄白，脉浮缓。

2. 华盖散（《博济方》）　紫苏子　麻黄　杏仁　陈皮　桑白皮　赤茯苓各一两（各30g）　甘草半两（15g）　上为末，每服2钱（6g），水煎，食后温服。宣肺解表，祛痰止咳。主治：素体痰多，肺感风寒证。咳嗽上气。呀呷有声，吐痰色白，胸膈痞满，鼻塞声重，恶寒发热，苔白润，脉浮紧。

【原书主治】

《博济方》："治伤寒壮热，风热壅盛，头目心胸不利，妇人血风朝发，丈夫风气上攻，状如中脘有痰，令人壮热，头疼、项筋紧急，时发寒热，皆类伤风，有寒气则出汗，如风盛则荆芥穗（四两）、旋覆花（三两）、前胡（三两）、半夏（一两）、赤芍（一两）、麻黄（三两）、金沸草（四两）。上七味，同为末，每服二钱，水一盏，入姜枣同煎，至六分，热服，如汗出，并三服。"

第二节　辛凉解表

辛凉解表剂，适用于风热表证。症见发热，微恶风寒，头痛，咽痛，咳嗽，口渴，舌尖红，苔薄黄，脉浮数等。常以辛凉解表药如薄荷、牛蒡子、桑叶、菊花等为主组成方剂。由于温邪袭人，具有发病急、传变快、易搏结气血、蕴而成毒、多夹有秽浊之气等特点，加之温邪上受，首先犯肺，每致肺气失宣，故此类方剂多配伍清热解毒的金银花、连翘及宣降肺气的桔梗、杏仁等。代表方如银翘散、桑菊饮、麻黄杏仁甘草石膏汤。

银翘散

《温病条辨》

【组成】连翘一两（30g）　金银花一两（30g）　苦桔梗六钱（18g）　薄荷六钱（18g）　竹叶四钱（12g）　生甘草五钱（15g）　荆芥穗四钱（12g）　淡豆豉五钱（15g）　牛蒡子六钱（18g）

【用法】上杵为散。每服六钱（18g），鲜苇根汤煎，香气大出，即取服，勿过煎。肺药取轻清，过煎则味厚入中焦矣。病重者，约二时一服，日三服，夜一服；轻者，三时一服，日二服，夜一服；病不解者，作再服（现代用法：作汤剂，水煎服，用量按原方比例酌减）。

【功用】辛凉透表，清热解毒。

【主治】温病初起。发热，微恶风寒，无汗或有汗不畅，头痛口渴，咳嗽咽痛，舌尖红，苔薄白或薄黄，脉浮数。

【方解】温病初起，邪在卫分，卫气被郁，开阖失司，故发热、微恶风寒、无汗或有汗不畅；肺位最高而开窍于鼻，邪自口鼻而入，上犯于肺，肺气失宣，则见咳嗽；

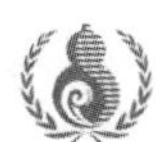

风热搏结气血，蕴结成毒，热毒侵袭肺系门户，则见咽喉红肿疼痛；温邪伤津，故口渴；舌尖红，苔薄白或微黄，脉浮数均为温病初起之佐证。治宜辛凉透表，清热解毒。方中金银花、连翘气味芳香，既能疏散风热，清热解毒，又可辟秽化浊，在透散卫分表邪的同时，兼顾了温热病邪易蕴结成毒及多夹秽浊之气的特点，故重用为君药。薄荷、牛蒡子辛凉，疏散风热，清利头目，且可解毒利咽；荆芥穗、淡豆豉辛而微温，解表散邪，此二者虽属辛温，但辛而不烈，温而不燥，配入辛凉解表方中，增强辛散透表之力，是为去性取用之法，以上四药俱为臣药。芦根、竹叶清热生津；桔梗开宣肺气而止咳利咽，同为佐药。甘草既可调和药性，护胃安中，又合桔梗利咽止咳，是属佐使之用。本方所用药物均系清轻之品，加之用法强调“香气大出，即取服，勿过煎”，体现了吴氏“治上焦如羽，非轻莫举”的用药原则。

本方配伍特点有二：一是辛凉之中配伍少量辛温之品，既有利于透邪，又不悖辛凉之旨。二是疏散风邪与清热解毒相配，具有外散风热、内清热毒之功，构成疏清兼顾，以疏为主之剂。

【运用】

（1）辨证要点：《温病条辨》称本方为“辛凉平剂”，是治疗外感风热表证的常用方。临床应用以发热，微恶寒，咽痛，口渴，脉浮数为辨证要点。

（2）加减变化：渴甚者，为伤津较甚，加天花粉生津止渴；项肿咽痛者，系热毒较甚，加马勃、玄参清热解毒，利咽消肿；衄者，由热伤血络，去荆芥穗、淡豆豉之辛温，加白茅根、侧柏炭、栀子炭凉血止血；咳者，是肺气不利，加杏仁苦降肃肺以加强止咳之功；胸膈闷者，乃夹湿邪秽浊之气，加藿香、郁金芳香化湿，辟秽祛浊。

（3）现代运用：本方广泛用于急性发热性疾病的初起阶段，如感冒、流行性感冒、急性扁桃体炎、上呼吸道感染、肺炎、麻疹、流行性脑膜炎、乙型脑炎、腮腺炎等辨证属温病初起，邪郁肺卫者。皮肤病如风疹、荨麻疹、疮痈疖肿，亦多用之。

（4）使用注意：凡外感风寒及湿热病初起者禁用。因方中药物多为芳香轻宣之品，不宜久煎。

【原书主治】

《温病条辨》：“太阴风温、温热、温疫、冬温，初起恶风寒者，桂枝汤主之。但热不恶寒而渴者，辛凉平剂银翘散主之。”

《温病条辨》：“本方谨遵《内经》‘风淫于内，治以辛凉，佐以苦甘；热淫于内，治以咸寒，佐以甘苦’之训；又宗喻嘉言芳香逐秽之说，用东垣清心凉膈散，辛凉苦甘。病初起，且去入里之黄芩，勿犯中焦；加银花辛凉，芥穗芳香，散热解毒；牛蒡子辛平润肺，解热散结，除风利咽；皆手太阴药也。……此方之妙，预护其虚，纯然清肃上焦，不犯中下，无开门揖盗之弊，有轻以去实之能，用之得法，自然奏效。”

【现代研究】现代研究发现银翘散有抗流感病毒作用，而黄酮类物质是抗流感病毒的活性成分之一，可以抑制流感病毒唾液酸酶的活性和抑制膜融合。因而黄酮类成分为银翘散抗流感病毒作用的主要物质基础之一。9 味药中以连翘、薄荷、荆芥和金银花贡献为大，说明银翘散抗病毒活性中连翘、薄荷、荆芥和金银花可能起着较为重要的作用。

药理研究表明，本方（最小起效剂量0.45g/kg）能使五联菌苗和啤酒酵母所致的发热模型动物（家兔、大鼠）的体温下降，作用显著，效果与复方阿司匹林相似，具有吸收快、起效快、排泄迅速、作用维持时间短等特点。对实验性急性炎症模型有较强的抑制作用，并能明显增加大鼠肾上腺中胆固醇的含量。降低肾上腺中维生素C含量，升高血浆中醛固酮和皮质醇水平，兴奋下丘脑-垂体-肾上腺皮质轴，通过多种途径整合而实现抗炎作用。能显著抑制新斯的明诱发的小鼠肠道运动亢进，抑制肠蠕动。体外实验证明，对金黄色葡萄球菌、溶血链球菌、卡他球菌、白喉杆菌、大肠杆菌等有明显抑制作用。

银翘散的药效及毒理研究表明其具有解热、抗菌、抗病毒、抗炎、抗过敏、镇痛、增强免疫等作用，且无明显的毒副作用。[石钺，石任兵，刘斌，等．银翘散抗病毒有效部位群总黄酮含量的测定．北京中医药大学学报，2001，24（2）：44.]

桑菊饮

《温病条辨》

【组成】桑叶二钱五分（7.5g）　菊花一钱（3g）　杏仁二钱（6g）　连翘一钱五分（5g）　薄荷八分（2.5g）　苦桔梗二钱（6g）　生甘草八分（2.5g）　苇根二钱（6g）

【用法】水二杯，煮取一杯，日二服（现代用法：水煎温服）。

【功用】疏风清热，宣肺止咳。

【主治】风温初起，表热轻证。咳嗽，身热不甚，口微渴，脉浮数。

【方解】本方证为温热病邪从口鼻而入，邪犯肺络，肺失清肃，故以咳嗽为主症；受邪轻浅，可见身不甚热，口渴亦微。治当疏风清热，宣肺止咳。方中桑叶甘苦性凉，疏散上焦风热，且善走肺络，能清宣肺热而止咳嗽；菊花辛甘性寒，疏散风热，清利头目而肃肺，二药轻清灵动，直走上焦，协同为用，以疏散肺中风热见长，共为君药。薄荷辛凉，疏散风热，以助君药解表之力；杏仁苦降，肃降肺气；桔梗辛散，开宣肺气，与杏仁相合，一宣一降，以复肺脏宣降而能止咳，是宣降肺气的常用组合，三者共为臣药。连翘透邪解毒；芦根清热生津，为佐药。甘草调和诸药为使。诸药相伍，使上焦风热得以疏散，肺气得以宣降，则表证解、咳嗽止。

本方从“辛凉微苦”立法，其配伍特点：一以轻清宣散之品，疏散风热以清头目；一以苦辛宣降之品，理气肃肺以止咳嗽。

银翘散与桑菊饮都是治疗温病初起的辛凉解表方剂，组成中都有连翘、桔梗、甘草、薄荷、芦根五药。但银翘散用金银花配伍荆芥、豆豉、牛蒡子、竹叶，解表清热之力强，为“辛凉平剂”；桑菊饮用桑叶、菊花配伍杏仁，肃肺止咳之力大，而解表清热作用较银翘散为弱，故为“辛凉轻剂”。

【运用】

（1）辨证要点：本方是主治风热犯肺之咳嗽证的常用方剂。临床应用以咳嗽，发热不甚，微渴，脉浮数为辨证要点。

（2）加减变化：若二三日后，气粗似喘，是气分热势渐盛，加石膏、知母以清解

气分之热；若咳嗽较频，是肺热甚，可加黄芩清肺热；若咳痰黄稠，咯吐不爽，加瓜蒌、黄芩、桑白皮、贝母以清热化痰；咳嗽咯血者，可加白茅根、茜草根、牡丹皮凉血止血；若口渴甚者，加天花粉生津止渴；兼咽喉红肿疼痛，加玄参、板蓝根清热利咽。

(3) 现代运用：本方常用于感冒、急性支气管炎、上呼吸道感染、肺炎、急性结膜炎、角膜炎等屑风热犯肺或肝经风热者。

(4) 使用注意：本方为“辛凉轻剂”，故肺热甚者，当予加味后运用，否则病重药轻，药不胜病；若系风寒咳嗽，不宜使用。由于方中药物均系轻清之品，故不宜久煎。

【原书主治】

《温病条辨》：“太阴风温，但咳，身不甚热，微渴者，辛凉轻剂桑菊饮主之。”

《温病条辨》：“此辛甘化风、辛凉微苦之方也。盖肺为清虚之脏，微苦则降，辛凉则平，立此方所以避辛温也。今世佥用杏苏散通治四时咳嗽，不知杏苏散辛温，只宜风寒，不宜风温，且有不分表里之弊。此方独取桑叶、菊花者，桑得箕星之精，箕好风，风气通于肝，故桑叶善平肝风；春乃肝令而主风，木旺金衰之候，故抑其有余。桑叶芳香有细毛，横纹最多，故亦走肺络而宣肺气；菊花晚成，芳香味甘，能补金、水二脏，故用之以补其不足。风温咳嗽，虽系小病，常见误用辛温重剂，销铄肺液，致久嗽成劳者，不一而足。圣人不忽于细，必谨于微，医者于此等处，尤当加意也。”

柴葛解肌汤

《伤寒六书》

【组成】柴胡 (6g)　干葛 (9g)　甘草 (3g)　黄芩 (6g)　羌活 (3g)　白芷 (3g)　芍药 (6g)　桔梗 (3g)（原书无用量）

【用法】水二盅，加生姜三片，大枣二枚，槌法加石膏末一钱 (3g)，煎之热服（现代用法：加生姜 3 片，大枣 2 枚，石膏 12g，水煎温服）。

【功用】解肌清热。

【主治】外感风寒，郁而化热证。恶寒渐轻，身热增盛，无汗头痛，目疼鼻干，心烦不眠，咽干耳聋，眼眶痛，舌苔薄黄，脉浮微洪。

【方解】本方证乃太阳风寒未解，而又化热入里。外感风寒，本应恶寒较甚，而此恶寒渐轻，身热增盛者，为寒郁肌腠化热所致。因表寒未解，故恶寒仍在，并见头痛、无汗等症。阳明经脉起于鼻两侧，上行至鼻根部，经眼眶下行；少阳经脉行于耳后，进入耳中，出于耳前，并行至面颊部，到达眶下部；入里之热初犯阳明、少阳，故目疼鼻干、眼眶痛、咽干耳聋。热扰心神，则见心烦不眠；脉浮而微洪是外有表邪，里有热邪之佐证。此证乃太阳风寒未解，郁而化热，渐次传入阳明，波及少阳，故属三阳合病。治宜辛凉解肌，兼清里热。方以葛根、柴胡为君。葛根味辛性凉，辛能外透肌热，凉能内清郁热；柴胡味辛性寒，既为“解肌要药”（《明医指掌》卷1)，且有疏畅气机之功，又可助葛根外透郁热。羌活、白芷助君药辛散发表，并止诸痛；黄芩、石膏清泻里热，四药俱为臣药。其中葛根配白芷、石膏，清透阳明之邪热；柴胡配黄芩，透解少阳之邪热；羌活发散太阳之风寒，如此配合，三阳兼治，并治阳明为主。桔梗宣畅肺气以利解表；白芍、大枣敛阴养血，防止疏散太过而伤阴；生姜发散风寒，均为佐药。甘草调和诸药而为使药。诸药相配，共成辛凉解肌，兼清里热之剂。

本方的配伍特点：温清并用，侧重于辛凉清热；表里同治，侧重于疏泄透散。它和一般辛凉解表以治风热表证之方，当有区别。

【运用】

（1）辨证要点：本方是治疗太阳风寒未解，入里化热，初犯阳明或三阳合病的常用方。临床应用以发热重，恶寒轻，头痛眼眶痛，鼻干，脉浮微洪为辨证要点。

（2）加减变化：若无汗而恶寒甚者，可去黄芩，加麻黄增强发散表寒之力，值夏秋可以紫苏叶代之；热邪伤津而见口渴者，宜加天花粉、知母以清热生津；恶寒不明显而里热较甚，见发热重、烦躁、舌质偏红者，宜加金银花、连翘，并重用石膏以加强清热之功。

（3）现代运用：本方常用于感冒、流行性感冒、牙龈炎、急性结膜炎等属外感风寒，邪郁化热者。

（4）使用注意：若太阳表邪未入里者，不宜使用本方，恐其引邪入里；若里热而见阳明腑实（大便秘结不通）者，亦不宜使用。

【附方】

葛根解肌汤（《太平惠民和剂局方》） 葛根四两（12g） 麻黄去节，三两（9g） 肉桂去粗皮，一两（3g） 甘草炙 黄芩 芍药各二两（各6g） 用法：上为粗末。用法用量：每服三钱，水一盏半，入枣一枚剥破，煎至八分，去滓，稍热服，不拘时候，取汗出为度。功效：解表散邪，祛风止痛。主治：伤寒、温病、时行寒疫，头痛项强，发热恶寒，肢体拘急，骨节烦疼，腰脊强痛，胸膈烦闷。

【原书主治】

《伤寒六书》：“治足阳明胃经受邪，目疼，鼻干，不眠，头疼，眼眶疼，脉来微洪，宜解肌，属阳明经病，其正阳明腑病，别有治法。”

升麻葛根汤

《太平惠民和剂局方》

【组成】升麻 芍药 甘草（各300g） 葛根（450g）

【用法】上为粗末。每服三钱（9g），用水一盏半，煎取一中盏，去滓，稍热服，不拘时候，一日二三次。以病气去，身清凉为度（现代用法：作汤剂，水煎服，用量按原方比例酌减）。

【功用】解肌透疹。

【主治】麻疹初起。疹发不出，身热头痛，咳嗽，目赤流泪，口渴，舌红。苔薄而干，脉浮数。

【方解】麻疹之疾，是由小儿肺胃蕴热，又感麻毒时疫之邪所致。若麻疹初起，又遇外邪袭表，抑遏疹毒外达之机，以致疹发不出。或疹出不畅。麻毒、外邪犯肺，邪

正相争，清肃失调，故初起可见身热头痛、咳嗽、脉浮数等肺卫症状；风邪疹毒上攻头面，故目赤流泪；热灼津伤，则口渴、舌红苔干。治当辛凉解肌，透疹解毒。君以升麻，辛甘性寒，入肺、胃经，解肌透疹，清热解毒。臣以葛根，味辛甘性凉，入胃经，解肌透疹，生津除热。二药相配，轻扬升散，通行肌表内外，对疹毒欲透未透，病势向外者，能因势利导，故为透达疹毒的常用组合。佐以赤芍，味苦性寒而入血分，清热凉血之中兼能活血，用以解血络热毒。使以炙甘草，调和药性。四药配伍，共奏解肌透疹之功。

【运用】

（1）辨证要点：本方为麻疹未发，或发而不透的基础方。临床应用以疹发不出或出而不畅，舌质红，脉数为辨证要点。

（2）加减变化：麻疹其邪属热，初起治宜透邪外出为主，清热解毒为辅。本方清疏之力皆弱，临证时可选加薄荷、荆芥、蝉蜕、牛蒡子、金银花等，以增强透疹清热之功。若因风寒袭表不能透发，兼见恶寒、无汗、鼻塞、流清涕、苔薄白等症，宜加防风、荆芥、柽柳以发表透疹；麻疹未透，色深红者，宜加紫草、牡丹皮、大青叶以凉血解毒。

（3）现代运用：方除用治麻疹外，亦治带状疱疹、单纯性疱疹、水痘、腹泻、急性细菌性痢疾等属邪郁肌表，肺胃有热者。

（4）使用注意：若麻疹已透，或疹毒内陷而见气急而粗、喘息抬肩、鼻煽者，则当禁用。

【原书主治】

《太平惠民和剂局方》：“大人、小儿时气瘟疫，头痛发热，肢体烦痛，及疮疹已发及未发。”

第三节　扶正解表

扶正解表剂，适用于表证而兼正气虚弱者。正虚指气、血、阴、阳不足。气虚或阳虚者外感风寒，若单纯发汗解表，不仅使已虚之阳气再随汗泄而更虚，且因正虚不能抗邪外出而致邪恋不解。恰当的治法是扶正祛邪，双管齐下，使正旺邪除。故本类方剂每由辛温解表的麻黄、羌活、防风、紫苏叶等与益气助阳的人参、黄芪、附子、细辛等构成益气解表、助阳解表方剂，代表方如败毒散、参苏饮、麻黄细辛附子汤。素体阴血不足而感受外邪，治疗不能专事发表，因阴血亏虚，汗源不充，感受外邪，不能作汗达邪，若强行发汗，更耗阴血，甚至造成汗多亡阴的不良后果。因此，此类方剂常由辛而微温或辛凉的解表药如葱白、豆豉、薄荷、葛根等，与滋阴养血的玉竹、生地黄等组成滋阴解表，养血解表方剂，代表方如加减葳蕤汤、葱白七味饮。

麻黄附子细辛汤

《伤寒论》

【组成】麻黄去节，二两（6g）　附子炮，去皮，破八片，一枚（9g）　细辛二两（3g）

【用法】上三味，以水一斗，先煮麻黄，减二升，去上沫，纳诸药，煮取三升，去滓。温服一升，日三服（现代用法：水煎温服）。

【功用】助阳解表。

【主治】

（1）少阴阳虚，外感风寒证。发热，恶寒甚剧，虽厚衣重被，其寒不解，神疲欲寐，脉沉微。

（2）暴哑。突发声音嘶哑，甚至失音不语，或咽喉疼痛，恶寒发热，神疲欲寐，舌淡苔白，脉沉无力。

【方解】本方是为素体阳虚，复感风寒之证而设。阳虚之体，应不发热，今反发热，并见恶寒甚剧，虽厚衣重被，其寒不解，是外受风寒，邪正相争所致；表证脉当浮，今脉反沉微，兼见神疲欲寐，是知阳气已虚。此阳虚外感，表里俱寒之证，若纯以辛温发散，则因阳虚而无力作汗，或虽得汗必致阳随液脱，治当助阳与解表并行。君以麻黄，辛温，发汗解表。臣以附子，辛热，温肾助阳。麻黄行表以开泄皮毛，逐邪于外；附子温里以振奋阳气，鼓邪达外。二药配合，相辅相成，为助阳解表的常用组合。佐以细辛，归肺、肾二经，芳香气浓，性善走窜，通彻表里，既能祛风散寒，助麻黄解表，又可鼓动肾中真阳之气，协附子温里。三药并用，补散兼施，使外感风寒之邪得以表散，在里之阳气得以维护，则阳虚外感可愈。

喉为肺系之门户，少阴肾经亦循喉咙至舌根。若为暴哑，乃大寒直犯肺肾，上窒窍隧，下闭肾气所致。方中麻黄散寒宣肺，附子温壮肾阳，细辛协二药辛通上下，合用则具宣上温下、开窍启闭之功。此为表里同治之方，易作上下同治之剂，乃灵活运用，异病同治之体现。

【运用】

（1）辨证要点：本方既是主治少阴阳虚，外感风寒的代表方、基础方，又是治疗大寒客犯肺肾所致咽痛声哑的常用方。临床应用以恶寒重，发热轻，神疲欲寐，脉沉为辨证要点。

（2）加减变化：若证为阳气虚弱而见面色苍白、语声低微、肢冷等，宜加人参、黄芪合附子以助阳益气；兼咳喘吐痰者，宜加半夏、杏仁以化痰止咳平喘；兼湿滞经络之肢体酸痛，加苍术、独活祛湿通络止痛。

【附方】

1. 麻黄附子甘草汤（《伤寒论》）　麻黄二两（6g）　附子炮，破八片，一枚（9g）　甘草二两（6g）　用法：上三味，以水七升，先煮麻黄一二沸，去上沫，纳诸药，煮取三升，去滓，温服一升，日三服。功用：助阳解表。主治：少阴阳虚，外感风寒。恶寒身痛，无汗。微发热，脉沉微者；或水病身面浮肿，短气，小便不利，脉沉而小。

2. 麻黄附子汤（《伤寒论》）　麻黄三两（9g）　附子炮，破八片，一枚（9g）　甘草二两（6g）　用法：上三味，以水七升，先煮麻黄一二沸，去上沫，纳诸药，煮取三升，去滓，温服一升，日三服。功用：温肾发汗，祛水平喘。主治：正水病（肾阳不足，不能温化水气，水湿停留，上逆于肺）。浮肿，腹满，喘息，脉沉小。

3. 附子细辛汤（《魏氏家藏方》）　细辛一两（30g）　川芎一两（30g）　附子生，去

皮脐，半两（15g）　麻黄去节，二钱半（7g）　用法用量：上为粗末。每服五钱（15g），加生姜三片，水一盏半，煎至七分，去滓服。主治：头痛连脑户或额间与目相连，欲得热物熨者。

【原书主治】

《伤寒论·辨少阳病脉证并治》301 条："少阴病，始得之，反发热，脉沉者，麻黄细辛附子汤主之"。

再造散

《伤寒六书》

【组成】黄芪（6g）　人参（3g）　桂枝（3g）　甘草（2g）　熟附子（3g）　细辛（2g）　羌活（3g）　防风（3g）　川芎（3g）　煨生姜（3g）

【用法】水二盅，大枣二枚，煎至一盅，槌法加炒白芍一撮，煎三沸，温服。

【功效】助阳益气，解表散寒。

【主治】阳气虚弱，外感风寒。恶寒发热，热轻寒重，无汗肢冷，倦怠嗜卧，面色苍白，语言低微，舌淡苔白，脉沉无力，或浮大无力。

【方解】发热恶寒，无汗头痛，是外感风寒，邪在肌表。热轻寒重，肢冷嗜卧，倦怠，神疲懒言，面色苍白，语言低微，舌淡苔白，是素体阳虚，又感风寒。阳气不足，故脉沉无力，或浮大无力。若纯以辛温大剂散寒，不但由于阳虚而无力作汗，或虽得汗而致阳随汗脱，治当助阳益气，解表散寒。本方用黄芪、人参、熟附子补气助阳，既能助药势以鼓邪外出，又可预防阳随汗脱。桂枝、细辛、羌活、防风、川芎疏风散寒，以解表逐邪。芍药和营，炒后寒性减弱，并制约附子、桂枝、细辛、羌活诸辛药之燥；煨生姜温胃，大枣补脾，合以升腾脾胃生发之气，调营卫而资汗源。甘草甘缓，使发汗不致过猛，又有安中调药作用。诸药相配，扶正不留邪，发汗不伤正，相辅相成。

本方是以《伤寒论》桂枝汤合麻黄附子细辛汤去麻黄，加黄芪、人参、羌活、防风、川芎组成。因其阳气虚弱，故不用麻黄发越阳气，而以桂枝汤加诸辛散药物，意在发散中兼调和营卫，且与黄芪、人参、附子等补气助阳之品相合，以标本兼顾。

【运用】

（1）辨证要点：本方是补气助阳，解表的代表方剂。以恶寒发热，热轻寒重，无汗肢冷，舌淡苔白，脉沉无力，或浮大无力为辨证要点。若血虚感寒或湿温初起均不可使用本方。

（2）现代运用：治疗老年人感冒、风湿性关节炎等病，证属阳气虚弱，外感风寒者。

（3）使用注意：血虚感寒或湿温初期，不宜使用。

【原书主治】

《伤寒六书》："治患头痛发热，项背强，恶寒无汗，用发汗药二三剂不出者，庸医不识此证，不论时令，遂以麻黄重药火劫取汗，误人死者多矣，殊不知阳虚不能作汗，故有此证名曰无阳证。"

参苏饮

《太平惠民和剂局方》

【组成】人参　紫苏叶　干葛　半夏　前胡　茯苓(各6g)　枳壳　桔梗　木香　陈皮　甘草炙(各4g)

【用法】每服四钱(12g),姜七片,枣一个,水煎,去滓,微热服。不拘时候(现代用法:加生姜7片,大枣1枚。水煎温服)。

【功用】益气解表,理气化痰。

【主治】气虚外感风寒,内有痰湿证。恶寒发热,无汗,头痛,鼻塞,咳嗽痰白,胸脘满闷,倦怠无力,气短懒言,苔白脉弱。

【方解】本方证由素体脾肺气虚,内有痰湿,复感风寒而致。风寒束表,肺气闭郁,故见恶寒发热、无汗头痛、鼻塞;痰湿塞肺,阻滞气机,故咳嗽痰白、胸脘满闷;表证应当脉浮,今脉反弱,且见倦怠无力、气短懒言,是气虚之征。治当益气解表,理气化痰。方中君以紫苏叶,辛温,归肺脾经,功擅发散表邪,又能宣肺止咳,行气宽中。臣以葛根,解肌发汗。人参益气健脾,紫苏叶、葛根得人参相助,则无发散伤正之虞,大有启门驱贼之势。佐以半夏、前胡、桔梗,止咳化痰,宣降肺气。木香、枳壳、陈皮,理气宽胸,醒脾畅中。茯苓,健脾渗湿以助消痰。七药相配,化痰与理气兼顾,既寓"治痰先治气"之意,又使升降复常,有助于表邪之宣散、肺气之开阖。佐使以甘草,补气安中,兼和诸药。煎服时,少加生姜、大枣,协苏、葛可解表,合参、苓、草能益脾。诸药配伍,共成益气解表、理气化痰之功。本方的配伍特点:一为散补并行,则散不伤正,补不留邪;二是气津并调,使气行痰消,津行气畅。本方与败毒散皆治气虚外感风寒。所不同者:败毒散所治为风寒夹湿之表证为主,气虚程度不重,故用羌活、独活、川芎、柴胡祛邪为主;此方为风寒表证,且气虚程度较重,故用紫苏叶、葛根、人参益气解表为主,加之痰湿与气滞亦甚,则又增半夏、木香、陈皮等化痰行气之品。

【运用】

(1)辨证要点:本方为治气虚外感风寒,内有痰湿证的常用方。临床应用以恶寒发热,无汗头痛,咳痰色白,胸脘满闷,倦怠乏力,苔白,脉弱为辨证要点。

(2)加减变化:若恶寒发热、无汗等表寒证重者,宜将荆芥、防风易葛根;头痛甚者,加川芎、白芷、藁本以增强解表止痛作用;气滞较轻者,可去木香以减其行气之力。

(3)现代运用:本方常用于感冒、上呼吸道感染等属气虚外感风寒兼有痰湿者。

【原书主治】

《太平惠民和剂局方》:"治感冒发热头痛,或因痰饮凝结,兼以为热。……中脘痞满,呕逆恶心开胃进食,无以逾此。"

败毒散

《太平惠民和剂局方》

【组成】柴胡去苗　前胡去苗，洗　川芎　枳壳去瓤，麸炒　羌活去苗　独活去苗　茯苓去皮　桔梗　人参去芦　甘草各三十两（各900g）

【用法】上为粗末。每服二钱（6g），水一盏，加生姜、薄荷各少许，同煎七分，去滓，不拘时服，寒多则热服，热多则温服（现代用法：作汤剂煎服，用量按原方比例酌减）。

【功用】散寒祛湿，益气解表。

【主治】气虚，外感风寒湿表证。憎寒壮热，头项强痛，肢体酸痛，无汗，鼻塞声重，咳嗽有痰，胸膈痞满，舌淡苔白，脉浮而按之无力。

【方解】本方证系正气素虚，又感风寒湿邪。风寒湿邪袭于肌表，卫阳被遏，正邪交争，故见憎寒壮热、无汗；客于肢体、骨节、经络，气血运行不畅，故头项强痛、肢体酸痛；风寒犯肺，肺气郁而不宣，津液聚而不布，故咳嗽有痰、鼻塞声重、胸膈痞闷；舌苔白腻，脉浮按之无力，正是虚人外感风寒兼湿之征。治当散寒祛湿，益气解表。方中羌活、独活发散风寒，除湿止痛，羌活长于祛上部风寒湿邪，独活长于祛下部风寒湿邪，合而用之，为通治一身风寒湿邪的常用组合，共为君药。川芎行气活血，并能祛风；柴胡解肌透邪，且能行气，二药既可助君药解表逐邪，又可行气活血加强宣痹止痛之力，俱为臣药。桔梗辛散，宣肺利膈；枳壳苦温，理气宽中，与桔梗相配，一升一降，是畅通气机、宽胸利膈的常用组合；前胡化痰以止咳；茯苓渗湿以消痰，皆为佐药。生姜、薄荷为引，以助解表之力；甘草调和药性，兼以益气和中，共为佐使之品。方中人参亦属佐药，用之益气以扶其正，一则助正气以鼓邪外出，并寓防邪复入之意；二则令全方散中有补，不致耗伤真元。综观全方，用羌独活、芎、柴、枳、桔、前等与参、苓、草相配，构成邪正兼顾，祛邪为主的配伍形式。扶正药得祛邪药则补不滞邪，无闭门留寇之弊；祛邪药得扶正药则解表不伤正，相辅相成。

喻嘉言用本方治疗外邪陷里而成之痢疾，意即疏散表邪，表气疏通，里滞亦除，其痢自止。此种治法，称为“逆流挽舟”法。

【运用】

（1）辨证要点：本方是一首益气解表的常用方。临床应用以恶寒发热，肢体酸痛，无汗，脉浮按之无力为辨证要点。

（2）加减变化：若正气未虚，而表寒较甚者，去人参，加荆芥、防风以祛风散寒；气虚明显者，可重用人参，或加黄芪以益气补虚；湿滞肌表经络，肢体酸楚疼痛甚者，可酌加威灵仙、桑枝、秦艽、防己等祛风除湿，通络止痛；咳嗽重者，加杏仁、白前止咳化痰；痢疾之腹痛、便脓血、里急后重甚者，可加白芍、木香以行气和血止痛。

（3）现代运用：本方常用于感冒、流行性感冒、支气管炎、风湿性关节炎、痢疾、过敏性皮炎、湿疹等属外感风寒湿邪兼气虚者。

（4）使用注意：方中药物多为辛温香燥之品，外感风热及阴虚外感者，均忌用。

若时疫、湿温、湿热蕴结肠中而成之痢疾，切不可用。

【附方】

荆防败毒散（《摄生众妙方》） 柴胡 荆芥 防风 前胡 川芎 枳壳去瓤，麸炒 羌活 独活 茯苓 桔梗一钱五分（各10g） 甘草五分（5g） 用法：水煎服。功用：发汗解表，散寒祛湿。主治：外感风寒湿邪，以及时疫疟疾、痢疾、疮疡具有风寒湿表证者。憎寒壮热，头项强痛，肢体酸痛，无汗，鼻塞声重，咳嗽有痰，胸膈痞满，舌淡苔白，脉浮。

【原书主治】

《太平惠民和剂局方》："伤寒时气，头痛项强，壮热恶寒，身体烦痛，及寒壅咳嗽，鼻塞声重；风痰头痛，呕秽寒热。"

【现代研究】人参败毒散能抑制蛋清所致大鼠足肿胀，抑制二甲苯所致小鼠耳郭肿胀，能提高大鼠肾上腺中胆固醇含量，能使大鼠血浆中醛固酮和皮质醇含量下降，能抑制腹腔毛细血管通透性，提示本方有较好的抗炎作用。[曾南．人参败毒散的抗炎作用及其机理研究．中药药理及临床，1992.（8）：12.]

加减葳蕤汤

《重订通俗伤寒论》

【组成】生葳蕤二钱至三钱（9g） 生葱白二枚至三钱（6g） 桔梗一钱至钱半（5g） 东白薇五分至一钱（3g） 淡豆豉三钱至四钱（12g） 苏薄荷一钱至钱半（5g） 甘草炙，五分（2g） 红枣二枚（2枚）

【用法】水煎，分次温服。

【功用】滋阴解表。

【主治】素体阴虚，外感风热证。头痛身热。微恶风寒，无汗或有汗不多，咳嗽，心烦，口渴，咽干，舌红，脉数。

【方解】本方主治阴虚之体外感风热者。外感风热，故见头痛身热，微恶风寒，无汗或有汗不多，咳嗽，口渴等症；阴虚之体，感受外邪，易于化热，且阴虚者亦多生内热，故除上述邪袭肺卫的见症外。尚有咽干、心烦、舌赤、脉数之症。治当辛凉解表，滋阴清热。君以葳蕤（即玉竹），味甘性寒，入肺胃经。为滋阴润燥主药，用以润肺养胃、清热生津，因其滋而不腻，对阴虚而有表热证者颇宜。薄荷辛凉，归肝、肺经。"为温病宜汗解者之要药"（《医学衷中参西录》上册），用以疏散风热、清利咽喉。共为君药。臣以葱白、淡豆豉，解表散邪，助薄荷以逐表邪。佐以白薇，味苦性寒，善于清热而不伤阴，于阴虚有热者甚宜；桔梗宣肺止咳。大枣甘润养血。使以甘草调和药性。诸药配伍。汗不伤阴，滋不碍邪，为滋阴解表之良剂。

【运用】

（1）辨证要点：本方专为素体阴虚，感受风热之证而设。临床应用以身热微寒，咽干口燥。舌红，苔薄白，脉数为辨证要点。

（2）加减变化：若表证较重，酌加防风、葛根以祛风解表；咳嗽咽干、咯痰不爽

者，加牛蒡子、瓜蒌皮以利咽化痰；心烦口渴较甚，加竹叶、天花粉以清热生津除烦。

(3) 现代运用：本方常用于老年人及产后感冒、急性扁桃体炎、咽炎等属阴虚外感者。

【附方】

葱白七味饮（《外台秘要》）　葱白连根切，一升（9g）　葛根切，六合（9g）　新淡豆豉一合（6g）　生姜切，二合（6g）　麦冬去心，六合（9g）　干地黄六合（9g）　劳水八升，以杓扬之一千遍。用法：上药以劳水煎之三分减二，去滓，分温三服。功效：养血解表。主治：病后阴血亏虚，调摄不慎，感受外邪。或失血（吐血、便血、咳血、衄血）之后，感冒风寒，头痛，身热微恶寒，无汗。

【原书主治】

《重订通俗伤寒论》："阴虚之体，感冒风温，及冬温咳嗽，咽干痰结者。"

小　结

解表剂共选正方17首，附方31首。根据功用不同，分为辛温解表、辛凉解表和扶正解表三类。

1. 辛温解表　适用于外感风寒表证。桂枝汤中桂、芍并用，发汗解表之力逊于麻黄汤，但有调和营卫之功，为辛温解表之和剂，主治外感风寒，发热有汗而恶风之表虚证，以及一切营卫不和的杂病。麻黄汤麻、桂并用，发汗散寒力强，又能宣肺平喘，为辛温解表重剂，主治外感风寒致恶寒发热、无汗而喘之表实证。正柴胡饮解表散寒，药性平和，为张介宾创制平散法之代表方，宜于气血不虚而外感风寒者。

小青龙汤长于解表散寒，温肺化饮，主治素有寒饮又感风寒之恶寒发热、咳喘痰多清稀、胸膈满闷者。

桂枝麻黄各半汤方，为桂枝汤与麻黄汤各取三分之一量，按1:1比例合方而成。两方为小剂组合，旨在使桂枝汤调和营卫而不留邪，麻黄汤解表发汗而不伤正。发热恶寒，而热多寒少，为阳气进而邪气少。里不和者呕而利，今不呕，清便自调，为里和。寒热一日二三度发，为邪气微。脉微缓，是邪气微弱，故云欲愈。脉微而恶寒者，此为表里俱虚；阳为表，阴为里，脉微而里虚，恶寒为表虚，故不可更发汗、更下、更吐也；阴阳俱虚，则面色青白，面热反有热色，为表未解，热色为赤色，得小汗则和，邪气外散皮肤，而身痒。与桂枝麻黄各半汤，小发其汗，以除表邪。

射干麻黄汤功用散寒宣肺，降逆化饮。主治痰饮郁结，气逆喘咳证。咳而上气，喉中有水鸡声。咳而上气，喉中有水鸡声，为寒饮内蕴于肺，外感风寒，导致肺气闭塞，宣降失职，痰阻气道，呼吸不利。此外，本方临床还可见胸膈满闷，舌苔白滑，脉浮紧等症。

九味羌活汤发汗祛湿之力较强，且兼清里热，主治外感风寒夹湿，兼有里热之证。症见恶寒发热、无汗身痛、口苦微渴等。

香苏散功能解表理气，适用于外感风寒，内兼气滞之恶寒发热、头痛无汗、胸脘痞闷、苔薄白等症。

金沸草散功用疏风散寒，宣肺化痰，止咳。主治风寒咳嗽。咳嗽痰稀，鼻塞流涕，恶寒发热，头痛，苔白腻，脉浮。证为风寒犯肺，郁于气道，肺气不能宣畅所致。方中金沸草化痰止咳，麻黄、前胡、荆芥穗解表散寒，兼有止咳化痰作用；制半夏化痰止咳；生姜散寒解表，温肺化饮；甘草止咳，调和药性；大枣调和药性；赤芍性凉，制约诸药温燥之性。

2. 辛凉解表 适用于外感风热或风温初起的表证银翘散与桑菊饮均为治疗风热表证的常用方剂，但银翘散解表之力大，且能清热解毒，主治风热犯卫之热重寒轻、咳嗽咽痛、口渴等症，为辛凉平剂；桑菊饮解表之力轻，重在宣肺止咳，主治风热较轻，邪在肺络，以咳嗽为主症者，为辛凉轻剂。柴葛解肌汤功能解肌清热，主治风寒入里化热，初犯阳明，或三阳合病之恶寒渐轻、身热增盛、无汗头痛、鼻干嗌干、眼眶痛、脉浮微洪等症。升麻葛根汤解肌清热而透疹，适用于麻疹欲出不出而身热、舌红、脉数者。

3. 扶正解表 适用于正虚而感受外邪之证。麻黄附子细辛汤助阳解表，主治素体阳虚外感风寒者。再造散助阳益气，解表散寒。主治阳气虚弱，外感风寒。恶寒发热，热轻寒重，无汗肢冷，倦怠嗜卧，面色苍白，语言低微，舌淡苔白，脉沉无力，或浮大无力。

参苏饮功能益气解表，且长于理肺化痰，适用于气虚外感风寒，兼有痰阻气滞证。败毒散散寒祛湿，益气解表。主治体虚而感风寒湿邪之表证。痢疾初起见表寒证者亦可应用。加减葳蕤汤功能滋阴解表，适用于阴虚之体感受风热证。

第二章　和解剂

凡具有和解少阳、调和肝脾、调和肠胃等作用，治疗伤寒邪在少阳、肝脾不和、肠胃不和等证的方剂，统称和解剂。属于“八法”中的“和法”。

和解剂原为治疗伤寒邪入少阳证设，少阳属胆，位于表里之间，既不宜发汗，又不宜吐下，唯有和解一法最为适当。然胆附于肝，与肝相表里，胆经发病可影响及肝，肝经发病也可影响及胆，且肝胆疾病又可累及脾胃，导致肝脾不和；若中气虚弱，寒热互结，又可导致肠胃不和。故和解剂除和解少阳以治少阳病证外，还包括调和肝脾以治肝郁脾虚、肝脾不和证；调和肠胃以治肠胃不和证。所以本章方剂分为和解少阳、调和肝脾、调和肠胃等三类。

和解剂组方配伍较为独特，往往既祛邪又扶正，既透表又清里，既疏肝又治脾，无明显寒热补泻之偏，性质平和，作用和缓，照顾全面。此为本类方剂的优势所在，也是其应用范围较广，主治病证较为复杂的原因。然而，和解剂毕竟以祛邪为主，纯虚不宜用，以防其伤正，但因兼顾正气，故纯实者亦不可选，以免贻误病情。

第一节　和解少阳

和解少阳剂适用于伤寒邪在少阴的病证。症见往来寒热，胸胁苦满，默默不欲饮食，心烦喜呕，口苦，咽干，目眩，脉弦等。常用柴胡或青蒿与黄芩相配为主组方，兼有气虚者，佐以益气扶正之品，并防邪陷入里；兼有湿邪者，佐以通利湿浊之品，导邪下泄。代表方如小柴胡汤、大柴胡汤、蒿芩清胆汤、达原饮等。

小柴胡汤

《伤寒论》

【组成】柴胡半斤（24g）　黄芩三两（9g）　人参三两（9g）　甘草炙，三两（9g）　半夏洗，半升（9g）　生姜切，三两（9g）　大枣十二枚（4枚）

【用法】上七味，以水一斗二升，煮取六升，去滓，再煎，取三升，温服一升，日三服（现代用法：水煎服）。

【功用】和解少阳。

【主治】

（1）伤寒少阳证。往来寒热，胸胁苦满，默默不欲饮食，心烦喜呕，口苦，咽干，目眩，舌苔薄白，脉弦者。

（2）热入血室证。妇人伤寒，经水适断，寒热发作有时。

（3）三阳合病阳微结证。微恶寒，心下痞满，口不欲食，大便硬，手足冷，脉细。

（4）产后郁冒便结证。但头汗出，头昏目眩，呕不能食，大便反坚，脉微弱。

（5）黄疸、疟疾以及内伤杂病而见少阳证或肝脾失和证。

【方解】本方为和解少阳的代表方剂。少阳经脉循胸布胁，位于太阳、阳明表里之间，太阳为表，阳明为里，故少阳称半表半里。伤寒邪犯少阳，邪正相争，正胜欲拒邪出于表，邪胜欲入里并于阴，正胜则发热，邪胜则恶寒，正邪相争互有胜负，故出现少阳病往来寒热主要热型；足少阳之脉起于目锐眦，其支者，下胸中，贯膈，络肝，属胆，循胁里；邪在少阳，经气不利，郁而化热，胆火上炎，而致胸胁苦满、心烦、口苦、咽干、目眩；肝胆气郁，疏泄失职，故默默寡言；胆热犯胃，胃失和降，气逆于上，故不欲饮食而喜呕；若妇人经期，感受风邪，邪热内传，热与血结，血热瘀滞，疏泄失常，故经水不当断而断，寒热发作有时。若三阳合病，表邪未尽，则微恶寒，邪入少阳，阳郁不达，脉管滞塞则手足冷，脉细。邪结胸胁，气机不利，津液不下，胃气失和导致心下痞满，口不欲食，大便硬，属阳微结证。若产妇亡血伤津，阴液亏损，阴虚则阳无所制，复感邪气，邪气闭阻，阳气上逆，故郁冒结便。若邪郁肝胆，疏泄失职，胆汁外溢，则发黄疸。以上诸证，虽症状各异，但总的病机仍是但热内郁，脾胃失和，表里三焦枢机不利所致，故唯宜和解之法。因邪在表者，当从汗解；邪入里者，则当吐下。今邪既不在表，又不在里，而在表里之间，则非汗、吐、下所宜，故唯宜和解之法。方中柴胡气薄质轻，味苦性微寒，入肝胆经，透泄少阳之邪，并能疏泄气机之郁滞，使少阳半表之邪得以疏散，为君药。黄芩苦寒气味俱重，清泻少阳胆腑半里之热，为臣药。柴胡之升散，得黄芩之降泄，两者配伍，是和解少阳的基本结构，柴胡与黄芩合用，柴胡用量大于黄芩，其外透之力强于内清之功，疏解少阳半表之邪，以挫邪传阳明之势。胆气犯胃，胃失和降，佐以半夏、生姜和胃降逆止呕；邪从太阳传入少阳，缘于正气本虚，故又佐以人参、大枣益气健脾，一者取其扶胃气助少阳之气以祛邪外出，二者取其益气以实太阴之里，以绝邪传三阴之路，御邪内传，俾正气旺盛，则邪无内向之机。炙甘草助参、枣扶正，且能调和诸药，为佐使药。诸药合用，以和解少阳为主，兼补胃气，使邪气得解，枢机得利，胃气调和，则诸症自除。药共七味，外可和解表里之枢，宣通内外，内可调升降之枢纽，疏泄肝胆，寒温并用，相辅相成，通利三焦，故为和解少阳，调和中焦之良方。

原方“去滓再煎”，正如喻嘉言曰：“然一方之中，柴胡欲出表，黄芩欲入里，半夏欲祛痰，纷纷而动，不和甚矣。故去滓复煎，取其药性合而为一。”此提法可供参考。可见去滓再煎的目的使药性更为醇和，药汤之量更少，减少了汤液对胃的刺激，避免停饮致呕。

小柴胡汤为和剂，一般服药后不经汗出而病解，但也有药后得汗而愈者，这是正复邪却，胃气调和所致。正如《伤寒论》所说：“上焦得通，津液得下，胃气因和，身濈然汗出而解。”若少阳病证经误治损伤正气，或患者素体正气不足，服用本方，亦可见到先寒战后发热而汗出的“战汗”现象，属正胜邪却之征。

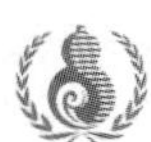

【运用】

(1) 辨证要点：本方为治疗伤寒少阳证的基础方，又是和解少阳法的代表方。临床应用以往来寒热，胸胁苦满，默默不欲饮食，心烦喜呕，口苦，咽干，苔白，脉弦为辨证要点。临床上只要抓住前四者中的一二主证，便可用本方治疗，不必待其证候悉具。正如《伤寒论》101 条所说："伤寒中风，有柴胡证，但见一证便是，不必悉具。"

(2) 加减变化："若胸中烦而不"，为胃气和而热聚于胸，可去性温燥之半夏，益气之人参，以防助邪恋邪之弊，加瓜蒌以清热理气宽胸"若渴"，是热伤津液，可去性温燥之半夏，加天花粉止渴生津，加重人参用量，以气阴兼顾；"若腹中痛"，是脾气虚，肝气乘脾，宜去苦寒之黄芩，加芍药柔肝缓急止痛；"若胁下痞硬"，是气滞痰郁，可去甘壅之大枣，加牡蛎软坚散结；"若心下悸，小便不利者"，是水气凌心，宜去苦寒伤阳之黄芩，加茯苓利水渗湿，宁心安神；"若不渴，外有微热者"，是里和表邪仍在，宜去益气和里之人参，加桂枝解表，并注意"温覆微汗愈"；咳者，是素有肺寒留饮，宜去人参、大枣、生姜，加五味子、干姜温肺止咳。

(3) 现代运用：本方常用于呼吸系统：感冒、流行性感冒，支气管炎、肺炎、哮喘等疾病。消化系统：急慢性胃炎、胃溃疡、胆结石、急慢性胆囊炎、胆汁反流性胃炎、急性胰腺炎、慢性肝炎、肝硬化。循环系统：病毒性心肌炎、冠心病、肺心病、风心病等。神经系统：神经官能症、梅尼埃病、泌尿系感染等疾病。妇产科：产褥热、急性乳腺炎。男性病科：睾丸炎。五官科：中耳炎等。传染病科：疟疾。凡属邪踞少阳，胆胃不和者均可使用。

(4) 使用注意：因方中柴胡升散，黄芩、半夏性燥，人参、甘草、大枣壅滞，故对阴虚血少或湿热内盛者慎用或禁用。

【附方】

1. 柴胡桂枝干姜汤（《伤寒论》）　柴胡半斤（24g）　桂枝去皮，三两（9g）　干姜二两（6g）　栝楼根四两（12g）　黄芩三两（9g）　牡蛎熬，二两（6g）　甘草炙，二两（6g）　上七味，以水一斗二升，煮取六升，去滓，再煎取三升，温服一升，日三服，初服微烦，复服汗出便愈（现代用法：水煎服，一日一剂）。功用：和解少阳，温化水饮。主治：少阳病兼水饮内结。症见往来寒热，心烦，胸胁满微结，小便不利，渴而不呕，但头汗出。

2. 柴胡桂枝汤（《伤寒论》）　柴胡四两（12g）　桂枝　生姜　黄芩　人参　甘草炙　芍药各一两半（各 4.5g）　半夏洗，二合半（4.5g）　大枣六枚（2 枚）　上九味，以水七升，煮取三升，去滓，温服一升，日三服（现代用法：水煎服，一日一剂，日 2 次服用）。功用：和解少阳，兼以解表。主治：太阳少阳并病。症见发热，心烦，微恶风寒，肢节烦痛，微呕，胸胁心下微满，舌苔薄白，脉浮弦。

3. 柴胡加芒硝汤（《伤寒论》）　柴胡二两十六铢（8g）　黄芩一两（3g）　人参一两（3g）　甘草炙，一两（3g）　生姜一两（3g）　半夏切，二十铢（3g）　大枣四枚（1 枚）　芒硝二两（6g）　上八味，以水四升，煮取二升，去滓，纳芒硝，更煮微沸，分温再服，不解更作（现代用法：水煎服，一日一剂，日 3 次服用）。功用：和解少阳，泄热去实。

主治：邪犯少阳，兼阳明里实，正气已伤。症见胸胁满而呕，日晡所发潮热，伴微利，舌质稍红，舌苔薄黄，脉弦数。

4. 柴平汤《景岳全书》　柴胡　黄芩　人参　半夏　甘草　陈皮　苍术　厚朴各6g，加生姜三片　大枣三枚，水煎服，一日一剂。功用：和解少阳，祛湿和胃。主治：湿疟。一身尽疼，手足沉重，寒多热少，脉濡。

【原书主治】

《伤寒论·辨少阳病脉证并治》96条："伤寒五六日中风，往来寒热，胸胁苦满、嘿嘿不欲饮食、心烦喜呕，或胸中烦而不呕，或渴，或腹中痛，或胁下痞硬，或心下悸、小便不利，或不渴、身有微热，或咳者，小柴胡汤主之。"

《伤寒论·辨少阳病脉证并治》144条："妇人中风，七八日续得寒热，发作有时，经水适断者，此为热入血室，其血必结，故使如疟状，发作有时，小柴胡汤主之。"

《伤寒论·辨少阳病脉证并治》148条："伤寒五六日，头汗出，微恶寒，手足冷，心下满，口不欲食，大便硬，脉细者，此为阳微结，必有表，复有里也。脉沉，亦在里也。汗出，为阳微；假令纯阴结，不得复有外证，悉入在里，此为半在里半在外也。脉虽沉紧，不得为少阴病。所以然者，阴不得有汗，今头汗出，故知非少阴也，可与小柴胡汤；设不了了者，得屎而解。"

《金匮要略·妇人产后病脉证治》2条："产妇郁冒，其脉微弱，不能食，大便反坚，但头汗出。……大便坚，呕不能食，小柴胡汤主之。"

《金匮要略·黄疸病脉证并治》21条："诸黄，腹痛而呕者，宜柴胡汤。"

【现代研究】小柴胡汤20倍剂量对抗鸭乙型肝炎病毒（DHBV）的抑制作用最佳；小柴胡汤不同组别对DHBV均有一定的抑制作用，而全方组作用较半方组及单位柴胡作用为佳；其抑制作用弱于抗病毒西药阿昔洛韦，但较为持久，停药后无反跳，而阿昔洛韦停药后即回复到用药前水平。提示小柴胡汤的作用机制在于扶正祛邪，增强或调节机体的免疫功能，达到治疗慢性乙型肝炎的目的。［刘中景，熊曼琪，张洪来，等. 小柴胡汤抗鸭乙肝病毒的实验研究．中国中西医结合杂志，2000，20（11）：853.］

大柴胡汤

《伤寒论》

【组成】柴胡半斤（15g）　黄芩三两（9g）　芍药三两（9g）　半夏洗，半升（9g）　生姜切，五两（15g）　枳实炙，四枚（9g）　大枣擘，十二枚（4枚）　大黄二两（6g）

【用法】上八味，以水一斗二升，煮取六升，去滓，再煮，温服一升，日三服（现代用法：水煎2次，去滓，再煎，分2次温服）。

【功用】和解少阳，内泻热结。

【主治】少阳阳明合病。往来寒热，胸胁苦满，呕不止，郁郁微烦，心下痞硬，或心下满痛，大便不解或胁热下利，舌苔黄，脉弦数有力。

【方解】本方系小柴胡汤去人参、甘草，加大黄、枳实、芍药而成，亦是小柴胡汤

与小承气汤两方加减合成，是和解为主与泻下并用的方剂。小柴胡汤为治伤寒少阳病的主方，因兼阳明腑实，故去补益胃气之人参、甘草，加大黄、枳实、芍药以治疗阳明热结之证。因此，本方主治少阳阳明合病，仍以少阳为主。症见往来寒热、胸胁苦满，表明病变部位仍未离少阳；呕不止与郁郁微烦，则较小柴胡汤证之心烦喜呕为重，再与心下痞硬或满痛、便秘或下利、舌苔黄、脉弦数有力等合参，说明病邪已进入阳明，有化热成实的热结之象。在治法上，病在少阳，本当禁用下法，但与阳明腑实并见的情况下，就必须表里兼顾。《医方集解》说："少阳固不可下，然兼阳明腑实则当下。"方中重用柴胡为君药，配臣药黄芩和解清热，以除少阳之邪；轻用大黄配枳实以内泻阳明热结，行气消痞，亦为臣药。芍药柔肝缓急止痛，与大黄相配可治腹中实痛，与枳实相伍可以理气和血，以除心下满痛；半夏和胃降逆，配伍大量生姜，以治呕逆不止，共为佐药。大枣与生姜相配，能和营卫而行津液，并调和脾胃，功兼佐使。总之，本方既不悖于少阳禁下的原则，又可和解少阳，内泻热结，使少阳与阳明合病得以双解，可谓一举两得。正如《医宗金鉴·删补名医方论》所说："斯方也，柴胡得生姜之倍，解半表之功捷；枳、芍得大黄之少，攻半里之效徐，虽云下之，亦下中之和剂也。"然较小柴胡汤专于和解少阳一经者力量为大，名曰"大柴胡汤"。

【运用】

（1）辨证要点：本方为治疗少阳阳明合病的常用方。临床应用以往来寒热，胸胁苦满，心下满痛，呕吐，便秘，苔黄，脉弦数有力为辨证要点。

（2）加减变化：兼黄疸者，可加茵陈、栀子以清热利湿退黄；胁痛剧烈者，可加川楝子、延胡索以行气活血止痛；胆结石者，可加金钱草、海金沙、郁金、鸡内金以化石。

（3）现代运用：本方常用于急性胰腺炎、急性胆囊炎、胆石症、胃及十二指肠溃疡等属少阳阳明合病者。

【附方】

柴胡加龙骨牡蛎汤（《伤寒论》）　柴胡四两（12g）　龙骨　黄芩　生姜切　人参　铅丹　桂枝去皮　茯苓各一两半（各4.5g）　半夏洗，二合半（4.5g）　大黄二两（6g）　牡蛎熬，一两半（4.5g）　大枣六枚（3枚）　上十二味，以水八升，煮取四升，纳大黄，更煮一两沸，去滓，温服一升。本云，柴胡汤今加龙骨等（现代用法：去铅丹，水煎服，一日一剂，日3次服用）。功用：和解少阳，通阳泻热，重镇安神。主治：邪犯少阳，枢机不利，表里三焦为病。症见胸满烦惊，小便不利谵语，一身尽重，不可转侧。

【原书主治】

《伤寒论·辨少阳病脉证并治》103条："太阳病过经十余日，反二三下之，后四五日柴胡证仍在者，先与小柴胡汤。呕不止，心不急，郁郁微烦者，为未解也，与大柴胡汤，下之则愈。"

《伤寒论·辨少阳病脉证并治》165条："伤寒发热，汗出不解，心中痞鞕，呕吐而下利者，大柴胡汤主之"。

《金匮要略·腹满寒疝宿食病脉证并治》12条："按之心下满痛者，此为实也，当下之，宜大柴胡汤。"

【现代研究】研究表明，大柴胡汤大剂量组利胆作用明显，胆汁量和胆汁酸含量与空白对照组比较有显著性差（$P<0.05$）；小剂量组胆汁量低于对照组，有显著性差异（$P<0.05$）；大剂量组与对照组相比，胆固醇含量和胆红素含量明显降低，有显著性差异（$P<0.05$）；子丑段、戌亥段用药，胆酸量增加。结论：大柴胡汤的利胆作用在大剂量时非常明显，小剂量可抑制胆汁分泌；最佳给药时间在子丑或戌亥两个时辰段。[俞丽霞，杨建华．大柴胡汤的利胆作用及剂量及时辰的关系．浙江中医学院学报，2000，24（4）：50.]

达原饮

《温疫论》

【组成】槟榔二钱（6g） 厚朴一钱（3g） 草果仁五分（1.5g） 知母一钱（3g） 芍药一钱（3g） 黄芩一钱（3g） 甘草五分（1.5g）

【用法】上用水二盅，煎八分，午后温服（现代用法：水煎服）。

【功用】开达膜原，辟秽化浊。

【主治】温疫或疟疾，邪伏膜原证。憎寒壮热，或一日三次，或一日一次，发无定时，胸闷呕恶，头痛烦躁，脉弦数，舌边深红，舌苔垢腻，或苔白厚如积粉。

【方解】本方是为温疫秽浊毒邪伏于膜原而设。《重订通俗伤寒论》说："膜者，横膈之膜；原者，空隙之处。外通肌腠，内近胃腑，即三焦之关键，为内外交界之地，实一身之半表半里也。"《温疫论》说："疫者感天地之疠气，……邪从口鼻而入，则其所客，内不在脏腑，外不在经络，舍于伏膂之内，去表不远，附近于胃，乃表里之分界，是为半表半里，即《针经》所谓'横连膜原'者也。"温疫邪入膜原半表半里，邪正相争，故见憎寒壮热；温疫热毒内侵入里，导致呕恶、头痛、烦躁、苔白厚如积粉等一派秽浊之候。此时邪不在表，忌用发汗；热中有湿，不能单纯清热；湿中有热，又忌片面燥湿。当以开达膜原，辟秽化浊为法。君药槟榔辛散湿邪，化痰破结，使邪速溃。臣药厚朴芳香化浊，理气祛湿；草果辛香化浊，辟秽止呕，宣透伏邪。以上三药气味辛烈，可直达膜原，逐邪外出。凡温热疫毒之邪，最易化火伤阴，故佐以白芍、知母清热滋阴，并可防诸辛燥药之耗散阴津；黄芩苦寒，清热燥湿。使药甘草生用既能清热解毒，又可调和诸药。

全方合用，共奏开达膜原，辟秽化浊，清热解毒之功，可使秽浊得化，热毒得清，阴津得复，则邪气溃散，速离膜原，故以"达原饮"名之。

【运用】

（1）辨证要点：本方为治疗温疫初起或疟疾，邪伏膜原的常用方。临床应用以憎寒壮热，舌红、苔垢腻如积粉为辨证要点。

（2）加减变化：若兼胁痛、耳聋、寒热、呕而口苦，此邪热溢于少阳经，本方加柴胡以引经；若兼腰背项痛，此邪热溢于太阳经，本方加羌活以引经；若兼目痛、眉棱骨痛、眼眶痛、鼻干不眠，此邪热溢于阳明经，本方加干葛以引经。

（3）现代运用：本方常用于疟疾、流行性感冒、病毒性脑炎属温热疫毒伏于膜原

者。

【附方】

1. 蒿芩清胆汤（《重订通俗伤寒论》） 青蒿脑钱半至二钱（4.5~6g） 淡竹茹三钱（9g） 仙半夏钱半（4.5g） 赤茯苓三钱（9g） 青子芩钱半至三钱（4.5g~9g） 生枳壳钱半（4.5g） 陈广皮钱半（4.5g） 碧玉散（滑石、甘草、青黛）包，三钱（9g） 用法：原方未著用法（现代用法：水煎服）。功用：清胆利湿，和胃化痰。主治：少阳湿热证。寒热如疟，寒轻热重，口苦膈闷，吐酸苦水，或呕黄涎而黏，甚则干呕呃逆，胸胁胀疼，小便黄少，舌红、苔白腻，间现杂色，脉数而右滑左弦者。

2. 清脾饮（《济生方》） 青皮 厚朴姜汁炒 白术 草果仁 柴胡去芦 茯苓 黄芩 半夏汤泡七次 甘草炙 各等分，每次服四钱（12g），水一盏半，姜五片，煎至七分，去滓，温服。功用：燥湿化痰，泄热清脾。主治：疟疾，热多寒少，口苦咽干，小便赤涩，脉来弦数。

【原书主治】

《温疫论》："瘟疫初起，先憎寒而后发热，嗣后但热而不憎寒也。初得之二三日，其脉不浮不沉而数，昼夜发热，日晡益甚，头痛身痛。"

第二节 调和脾胃

调和脾胃剂，适用于脾胃不和之寒热错杂、虚实夹杂、升降失常证。症见心下痞满，恶心呕吐，肠鸣下利等。常用辛温药与苦寒药如干姜、生姜、半夏、黄连、黄芩等为主组成方剂。代表方如半夏泻心汤。

半夏泻心汤

《伤寒论》

【组成】半夏半升（12g） 黄芩 干姜 人参各三两（各9g） 黄连一两（3g） 大枣十二枚（4枚） 甘草炙，三两（9g）

【用法】上七味，以水一斗，煮取六升，去滓，再煎，取三升，温服一升，日三服（现代用法：水煎服）。

【功用】寒热平调，消痞散结。

【主治】寒热错杂之痞证。心下痞，但满而不痛，或呕吐，肠鸣下利，舌苔腻而微黄。

【方解】此方所治之痞，原系小柴胡汤证误行泻下，损伤中阳，少阳邪热乘虚内陷，以致寒热错杂，而成心下痞。痞者，痞塞不通，上下不能交泰之谓；心下即是胃脘，属脾胃病变。脾胃居中焦，为阴阳升降之枢纽，今中气虚弱，寒热错杂，遂成痞证；脾为阴脏，其气主升，胃为阳腑，其气主降，中气既伤，升降失常，故上见呕吐，下则肠鸣下利。本方证病机较为复杂，既有寒热错杂，又有虚实相兼，以致中焦失和，升降失常。治当调其寒热，益气和胃，散结除痞。方中以辛温之半夏为君，散结除痞，又善降逆止呕。臣以干姜之辛热以温中散寒；黄芩、黄连之苦寒以泻热开痞。以上四味相伍，具有寒热平调，辛开苦降之用。然寒热错杂，又缘于中虚失运，故方中又以人参、大枣甘温益气，以补脾虚，为佐药。使以甘草补脾和中而调诸药。综合全方，寒热互用以和其阴阳，苦辛并进以调其升降，补泻兼施以顾其虚实，是为本方的配伍特点。寒去热清，升降复常，则痞满可除、呕利自愈。

本方即小柴胡汤去柴胡、生姜，加黄连、干姜而成。因无半表证，故去解表之柴胡、生姜，痞因寒热错杂而成，故加寒热平调之黄连、干姜，变和解少阳之剂，而为调和肠胃之方。后世师其法，随证加减，广泛应用于中焦寒热错杂、升降失调诸证。

【运用】

（1）辨证要点：本方为治疗中气虚弱，寒热错杂，升降失常而致肠胃不和的常用方；又是体现调和寒热，辛开苦降治法的代表方。临床应用以心下痞满，呕吐泻痢，苔腻微黄为辨证要点。

（2）加减变化：湿热蕴积中焦，呕甚而痞，中气不虚，或舌苔厚腻者，可去人参、甘草、大枣、干姜，加枳实、生姜以下气消痞止呕。

（3）现代运用：本方常用于急慢性胃肠炎、慢性结肠炎、慢性肝炎、早期肝硬化等属中气虚弱，寒热互结者。

（4）使用注意：本方主治虚实互见之证，若因气滞或食积所致的心下痞满，不宜使用。

【附方】

1. 生姜泻心汤（《伤寒论》） 生姜切，四两（12g） 甘草炙，三两（9g） 人参三两（9g） 干姜一两（3g） 黄芩三两（9g） 半夏洗，半升（9g） 黄连一两（3g） 大枣十二枚（4枚） 上八味，以水一斗，煮取六升，去滓，再煎，取三升，温服一升，日三服。功用：和胃消痞。宣散水气。主治：水热互结痞证。心下痞硬，干噫食臭，腹中雷鸣下利者。

2. 甘草泻心汤（《伤寒论》） 甘草四两（12g） 黄芩 人参 干姜各三两（各9g） 黄连一两（3g） 大枣十二枚（4枚），半夏半升（9g） 上七味，以水一斗，煮取六升，去滓，再煎，温服一升，日三服。功用：和胃补中，降逆消痞。主治：胃气虚弱痞证。下利日数十行，谷不化，腹中雷鸣，心下痞硬而满，干呕，心烦不得安。

【原书主治】

《伤寒论·辨太阳病脉证并治》149条："但满而不痛者，此为痞，柴胡不中与之，宜半夏泻心汤。"

【现代研究】研究表明，半夏泻心汤对实验动物正常的胃肠运动功能呈轻微抑制作用；对药物干扰下的动物胃肠蠕动功能、动物在体十二指肠平滑肌肌电活动、动物离体小肠机械收缩功能均呈兴奋与抑制双向调节作用。结论：半夏泻心汤既可兴奋胃肠，促进胃肠蠕动，又可降低平滑肌张力，解除胃肠道平滑肌痉挛，对改善胃肠道紊乱是十分有益的。［温武兵，张桂珍，叶向荣，等．半夏泻心汤调和胃肠作用的动物实验研究．中国医药学报，2000，15（2）：66.］

药理研究表明，本方还具有保护胃黏膜、止泻、增强体液免疫以及杀灭幽门螺杆

菌（HP），抗缺氧等作用。

黄连汤

《伤寒论》

【组成】黄连三两（9g）　甘草炙，三两（9g）　干姜三两（9g）　桂枝三两（9g）　人参二两（6g）　半夏洗，半升（12g）　大枣擘，十二枚（4枚）

【用法】上七味，以水一斗，煮取六升，去滓，温服，昼三夜二（现代用法：一日一剂，水煎服，日三服）。

【功用】清上温下，和胃降逆。

【主治】伤寒胸中有热，胃中有邪气，腹中痛，欲呕吐者。

【方解】本方主治证总病机为上热下寒，升降失调。热偏于上，包括胃脘、上至胸膈，故称"胸中有热"，胸胃有热而气逆，所以欲呕吐；腹中有寒邪而气滞，所以腹中痛。腹中痛欲呕吐同见，是热在上而寒在下的标志。因热与寒分居在上下胸腹，而未痞结于中，故无心下痞满。本证热者自热，寒者自寒，寒热上下，格拒不交。治宜清上温下，和胃降逆。黄连汤由半夏泻心汤去黄芩加桂枝而成。方中黄连苦寒，清在上之热，干姜辛热，温在下之寒，二药配伍辛开苦降，以恢复中焦升降之职，为君药；桂枝温通散寒，宣通上下之阳气，半夏降逆止呕，共为臣药；人参、炙甘草、大枣甘温益气和中，恢复中焦升降之职，共为佐药，炙甘草调和诸药，又为使药。

本方煎煮1次，昼日服3次，夜间服2次，少量频服，以防药液被呕吐出来，并且可使药性持久。

【运用】

（1）辨证要点：上热下寒，欲呕吐，胸中烦，腹中冷痛。

（2）加减变化：呕吐酸水，加海螵蛸、煅瓦楞子；腹痛肠鸣甚，加炒防风、陈皮、炒白术。

（3）现代运用：①急、慢性胃炎，慢性胃溃疡，胃脘痛，呕吐酸水或痰涎，口干口渴，脉弦，舌苔薄黄。②急性肠胃炎，呕吐泄泻，腹痛肠鸣等寒热错杂证。③慢性胆囊炎、十二指肠溃疡、非特异性结肠炎等疾病。

（4）使用注意：注意煎服法；注意黄连用量。

【附方】

干姜黄芩黄连人参汤（《伤寒论》）　干姜　黄芩　黄连　人参各三两（各9g）上四味，以水六升，煮取二升，去滓，分温再服（现代用法：一日一剂，水煎服，日三次服用）。功用：清胃温脾，调和肠胃。主治：伤寒本自寒下，医复吐下之，寒格，更逆吐下，食入口即吐。

【原书主治】

《伤寒论·辨太阳病脉证并治》178条："伤寒，胸中有热，胃中有邪气，腹中痛，欲呕吐者，黄连汤主之。"

第三节　调和肝脾

调和肝脾剂，适用于肝脾不和证。其证多由肝气郁结，横逆犯脾；或因脾虚，营血不足，肝失疏泄而致脘腹胸胁胀痛、神疲食少、月经不调、腹痛泄泻、手足不温。常用疏肝理气药如柴胡、枳壳、陈皮等与健脾药如白术、茯苓等配伍组方。代表方如四逆散、逍遥散、痛泻要方。

四逆散

《伤寒论》

【组成】甘草炙　枳实破，水渍，炙干　柴胡　芍药各十分（各6g）

【用法】上四味，捣筛，白饮和服方寸匕，日三服（现代用法：水煎服）。

【功用】透邪解郁，疏肝理脾。

【主治】

（1）少阴病阳郁厥逆证。手足不温，或腹痛，或泄利下重，脉弦。

（2）肝脾气郁证。胁肋胀闷，脘腹疼痛，脉弦。

【方解】四逆者，乃手足不温也。其证缘于少阴病阳气初复不及，宣通无力，气机为之郁遏，不得疏泄导致阳气内郁，不能达于四末，而见手足不温。此种“四逆”与阳衰阴盛的四肢厥逆有本质区别。正如李中梓云：“此证虽云四逆，必不甚冷，或指头微温，或脉不沉微，乃阴中涵阳之证，惟气不宣通，是为逆冷。”故治宜透邪解郁，调畅气机为法。方中取柴胡入肝胆经升发阳气，疏肝解郁，透邪外出，为君药。白芍敛阴养血柔肝为臣，与柴胡合用，以补养肝血，条达肝气，可使柴胡升散而无耗伤阴血之弊。佐以枳实理气解郁，泻热破结，与柴胡为伍，一升一降，加强舒畅气机之功，并奏升清降浊之效；与白芍相配，又能理气和血，使气血调和。使以甘草，调和诸药，益脾和中。综合四药，共奏透邪解郁，疏肝理脾之效，使邪去郁解，气血调畅，清阳得伸，四逆自愈。原方用白饮（米汤）和服，亦取中气和则阴阳之气自相顺接之意。由于本方有疏肝理脾之功，所以后世常以本方加减治疗肝脾气郁所致胁肋脘腹疼痛诸症。

本方与小柴胡汤同为和解剂，同用柴胡、甘草。但小柴胡汤用柴胡配黄芩，解表清热作用较强；四逆散则柴胡配枳实，升清降浊，疏肝理脾作用较著。故小柴胡汤为和解少阳的代表方，四逆散则为调和肝脾的基础方。

【运用】

（1）辨证要点：本方原治阳郁厥逆证，后世多用作疏肝理脾的基础方。临床应用以手足不温，或胁肋、脘腹疼痛，脉弦为辨证要点。

（2）加减变化：若咳者，加五味子、干姜以温肺散寒止咳；悸者，加桂枝以温心阳；小便不利者，加茯苓以利小便；腹中痛者，加炮附子以散里寒；泄利下重者，加薤白以通阳散结；气郁甚者，加香附、郁金以理气解郁；有热者，加栀子以清内热。

（3）现代运用：本方常用于慢性肝炎、胆囊炎、胆石症、胆道蛔虫症、肋间神经痛、胃溃疡、胃炎、胃肠神经官能症、附件炎、输卵管阻塞、急性乳腺炎等属肝胆气郁，肝脾（或胆胃）不和者。

【附方】

柴胡疏肝散（《证治准绳》引《医学统旨》方）　柴胡　陈皮醋炒　川芎　香附　芍药　枳壳　麦麸炒，上药各一钱半（各4.5g）　甘草炙，五分（1.5g）　水二盅，煎八分，食前服。功用：疏肝行气，活血止痛。主治：肝气郁滞证。胁肋疼痛，胸闷，喜太息，情志抑郁易怒，或嗳气，脘腹部胀满，脉弦。

【原书主治】

《伤寒论·辨少阴病脉证并治》318条："少阴病，四逆，其人或咳，或悸，或小便不利，或腹中痛，或泄利下重者，四逆散主之。"

【现代研究】四逆散能增强昆明种小鼠胃排空流体和固体的能力，提高SD大鼠离体胃条的兴奋性，升高血浆胃动素的水平，促进胃平滑肌的收缩。结论：一定剂量的四逆散具有促胃动力作用，其作用机制可能与四逆散在一定剂量下能提高胃动素水平、增强胃平滑肌细胞嵌和有关。[彭成，张磊，张利，等．四逆散治疗功能性消化不良的实验研究．成都中医药大学报，1999，22（1）：39.]

研究表明，四逆散具有保肝、抗胃溃疡、升压、强心、抗心律失常、预防心肌损伤、调节心脑血管功能及改善血液流变性等多种药理作用。

逍遥散

《太平惠民和剂局方》

【组成】甘草微炙赤，半两（15g）　当归去苗，锉，微炒　茯苓去皮，白者　白芍　白术　柴胡去苗，各一两（各30g）

【用法】上为粗末，每服二钱（6g），水一大盏，烧生姜一块切破，薄荷少许，同煎至七分，去滓热服，不拘时候（现代用法：共为散，每服6~9g，煨姜、薄荷少许，共煎汤温服，日3次。亦可作汤剂，水煎服，用量按原方比例酌减。亦有丸剂，每服6~9g，日服2次）。

【功用】疏肝解郁，养血健脾。

【主治】肝郁血虚脾弱证。两胁作痛，头痛目眩，口燥咽干，神疲食少，或月经不调，乳房胀痛，脉弦而虚者。

【方解】肝性喜条达，恶抑郁，为藏血之脏，体阴而用阳。若情志不畅，肝木不能条达，则肝体失于柔和，以致肝郁血虚；足厥阴肝经"布胁肋，循喉咙之后，上入颃颡，连目系，上出额，与督脉会于巅"。肝郁血虚则两胁作痛，头痛目眩；郁而化火，故口燥咽干；肝木为病易于传脾，脾胃虚弱故神疲食少；肝藏血，主疏泄，肝郁血虚脾弱，在妇女多见月经不调、乳房胀痛。治宜疏肝解郁，养血健脾之法。君以柴胡，疏肝解郁，使肝气得以条达。臣以当归，甘辛苦温，养血和血；白芍，酸苦微寒，养血敛阴，柔肝缓急；归、芍与柴胡同用，补肝体而助肝用，使血和则肝和，血充则肝柔。佐以白术、茯苓、甘草，健脾益气，既能实土以御木侮，且使营血生化有源。薄荷疏散郁遏之气，透达肝经郁热；烧生姜温运和中，且能辛散解郁。使以甘草调和诸药。

诸药合用，使肝郁得疏，血虚得养，脾弱得复，气血兼顾，肝脾同调，立法周全，组方严谨，故为调肝养血之名方。

【运用】

（1）辨证要点：本方为疏肝健脾的代表方，又是妇科调经的常用方。临床应用以两胁作痛，神疲食少脉弦虚为辨证要点。

（2）加减变化：肝郁气滞较甚，加香附、郁金、陈皮以疏肝解郁；血虚甚者，加熟地黄。

（3）现代运用：本方常用于慢性肝炎、肝硬化、胆石症、胃及十二指肠溃疡、慢性胃炎、神经官能症、经前期紧张症、乳腺小叶增生、更年期综合征、盆腔炎等。

【附方】

1. 丹栀逍遥散（《内科摘要》本方又名加味逍遥散）柴胡　当归　茯苓　白芍　白术各一钱（各6g）　牡丹皮　栀子炒　炙甘草各五分（各3g）水煎服。功用：养血健脾，疏肝清热。主治：肝郁血虚，内有郁热证。潮热晡热，烦躁易怒，或自汗盗汗，或头痛目涩，或面颊赤色，口干，或月经不调，少腹胀痛，或小便涩痛，舌红苔薄黄，脉弦虚数。

2. 黑逍遥散（《医略六书·女科指要》）当归　茯苓　白芍　白术　柴胡（各30g）　生地黄或熟地黄（30g）　甘草（15g）　用法：上为粗末，每服二钱（6g），水一大盏，烧生姜一块切破，薄荷少许，同煎至七分，去滓热服，不拘时候（现代用法：共为散，每服6~9g，煨姜、薄荷少许，共煎汤温服，日3次。亦可作汤剂，水煎服，用量按原方比例酌减。亦有丸剂，每服6~9g，日服2次）。功用：疏肝健脾，养血调经。主治：肝郁血虚脾弱证。两胁作痛，临经腹痛，头痛目眩，口燥咽干，神疲食少，或月经不调，乳房胀痛，脉弦而虚者。

【原书主治】

《太平惠民和剂局方》："治血虚劳倦，五心烦热，肢体疼痛，头目昏重，心悸颊赤，口燥咽干，发热盗汗，减食嗜卧，及血热相搏，月水不调，脐腹胀痛，寒热如疟，又疗室女血弱阴虚，荣卫不和，痰嗽潮热，肌体羸瘦，渐成骨蒸。"

【现代研究】研究表明：肝郁模型大鼠过氧化作用增强；消除自由基能力下降；肝细胞受损。逍遥散能抗脂质过氧化，对肝郁大鼠模型肝细胞及脂质过氧化损伤具有保护作用。结论：脂质过氧化增强、肝细胞的破坏可能是肝郁证主要的病理基础，而抗氧化反应可能是逍遥散的主要药效作用之一。[吕志平．"肝郁"大鼠的脂质过氧化作用及逍遥散的保护作用．山东中医学院学报，1995，19（3）：199．]

药理研究表明本方有抑制中枢神经系统、保肝以及类雌性激素样作用。

痛泻要方

《丹溪心法》

【组成】白术炒，三两（90g）　白芍炒，二两（60g）　陈皮炒，一两五钱（45g）　防风一两（30g）

【用法】上细切，分作八服，水煎或丸服（现代用法：作汤剂，水煎服，用量按原方比例酌减）。

【功用】补脾柔肝，祛湿止泻。

【主治】脾虚肝旺之痛泻。肠鸣腹痛，大便泄泻，泻必腹痛，泻后痛缓，舌苔薄白，脉两关不调，左弦而右缓者。

【方解】痛泻之证由土虚木乘，肝脾不和，脾运失常所致。《医方考》说："泻责之脾，痛责之肝；肝责之实，脾责之虚，脾虚肝实，故令痛泻。"其特点是泻必腹痛。治宜补脾抑肝，祛湿止泻。方中白术苦甘而温，补脾燥湿以治土虚，为君药。白芍酸寒，柔肝缓急止痛，与白术相配，于土中泻木，为臣药。陈皮辛苦而温，理气燥湿，醒脾和胃，为佐药。配伍少量防风，具升散之性，与术、芍相伍，辛能散肝郁，香能舒脾气，且有燥湿以助止泻之功，又为脾经引经之药，故兼具佐使之用。四药相合，可以补脾胜湿而止泻，柔肝理气而止痛，使脾健肝柔，痛泻自止。

【运用】

（1）辨证要点：本方为治肝脾不和之痛泻的常用方。临床应用以肠鸣腹痛，大便泄泻，泻必腹痛，泻后痛缓，脉左弦而右缓为辨证要点。

（2）加减变化：久泻者，加炒升麻以升阳止泻；舌苔黄腻者，加黄连、煨木香以清热燥湿，理气止泻。

（3）现代运用：本方常用于急性肠炎、慢性结肠炎、肠道易激综合征等属肝旺脾虚者。

【原书主治】

《丹溪心法》："痛泄。"

小　结

和解剂共选正方 8 首，附方 13 首。按功用分为和解少阳、调和脾胃、调和肝脾三类。

1. 和解少阳　小柴胡汤为和解少阳的代表方，主治伤寒少阳病而致往来寒热、胸胁苦满、默默不欲饮食、心烦喜呕等症。大柴胡汤和解少阳，内泻热结，主治少阳阳明合病，以往来寒热、胸胁苦满、呕不止、心下痞硬或满痛、便秘、苔黄、脉弦数有力为主证。达原饮开达膜原，辟秽化浊，主治温疫或疟疾邪伏膜原之证，症见憎寒壮热、发无定时、胸闷呕恶、头痛烦躁、脉弦散、舌苔垢腻或舌质红、苔白厚如积粉等。蒿芩清胆汤清胆利湿，和胃化痞，主治湿热之邪郁阻少阳证，症见寒热如疟、寒轻热重、口苦膈闷、吐酸苦水、苔腻微黄等。

2. 调和肠胃 半夏泻心汤寒热平调，消痞散结，主治中气虚弱、寒热错杂于中焦而致的痞、呕、利。黄连汤功用清上温下，和胃降逆。主治伤寒胸中有热，胃中有邪气，腹中痛，欲呕吐者。本方主治证总病机为上热下寒，升降失调。热偏于上，包括胃脘，上至胸膈，故称“胸中有热”，胸胃有热而气逆，所以欲呕吐；腹中有寒邪而气滞，所以腹中痛。腹中痛欲呕吐同见，是热在上而寒在下的标志。因热与寒分居在上下胸腹，而未痞结于中，故无心下痞满。本证热者自热，寒者自寒，寒热上下，格拒不交。

3. 调和肝脾 四逆散有透邪解郁，疏肝理脾之功，主治阳气内郁而致手足不温，以及肝脾不和所致的胁肋脘腹疼痛等症。逍遥散治证由肝郁血虚及脾弱所致，而以肝郁血虚为主，其功疏肝解郁，养血健脾，主治两胁作痛、头痛目眩、神疲食少、月经不调等。痛泻要方补脾柔肝，而以治脾为主，主治脾虚肝旺所致的痛泻证。

第三章 清热剂

凡以清热药为主组成，具有清热泻火、凉血解毒等作用，治疗里热证的方剂，统称清热剂。本类方剂是根据《素问·至真要大论》“热者寒之”“温者清之”的理论立法，属于“八法”中“清法”的运用。

清热剂适用于里热证。其成因或因外感六淫，入里化热；或五志过极，饮食劳伤，脏腑阴阳失衡阳气偏胜而化火；或大病久病，阴液耗损，虚热乃生。里热证的病因有温、热、暑之异，性质有实热、虚热之分，病位有在气、在血、在脏、在腑之别，故本章方剂相应分为清气分热、清热解毒、清气凉营、清营凉血、清脏腑热、清虚热六类。

清热剂的应用原则，一般是在表证已解，热已入里，或里热已盛尚未结实时使用。若邪热在表，应当解表；里热已成腑实，则宜攻下；表邪未解，热已入里，又宜表里双解。

应用清热剂须注意以下事项：一是要辨别里热所在部位。若热在气而治血，则必将引邪深入；若热在血而治气，则无济于事。二是辨别热证的虚实，要注意屡用清热泻火之剂而热仍不退者，即如王冰所说“寒之不寒，是无水也”。此时当改用甘寒滋阴壮水之法，使阴复则其热自退。三是权衡热之轻重，量证投药。热盛而药量太轻，无异于杯水车薪；热微而用量太重，势必热去寒生；四是注意固护脾胃。因清热剂药性寒凉，易伤脾胃，对于平素阳气不足，脾胃虚弱者，里热虽盛，亦应慎用，必要时配伍健脾和胃之品，以免损伤脾胃。五是对于热邪炽盛，服清热剂入口即吐者，可于清热剂中少佐温热药，或采用凉药热服法，以防寒热格拒现象。

第一节 清气分热

清气分热剂，适用于热在气分证。症见身热不恶寒，反恶热，多汗，口渴饮冷，舌红苔黄，脉数有力等。此时当用清热生津法治之，常用辛甘大寒的石膏与苦寒质润的知母等为主组方。由于里热炽盛易伤津耗气，因此应在清泻里热的同时，适当配伍养阴生津之品，如天花粉、石斛、芦根等；或配入补气药，如人参、炙甘草等。若兼夹热结、肝风等证，需与泻下、熄风诸法配合使用，代表方如栀子豉汤、白虎汤等。

栀子豉汤

《伤寒论》

【组成】栀子擘，十四个（9g）　豆豉绵裹，四合（6g）

【用法】上二味，以水四升，先煮栀子，得二升半，纳豉，煮取一升半，去滓，分为二服，温进一服，得吐者，止后服（现代用法：水煎服，日1剂，分2次温服）。

【功用】清宣郁热，解郁除烦。

【主治】

（1）太阳病吐下后热扰胸膈证。心烦不得眠，心中懊侬，反复颠倒，或胸中窒，或心中结痛，苔黄。

（2）阳明病下后热留胸膈证。虚烦不得眠，心中懊侬，饥不能食，但头汗出，舌苔薄黄。

【方解】本方所治因热邪内郁胸膈所致。太阳病吐下外邪未解，郁而化热，热积胸膈；或阳明病下后，余热未清，热扰胸膈。热扰心神故见心烦不得眠，甚则心中懊侬、反复颠倒；郁热结于胸膈，气机壅滞，或见胸中窒闷不舒、或心中疼痛；热扰胸膈，致嘈杂易饥；但胃气呆滞，见不能食；郁热上蒸，可见但头汗出。所见均为热郁胸膈所致，故治法重点当清宣郁热。栀子苦寒，清透郁热，解郁除烦，为君药；香豉气味轻薄，既能解表宣热，载栀子于上，又能和降胃气于中，为臣药。二药相伍，清中有宣，宣中有降，为清宣胸中郁热，治虚烦懊侬之良方。

【运用】

（1）辨证要点：本方为治疗热入气分轻证的常用方。临证以心烦不得眠，心中懊侬，或胸中窒，或心中结痛，舌红、苔黄，脉数为辨证要点。

（2）加减变化：兼短气者，为热邪损伤中气所致，加甘草以补中；若兼呕吐者，是胃气因热扰而上逆所致，当加生姜以止呕。

（3）现代运用：近代本方常应用于表现为中焦湿热之肠伤寒、副伤寒，肝胆湿热之黄疸，邪热内扰之病毒性心肌炎，以及郁热所致之食管炎、胃脘痛等。

（4）使用注意：因本方药简力薄，故临床使用时，可随证进行加味。另外，当注意本方的煎法：香豉应后下。取其气味轻薄，更能发挥其轻浮宣散之效。

【附方】

1. 栀子甘草豉汤（《伤寒论》）　栀子擘，十四个（9g）　甘草炙，二两（6g）　香豉绵裹，四合（6g）　上三味，以水四升，先煮栀子、甘草取二升半，纳豉，煮取一升半，去滓。分二服，温进一服（得吐者，止后服）（现代用法：水煎服，日1剂，分2次温服）。功用：清热除烦，益气和胃。主治：汗吐下后热扰胸膈兼少气者。

2. 栀子生姜豉汤（《伤寒论》）　栀子擘，十四个（9g）　生姜切，五两（9g）　香豉绵裹，四合（6g）　上三味，以水四升，先煮栀子、生姜取二升半，纳豉，煮取一升半，去滓。分二服，温进一服（得吐者，止后服）（现代用法：水煎服，日1剂，分2次温服）。功用：清热除烦，解表止呕。主治：汗吐下后热扰胸膈兼呕吐者。

3. 栀子干姜汤（《伤寒论》）　栀子擘，十四个（9g）干姜二两（6g）上二味，以水三升半，煮取一升半，去滓。分二服，温进一服（得吐者，止后服）。（现代用法：水煎服，日 1 剂，分 2 次温服）。功用：清上焦热，温中焦寒。主治：下后热扰胸膈兼中寒下利证。

4. 栀子厚朴汤（《伤寒论》）　栀子擘，十四个（9g）　厚朴炙，去皮，四两（12g）　枳实水浸，炙令黄，四枚（6g）　上三味，以水三升半，煮取一升半，去滓。分二服，温进一服（得吐者，止后服）（现代用法：水煎服，日 1 剂，分 2 次温服）。功用：清热除烦，宽中消满。主治：下后热扰胸膈兼腹满证。

【原书主治】

《伤寒论·辨太阳病脉证并治》76 条："发汗后，水药不得入口为逆，若更发汗，必吐下不止。发汗吐下后，虚烦不得眠，若剧者，必反覆颠倒，心中懊侬，栀子豉汤主之；若少气者，栀子甘草豉汤主之；若呕者，栀子生姜豉汤主之。"

《伤寒论·辨太阳病脉证并治》77 条："发汗若下之，而烦热胸中窒者，栀子豉汤主之。"

《伤寒论·辨太阳病脉证并治》78 条："伤寒五六日，大下之后，身热不去，心中结痛者，未欲解也，栀子豉汤主之。"

《伤寒论·辨阳明病脉证并治》228 条："阳明病，下之，其外有热，手足温，不结胸，心中懊侬，饥不能食，但头汗出者，栀子豉汤主之。"

【现代研究】栀子豉汤能够使抑郁症大鼠体重变化以及血中多巴胺、5-羟色胺、高密度脂蛋白、胆固醇、甘油三酯的含量接近空白组与氟西汀组，由此可以证明栀子豉汤具有很好的抗抑郁作用。[高芳．栀子豉汤治疗抑郁症的实验研究．福州：福建中医学院，2007：85.]

白虎汤

《伤寒论》

【组成】石膏碎，一斤（50g）　知母六两（18g）　甘草炙，二两（6g）　粳米六合（9g）

【用法】上四味，以水一斗，煮米熟汤成，去滓，温服一升，日三服。（现代用法：水煎服，日 1 剂，分 2 次温服）。

【功用】清热生津。

【主治】

（1）阳明病热证。壮热面赤，不恶寒反恶热，烦渴引饮，汗出，甚则见腹满身重，难以转侧，口不仁，面垢，谵语遗尿。脉洪大有力。

（2）热厥重证。四肢厥逆，躯干发热，以腋下与腹股沟最为明显，伴口渴心烦，小便短赤，脉滑，舌红、苔黄。

【方解】本方为治阳明病热证的主方。里热炽盛，故壮热不恶寒反恶热；热扰心神则心烦谵语；胃热津伤，乃见口渴引饮、小便短赤；里热蒸腾，逼津外泄，则汗出；阳明热盛气壅，故见腹满；邪热弥漫，元气受损，则身重，难以转侧；阳明之热循经上熏，则食不知味，面色不泽，如蒙尘垢；热盛神昏，膀胱失约，故见遗尿。舌红苔黄、脉滑或洪大有力亦为热盛于经所致。热邪壅滞于里，阴阳气不相顺接，阳郁不达四末，故四肢厥逆。气分热盛，但未致阳明腑实，故不宜攻下；热盛津伤，又不能苦寒直折。唯以清热生津法最宜。方中生石膏，辛甘大寒，入肺胃二经，功善清解，透热出表，以除阳明气分之热，为君药。知母，苦寒质润，一以助石膏清肺胃之热，一以滋阴润燥救已伤之阴津，为臣药。君臣相须为用，可增强清热生津之功。佐以粳米、炙甘草益胃生津，又可防大寒伤中。炙甘草兼以调和诸药为使。四药相配，共奏清热生津，止渴除烦之功，使其热清津复诸症自解。

【运用】

（1）辨证要点：本方为治阳明热盛证的基础方。临床应用以身大热，四肢厥逆，汗大出，口大渴，脉洪大为辨证要点。

（2）加减变化：若气血两燔，引动肝风，见神昏谵语、抽搐者，加羚羊角、水牛角以凉肝熄风；若兼阳明腑实，见神昏谵语、大便秘结、小便赤涩者，加大黄、芒硝以泻热攻积；消渴病而见烦渴引饮，属胃热者，可加天花粉、芦根、麦冬等以增强清热生津之力。

（3）现代运用：①急性传染性和感染性疾病，如乙型脑炎、流行性出血热、大叶性肺炎、钩端螺旋体病、流行性脑脊髓膜炎、流行性感冒、肠伤寒、急性菌痢、疟疾、麻疹、败血症等见高热、口渴、肢厥者；②代谢性疾病，如糖尿病，表现为多饮、多食、多尿者；③五官科疾病，如急性口腔炎、牙龈炎、结膜炎、巩膜炎、角膜炎、虹膜炎、交感性眼炎、视神经乳头炎等，证属胃热上攻者；④关节疾病，合桂枝汤治疗活动性风湿性关节炎；⑤过敏性疾病，如皮肤瘙痒症、过敏性皮炎、药疹、夏季皮炎、过敏性紫癜等；⑥其他疾病：如脑血管意外、癫证、产后高热、小儿哮喘等属阳明热炽所致者。

（4）使用注意：表证未解的无汗发热，口不渴者；脉见浮细或沉者；血虚发热，脉洪不胜重按者；真寒假热的阴盛格阳证等均不可使用。

【附方】

1. 白虎加人参汤（《伤寒论》） 知母六两（18g） 石膏碎，一斤（50g） 甘草炙，二两（6g） 粳米六合（9g） 人参二两（9g） 上五味，以水一斗，煮米熟汤成，去滓，温服一升，日三服（现代用法：水煎服，日 1 剂，分 2 次温服）。功用：清热益气生津。主治：气分热盛，气阴两虚证。汗吐下后，里热炽盛，而见四大症者；或白虎汤证见有背微恶寒，或饮水不解渴，或脉浮大而芤，及暑热病见身大热属气津两伤者。

2. 白虎加苍术汤（《类证活人书》） 知母六两（18g） 石膏碎，一斤（50g） 甘草炙，二两（6g） 苍术 粳米各三两（各 9g） 锉如麻豆大，每服五钱，水一盏半，煎至八九分，去滓，取六分清汁，温服（现代用法：水煎服，日 1 剂，分 2 次温服）。功用：清热祛湿。主治：湿温病。身热胸痞，汗多，舌红苔白腻；风湿热痹，身大热，关节肿痛等。

3. 白虎加桂枝汤（《金匮要略》） 知母六两（18g） 石膏碎，一斤（50g） 甘草炙，二两（6g） 粳米二合（9g） 桂枝去皮，三两（9g） 为粗末，每服五钱，水一盏半，煎至

八分，去滓温服，汗出愈（现代用法：水煎服，日 1 剂，分 2 次温服）。功用：清热，通络，和营卫。主治：温疟。其脉如平，身无寒但热，骨节疼烦，时呕，以及风湿热痹见壮热，气粗烦躁，关节肿痛，口渴苔白，脉弦数。

4. 人参石膏汤（《素问病机气宜保命集》） 人参（15g） 石膏（36g） 知母（21g） 甘草（12g）（原书无用量） 上药为粗末，水煎服，食后温服（现代用法：水煎服，日 1 剂，分 2 次温服）。功用：清热益气生津。主治：上消。烦渴多饮，不欲多食。

5. 如神白虎汤（《鲁府禁方》） 石膏（20g） 知母（12g） 甘草（6g） 糯米（9g） 人参（9g） 麦冬（12g） 五味子（6g） 山栀（9g） 天花粉（9g）（原书无用量） 入生姜 1 片，水煎，临服入乌梅汁 1 匙（现代用法：水煎服，日 1 剂，分 2 次温服）。功用：清热生津，益气敛阴。主治：身热，渴而有汗不解，或经汗过，渴不解者，脉来微洪。

6. 白虎加元麦汤（《四圣悬枢》） 石膏五钱（15g） 知母三钱（9g） 甘草炙，二钱（6g） 粳米一杯（9g） 元参三钱（9g） 麦冬八钱（24g） 流水煎至米熟，取大半杯，热服（现代用法：水煎服，日 1 剂，分 2 次温服）。功用：清热生津。主治：温疫太阳经罢，烦热燥渴者。

7. 白虎桂枝柴胡汤（《四圣心源》） 石膏三钱（9g） 知母三钱（9g） 甘草二钱（6g） 粳米半杯（9g） 桂枝三钱（9g） 柴胡三钱（9g） 煎大半杯，热服，覆衣（现代用法：水煎服，日 1 剂，分 2 次温服）。功用：清热生津解郁。主治：温疟。见先热后寒，热多寒少，或但热不寒者。

8. 犀羚白虎汤（王孟英验方） 生石膏六钱（18g） 白知母四钱（12g） 滁菊花三钱（9g） 钩藤一钱五分（5g） 生甘草六分（2g） 生粳米荷叶包，三钱（9g） 先用犀角一钱（3g），羚羊角一钱五分（5g），煎汤代水（现代用法：水煎服，日 1 剂，分 2 次温服）。功用：清热生津，凉肝熄风，止痉。主治：温热化燥，液涸动风。症见鼻窍无涕，目干无泪，面色枯憔，神昏痉厥，病情危急者。

9. 新加白虎汤（《重订通俗伤寒论》） 生石膏八钱（20g） 苏薄荷拌研，五分（3g） 鲜荷叶包，一角（6g） 陈仓米三钱（6g） 白知母四钱（9g） 益元散包煎，三钱（6g） 鲜竹叶 30 片（6g） 嫩桑枝切寸，2 尺（6g） 先用活水芦笋二两，灯心草五分，同石膏半分，先煎代水（现代用法：水煎服，日 1 剂，分 2 次温服）。功用：清肝胃，辛凉心肺。主治：热汗烦渴，皮肤隐隐见疹，溺短赤热，甚则咳血昏狂。

【原书主治】

《伤寒论·辨阳明病脉证并治》176 条："伤寒脉浮滑，此以表有热，里有寒，白虎汤主之。"

《伤寒论·辨阳明病脉证并治》219 条："三阳合病，腹满身重，难以转侧，口不仁面垢，谵语遗尿。发汗则谵语。下之则额上生汗，手足逆冷。若自汗出者，白虎汤主之。"

《伤寒论·辨厥阴病脉证并治》350 条："伤寒，脉滑而厥者，里有热，白虎汤主之。"

【现代研究】据文献报道，白虎汤对伤寒、副伤寒菌苗、大肠杆菌内毒素致热后的实验动物具有较强的退热作用，其退热作用与石膏中的钙质、微量物质及知母中的芒果苷有关；能增强腹腔巨噬细胞的吞噬功能，提高血清溶菌酶的含量，促进淋巴细胞转化，显著提高再次免疫抗体滴度，降低流行性乙型脑炎病毒感染小鼠的死亡率。[熊曼琪．伤寒学．北京：中国中医药出版社，2003：208.]

竹叶石膏汤

《伤寒论》

【组成】竹叶二把（6g）　石膏一斤（50g）　半夏洗，半升（9g）　麦冬去心，一升（20g）　人参二两（6g）　甘草炙，二两（6g）　粳米半升（10g）

【用法】上七味，以水一斗，煮取六升，去滓，纳粳米，煮米熟，汤成去米，温服一升，日三服（现代用法：水煎服，日1剂，分2次温服）。

【功用】清热生津，益气和胃。

【主治】伤寒热病解后，余热未清，气津两伤证。身热多汗，心胸烦闷，气逆欲呕，口干喜饮，或虚烦不寐，舌红少苔，脉虚数。

【方解】本方证乃热病后期，余热未清，气津两伤所致。热病后期，余热留恋气分，故见身热有汗不解、脉数；余热内扰，故心胸烦闷；口干、舌红少苔及气短神疲、脉虚是气阴两伤之征；胃失和降，乃致气逆欲呕。治当清热生津，益气和胃。方中竹叶配石膏清透气分余热，除烦止渴为君。人参配麦冬补气养阴生津为臣。半夏降逆和胃以止呕逆为佐。半夏虽温，但配入清热生津药中，则温燥之性去而降逆之用存，且有助于输转津液，使参、麦补而不滞。甘草、粳米和脾养胃以为使。全方清热与益气养阴并用，祛邪扶正兼顾，清而不寒，补而不滞，使热清烦除、气津得复，诸症自愈。

本方由白虎汤去知母加竹叶、人参、麦冬、半夏而成。白虎汤证为热盛而正不虚，本证为热势已衰，余热未尽而气津两伤。热既衰且胃气不和，故去苦寒质润的知母，加人参、麦冬益气生津，竹叶除烦，半夏和胃。本方清热之力虽不及白虎汤，但益气生津、和胃降逆之力较强，故《医宗金鉴》说："以大寒之剂，易为清补之方。"

【运用】

（1）辨证要点：本方为治疗热病后期，余热未清，气阴耗伤的常用方。对于温病、暑病过程中见气津已伤、身热有汗不退、胃失和降等尤为适合。临床应用以身热多汗，气逆欲呕，烦渴喜饮，舌红少津，脉虚数为辨证要点。

（2）加减变化：若胃阴不足，胃火上逆，口舌糜烂，舌红而干，可加石斛、天花粉等以清热养阴生津；胃火炽盛，消谷善饥，舌红脉数者，可加知母、天花粉以增强清热生津之效；气分热犹盛，可加知母、黄连，增强清热之力。

（3）现代运用：本方常用于流脑后期、夏季热、中暑等属余热未清，气津两伤者。糖尿病的干渴多饮属胃热阴伤者，亦可应用。

（4）使用注意：本方清凉质润，如内有痰湿，或阳虚发热，均应忌用。

【附方】

1. 竹叶汤（《备急千金要方》）　竹叶　小麦各一升（各 30g）　知母　石膏各三两（各 9g）　茯苓　黄芩　麦冬各二两（各 6g）　人参一两半（5g）　生姜五两（12g）　天花粉　半夏　甘草各一两（各 3g）　先煎竹叶、小麦去滓，纳余药再煎，分三次服，或分五次服（现代用法：水煎服，日 1 剂，分 2 次温服）。功用：清热生津，益气养阴。主治：产后中风兼阳虚者。见五心烦热，手足烦疼，口干唇燥，胸中热。

2. 竹叶黄芪汤（《医宗金鉴》）　人参　黄芪　煅石膏　制半夏　麦冬　白芍　川芎　当归　黄芩　甘草各八分（各 6 g）　生地黄二钱（12 g）　竹叶十片（10 g）　生姜三片　灯心草二十根。水煎，食远服（现代用法：水煎服，日 1 剂，分 2 次温服）。功用：清热解毒，益气养阴，调气和血。主治：痈疽发背，各种疔毒，表里不实，热甚口渴者。

3. 人参竹叶石膏汤（《辨证录》）　人参五钱（15 g）　石膏　麦冬各一两（各 30 g）　竹叶 300 片（15 g）　知母三钱（9 g）　甘草一钱（3 g）　糯米一撮（10 g）　上药水煎服（现代用法：水煎服，日 1 剂，分 2 次温服）。功用：清热泻火，益气生津。主治：阳明火盛发狂，腹满不能卧。面赤而热，妄见妄言者。

【原书主治】

《伤寒论·辨阴阳易差后劳复病脉证并治》397 条："伤寒解后，虚羸少气，气逆欲吐，竹叶石膏汤主之。"

【现代研究】郭氏用竹叶石膏汤治疗小儿传染性单核细胞增多症属气阴两虚型的临床疗效。每日 1 剂，水煎分 2~3 次服，幼儿频频喂服或分少量多次喂服，15 日为 1 个疗程。均常规用西药对症、支持处理，发热期用物理降温、药物处理，随证加减。疗效标准：显效：临床症状消失，咽部红肿及肿大的肝、脾、淋巴结均明显缩小，但未完全恢复正常，异型淋巴细胞降至 10% 以下；有效：临床症状消失，肿大的肝、脾、淋巴结均明显缩小，但未完全恢复正常，异型淋巴细胞较治疗前减少，但未降至 10% 以下；无效：临床症状、体征及异型淋巴细胞均未见明显好转。结果：本组 21 例，显效 12 例，有效 9 例，总有效率 100%。结论：竹叶石膏汤辨证论治本病疗效满意。[郭萍，王丽．中医辨证分型为主治疗小儿传染性单核细胞增多症 21 例．安徽中医临床杂志，2000，12（2）：143.]

第二节　清热解毒

清热解毒剂，适用于温疫、温毒、火毒及疮疡疔毒等证。若温疫热毒充斥气血，症见大热渴饮、谵语神昏、吐衄发斑、舌绛、唇焦等；温毒上攻头面，气血壅滞，症见头面红肿热痛、咽喉肿痛、舌苔黄燥等；三焦火毒炽盛，症见烦热、错语、吐衄发斑及外科的热毒痈疡等；热毒聚于胸膈，可见身热面赤、胸膈烦热、口舌生疮、便秘溲赤等症。由于热毒有轻重之异，其部位有上下内外、气血之别，兼夹证亦有不同，故组成该类方剂应根据具体病情而定。临床常以黄芩、黄连、连翘、金银花、蒲公英、大青叶等清热解毒泻火药为主组方。若疫毒壅于上焦，攻冲头面，可在清热解毒药中配伍辛凉疏散之品，如薄荷、牛蒡子、僵蚕等；热毒壅聚上中二焦，兼见便秘溲赤者，可配大黄、芒硝等以导热下行；热在气分配伍石膏、知母以清热泻火；若热毒侵犯血分，可酌配生地黄、牡丹皮以凉血解毒；热毒壅聚之疮疡肿毒初起，当配伍理气活血，散结消痈之品以促其消散。代表方如升麻鳖甲汤、黄连解毒汤、凉膈散等。

升麻鳖甲汤

《金匮要略》

【组成】升麻二两（6g） 当归一两（3g） 蜀椒炒去汗，一两（3g） 甘草二两（6g） 鳖甲炙，手指大一片（3g） 雄黄研，半两（0.5g）

【用法】上六味，以水四升，煮取一升，顿服之，老小再服，取汗（现代用法：水煎服，鳖甲先煎，雄黄研末另服。日1剂，分2次温服）。

【功用】清热解毒，散瘀消肿。

【主治】阳毒。面赤斑斑如锦纹，咽喉痛，吐脓血。

【方解】本方主治疫毒蕴于血脉之阴阳毒证。阴阳毒系感染疫毒所致，阳毒者，热毒壅盛于血分，现于面部，则面红斑状如锦纹；热灼咽喉，则咽喉痛：热盛肉腐则成脓，故吐脓血。治当清热解毒，活血祛瘀。

本方重用升麻，借其升散之力以达透邪解毒之功，故《神农本草经》谓其“主解百毒”；鳖甲既可行血散瘀，又可领诸药入阴分以搜毒。共为君药。蜀椒既可解毒止痛，又可领诸药出阳分而透邪，为臣。当归活血散瘀，雄黄、甘草解毒，共为佐药，甘草兼调和药物，为使药。诸药合用为治阴阳毒之主方。

原著认为阴毒者，疫毒侵犯血脉，瘀血凝滞，阻塞不通，现于面部，则面色青；经脉阻塞，血流不畅，故通身疼痛如被杖一样；疫毒壅结咽喉，则咽喉痛。主方仍用升麻鳖甲汤解毒散结，去雄黄、蜀椒以防损其阳气。

一般而言，阳证宜凉，阴证宜温，故有学者认为阳毒当用升麻鳖甲汤去雄黄、蜀椒，阴毒当用升麻鳖甲汤，可供参考。

【运用】

（1）辨证要点：本方为治疗阴阳毒的代表方。临证以咽喉疼痛，面色红赤为辨证要点。

（2）加减变化：其血热较重者，加犀角（用水牛角代）、生地黄、大青叶、金银花等以凉血解毒；血瘀较重者，加牡丹皮、赤芍、丹参以凉血散瘀；吐血衄血者，加白茅根、生地黄凉血止血等。

（3）现代运用：现临床可治疗猩红热、红斑狼疮、紫癜等属热毒血瘀所致者。

（4）使用注意：本方药性寒凉，脾胃素虚者慎用。

【原书主治】

《金匮要略·百合狐惑阴阳毒病脉证并治》14条：“阳毒之为病，面赤斑斑如锦纹，咽喉痛，唾脓血。五日可治，七日不可治，升麻鳖甲汤主之。”

【现代研究】范氏等认为，升麻鳖甲汤具有类似现代医药中的免疫调节剂、皮质激素、抗组胺药等的作用。[范永升，温成平．阴阳毒证治探讨．中国医药学报，1997，

12（4）：55-56.］

大黄黄连泻心汤

《伤寒论》

【组成】大黄二两（6g）　黄连一两（6g）

【用法】上二味，以麻沸汤二升渍之须臾，绞去滓，分温再服（现代用法：滚水浸渍，日 1 剂，分 2 次温服）。

【功用】泄热消痞。

【主治】热痞证。见心下痞满，按之柔软而不痛不硬，心烦，口渴，小便黄赤，舌红苔黄，脉数或关脉浮。

【方解】本证热痞，由无形邪热结于心下，气窒不通而成。心下为胃脘部，居于中焦，属脾胃所主。脾为阴脏，其气主升，胃为阳腑，其气主降，故心下乃阴阳气机升降之要道。邪气阻滞，则气机痞塞，故临床以心下痞满为特征，因无实物结聚，故按之不硬不痛。邪热内聚，故尚可见心烦，口渴，小便短赤，舌红苔黄，脉数，甚至吐衄等热证表现。治当泻热消痞。方中大黄苦寒，泻热和胃开结，为君药；黄连苦寒，以清心胃之火，为臣药。二药合用，用麻沸汤浸渍之法，舍去二味味厚之力，取其清轻之气，善清中上二焦无形邪热。使热去结开，则痞满自消。

《伤寒论》原文记载本方只有大黄、黄连二味，但按林亿于方后加注云："臣亿等看详大黄黄连泻心汤，诸本皆二味；又后附子泻心汤，用大黄、黄连、黄芩、附子，恐是前方中亦有黄芩，后但加附子也。故后云附子泻心汤。本云：加附子也。"又《千金翼方》注云："此方本有黄芩。"说明本方应有黄芩，以使其泻热消痞之力更强。

本方有两个特点应予关注：①二味苦寒药同用，集中兵力，攻其一点，这是仲景较多应用的一种配伍方法，同时也提示本证是一个完全的热证。②用量较轻，大黄二两，仅为承气之半，黄连一两，用量亦轻，提示证情并不严重。

大黄黄连泻心汤证与栀子豉汤证均为无形热郁之证，均治以轻扬之剂，清宣无形之热。但两方所治证候病位、主症不同：大黄黄连泻心汤证为无形邪热壅滞于中，结于心下，故以心下痞，按之濡，关脉浮为证候特点，治宜泻热消痞。栀子豉汤证为无形邪热留扰胸膈，扰动心神，故以虚烦不得眠，心中懊憹，胸中窒或心中结痛为证候特点，治当清宣郁热，解郁除烦。

【运用】

（1）辨证要点：本方为治疗热痞的代表方，也可广泛治疗火邪所致诸般血证及上焦有热的目赤肿痛、头痛、牙痛、口舌生疮、胸膈烦躁之证。临床以心下痞满，按之柔软而不痛不硬，心烦，口渴，小便黄赤，舌红苔黄，脉数或关脉浮为辨证要点。

（2）加减变化：口渴甚者，加麦冬、天花粉；血分热甚者加生地黄、牡丹皮。

（3）现代运用：大黄黄连泻心汤是一首清泻实火的方剂，历代医家应用甚广，凡属邪热实火诸证，无论各科，均可应用。现代多用此方治疗口腔溃疡、急性咽炎、急性胃炎、胆囊炎、三叉神经痛等疾病偏于阳明胃经有热者，以及血热引起的各种出血、眼科疾患、皮肤病及亢奋性精神病等。

(4) 使用注意：脾胃虚弱者慎用。

【原书主治】

《伤寒论·辨太阳病脉证并治》154 条："心下痞，按之濡，其脉关上浮者，大黄黄连泻心汤主之。"

《伤寒论·辨太阳病脉证并治》164 条："伤寒大下后，复发汗，心下痞，恶寒者，表未解也，不可攻痞，当先解表，表解乃可攻痞。解表，宜桂枝汤；攻痞，宜大黄黄连泻心汤。"

【现代研究】大黄黄连泻心汤浸渍剂和煎剂能增加实验性小鼠抗体滴度，增强巨噬细胞吞噬能力，对机体细胞和体液免疫均有增加作用。体外能明显抑制金黄色葡萄球菌、溶血性链球菌、痢疾杆菌、大肠杆菌及变形杆菌。对实验性小鼠高脂血症有改善作用。能明显抑制五肽胃泌素和 2-脱氧-D-葡萄糖引起的胃酸分泌，对于小鼠水浸制剂引起的应激性溃疡有明显的抑制作用。本方还具有抗缺氧、抗凝及抗血小板聚集、解热、镇静、抗惊厥等作用。[熊曼琪．伤寒学．北京：中国中医药出版社，2003：153.]

黄连解毒汤

方出《肘后备急方》，名见《外台秘要》引崔氏方

【组成】黄连三两（9g）　黄芩　黄柏各二两（各 6g）　栀子擘，十四枚（9g）

【用法】上四味切，以水六升，煮取二升，分二服（现代用法：水煎服，日 1 剂，分 2 次温服）。

【功用】泻火解毒。

【主治】三焦火毒壅盛证。大热烦躁，口燥咽干，错语不眠；或热病吐血、衄血；或热甚发斑，或身热下利，或湿热黄疸；或外科痈疡疔毒，小便黄赤，舌红苔黄，脉数有力。

【方解】本方证乃实热火毒炽盛，充斥三焦所致。火毒炽盛，波及内外，上扰神明，故大热烦躁，错语不眠；血为热迫，随火上逆则为吐衄，溢于肌肤则为发斑；热毒下迫大肠则为下利，影响胆汁排泄则为黄疸；热壅肌肉，气血郁滞，则发痈肿疔毒；热盛津伤，故口燥咽干，小便黄赤。舌红苔黄，脉数有力，皆为火毒炽盛之征。综上诸症，皆为实热火毒为患，治宜泻火解毒。方中首用大苦大寒之黄连，既清泻心火而除烦，又兼泻中焦之火毒，重用为君；臣以黄芩清上焦之火；佐以黄柏泻下焦之火；栀子清泻三焦之火，并能凉血及导热下行、引热从小便出。四药合用，集苦寒清热药于一方，有苦寒直折火毒、上下俱清、三焦兼顾的配伍特点。

本方与大承气汤均能治疗错语，正如《外台秘要》中云："胃中有燥粪，令人错语，热盛亦令人错语。"故便秘而令人错语者，宜服承气汤；通利而错语者，宜服黄连解毒汤。

【运用】

(1) 辨证要点：本方为苦寒直折法的代表方，清热解毒的基础方。临床应用以大热烦躁，口燥咽干，舌红苔黄，脉数有力为辨证要点。

(2) 加减变化：烦躁、失眠重者，加朱砂、龙骨、牡蛎以镇惊安神；便秘者，加大黄以泻下焦实热；吐血、衄血、发斑者，酌加玄参、生地黄、牡丹皮以清热凉血；发黄者，加茵陈、大黄，以清热祛湿退黄；疔疮肿毒者，加蒲公英、金银花、连翘，增强清热解毒之力。

(3) 现代运用：本方常用于急性细菌性痢疾、急性肠炎、败血症、脓毒血症、肺炎、泌尿系感染、流行性脑脊髓膜炎、乙型脑炎以及感染性炎症等属热毒为患者。

(4) 使用注意：本方为大苦大寒之剂，久服或过量易伤脾胃，非火盛者不宜使用。

【原书主治】

《肘后备急方》："烦呕不得眠。"

【现代研究】黄连解毒汤对内毒素所致家兔发热的解热作用起效慢，但持续时间长，给药 6h 体温仍继续下降。体外抑菌实验表明，本方对金黄色葡萄球菌、乙型链球菌、副伤寒杆菌、痢疾杆菌等有较强抑菌作用。本方尚有选择性降压作用，有抗动脉粥样硬化、改善血液流变学以及保肝、抗炎、镇静等作用。现代药理研究表明，黄连解毒汤具有明显的抗菌、抗内毒素、抗炎解毒作用，这与本方清热、泻火、解毒之功效相吻合。[陈光亮，张秀荣，王钦茂．黄连解毒汤药理研究进展．安徽中医学院学报，2001，20（5）：68-70.]

凉膈散

《太平惠民和剂局方》

【组成】川大黄　朴硝　甘草炙，各二十两（各 12g）　山栀子仁　薄荷去梗　黄芩各十两（各 6g）　连翘二斤半（25g）

【用法】上药为粗末，每服二钱（6g），水一盏，入竹叶七片，蜜少许，煎至七分，去滓，食后温服。小儿可服半钱，更随岁数加减服之。得利下，住服（现代用法：上药共为粗末，每服 6~12g，加竹叶 3g，蜜少许，水煎服。日 1 剂，分 2 次温服）。

【功用】泻火通便，清上泻下。

【主治】上中二焦邪郁生热证。烦躁口渴，面赤唇焦，胸膈烦热，口舌生疮，睡卧不宁，谵语狂妄，或咽痛吐衄，便秘溲赤，或大便不畅，舌红苔黄，脉滑数。

【方解】本方证是因热邪积聚于胸膈，侵扰上、中二焦所致。火热内郁，伤津扰神，则胸膈烦热、口渴唇焦溲赤、睡卧不宁，甚则谵语狂妄；火性上炎或迫血妄行或伤津壅血，可见面红目赤、口舌生疮或咽痛吐衄；燥热内结，故有大便秘结；舌红苔黄，脉滑数均为里热炽盛之象。上焦无形火热炽盛，中焦燥热内结，此时单清上则中焦燥结不得去，单泻下则上焦邪热不得解，唯有清泻兼施方能切中病情，故治宜清热泻火通便为法。方中连翘长于清热解毒，且轻清透散，以透散上焦之热，故重用以为君。配黄芩以清胸膈郁热；山栀清泻三焦火热，又能凉血、利尿；大黄、芒硝泻火通便，以荡涤中焦燥热内结，合栀子以引火热下行、从二便分消。共为臣药。薄荷清头目，利咽喉；竹叶清上焦之热，均为佐药。使以甘草、白蜜，既能缓和硝、黄峻泻之力，又能生津润燥，兼调药护中。全方配伍，共奏泻火通便，清上泻下之功。

本方的配伍特点是清上与泻下并行，但泻下是为清泄胸膈郁热而设，所谓“以泻代清”，其意在此。

本方虽有通腑之功，但治疗目标在于胸膈烦热，而不在于热结便秘。因此，对于上、中二焦邪郁生热而无便秘者亦可使用。

【运用】

（1）辨证要点：本方为治疗上、中二焦火热炽盛的常用方，又是“以泻代清”的代表方。临床应用以胸膈烦热，面赤唇焦，烦躁口渴，舌红苔黄，脉数为辨证要点。

（2）加减变化：壮热、口渴甚者，加石膏、天花粉以清热生津；咽喉红肿疼痛甚者，加牛蒡子、桔梗、玄参以增解毒利咽、散结消肿之功；口舌生疮甚者，加黄连以清心泻火；吐衄甚者，加生地黄、鲜茅根、鲜藕节以凉血止血。

（3）现代运用：本方常用于咽炎、口腔炎、急性扁桃体炎、胸膜炎、胆道感染、急性黄疸型肝炎等属上、中二焦火热者。

（4）使用注意：服用本方得利下，宜当停用，以免损伤脾胃；孕妇及体虚者慎用。

【附方】

1. 凉膈白虎汤（《保命歌括》） 凉膈散合白虎汤。水煎服，日 1 剂，分 2 次温服。功用：清热泻下，生津除烦。主治：上焦积热，见肺胀而咳，胸高上气而渴。或火热刑金作喘；或胃热口干舌燥作渴，面赤唇焦者。

2. 凉膈消毒饮（《医宗金鉴》） 荆芥 防风（各 6g） 连翘 栀子 黄芩 薄荷 甘草 牛蒡子（各 3g） 芒硝 大黄（各 3g）（原书无用量） 加灯心草，水煎服，日 1 剂，分 2 次温服。功用：泻火解毒，疏风透疹。主治：风热壅盛，咽喉肿痛。疹毒里热壅盛，或疹已发于外，上攻咽喉，轻则肿痛，甚则汤水难下者。

【原书主治】

《太平惠民和剂局方》：“治大人小儿腑脏积热，烦躁多渴，面热头昏，唇焦咽燥，舌肿喉闭，目赤鼻衄，颔颊结硬，口舌生疮，痰实不利，涕唾稠黏，睡卧不宁，谵语狂妄，肠胃燥涩，便溺秘结，一切风壅，并宜服之。”

【现代研究】用大肠杆菌内毒素复制家兔温病模型，观察凉膈散对该模型动物的解毒作用。结果表明：凉膈散可减少模型动物血浆内毒素含量，降低血浆肿瘤坏死因子（TNF-α）、血清过氧化脂质（LPO）水平，提高血清超氧化物歧化酶（SOD）活性，减轻脏器组织病理损害。提示凉膈散可通过多途径发挥解毒作用。[余林中，吴锐，黄泳，等．凉膈散对家兔内毒素温病模型的解毒作用研究．中药药理与临床，1996，12（5）：4.]

普济消毒饮

《东垣试效方》

【组成】黄芩酒炒 黄连酒炒，各五钱（各 15g） 陈皮去白 甘草生用 玄参 柴胡 桔

梗各二钱（各6g）　连翘　板蓝根　马勃　牛蒡子　薄荷各一钱（各3g）　僵蚕　升麻各七分（各2g）

【用法】上药为末，汤调，时时服之，或蜜拌为丸，噙化（现代用法：水煎服，日1剂，分2次温服）。

【功用】清热解毒，疏风散邪。

【主治】大头瘟。恶寒发热，头面红肿焮痛，目不能开，咽喉不利，舌燥口渴，舌红苔白兼黄，脉浮数有力。

【方解】本方主治大头瘟（原书称大头天行），乃感受风热疫毒之邪，壅于头面所致。风热疫毒上攻头面，气血壅滞，乃致头面红肿热痛，甚则目不能开；温毒壅滞咽喉，则咽喉红肿而痛；里热炽盛，津液被灼，则口渴；初起风热时毒侵袭肌表，卫阳被郁，正邪相争，故恶寒发热；舌苔黄燥，脉数有力均为里热炽盛津伤之象。疫毒宜清解，风热宜疏散，病位在上宜因势利导。故治当解毒散邪兼施而以清热解毒为主。方中重用黄连、黄芩清热泻火，酒炒善祛上焦头面热毒，共为君药。以牛蒡子、连翘、薄荷、僵蚕辛凉之品疏散头面之风热，为臣药。玄参、马勃、板蓝根有加强清热解毒、散结之功；配甘草、桔梗以清利咽喉；陈皮理气疏壅，以散邪热郁结，共为佐药。升麻、柴胡升浮发散以疏散风热，寓“火郁发之”之意，并引诸药上达头面，功兼佐使之用。诸药配伍，共收清热解毒，疏散风热之功。

【运用】

(1) 辨证要点：本方为治疗大头瘟的常用方剂。临床应用以头面红肿焮痛，恶寒发热，舌红苔白兼黄，脉浮数为辨证要点。

(2) 加减变化：若大便秘结者，可加酒大黄以泻热通便；腮腺炎并发睾丸炎者，可加川楝子、龙胆草以泻肝经湿热；若局部肿硬者，加贝母、天花粉、牡丹皮、赤芍以活血散结消肿。

(3) 现代运用：本方常用于急性腮腺炎、丹毒、头面部蜂窝织炎、急性扁桃体炎、淋巴结炎伴淋巴管回流障碍等属风热邪毒为患者。

(4) 使用注意：本方药物多苦寒辛散，故素体阴虚及脾虚便溏者慎用。临床运用时病变局部可外敷如意金黄散等，以增清热消肿之功。

【原书主治】

《东垣试效方》：“治大头天行，初觉憎寒体重，次传头面肿盛，不能开，上喘，咽喉不利，口渴舌燥。”

【现代研究】

现代研究表明，普济消毒饮能增强NK细胞（自然杀伤细胞）活性和白细胞介素2（IL-2）生成能力，促进脾淋巴细胞增殖。

王氏用普济消毒饮加减治疗流行性腮腺炎性睾丸炎，日1剂，水煎服，结合耳针，点刺睾丸穴（对耳屏内侧前下方），夜间将药渣捣烂、醋调，湿敷患处，卧床休息。疗效标准：治愈：症状消失，腮腺炎症完全消退，睾丸、附睾肿痛消散，实验室检查正常。结果：本组68例均治愈。退热时间1~2d，睾丸、附睾、阴囊等红肿疼痛消退时间3~7d，未发现睾丸萎缩，疗效满意。［王明义．下病上取治疗流行性腮腺炎性睾丸

炎．中国中医急症，2000，9（2）：87.］

仙方活命饮

《校注妇人良方》

【组成】白芷六分（3g）　贝母　防风　赤芍药　当归尾　甘草节　皂角刺炒　穿山甲炙　天花粉　乳香　没药各一钱（各6g）　金银花　陈皮各三钱（各9g）

【用法】用酒一大碗，煎五七沸服（现代用法：水煎服，或水酒各半煎服，日1剂，分2次温服）。

【功用】清热解毒，消肿溃坚，活血止痛。

【主治】阳证痈疡肿毒初起。红肿焮痛，或身热凛寒，苔薄白或黄，脉数有力。

【方解】本方主治疮疡肿毒初起而属阳证者。阳证痈疡多为热毒壅聚，气滞血瘀痰结而成。《灵枢·痈疡》说："营卫稽留于经脉之中，则血泣不行，不行则卫气从之而不通，壅遏不得行，故热。大热不止，热盛则肉腐，肉腐则为脓，故命曰痈。"热毒壅聚，灼津壅血滞气，聚而成形，故见局部红肿热痛；邪正交争于表，营卫涩滞，故身热凛寒，苔薄白或黄，脉数有力。治宜清热解毒，理气活血，消肿散结。方中金银花性味甘寒，最善清热解毒疗疮，为阳证痈疮肿毒之要药，故重用为君。疮疡初起，其邪多羁留于肌肤腠理之间，气滞血瘀而致肿痛，故配当归尾、赤芍、乳香、没药、陈皮行气活血通络，消肿止痛，共为臣药；更用辛散的白芷、防风，既助通滞散结，又疏风散邪使热毒从外透解；气机阻滞每可导致液聚成痰，故配用贝母、天花粉清热化痰散结，可使脓未成即消；穿山甲（鳖甲代）、皂角刺通行经络，透脓溃坚，可使脓成即溃，均为佐药。甘草清热解毒，并调和诸药；煎药加酒者，借其通瘀而行周身，助药力直达病所，共为使药。诸药合用，共奏清热解毒，消肿溃坚，活血止痛之功。

本方以清热解毒，活血化瘀，通经溃坚诸法为主，佐以透表、行气、化痰散结，其药物配伍较全面地体现了外科阳证疮疡内治消法的配伍特点。阳证而体实的各类疮疡肿毒，用之"脓未成者即消，已成者即溃"。

本方与普济消毒饮均属清热解毒之剂。但普济消毒饮所治为大头瘟，系肿毒发于头面者，以清热解毒，疏风散邪为法，并佐以升阳散火，发散郁热之品；本方则通治阳证肿毒，于清热解毒中，伍以行气活血，散结消肿之品，对痈疮初起更为适宜。

【运用】

（1）辨证要点：本方是治疗热毒痈肿的常用方，前人云"此疡门开手攻毒之第一方也"，"疮疡之圣药，外科之首方"。凡痈肿初起属于阳证者均可运用。临床应用以局部红肿焮痛，甚则伴有身热凛寒，脉数有力为辨证要点。

（2）加减变化：红肿痛甚，热毒重者，可加蒲公英、连翘、紫花地丁、野菊花等以加强清热解毒之力；便秘者，加大黄以泻热通便；血热盛者加牡丹皮以凉血；气虚者加黄芪以补气；不善饮酒者可用酒水各半或用清水煎服。此外，还可以根据疮疡肿毒所在部位的不同，适当加入引经药，以使药力直达病所。本方除煎煮取汁内服外，其药渣可捣烂外敷。

（3）现代运用：本方常用于治疗化脓性炎症，如蜂窝织炎、化脓性扁桃体炎、乳腺炎、脓疱疮、疖肿、深部脓肿等属阳证、实证者。

（4）使用注意：本方只可用于痈肿未溃之前，若已溃断不可用；本方性偏寒凉，阴证疮疡忌用；脾胃本虚，气血不足者均应慎用。

【附方】

1. 五味消毒饮（《医宗金鉴》）　金银花三钱（20g）　野菊花　蒲公英　紫花地丁　紫背天葵子各一钱二分（各15g）　水一盅，煎八分，加无灰酒半盅，再滚二三沸时，热服，被盖出汗为度（现代用法：水煎服，或水酒各半煎服，日1剂，分2次温服）。功用：清热解毒，消散疔疮。主治：疔疮初起，发热恶寒，疮形如粟，坚硬根深，状如铁钉，以及痈疡疖肿，红肿热痛，舌红苔黄，脉数。

2. 四妙勇安汤（《验方新编》）　金银花　玄参各三两（各90g）　当归二两（60g）　甘草一两（30g）　水煎服，一连十剂。药味不可少，减则不效，并忌抓擦为要（现代用法：水煎服，或水酒各半煎服，日1剂，分2次温服）。功用：清热解毒，活血止痛。主治：热毒炽盛之脱疽。患肢暗红微肿灼热，溃烂腐臭，疼痛剧烈，或见发热口渴，舌红脉数。

【原书主治】

《校注妇人良方》："治一切疮疡，未成者即散，已成者即溃，又止痛消毒之良剂也。"

【现代研究】仙方活命饮对粪肠球菌、金黄色葡萄球菌具有明显的抑制作用。研究认为仙方活命饮无论复方还是单味，均具有抑菌、增强机体免疫力、解热镇静、抗炎及改善局部血液循环等作用。[李建平，成玉明，王桂霞，等．仙方活命饮体外抑菌实验研究．中国实验方剂学杂志，2003，9（6）：61.]

第三节　清气凉营

本类方剂主要适用于气营同病证。此证乃气热炽盛而营阴受灼，治疗当用气营两清，即清气泻热与清营养阴之法合用。然清气与清营二者决非平均用药，必须根据具体病情，顺邪热之势，或清气为主，或清营为主。气热盛者，虽有营阴受灼，也当以清气为主，若气热邪衰而营热较甚，应当凉营养阴为主，兼以透热转气。常用清解气分热邪之石膏、知母与清热凉血之水牛角、生地黄、牡丹皮等药组合成方。代表方如清瘟败毒饮、化斑汤等。

清瘟败毒饮

《疫疹一得》

【组成】生石膏大剂六两至八两（180～240g），中剂二两至四两（60～120g），小剂八钱至一两二钱（24～36g）　小生地大剂六钱至一两（18～30g），中剂三钱至五钱（9～15g），小剂二钱至四钱（6～12g）　乌犀角（水牛角代）大剂六钱至八钱（18～24g），中剂三钱至四钱（10～15g），小剂二钱至四钱（6～12g）

真川连大剂四钱至六钱（18~24g），中剂二钱至四钱（6~12g），小剂一钱至一钱半（3~4g） 生栀子 桔梗 黄芩 知母 赤芍 玄参 连翘 竹叶 甘草 牡丹皮（各6g）（上十味，原书无用量）

【用法】先煮石膏数十沸，后下诸药，犀角磨汁和服（现代用法：水煎服，先煎石膏、水牛角数十沸，后下余药。日1剂，分2次温服）。

【功用】清热解毒，凉血泻火。

【主治】温病气血两燔证。见大热渴饮，头痛如劈，干呕狂躁，谵语神昏，视物昏瞀，或发斑疹，或吐血、衄血，四肢或抽搐，或厥逆，舌绛唇焦，脉沉细而数，或沉数，或浮大而数。

【方解】本证系由瘟疫热毒，充斥内外，气血两燔所致。因热毒伤津，故见大热烦渴、舌绛唇焦；热毒上攻清窍，内扰神明，乃致头痛如劈、干呕狂躁、谵语神昏；热燔营血，故有发斑、吐衄；热深厥深，发为肢厥。脉沉细而数，或沉数，或浮大而数，分别示病情重、中、轻之不同。此乃温热病气血两燔之证，治当清热解毒、凉血泻火。方中重用石膏配知母、甘草，取法白虎汤，意在清气分之热而保津；黄连、黄芩、栀子共用，仿黄连解毒汤之意，以通泻三焦火热；犀角（现用水牛角代）、生地黄、赤芍、牡丹皮相配，即犀角地黄汤，是为清热解毒、凉血散瘀而设。再配连翘、桔梗、玄参以助清热透邪利咽；竹叶清心利尿，导热下行；因火性炎上，桔梗还可“载药上行”。诸药合用，共奏气血两清、清瘟败毒之功。

本方实为白虎汤、犀角地黄汤和黄连解毒汤三方加减变化而成，但以白虎汤大清阳明经热为主，辅以泻火解毒、凉血散瘀，共奏气营两清之效。

【运用】

（1）辨证要点：本方为治疗热毒充斥，气血两燔之常用方。临证以大热渴饮，头痛如劈，干呕狂躁，谵语神昏，或吐衄发斑，舌绛唇焦，脉数为辨证要点。

（2）加减变化：临床应据疫毒之轻重，斟酌药物用量。若“六脉沉细而数，即用大剂；沉而数者，用中剂；浮大而数者，用小剂。”另“如斑一出，即用大青叶，量加升麻四五分，引毒外透，此内化外解，浊降清升之法”。大便不通，加生大黄；大渴不已，加天花粉；胸膈遏郁，加枳壳、桔梗、瓜蒌霜。四肢抽搐甚者，加羚羊角、钩藤、僵蚕以清热熄风；神昏谵语甚者，可与安宫牛黄丸、紫雪丹同用。

（3）现代运用：现常用于流行性乙型脑炎、流行性脑脊髓膜炎、败血症、流行性出血热、钩端螺旋体、麻疹及感染性炎症等病属热毒气血两燔者。

（4）使用注意：①本方为大寒解毒、气血两清之剂，能损人阳气，故素体阳虚，或脾胃虚弱者忌用。②临床运用时可据热疫轻重确定石膏、生地黄、水牛角、黄连四味主药的用量，余药可酌情确定用量。

【原书主治】

《疫疹一得》：“清瘟败毒饮，治一切火热，表里俱盛，狂躁烦心，口干咽痛，大热干呕，错语不眠，吐血衄血，热盛发斑。”

【现代研究】清瘟败毒饮煎剂对内毒素诱发家兔温病气血两燔证之发热具有明显的抑制作用，与对照组相比，平均发热曲线降低，最大发热高度均数较小，体温反应指数也较小；能改善家兔注射内毒素后白细胞呈先降低后升高现象，并能拮抗血小板降低；能拮抗高黏综合征（血瘀），有解聚、降黏、稀释血液作用。该方在抑制家兔气血两燔证模型发热效应的同时，使血浆升高的 cAMP（环腺苷酸）降低，下降的 cGMP（环鸟苷酸）升高，具有调整 cAMP、cGMP 比值的作用；并具有保护内脏器官、减轻脏器组织病理损害的作用。[谢恬，凌一揆．清瘟败毒饮对内毒素诱发家兔温病气血两燔证的疗效和机理．中国中西医结合杂志，1993，12（2）：7，32-35.]

化斑汤

《温病条辨》

【组成】石膏一两（30g）　知母四钱（12g）　生甘草三钱（10g）　玄参三钱（10g）　犀角水牛角代，（60g）　白粳米一合（9g）

【用法】水八杯，煮取三杯，日三服。滓再煮一盅，夜一服（现代用法：水煎服，日 1 剂，分 2 次温服）。

【功用】清气凉血。

【主治】气血两燔之发斑。发热，或身热夜甚，外透斑疹，色赤，或吐血、衄血、便血、尿血，口渴或不渴，舌绛苔黄，脉数等。

【方解】本证为气分之热未解，营血分之热已盛之候。发热、口渴、苔黄脉数为气分热盛之象；身热夜甚、外透斑疹、各种出血、舌绛等为营血之热炽盛，迫血妄行所致。治当清气凉血。本方是在《伤寒论》白虎汤的基础上加犀角、玄参而成。斑为阳明热毒、迫于血分，血从肌肉外渍而成，故君用石膏清泻气分炽热，生津止渴。斑出色赤、舌绛，为热毒重而血络瘀滞，逼迫营血之象，故加犀角清热凉血，解毒化斑；知母助石膏清热生津，共为臣药。佐以玄参助犀角凉血解毒。粳米、甘草益气护中，防寒药伤中；兼调和药物，为使药。诸药合用，两清气血，使邪热退则血自止，而斑可化，故名“化斑汤”。

【运用】

（1）辨证要点：本方为气血两清，解毒化斑之剂，适用于气血两燔，出血见症明显者。以发热，肌肤发斑，斑疹显露而色深绛，舌绛苔黄，脉数为辨证要点。

（2）加减变化：临床使用时，可酌情加大青叶、牡丹皮、赤芍、生地黄，以增强凉血解毒之力。斑疹明显，或出血较多者，可据出血部位不同酌加凉血止血之品。

（3）现代运用：现常用于治疗黄褐斑、过敏性紫癜、药疹、炎性痤疮等属气血两燔者。

（4）使用注意：本方药性寒凉，脾胃素虚者慎用。

【附方】

白虎化斑汤（《张氏医通》）　石膏生用（20g）　知母（12g）　生甘草（6g）　蝉蜕（12g）　麻黄（6g）　大黄生用（6g）　黄芩　连翘（各 9g）　黑参　竹叶（各 3g）（原书无用量）。水煎，大剂频服。功用：辛凉宣透，清热解毒。主治：痘为火闷，不得发出。

【原书主治】

《温病条辨》：“太阴温病，不可发汗，发汗而汗不出者，必发斑疹；汗出过多者，必神昏谵语。发斑者，化斑汤主之。”

第四节 清营凉血

清营凉血剂，适用于热邪传入营分，或热入血分诸证。邪热传营见有身热夜甚，心烦不寐，时有谵语或斑疹隐隐等；热入血分则见出血、发斑，昏狂谵语等。其组方常用水牛角、生地黄等清营凉血药物为主，或配具有凉血活血作用的牡丹皮、赤芍等以促其瘀血消散，并使血止而不留瘀；或配滋补阴血之白芍、当归等以补已伤之阴血。代表方如犀角地黄汤。

犀角地黄汤

《小品方》，录自《外台秘要》

【组成】犀角水牛角代，一两（30g）　生地黄半斤（24g）　芍药三分（12g）　牡丹皮一两（9g）

【用法】上药四味，㕮咀，以水九升，煮取三升，分三服（现代用法：水煎服，水牛角镑片先煎，余药后下。日1剂，分2次温服）。

【功用】清热解毒，凉血散瘀。

【主治】热入血分证。症见身热谵语，斑色紫黑，或吐血、衄血、便血、尿血，或喜忘如狂，但欲漱水不欲咽，大便色黑易解。舌深绛起刺，脉细数。

【方解】本方治证由热毒炽盛于血分所致。心主血而藏神，实热盛于血分，内扰心神，致身热昏谵；热邪迫血妄行，使血不循经，溢出脉外则发吐血、衄血、便血、尿血、皮肤发斑等各种出血；离经之血留阻体内，及热毒灼津、血行涩滞而致瘀，又可见斑色紫黑、喜忘如狂，但欲漱水不欲咽，大便色黑易解。舌深绛起刺，脉细数乃为热盛津耗瘀成所致。此则不清其热血不宁，不散其血瘀不消，即叶天士之“入血就恐耗血动血，直须凉血散血”，故治当清热解毒，凉血散瘀。方用苦咸性寒之水牛角为君，凉血清心而解热毒，使毒解火平则血宁；臣以甘寒之生地黄，凉血滋阴，既助水牛角清热凉血，又能培补已失之阴血；赤芍、牡丹皮共为佐药，一助君臣清热凉血，一可活血散瘀，以除已成之瘀，兼防诸药凉血而冰伏阴血。四药同用，清热中兼以养阴，凉血中兼以散瘀，共成清热解毒，凉血散瘀之剂。

本方配伍特点是凉血与活血散瘀并用，使热清血宁而无耗血动血之虑，凉血止血又无冰伏留瘀之弊；凉血与养阴同施，以补已伤之阴津。

【运用】

（1）辨证要点：本方是治疗温热病热入血分证的常用方。临床应用以各种失血，斑色紫黑，神昏谵语，身热舌绛为辨证要点。

（2）加减变化：若见蓄血、喜忘如狂者，系热燔血分，邪热与瘀血互结，可加大黄、黄芩，以清热逐瘀与凉血散瘀同用；用治热迫血溢之出血证，可酌加白茅根、侧柏炭、小蓟等，以增强凉血止血之功。若热甚窍闭神昏者，当加服安宫牛黄丸或紫雪丹以清热解毒、开窍醒神。

（3）现代运用：本方常用于重症肝炎、肝昏迷、弥散性血管内凝血、尿毒症、过敏性紫癜、急性白血病、败血症、流行性出血热、痤疮等属血分热盛者。

（4）使用注意：本方寒凉清滋，对于阳虚或气虚之失血者禁用；脾胃虚弱者慎用。

【附方】

神犀丹（《温热经纬》引叶天士方）　犀角水牛角代，六十两（1 800g）　石菖蒲、黄芩各六两（各 180g）　生地黄　金银花各一斤（各 500g）　金汁　连翘各十两（各 300g）　板蓝根九两（270g）　香豉八两（240g）　元参七两（210g）　花粉　紫草各四两（各 120g）　各生晒研细，以犀角、地黄汁、金汁和捣为丸，每重一钱（3g），凉开水化服，日二次，小儿减半。功用：清热开窍，凉血解毒。主治：温热暑疫，邪入营血证。高热昏谵，斑疹色紫，口咽糜烂，目赤烦躁，舌紫绛等。

【原书主治】

《外台秘要》卷 2 录《小品方》："伤寒及温病应发汗而不汗之，内蓄血者，及鼻衄，吐血不尽，内余瘀血，面黄，大便黑，消瘀血方。"

【现代研究】

（1）解热作用。给家兔经耳静脉注射五联菌苗 2mL/kg 造成发热模型，口服本方后可使其体温明显下降，但起效缓慢，给药 4h 后与对照组比较才有显著性差异，作用与阿司匹林（0. 2mL/kg）相似，持续 6h 以上。

（2）改善微循环及增强免疫作用。实验显示犀角地黄汤能改善微循环的血液流态，减少血流中红细胞聚集，减少血管痉挛收缩和血管周围的渗出。本方能降低全血黏度，增加血液的流动性，从而使热毒血瘀模型兔的血液高黏滞状态得到改善。本方还能显著改善红细胞免疫功能，维持机体正常的血液循环，增强机体对疾病的抵抗力。[张保国，程铁峰，刘庆芳．犀角地黄汤药效研究及临床新用．中成药，2009，31（12）：120-122.]

三黄四物汤

《医宗金鉴》

【组成】生地黄二钱（12g）　当归　白芍各一钱（各 9g）　川芎　黄连　黄芩　大黄各五分（各 6g）

【用法】上药锉碎，水煎服（现代用法：水煎服，日 1 剂，分 2 次温服）。

【功用】清热凉血。

【主治】热盛经前吐衄。见吐血、衄血，量多色红，常于经前出现，伴急躁善怒，口苦心烦，月经提前，量多色红，舌红苔黄，脉弦细数。

【方解】本方由仲景三黄泻心汤合四物汤（易熟地黄为生地黄）组合而成。盖经前吐血衄血，多因肝经热盛，且肝火刑金、乘土，迫血上行所致；火盛则迫血妄行，可致月经前期、量多色红；肝经热盛，扰神伤津，故见急躁善怒，口苦心烦，舌红苔黄，脉弦细数。治宜凉血止衄，清肝泻火。方中生地黄甘寒清热凉血，滋阴养血，使热清血宁则自止，为君药。黄连、黄芩苦寒，入肝、肺、胃经，性寒可清热泻火，味苦则善降，以折其上逆之火势，助生地黄清热消除病因；白芍酸苦而寒，补血敛阴，助生地黄补血止血，且地、芍合用又能防芩、连苦燥伤阴；共为臣药。大黄苦寒通利，可导热从大便出。当归合地、芍则滋阴补血；合川芎则活血，防诸清热凉血之品凝血滞血。共为佐药。诸药合用，标本兼顾，气血并调，热清血和则吐衄可止。

【运用】

（1）辨证要点：本方为治疗经前吐衄及血热出血的常用方。以经前吐衄，月经前期，舌红苔黄，脉弦细数为辨证要点。

（2）加减变化：临证血分热甚者，可酌加水牛角、玄参，易白芍为赤芍以增清热凉血之功；本方重在治本，出血量多者，可据出血部位不同酌加白茅根、紫草、侧柏叶、地榆等以凉血治标。

（3）现代运用：现常用本方治疗小儿过敏性紫癜、经行吐衄、功能性子宫出血、口腔溃疡等属于热盛迫血妄行者。

（4）使用注意：本方药性寒凉，阳虚或气虚之失血忌用；脾胃虚弱者慎用。

【原书主治】

《医宗金鉴》："衄血之候鼻干燥，身热不渴苦头疼，失表分汗麻桂治，内热犀角泻心清。"（注：泻心即指本方，原书又称四物三黄泻心汤）

【现代研究】林氏用三黄四物汤和能量合剂、头孢呋辛钠做对照，观察并探讨三黄四物汤加减治疗小儿过敏性紫癜的临床疗效和机制。方法：观察组 60 例口服三黄四物汤加味，对照组 30 例静脉滴注能量合剂及头孢呋辛钠等，两组各治疗 21d 后对照统计。结果：观察组总有效率 96.67%，对照组总有效率 93.33%，差异无统计学意义（$P>0.05$）；但在皮疹消失时间及尿常规恢复正常的时间两方面，观察组与对照组比较，差异有统计学意义（均 $P<0.05$）。结论：三黄四物汤加减治疗小儿过敏性紫癜在促进皮疹消退及修复肾脏损害方面优于能量合剂及头孢呋辛钠治疗。［林昱．三黄四物汤加减治疗小儿过敏性紫癜 60 例临床应用．中国中西医结合儿科学，2009，4（2）：176.］

第五节　清脏腑热

清脏腑热剂，适用于邪热偏盛于某一脏腑所产生的火热证。本类方剂多按所治脏腑火热证候不同选用相应的清热药，如心经热盛，用黄连、栀子、莲子心等以泻火清心；肝胆实火，用龙胆草、夏枯草、青黛等以泻火清肝；肺中有热，用黄芩、桑白皮等以清肺泻热；热在脾胃，用石膏、黄连等以清胃泻热；热在大肠，用白头翁、黄连等以清肠解毒。此外，尚需针对兼夹的病证不同配伍适当药物。如热盛伤阴，配生地黄、麦冬、石斛等以养阴生津；兼夹湿热，配泽泻、车前子、木通等以清利湿热；如兼气滞血瘀，配当归、木香、槟榔等以行气和血；如火热内郁，根据"火郁发之"之理，配升麻、防风等以发散郁火；如恐寒凉伤阳，可配少许吴茱萸、肉桂等以为佐制。代表方如导赤散、龙胆泻肝汤、泻白散、清胃散、白头翁汤等。

导赤散

《小儿药证直诀》

【组成】生地黄　木通　生甘草梢各等分（各 6g）

【用法】上药为末，每服三钱（9g），水一盏，入竹叶同煎至五分，食后温服（现代用法：水煎服，日 1 剂，分 2 次温服）。

【功用】清心利水养阴。

【主治】心经火热证。心胸烦热，口渴面赤，意欲饮冷，以及口舌生疮；或心热移于小肠，小便赤涩刺痛，舌红，脉数。

【方解】本方证乃心经热盛或心热移于小肠所致。心经火盛，内扰心神，循经上炎，见心胸烦热、面赤、口舌生疮；火热灼伤阴津，故见口渴、意欲饮冷；心与小肠相表里，心热下移小肠，泌别失职，乃见小便赤涩刺痛；舌红、脉数，均为内热之象。治宜清心养阴，利水通淋。方中生地黄甘寒入心肾，清心凉血，滋阴止渴；木通苦寒，入心与小肠经，上能清心泻火，下可利水通淋以导小肠之热外出。两药相配，寒凉清热合利尿导热，使热有外泄之路；利尿兼养阴，使热清便利而正不伤。共为君药。竹叶甘淡，清心除烦，淡渗利窍，为臣药。生甘草梢清热解毒，尚可直达茎中而止淋痛，并能调和诸药，为佐使药。四药合用，甘寒与苦寒相合，泻火不伐胃，滋阴不恋邪，利水不伤阴，以适小儿稚阴稚阳、易寒易热、易虚易实之体，共收清心泻火、利水养阴之效。《医宗金鉴·删补名医方论》云："赤色属心，导赤者，导心经之热从小便而出……故名导赤散。"

本方在《小儿药证直诀》治"小儿心热"，未言及"心移热于小肠"，至《奇效良方》扩大了运用范围，用治小便赤涩淋痛等。《医宗金鉴·删补名医方论》说："赤色属心，导赤者，导心经之热从小便而出……故名导赤散。"可见本方理论与运用，皆是逐步发展而成。

【运用】

（1）辨证要点：本方为治心经火热证的常用方，又是体现清热利水养阴治法的基础方。临床应用以心胸烦热，口渴，口舌生疮或小便赤涩，舌红脉数为辨证要点。

（2）加减变化：若心火较盛，可加黄连以清心泻火；阴虚较甚，加麦冬增强清心养阴之力；小便淋涩明显，加萹蓄、瞿麦、滑石之属，增强利尿通淋之效；出现血淋，可加白茅根、小蓟、旱莲草凉血止血。

（3）现代运用：本方常用于口腔炎、鹅口疮、小儿夜啼、失眠及急性泌尿系感染等属心经有热或心热下移小肠者。

（4）使用注意：方中木通苦寒，生地黄阴柔寒凉，故脾胃虚弱者慎用。

【附方】

1. 泻心导赤散（《医宗金鉴》）生地黄　木通　黄连　甘草梢（各 6g）　滚汤淬服。功用：泻心脾积热。主治：心脾积热上发，口舌疮赤糜烂。

2. 清热泻脾饮（《医宗金鉴》）山栀炒（6g）　石膏煅（9g）　黄连姜炒（2g）　生地

黄 黄芩 赤苓（各6g）（原书无用量） 灯心为引，作汤剂，日1剂，分2次温服。功用：清脾泻热。主治：小儿心中蕴热，致患鹅口，白屑生满口舌，如鹅之口者。

【原书主治】《小儿药证直诀》卷下：“治小儿心热。视其睡，口中气温，或合面睡，及上窜咬牙，皆心热也。心气热则心胸变热，欲言不能而有就冷之意，故合面睡。”

【现代研究】任氏以现代药理实验研究结果认为，导赤散配伍结构精巧。生地黄对糖皮质激素引起的血浆皮质酮受抑制的现象有明显改善作用，且可对机体环苷酸系统反应性调节；木通有利尿及增加尿酸与电解质排泄的作用，并有解热与镇痛效果；生甘草内含有甘草酸及甘草次酸，具有抗炎与保纳排钾作用；淡竹叶有明显的抗菌作用。[任文英．导赤散的组方分析及适证运用．河北中医，2000，22（4）：285.]

麻黄杏仁甘草石膏汤

《伤寒论》

【组成】麻黄去节，四两（9g） 杏仁去皮尖，五十个（9g） 甘草炙，二两（6g） 石膏碎，绵裹，半斤（18g）

【用法】上四味，以水七升，煮麻黄，减二升，去上沫，纳诸药，煮取二升，去滓，温服一升（现代用法：水煎服，日1剂，分2次温服）。

【功用】辛凉宣泄，清肺平喘。

【主治】太阳病汗下后，邪热壅肺证。身热不解，咳逆气急，甚则鼻煽，口渴，汗出，舌苔薄白或黄，脉浮而数者。

【方解】本方证是太阳表邪因汗下后入里化热，壅遏于肺，肺失宣降所致。风热袭表，表邪不解而入里，或风寒之邪郁而化热入里，邪热充斥于内，灼伤津液，故身热、口渴、苔黄、脉数；热壅于肺，肺失宣降，则咳逆气急，甚则鼻煽。肺合皮毛，热壅于肺，热迫津泄，则见汗出。治当清热宣肺，降气平喘。方中麻黄辛温，开宣肺气以平喘；石膏辛甘大寒入肺经，直清肺热，兼生津止渴，又能辛散解肌以透邪。二药同用，辛温合辛寒，但辛寒之石膏倍于辛温之麻黄，使本方不失为辛凉之剂；且二者相制为用，麻黄得石膏，则宣肺平喘而不助热；石膏得麻黄，清解肺热而不凉遏阳气。共为君药。杏仁味苦善降，肃降肺气而平喘咳。与麻黄相配则宣降相因，与石膏相伍则清肃协同，是为臣药。炙甘草既能益气护中，又与石膏相合而生津止渴，更能调和于寒温宣降之间，为佐使药。四药合用，共成辛凉宣泄，清肺平喘之功。

麻黄杏仁甘草石膏汤与麻黄汤俱用麻黄、杏仁、甘草而治喘咳，但前方主治之喘咳，证属表邪入里化热，壅遏于肺，病之重点在肺，肺热壅盛，则蒸迫津液而外泄，见汗出而喘，故以麻黄配石膏，清热宣肺为主，兼以透邪解肌；后方主治之喘咳系风寒束表，肺气失宣所致，病之重点在表，因皮毛为肺之合，伤寒表实而致肺气上逆，多见无汗而喘，故以麻黄配桂枝，发汗解表为主，兼以宣肺平喘。二方仅一药之差，功用及主治证病机却大相径庭，仲景精于遣药配伍，于此可窥其一斑。

【运用】

（1）辨证要点：本方为治疗热邪壅肺之喘咳的基础方。因石膏倍麻黄，其功用重

在清宣肺热，不在发汗，所以临床应用以发热汗出、喘咳、苔薄黄、脉数为辨证要点。

《伤寒论》原用本方治疗太阳病，发汗未愈，风寒入里化热，“汗出而喘”者。后世用于风寒化热，或风热犯肺，以及内热外寒，但见邪热壅肺之身热喘咳、口渴脉数，无论有汗、无汗，皆可加减使用。

对于麻疹已透或未透而出现身热烦躁、咳嗽气粗而喘属疹毒内陷，肺热炽甚者，亦可以本方加味治疗。

（2）加减变化：如肺热甚，壮热汗出者，宜加重石膏用量，并酌加桑白皮、黄芩、知母以清泻肺热；有表邪见无汗、恶寒者，石膏用量宜减轻，酌加薄荷、紫苏叶、桑叶等以助解表宣肺之力；痰多气急者，可加葶苈子、枇杷叶以降气化痰；痰黄稠而胸闷者，宜加瓜蒌、贝母、黄芩、桔梗以清热化痰，宽胸利膈。

（3）现代运用：本方常用于感冒、上呼吸道感染、急性支气管炎、支气管肺炎、大叶性肺炎、支气管哮喘、麻疹合并肺炎、白喉、咽喉炎、痔疮、遗尿及风疹、荨麻疹等属热邪壅肺者。

（4）使用注意：风寒咳喘，痰热壅盛者，非本方所宜。

【附方】

五虎汤（《万病回春》）　麻黄　杏仁炒，各三钱（各 9g）　石膏五钱（15g）　甘草一钱（3g）　细茶一撮（5g）　为粗末，加桑白皮一钱（3g）、生姜三片、葱白三茎，水煎服，日 1 剂，分 2 次温服。功用：辛凉宣泄，清肺平喘。主治：伤寒喘急，宜发表者。

【原书主治】

《伤寒论·辨太阳病脉证并治》63 条：“发汗后，不可更行桂枝汤。汗出而喘，无大热者，可与麻黄杏仁甘草石膏汤。”

《伤寒论·辨太阳病脉证并治》162 条：“下后不可更行桂枝汤，若汗出而喘，无大热者，可与麻黄杏子甘草石膏汤。”

【现代研究】实验研究表明，麻黄杏仁甘草石膏汤具有解热抗炎、解痉平喘、降低血黏度的功效。麻黄杏仁甘草石膏汤煎剂具有抗甲型流感病毒作用，对金黄色葡萄球菌与绿脓杆菌有较明显的抗菌作用。尚具有抗组胺作用。另有实验研究证实，麻黄杏仁甘草石膏汤能提高小白鼠血清溶酶体含量，增强小白鼠腹腔巨噬细胞的吞噬功能，明显提高巨噬细胞的吞噬率，促进淋巴细胞转化，从而提高机体的免疫功能。[熊曼琪. 伤寒学 . 北京：中国中医药出版社，2003：95.]

叶氏等为了证实麻黄杏仁甘草石膏汤对气喘的影响及石膏、甘草在本方中所起的作用，以气喘天竺鼠动物模型进行了实验研究，结果发现麻黄杏仁甘草石膏汤与麻黄杏仁甘草石膏汤减石膏、甘草治疗气喘均有效，皆可缓解气喘天竺鼠立即性反应期之呼吸道阻力，降低呼吸道炎症。然后者因无石膏、甘草，对呼吸道阻力及多形核白细胞浓度降低的效果比麻杏甘石汤差，同时支气管中之炎细胞浸润程度亦有差异性，提示石膏、甘草在本方中的重要性。[叶宗仁，高尚德，叶丰次，等 . 麻杏甘石汤及其减石膏、甘草对过敏原激发气喘天竺鼠呼吸道阻力与炎细胞的影响 . 安徽中医学院学报，1998，17（1）：51-55.]

泻白散

《小儿药证直诀》

【组成】地骨皮　桑白皮炒，各一两（各30g）　甘草炙，一钱（3g）

【用法】上药锉散，入粳米一撮，水二小盏，煎七分，食前服（现代用法：水煎服，日1剂，分2次温服）。

【功用】清泻肺热，止咳平喘。

【主治】肺热喘咳证。气喘咳嗽，皮肤蒸热，日晡尤甚，舌红苔黄，脉细数。

【方解】本方所治为肺有伏火郁热，肺气失于宣降所致。肺主气，宜清肃下降，火热郁结于肺，则气逆不降而为喘咳；肺合皮毛，肺热则外蒸，故皮肤蒸热；伏热渐伤阴液，故发热以午后为甚，其特点是轻按觉热、久按若无，与阳明之蒸蒸发热、越按越盛者有别；舌红苔黄，脉细数是热邪渐伤阴津之候。治宜清泻肺热，止咳平喘。方中桑白皮甘寒性降，专入肺经，清泻肺热，平喘止咳，用以为君。地骨皮甘寒入肺，既可助君药清降肺中伏火，并能养阴退热，为臣药。炙甘草、粳米养胃和中，培土生金以扶肺气，共为佐使。四药合用，共奏泻肺清热，止咳平喘之功。

本方之配伍体现了清中有润、泻中寓补的特点，对小儿“稚阴”之体具有标本兼顾之功，与肺为娇脏、不耐寒热之生理特点亦甚吻合。

【运用】

（1）辨证要点：本方是治疗肺有伏火郁热喘咳的常用方。临床应用以咳喘气急，皮肤蒸热，舌红苔黄，脉细数为辨证要点。

（2）加减变化：肺经热重者，可加黄芩、知母等以增强清泻肺热之效；燥热咳嗽者，可加瓜蒌皮、川贝母等润肺止咳；阴虚潮热者，加银柴胡、鳖甲滋阴退热；热伤阴津，烦热口渴者，加天花粉、芦根清热生津。

（3）现代运用：常用于小儿麻疹初期、肺炎或支气管炎等属肺中伏火郁热所致者。

（4）使用注意：本方药性平和，尤宜于正气未伤，伏火不甚者。风寒咳嗽或肺虚喘咳者不宜使用。

【附方】

1. 千金苇茎汤（《备急千金要方》）　苇茎切，二升，以水二斗，煮取五升，去滓（60g）　薏苡仁半升（30g）　瓜瓣半升（24g）　桃仁三十枚（9g）　㕮咀，纳苇汁中，煮取二升，服一升，再服，当吐如脓（现代用法：水煎服，日1剂，分2次温服）。功用：清肺化痰，逐瘀排脓。主治：肺痈，热毒壅滞，痰瘀互结证。身有微热，咳嗽痰多，甚则咳吐腥臭脓血，胸中隐隐作痛，舌红苔黄腻，脉滑数。

2. 石膏泻白散（《症因脉治》）　石膏（20g）　知母（12g）　桑白皮（15g）　地骨皮（15g）　甘草（3g）（原书无用量）　上为粗末。水煎服，日1剂，分2次温服。功用：清肺生津，止咳平喘。主治：燥火伤肺，咳嗽气喘。

【原书主治】

《小儿药证直诀》：“又名泻肺散。治小儿肺盛，气急喘嗽。”

【现代研究】本方主要有解热，抗菌，镇咳等作用。

（1）解热：泻白散对实验性发热的家兔有解热作用，与一些合成解热镇痛药大致相等。

（2）抗病原微生物：泻白散组成药对金黄色葡萄球菌、结核杆菌、伤寒杆菌、流感甲型京科 68-1 病毒有较强抑制作用，对福氏痢疾杆菌、大肠杆菌也有抑制作用。

（3）祛痰止咳：泻白散组成药有祛痰、镇咳作用。

清胃散

《脾胃论》

【组成】生地黄　当归身各三分（各 6g）　牡丹皮半钱（9g）　黄连六分（6g），夏月倍之　升麻一钱（9g）

【用法】上药为细末，都作一服，水一盏半，煎至七分，去滓，放冷服之（现代用法：作汤剂，日 1 剂，分 2 次温服）。

【功用】清胃凉血。

【主治】胃火牙痛。牙痛牵引头疼，面颊发热，其齿喜冷恶热，或牙宣出血，或牙龈红肿溃烂，或唇舌腮颊肿痛，或面生痤疮，口气热臭，口干舌燥，舌红苔黄，脉滑数。

【方解】本方证是由胃有积热，循经上攻所致。足阳明胃经循鼻入上齿，手阳明大肠经上项贯颊入下齿，胃中火热，循经上攻，故牙痛牵引头痛、面颊发热、其齿喜冷恶热；胃热上冲则口气热臭；热盛灼津壅血，或见牙龈红肿溃烂，或见唇舌腮颊肿痛，或面生痤疮；血络受伤，或见牙宣出血；口干舌燥，舌红苔黄，脉滑数俱为胃热津伤之候。治宜清胃滋阴，凉血消肿。方用苦寒之黄连为君，入胃经既清热泻火，味苦善降又折其上炎之热势。臣以甘辛微寒之升麻，一取其清热解毒，以助黄连清胃火；一取其升发透散，可宣达郁遏之伏火，有“火郁发之”之意。君臣合用，降中寓升，则泻火而无凉遏之弊，散火而无升焰之虞。佐以生地黄凉血滋阴，牡丹皮凉血散瘀，当归养血活血、消肿止痛，共奏滋阴养血、凉血散瘀、消肿止痛之效。升麻兼以引经为使。五药合用，使上炎之火得以清降，血热得除，肿消痛止，循经外发诸症自除。

本方的配伍特点是：气血同治，降中寓升，补泻兼施。

《医方集解》载本方有石膏，其清胃之力更强。

【运用】

（1）辨证要点：本方为治胃火牙痛的常用方，也是治疗胃热口臭、痤疮的常用方。临床应用以牙痛牵引头痛，口气热臭，舌红苔黄，脉滑数为辨证要点。

（2）加减变化：若兼肠燥便秘者，可加大黄以导热下行；口渴饮冷者，加玄参、天花粉以清热生津；兼痤疮者，加黄芩、蒲公英以清热消肿；胃火炽盛之牙衄，可加牛膝、白茅根、侧柏叶以导热下行、凉血止血。

（3）现代运用：本方常用于口腔炎、牙周炎、三叉神经痛、痤疮等属胃火上攻者。

（4）使用注意：牙痛属风寒及肾虚火炎者不宜。

【附方】

1. 泻黄散（《小儿药证直诀》） 藿香叶（21g） 山栀仁（3g） 石膏（15g） 甘草（90g） 防风（120g）（原书无用量） 上药锉，同蜜、酒微炒香，为细末。每服一至二钱（3~6g），水一盏，煎至五分，温服清汁，无时（现代用法：作汤剂，日1剂，频服）。功用：泻脾胃伏火。主治：脾胃伏火证。症见口疮口臭，烦渴易饥，口燥唇干，舌红脉数，以及脾热弄舌等。

2. 玉女煎（《景岳全书》） 生石膏三五钱（15~30g） 熟地黄三五钱或一两（9~30g） 麦冬二钱（6g） 知母 牛膝各一钱半（各5g） 水一盅半，煎七分，温服或冷服（现代用法：作汤剂，日1剂，分2次温服）。功用：清胃热，滋肾阴。主治：胃热阴虚证。症见头痛，牙痛，齿松牙衄，烦热干渴，舌红苔黄而干。亦治消渴，消谷善饥等。

【原书主治】

《脾胃论》："治因服补胃热药，致使上下牙疼痛不可忍，牵引头脑。满面发热火痛，此足阳明别络入脑也。喜寒恶热，乃是阳明经中热盛而作也，其齿喜冷恶热。"

【现代研究】本方有抑菌、免疫、抗炎、镇静、镇痛、止血等作用。

（1）抑菌：清胃散煎剂体外对金黄色葡萄球菌、绿脓杆菌有一定的抑制作用。

（2）免疫：清胃散有增强巨噬细胞吞噬功能。5%清胃散药液给小鼠灌胃0.5mL/只，每日1次，连续3日，可明显增强小鼠腹腔巨噬细胞吞噬功能。吞噬百分率和吞噬指数明显地提高，提示清胃散的治疗作用，可能不是直接对细菌的抑制，而是增强机体的非特异性免疫功能。

（3）抗炎：①抑制组织炎症及肉芽肿形成；②单味当归和牡丹皮均有抗炎作用。

（4）镇静、镇痛：单味当归与升麻均有不同程度的镇静和镇痛作用。

（5）止血：生地黄有促进血液凝固作用。升麻或炒炭后均能明显缩短凝血时间。

龙胆泻肝汤

《医方集解》

【组成】龙胆草酒炒（6g） 黄芩炒（9g） 栀子酒炒（9g） 泽泻（12g） 木通（6g） 当归酒炒（3g） 生地黄酒炒（9g） 柴胡（6g） 生甘草（6g） 车前子（9g）（原书无用量）

【用法】水煎服；亦可制成丸剂，每服6~9g，日2次，温开水送下（现代用法：水剂服，日1剂，分2次温服；或制成丸剂，日2次，温开水送服）。

【功用】清泻肝胆实火，清利肝经湿热。

【主治】

（1）肝胆实火上炎证。症见头痛目赤，胁痛，口苦，耳聋，耳肿，舌红苔黄，脉弦数有力。

（2）肝经湿热下注证。症见阴肿，阴痒，筋痿，阴汗，小便淋浊，或妇女带下黄臭，舌红苔黄腻，脉弦数有力。

【方解】本方证是由肝胆实火上炎或肝胆湿热循经下注所致。肝经布胁肋，连目系入颠顶；胆经起于目内眦，布耳前后入耳中。肝胆实火，循经上炎则胁痛，头痛目赤，

耳聋耳肿，口苦；肝胆经脉下绕阴器，湿热循经下注则为阴痒、阴肿、筋痿、阴汗，小便淋浊，妇女带下色黄臭秽；舌红苔黄或腻，脉弦数有力皆为肝胆火盛及内蕴湿热之象。治宜清泻肝胆实火，清利肝经湿热。方中龙胆草大苦大寒，入肝胆经，寒能清肝胆实火，苦能燥肝经湿热，泻火除湿，两擅其功，切中病机，故为君药。黄芩、栀子亦属苦寒，泻火解毒、燥湿清热，加强君药泻火除湿之力，用以为臣。泽泻、车前子、木通清热利湿，既可引上炎之火下泄，又可导湿热之邪从小便出。肝乃藏血之脏，体阴而用阳，喜条达恶抑郁，方中诸药以苦燥渗利之品居多，既易伤阴，又不利肝气之条达。故又用当归、生地黄养血滋阴，使邪去而阴血不伤；柴胡舒畅肝胆之气，使祛邪而不抑肝气。以上皆为佐药。柴胡并能引诸药归于肝胆之经；甘草调和诸药，护胃安中。二药兼使药之用。本方诸药合用，泻中有补，利中有滋，降中寓升，祛邪而不伤正，泻火而不伐胃。使火降热清，湿浊得利，诸症皆愈。

【运用】

（1）辨证要点：本方为治肝胆实火上炎，湿热下注的常用方。临床应用以头痛目赤，胁痛口苦，或阴痒阴肿，或淋浊，或带下黄臭，舌红苔黄或黄腻，脉弦数有力为辨证要点。

（2）加减变化：头痛目赤甚者，加菊花、夏枯草以助清肝之力；带下色黄者，加苦参、土茯苓以清热利湿止痒；若阴茎生疮，或阴囊肿痛，红热甚者，可去柴胡，加连翘、黄连、大黄以泻火解毒。

（3）现代运用：本方常用于治疗顽固性偏头痛、头部湿疹、高血压、急性结膜炎、虹膜睫状体炎、外耳道疖肿、鼻炎、急性黄疸型肝炎、急性胆囊炎，以及泌尿生殖系炎症、急性肾盂肾炎、急性膀胱炎、尿道炎、外阴炎、睾丸炎、腹股沟淋巴腺炎、急性盆腔炎、带状疱疹等病属肝经实火或肝经湿热者。

（4）使用注意：方中药多苦寒，易伤脾胃，故对脾胃虚寒和阴虚阳亢之证，皆非所宜。

【附方】

1. 泻青丸（《小儿药证直诀》）　当归去芦头，切，焙　龙脑焙　川芎　山栀子仁　川大黄湿纸裹煨　羌活　防风去芦头，切，焙，秤，各等分（各3g）　上药为末，炼蜜为丸，如芡实大（1.5g），每服半丸至一丸，竹叶煎汤，同砂糖，温开水化下（现代用法：小蜜丸，每次7g，日2次，温开水冲服）。功用：清肝泻火。主治：肝经火郁证。目赤肿痛，烦躁易怒，不能安卧，尿赤便秘，脉洪实；以及小儿急惊，热盛抽搐等。

2. 当归龙荟丸（《黄帝素问宣明论方》又名龙脑丸）　当归焙，一两（30g）　龙胆草　栀子　黄连　黄柏　黄芩各一两（各30g）　芦荟　青黛　大黄各五钱（各15g）　木香一分（0.3g）　麝香五分（1.5g）　上为末，炼蜜和丸，如小豆大，小儿如麻子大，每服二十丸，生姜汤下（现代用法：水泛丸，一次6g，一日2次，温开水冲服）。功用：清泻肝胆实火。主治：肝胆实火证。头晕目眩，神志不宁，惊悸搐搦，躁扰狂越，耳鸣耳聋，或大便秘结，小便赤涩，两胁痛引少腹，阴囊肿胀，脉弦劲。

【原书主治】

《医方集解》："治肝经实火，湿热，胁痛，耳聋，胆溢口苦，筋痿，阴汗，阴肿阴痛，白浊溲血。”

【现代研究】龙胆泻肝汤的药效学及毒理学实验研究表明，长期毒性实验结果未见明显毒性反应出现，药效学实验结果可见该方剂能明显增加胆汁分泌量，对四氯化碳、半乳糖胺造成的急性肝损伤有保护作用，并能降低毛细血管通透性，对抗二甲苯引起的炎症反应，提示龙胆泻肝汤具有保肝利胆、抗炎消肿的药理作用。［武梅芳，楚立，张建平．龙胆泻肝汤的药理及毒理学实验研究．河北中医学院学报，1996，11（1）：1-3.］

左金丸

《丹溪心法》

【组成】黄连六两（180g）　吴茱萸一两（30g）

【用法】上药为末，水丸或蒸饼为丸，白汤下五十丸（60g）（现代用法：上药为末，水泛为丸，每服2~3g，温开水送服。亦可作汤剂，用量参考原方比例酌定）。

【功用】清泻肝火，降逆止呕。

【主治】肝火犯胃证。胁肋疼痛，嘈杂吞酸，呕吐口苦，舌红苔黄，脉弦数。

【方解】本方证是由肝郁化火，横逆犯胃，肝胃不和所致。肝位于右胁下，其经脉布于胁肋，肝经自病则胁肋胀痛；肝火犯胃致胃失和降，则嘈杂吞酸、呕吐口苦；舌红苔黄，脉象弦数乃肝经火郁之候。火热当清，气逆当降，故治宜清泻肝火为主，兼以降逆止呕。方中黄连苦寒，一者清泻肝火，使肝火清，则不横逆犯胃；二者清泻胃热，胃火降则其气自和，标本兼顾；三则泻心火，寓“实则泻其子”之意。故重用为君。然气郁化火之证，纯用苦降大寒既恐肝气郁结不达，又虑折伤中阳，故又少佐辛热之吴茱萸，一者疏肝解郁，使肝气条达，郁结得开；一者反佐以制黄连之寒，使泻火而无凉遏之弊；一者取其下气之用，以和胃降逆；尚可引领黄连入肝经。如此一味而功兼四用，以为佐使。二药合用，共收清泻肝火，降逆止呕之效。

本方的配伍特点是：寒热并投，相反相成，泻火而不至凉遏，降逆而不助郁火；辛开苦降，肝胃同治，使肝火得清，胃气得降，则诸症自愈。

本方又名回令丸，《医方集解》称萸连丸。

左金丸与龙胆泻肝汤，皆用于肝经实火，胁痛口苦等证。但左金丸主要用于肝经郁火犯胃之呕吐吞酸等证，有降逆和胃之功，而无清利湿热之用，且泻火作用较弱；龙胆泻肝汤主要用于肝经实火上攻之目赤耳聋，或湿热下注之淋浊阴痒等症，有清利湿热之功，而无和胃降逆作用，且泻火之力较强。

【运用】

（1）辨证要点：本方是治疗肝火犯胃，肝胃不和证的常用方。临床应用以呕吐吞酸，胁痛口苦，舌红苔黄，脉弦数为辨证要点。

（2）加减变化：吞酸重者，加海螵蛸、煅瓦楞以制酸止痛；胁肋疼甚者，可合四逆散以加强疏肝和胃之功。

（3）现代运用：本方常用于胃炎、食管炎、胃溃疡等属肝火犯胃者。

（4）使用注意：虚寒性吐酸忌用；临证运用时当注意方中药物的用量比例，即黄连与吴茱萸用量比例为6∶1。

【附方】

1. 戊己丸（《太平惠民和剂局方》）　黄连　吴茱萸　白芍各五两（各10g）　为末，面糊为丸，如梧桐子大。每服二十丸（6g），浓煎米饮下，空心日三服。（现代用法：每次3~6g，日2次口服。亦可作汤剂，水煎服，日1剂，分2次温服）。功用：清肝和胃，缓急止痛。主治：肝胃不和证，胃痛吞酸，腹痛泄泻。

2. 香连丸（《太平惠民和剂局方》）　黄连去芦，须，二十两，用茱萸十两同炒令赤，去茱萸不用（800g）　木香不见火，四两八钱八分（200g）　上为细末，醋糊为丸，如梧桐子大。每服二十丸，饭饮吞下（现代用法：每次3~6g，日2~3次口服）。功用：清热化湿，行气化滞。主治：湿热痢疾。下痢赤白相兼，腹痛，里急后重。

【原书主治】

《丹溪心法》："肝火胁痛。"

【现代研究】左金丸可以预防应激性胃溃疡的发生并能促进胃溃疡的愈合，其作用机制可能与提高胃液pH值从而降低胃黏膜攻击因素、增强自由基清除能力等因素有关。［梁媛，谭达全，张文将，等．左金丸对大鼠应激性胃溃疡保护作用的实验研究．湖南中医杂志，2013，29（9）：120-122.］

葛根芩连汤

《伤寒论》

【组成】葛根半斤（15g）　甘草炙，二两（6g）　黄芩三两（9g）　黄连三两（9g）

【用法】上四味，以水八升，先煮葛根，减二升，纳诸药，煮取二升，去滓，分温再服（现代用法：水煎服，日1剂，分2次温服）。

【功用】解表清里。

【主治】太阳病误下，里热夹表邪下利证。身热下利，胸脘烦热，口干作渴，喘而汗出，或兼表证。舌红苔黄，脉数或促。

【方解】本方证是因伤寒表证未解，表邪化热内陷阳明所致。热积大肠，传导失司，故下利臭秽、肛门有灼热感；肺与大肠相表里，肠热上蒸于肺则作喘；此时表证未解，里热已炽，故见身热汗出、口渴、胸脘烦热、口干作渴，或兼表证；舌红苔黄，脉数，皆为里热偏盛之象。本方所主，实乃太阳阳明合病，故治宜外解肌表之邪，内清肠胃之热。方中重用葛根为君，甘辛而凉，入脾胃经，既能解表退热，又能升发脾胃清阳之气而治下利。黄连、黄芩苦寒，善清热燥湿，厚肠止利。合用为臣。甘草益气护中，调和药物，为佐使。四药合用，外疏内清，表里同治，使表解里和，热利自愈。

原方先煮葛根，后纳诸药，可使"解肌之力优而清中之气锐"（《伤寒来苏集》）。

【运用】

（1）辨证要点：本方功可解表清里，然从药物配伍作用来看，以清里热为主，正

如尤怡所云："其邪陷于里者十之七，而留于表者十之三。"由于葛根能清热升阳止利，汪昂称之"为治泻主药"，故本方对热泻、热痢，不论有无表证，皆可用之。临床应用以身热下利，利下臭秽，肛门灼热，舌红苔黄，脉数为辨证要点。

（2）加减变化：腹痛者，加炒白芍以柔肝止痛；热痢里急后重者，加木香、槟榔以行气而除后重；兼呕吐者，加半夏以降逆止呕；夹食滞者，加山楂以消食。

（3）现代运用：本方常用于急性肠炎、细菌性痢疾、肠伤寒、胃肠型感冒等属表证未解，里热甚者。

（4）使用注意：虚寒下利者忌用。

【附方】

1. 黄芩汤（《伤寒论》） 黄芩三两（9g） 芍药二两（9g） 甘草炙，二两（6g） 大枣擘，十二枚（4枚） 上四味，以水一斗，煮取三升，去滓；温服一升，日再，夜一服（现代用法：水煎服，日1剂，分2次温服）。功用：清热止利，和中止痛。主治：热泻、热痢。身热，口苦，腹痛下利，舌红苔黄，脉数。

2. 黄芩加半夏生姜汤（《伤寒论》） 黄芩三两（9g） 芍药二两（6g） 甘草炙，二两（6g） 大枣擘，十二枚（4枚） 半夏洗，半升（6g） 生姜切，一两半（4.5g），一方三两（9g） 上六味，以水1斗，煮取3升。去滓，每次温服1升，日再、夜一服（现代用法：水煎服，日1剂，分2次温服）。功用：清热止痢，和胃降逆。主治：伤寒，太阳与少阳合病，自下利而兼呕者。

【原书主治】

《伤寒论·辨太阳病脉证并治》34条："太阳病，桂枝证，医反下之，利遂不止，脉促者，表未解也；喘而汗出者，葛根黄芩黄连汤主之。"

【现代研究】药理研究证明，本方葛根所含之黄酮，能明显解热；黄芩、黄连有广谱抗菌作用，尤其对大肠杆菌、痢疾杆菌和伤寒杆菌抑制力较强。本方对志贺杆菌、肠炎杆菌、普通变形杆菌、蜡样芽孢杆菌都有较强的体外抗菌活性；体外对肠道病毒中的小圆病毒、脊髓灰质炎病毒、人轮状病毒均有抑制作用。动物实验表明，本方对五联疫苗所致发热家兔有明显降温作用，解毒抗菌作用明显。还能对抗乌头碱、氯仿、肾上腺素、氯化钙等诱发的各种心律失常。用本方制成的葛黄散药浆灌胃，对小鼠胃肠推进运动有明显抑制作用，并能对抗0.5%溴化乙酰胆碱致离体家兔之回空肠平滑肌痉挛收缩。本方体外实验证明其能松弛气管、肠道平滑肌，对抗乙酰胆碱所致的平滑肌痉挛。本方还能对抗乳糖的致泻作用而具有止泻功能。[熊曼琪．伤寒学．北京：中国中医药出版社，2003：99.]

白头翁汤

《伤寒论》

【组成】白头翁二两（15g） 黄柏三两（12g） 黄连三两（6g） 秦皮三两（12g）

【用法】上药四味，以水七升，煮取二升，去滓，温服一升，不愈再服一升（现代用法：水煎服，日1剂，分2次温服）。

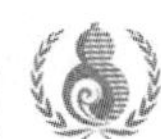

【功用】清热燥湿，凉肝止痢。

【主治】厥明病肝热下迫大肠之热痢。腹痛，里急后重，肛门灼热，下痢脓血，赤多白少，身热，渴欲饮水，舌红苔黄腻，脉弦数。

【方解】本方证是因肝经湿热，下迫大肠所致。肝热下迫大肠，湿热内蕴，气机壅塞，秽浊瘀滞，欲下不得，则腹痛、里急后重；湿热之邪郁遏不解，损伤肠道络脉，化腐成脓，而见下痢脓血、赤多白少；身热，肛门灼热，渴欲饮水，舌红苔黄腻，脉弦数皆为湿热内蕴肝经而热毒偏盛之象。治宜清热燥湿，凉肝止痢。故方用苦寒而入血分的白头翁为君，善清肠中热毒，凉血而止痢。秦皮苦寒，能清肝胆及大肠湿热，助君药消除病因，为臣药。再配治疗湿热痢疾之要药黄连、黄柏，以泻火解毒，燥湿厚肠，共为佐药。四药合用，热毒清，湿热解，则血痢自愈。

本方与芍药汤同为治痢之方。但本方主治热毒血痢，乃湿热毒邪深陷血分，治宜清热解毒，凉血止痢，使热毒解，痢止而后重自除；芍药汤治下痢赤白，属湿热痢，而兼气血失调证，故治宜清热燥湿与调和气血并进，使“行血则便脓自愈，调气则后重自除”。两方主要区别在于：白头翁汤是清热解毒兼凉血燥湿止痢，芍药汤是清热燥湿与调和气血并用。

【运用】

（1）辨证要点：本方为治疗厥阴热痢之代表方，也是治疗热毒血痢的常用方。临床应用以下痢赤多白少，腹痛，里急后重，舌红苔黄，脉弦数为辨证要点。

（2）加减变化：若外有表邪，恶寒发热者，加葛根、连翘、金银花以透表解热；里急后重较甚，加木香、槟榔、枳壳以调气；脓血多者，加赤芍、牡丹皮、地榆以凉血和血；夹有食滞者，加焦山楂、枳实以消食导滞；用于阿米巴痢疾，配合吞服鸦胆子（龙眼肉包裹），疗效更佳。

（3）现代运用：本方常用于阿米巴痢疾、细菌性痢疾属热毒偏盛者。也可用于急、慢性胃肠炎，以及湿疮、风热眼病、淋证、崩漏、带下、阴痒等，属于肝经湿热为患者。

（4）使用注意：本方药性苦寒，脾胃虚弱者慎用。

【附方】

1. 芍药汤（《素问病机气宜保命集》）　芍药一两（30g）　当归半两（15g）　黄连半两（15g）　槟榔　木香　甘草炒，各二钱（各6g）　大黄三钱（9g）　黄芩半两（15g）　官桂二钱半（5g）　上药㕮咀，每服半两（15g），水二盏，煎至一盏，食后温服（现代用法：水煎服，日1剂，分2次温服）。功用：清热燥湿，调气和血。主治：湿热痢疾。腹痛，便脓血，赤白相兼，里急后重，肛门灼热，小便短赤，舌苔黄腻，脉弦数。

2. 白头翁加甘草阿胶汤（《金匮要略》）　白头翁　甘草　阿胶各二两（各6g）　秦皮　黄连　黄柏各三两（各9g）　上六味，以水七升，煮取二升半，纳胶令消尽，分三次温服（现代用法：水煎服，日1剂，分2次温服）。功用：清热解毒，养血和中。主治：产后阴血亏虚之热痢，见腹痛，里急后重，便下脓血，体倦，口干，脉虚者。

【原书主治】

《伤寒论·辨厥阴病脉证并治》371条：“热利下重者，白头翁汤主之。”

《伤寒论·辨厥阴病脉证并治》373条："下利欲饮水者，以有热故也，白头翁汤主之。"

【现代研究】白头翁汤与清热解毒药相配伍，能使大肠杆菌内毒素造模家兔血浆内毒素明显减少、血液黏度明显增加、凝血酶原时间明显缩短、血细胞比容明显增高、5-羟色胺明显减少、纤溶活性减弱，对家兔机体起到明显的保护作用。白头翁汤及其与清热解毒药配伍制剂对造模家兔血液的保护作用是通过清热解毒对抗大肠杆菌内毒素对家兔的损害，防止弥散性血管内凝血（DIC）的发生和炎性反应，达到解毒的目的。[宋崇顺，王积福，任映，等．白头翁汤与清热解毒药相配伍的实验研究．中国中医基础医学志，1998，4（3）：23.]

白头翁汤及其加减方体外实验对多种病菌具有较强地杀灭和抑制作用，特别是对金黄色葡萄球菌、绿脓杆菌、伤寒杆菌、福氏痢疾及大肠杆菌杀灭和抑制作用较为敏感；对实验动物有明显抗炎及愈合溃疡作用，具有调节机体多种免疫细胞因子、促进免疫功能的作用，可明显抑制离体实验动物肠管的运动，有显著的抗腹泻和对抗内毒素对机体的损害。药物疗效的主要化学成分为生物碱、香豆素、皂苷及柠檬苦素类化合物。与单味药比较，水煎后未发现新的结构类型化合物。[张保国，梁晓夏，刘庆芳．白头翁现代药效学研究．中成药，2009，31（4）：120-121.]

麻黄升麻汤

《伤寒论》

【组成】麻黄去节，二两半（7.5g）　升麻　当归各一两一分（各3.5g）　知母　黄芩　葳蕤各18铢（各2.5g）　芍药　天冬去心　桂枝去皮　茯苓　甘草炙　石膏碎，绵裹　白术　干姜各6铢（各2g）

【用法】上十四味，以水一斗，先煮麻黄一两沸，去上沫，纳诸药，煮取三升，去滓，分温三服，相去如炊三斗米顷令尽，汗出愈（现代用法：水煎服，日1剂，分2次温服。）

【功用】发越郁阳，清肺温脾。

【主治】肺热脾虚证。见手足厥逆，咽喉不利，咳嗽吐痰，色黄或伴脓血，肠鸣腹痛，大便溏薄，寸脉沉而迟，下部脉不至。

【方解】本方证为阳气内郁，上热下寒，寒热错杂所致。原书治疗伤寒六七日，大下后所致的肺热脾寒证。表证未解者，当先解其表，若以大下治之，使表邪内陷，阳气郁遏不伸，则手足厥冷，寸脉沉而迟。阳郁生热，热盛于上，灼伤津液，则咽部不利，灼伤肺络则唾脓血。大下后损伤中阳，脾虚寒盛，则泄不止，下部脉不至。此属阳郁不伸，上热下寒，虚实互见之证，治当发越郁阳为主，清上温下、滋阴和阳为辅。方中麻黄能发越肺经火郁，升麻可升散解毒，使阳郁得伸，邪能外达，则肢厥等症可解，共为君药。黄芩、石膏、知母泻火解毒，辅助君药清解肺热为臣。干姜、桂枝、白术、茯苓温运脾阳，祛除下寒；天冬、葳蕤（玉竹）、芍药、当归清金润肺，滋阴养血，兼防发越、温脾有伤阴之弊，共为佐药；甘草兼有调和药物，为使药。方中药物

虽多，但重在清宣肺热，兼温脾止利。主次分明，配伍严谨有序。

本方以发越肺之郁阳为主，药后可使汗出邪去，阳气得伸而解，故方后曰“汗出愈”。“相去如炊三斗米顷，令尽”，是强调药物要在短时间内服完，旨在药力集中，作用持续，以达祛除病邪之目的。

【运用】

（1）辨证要点：本方为治疗阳气内郁，上热下寒证的常用方。临证以手足厥逆，咽部不利，咳嗽吐痰色黄，或伴脓血，泄利不止，寸脉沉迟，下部脉不至为辨证要点。

（2）加减变化：咽痛甚者，加薄荷、桔梗解毒利咽；咳吐黄痰多者，加瓜蒌、浙贝等以清热化痰；泄利重者，加山药、薏苡仁健脾止泻。

（3）现代运用：现代常用于治疗肾病型肾炎、肺结核、慢性肠炎、自主神经功能紊乱、老年性口腔炎等，属阳气内郁，上热下寒者。

（4）使用注意：临证使用时当据上热下寒的病情轻重，调整寒温药物的用量比例。

【原书主治】

《伤寒论·辨厥阴病脉证并治》357 条：“伤寒六七日，大下后，寸脉沉而迟，手足厥逆，下部脉不至，喉咽不利，唾脓血，泄利不止者，为难治，麻黄升麻汤主之。”

第六节　清虚热

清虚热剂，适用于阴虚发热证。或因热病后期，余邪未尽，阴液已伤，见暮热早凉，舌红少苔；或由肝肾阴虚，虚火内扰，以致骨蒸潮热、盗汗面赤、久热不退。总有阴液耗伤与火热内扰两个方面，故常以滋阴清热的鳖甲、知母、生地黄与清透伏热的青蒿、秦艽、银柴胡等配合成方。

代表方如青蒿鳖甲汤、当归六黄汤等。

青蒿鳖甲汤

《温病条辨》

【组成】青蒿二钱（6g）　鳖甲五钱（15g）　细生地四钱（12g）　知母二钱（6g）　牡丹皮三钱（9g）

【用法】水五杯，煮取二杯，日再服（现代用法：水煎服，日 1 剂，分 2 次温服）。

【功用】养阴透热。

【主治】温病后期，邪伏阴分证。夜热早凉，热退无汗，舌红苔少，脉细数。

【方解】本方所治为温病后期，阴液已伤，而余邪深伏阴分所致。因昼属阳，夜属阴，邪留阴分，入夜已伤之阴得助与热相争，故入夜发热。晨起阴失助无力与热相争，则热退身凉；温病后期，阴液已伤，加之邪热深伏阴分，则阴津益耗，无源作汗，故见热退无汗；舌红少苔，脉细数皆为阴虚有热之候。此阴虚邪伏之证，若纯用滋阴，则滋腻恋邪；若单用苦寒，则又有化燥伤阴之弊。宜养阴与透邪并进。方中鳖甲咸寒质重，直入阴分，滋阴退热，入络搜邪；青蒿苦辛而寒，其气芳香，清中有透散之力，清热透络，引邪外出。两药相配，滋阴清热，内清外透，使阴分伏热有外达之机，共为君药。即如吴瑭自释："此方有先入后出之妙，青蒿不能直入阴分，有鳖甲领之入也；鳖甲不能独出阳分，有青蒿领之出也。"生地黄甘寒，滋阴凉血；知母苦寒质润，滋阴降火，共助鳖甲以养阴退热，为臣药。牡丹皮辛苦性凉，凉血透热，以助青蒿清透阴分伏热，为佐药。诸药合用，滋清兼备，清中有透，则阴复邪去而热退。

【运用】

（1）辨证要点：本方适用于温热病后期，余热未尽而阴液不足之虚热证。临床应用以夜热早凉，热退无汗，舌红少苔，脉细数为辨证要点。

（2）加减变化：若暮热早凉，汗解渴饮，可去生地黄，加天花粉以清热生津止渴；肺痨骨蒸，属阴虚火旺者，加沙参、麦冬、旱莲草以养阴清肺；如用于小儿夏季热，加白薇、荷梗以祛暑退热。

（3）现代运用：本方可用于原因不明的发热、各种传染病恢复期低热、慢性肾盂肾炎、肾结核、小儿夏季热等属阴虚内热，低热不退者。

（4）使用注意：阴虚欲作动风者不宜使用。

【附方】

1. 清骨散（《证治准绳》） 银柴胡一钱五分（5 g） 胡黄连 秦艽 鳖甲醋炙 地骨皮 青蒿 知母各一钱（各 3 g） 甘草五分（2 g） 水二盅，煎八分，食远服（现代用法：水煎服，日 1 剂，分 2 次温服）。功用：清虚热，退骨蒸。主治：肝肾阴虚，虚火内扰证。骨蒸潮热，或低热日久不退，形体消瘦，唇红颧赤，困倦盗汗，或口渴心烦，舌红少苔，脉细数等。

2. 秦艽鳖甲散（《卫生宝鉴》） 柴胡 鳖甲去裙襴，酥炙，用九肋者 地骨皮各一两（各 9g） 秦艽 当归 知母各半两（各 5g） 上药研为粗末，每服五钱（15g），用水一盏（200mL），加青蒿 5 叶，乌梅 1 个，煎至七分（140mL），去滓，空心、临卧温服（现代用法：水煎服，日 1 剂，分 2 次温服）。功用：滋阴养血，退热除蒸。主治：阴亏血虚，风邪传里化热之风劳病。骨蒸盗汗，午后潮热，肌肉消瘦，唇红颊赤，口干咽燥，咳嗽，困倦，舌红少苔，脉细数。

【原书主治】

《温病条辨》："夜热早凉，热退无汗，热自阴来者，青蒿鳖甲汤主之。"

【现代研究】青蒿能调节免疫功能，并有一定的降温、消炎、抑菌作用；知母具有显著的解热、抗炎作用；牡丹皮也有一定的抗过敏、解热作用；生地黄则有明显的免疫增强作用；鳖甲则被认为有一定的抑制结缔组织增生、增加血浆蛋白作用，并能提高机体免疫力，延长机体存在时间。综合看来，青蒿鳖甲汤具有较强的增强免疫力和解热作用。[陈英杰．青蒿鳖甲汤的临床研究进展．中医药研究，2002，18（5）：53-55.]

当归六黄汤

《兰室秘藏》

【组成】当归 生地黄 熟地黄 黄柏 黄芩 黄连各等分（各 6g） 黄芪加一倍

（12g）

【用法】上药为粗末。每服五钱（15g），用水二盏（300mL），煎至一盏（150mL），食前服。小儿减半（现代用法：水煎服，日 1 剂，分 2 次温服）。

【功用】滋阴泻火，固表止汗。

【主治】阴虚火旺盗汗。发热盗汗，面赤心烦，口干唇燥，小便黄赤，大便干结，舌红苔黄脉数。

【方解】本方用治阴虚火旺所致盗汗。肾阴亏虚不能上济心火，则心火独亢，致虚火伏藏于阴分，寐则卫气行阴，助长阴分伏火，两阳相加，迫使阴液失守而盗汗；虚火上炎，故见面赤心烦；火耗阴津，乃见口干唇燥；舌红苔黄，脉数皆内热之象。治宜滋阴泻火，固表止汗。方中当归养血，生地黄、熟地黄滋阴，三味养血补阴，使阴血充盛则可制火，共为君药；盗汗因于水不济火，火热熏蒸，故臣用黄芩、黄连、黄柏泻火除烦，清热坚阴。君臣相合，热清则火不内扰，阴坚则汗不外泄。汗出过多，易致气随津脱而卫气亏虚，卫虚不固则汗出更甚，故又倍用黄芪为佐，固已虚之表，安未定之阴。全方六味合用，共奏滋阴泻火，固表止汗之效。故《兰室秘藏》称其为"盗汗之圣药"。

本方的配伍特点：一是养血育阴与泻火彻热并进，标本兼顾，使阴固而水能制火，热清则耗阴无由；二是益气固表与育阴泻火相配，育阴泻火为本，益气固表为标，以使营阴内守，卫外固密，发热盗汗诸症则愈。

【运用】

（1）辨证要点：本方是治疗阴虚火旺盗汗之常用方。临证应用以盗汗面赤，心烦溲赤，舌红，脉数为辨证要点。

（2）加减变化：阴虚而实火较轻者，可去黄连、黄芩，加知母，以泻火而不伤阴；汗出甚者，可加浮小麦、煅龙牡、五味子增强收涩止汗作用；若阴虚阳亢，潮热颊赤突出者，加白芍、龟板滋阴潜阳。

（3）现代运用：本方可用于甲状腺功能亢进、结核病、糖尿病、更年期综合征等属阴虚火旺者。

（4）使用注意：本方养阴泻火之力颇强，对于阴虚火旺，中气未伤者较适用。若脾胃虚弱，纳减便溏者不宜使用。另本方荣卫兼顾，后世又常用以治疗阴虚火旺之自汗证。

【附方】

解五蒸汤（《外台秘要》卷十三引《古今录验》）　甘草炙，一两（3g）　茯苓三两（9g）　人参二两（6g）　竹叶二把（9g）　葛根三两（9g）　干地黄三两（9g）　知母二两（6g）　黄芩二两（6g）　石膏碎，五两（15g）　粳米一合（6g）（一方无甘草、茯苓、人参、竹叶）　上十味切，以水九升，煮取二升半，分为三服。亦可以水三升，煮小麦一升，乃煮药（现代用法：水煎服，日 1 剂，分 2 次温服）。功用：清热生津，益气滋阴。主治：骨蒸劳热，见发热自汗者。

【原书主治】

《兰室秘藏》："治盗汗之圣药也。"

【现代研究】动物腹腔注入从人体分离的金黄色葡萄球菌（MRSA）后，给予当归六黄汤治疗，结果经本方治疗的动物的肝脏、血液中的 MRSA 明显低于结照组，且在 48h 均不能检出。另外，对患有脑血管病变，尿、痰、褥疮细胞检查 MRSA 阳性的高龄患者给予当归六黄汤煎剂，服药 2 周后患者的痰与褥疮细菌检查 MRSA 转为阴性，第 6 周时，尿、痰、褥疮中的 MRSA 均呈阴性。此研究的结果虽不能证明当归六黄汤的直接抗菌作用，但可提示该方可能通过对宿主的作用后产生间接抗菌效果。[程竑．当归六黄汤对 MRSA 感染宿主的作用．国外医学（中医中药分册），1995，17（2）：41.]

小　结

清热剂共选正方 24 首，附方 40 首。按功用分为清气分热、清热解毒、清气凉营、清营凉血、清脏腑热和清虚热六类。

1. 清气分热　栀子豉汤、白虎汤与竹叶石膏汤俱为清气分热的常用方。但栀子豉汤主要用于热郁胸膈证，主治虚烦不眠、心中懊侬等，重在清宣郁热；白虎汤则能清热生津，清气之力较强，主治阳明（气分）热盛，症见壮热汗出、烦渴、脉洪大；竹叶石膏汤清热之中兼以益气养阴，降逆和胃，清热之力逊于白虎汤，主治热病后期，气阴两伤，余热未尽，症见身热多汗、心胸烦闷、气逆欲呕等。

2. 清热解毒　升麻鳖甲汤为治疗阴阳毒的代表方，具有清热解毒、散瘀消肿之功；大黄黄连泻心汤善治无形邪热壅滞于中，结于心下所致之心下痞，按之濡，关脉浮者，治能泻热消痞；黄连解毒汤是清热解毒的基础方，功用是以苦寒泻火解毒为主，主治三焦火毒炽盛，症见烦热、错语、吐衄、发斑、痈疽疔毒等；凉膈散是清热解毒的常用方，功用是泻火通便、清上泻下，主治上、中二焦热盛，热聚胸膈，症见身热面赤、胸膈烦热、口舌生疮、便秘溲赤等。普济消毒饮与仙方活命饮皆为治疗热毒痈肿的常用方。但前者的功用是疏风散邪，清热解毒，并助以升阳散火，发散郁热，主治风热疫毒发于头面，症见头面红肿焮痛、咽喉不利等；后者于清热解毒中伍以行气活血、散结消肿之品，主治痈疮肿毒初起，脓未成或脓成未溃之证。

3. 清气凉营　清瘟败毒饮是由白虎汤、犀角地黄汤和黄连解毒汤三方加减相合而成，为治疗热毒充斥、气血两燔的代表方，但清解气分热毒较强；化斑汤则为气血两清，解毒化斑之剂，适用于气血两燔，出血见症明显者。

4. 清营凉血　犀角地黄汤与三黄四物汤同为清营凉血的常用方。但前者功用是清热解毒，凉血散瘀，主治外感邪热深入血分，迫血妄行，症见吐衄、发斑伴发热、神昏等；后者功用是清热凉血，养血和血，主治内生郁热入血迫血妄行之经前吐衄及其他出血者。

5. 清脏腑热　本类方剂主要是针对某一脏腑火热偏盛而设，故功用、主治各有侧重。导赤散功能清心利水养阴，主治心经与小肠有热，症见心胸烦热、口舌生疮，以及小便淋痛等；麻黄杏仁甘草石膏汤辛凉宣泄，清肺平喘，主治热邪壅肺之咳逆气喘，甚则鼻煽、身热不解、有汗或无汗、口渴者；泻白散的功用是泻肺清热、止咳平喘，主治肺有伏热的咳喘、日晡热甚等。清胃散为清胃热治胃火牙痛之剂，其功能清胃凉

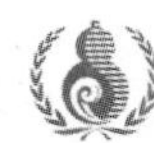

血，兼以升散解毒，宣达伏火，善治胃火炽盛的牙痛及头痛、牙宣出血、颊腮肿痛等；龙胆泻肝汤功能泻肝胆实火、利下焦湿热，主治肝胆实火上攻的头痛、目赤、胁痛、口苦或湿热下注的淋浊、带下、阴肿等；左金丸的功用是清泻肝火，降逆止呕，主治肝火犯胃的呕吐、口苦、嘈杂、吞酸等；葛根黄芩黄连汤功用是以内泻肠胃之热为主，兼外解肌表之邪，主治热利而表未解，症见身热下利、苔黄脉数等；白头翁汤是治疗痢疾的常用方，功擅清热解毒，凉血止痢，主治热毒血痢、赤多白少、里急后重等；麻黄升麻汤功能发越郁阳、清肺温脾，主治阳气内郁，上热下寒证，症见手足厥逆，咽部不利，咳嗽吐痰色黄，或伴脓血，泄利不止，寸脉沉迟，下部脉不至等。

6. 清虚热　清蒿鳖甲汤有滋阴清热的功用，是治疗阴虚发热的常用方，其养阴与透热并重，主治温病后期，阴液已伤，邪伏阴分，症见夜热早凉、热退无汗等；当归六黄汤功能滋阴泻火，固表止汗，主治阴虚有火，症见发热、盗汗、面赤、心烦、舌红、脉数等。

第四章　泻下剂

凡以泻下药为主组成，具有通导大便、排除胃肠积滞、攻逐水饮等作用，以治疗里实证的方剂，统称泻下剂。本类方剂是根据《素问·阴阳应象大论》“其下者，引而竭之；中满者，泻之于内”的理论立法。属于“八法”中的“下法”。

泻下剂主要用于大便秘结、肠道积滞的里实证。其形成多因寒热燥邪侵袭，大肠传导失职所致。证候表现则有热结、寒结、燥结之分，加之体质有虚实之异，治法、用药亦随之不同；此外，本类方剂也可攻逐壅盛之水饮，故本章方剂可分为寒下、温下、润下、逐水及攻补兼施五类。本教材重点介绍寒下、温下、润下和攻补兼施的代表方。

泻下剂借其泻下通便之力，可攻逐水饮及下泻其他有形实邪，故通过适当配伍，本类方剂还可用于食积不化、顽痰老痰、瘀血内停及虫积等证。

泻下剂是为里实证而设，用于表证已解，里实已成者。若表证未解，里实已成，应权衡表证与里实证之轻重缓急，或先解表后攻里，或表里双解。若兼瘀血、虫积、痰浊，则宜配合活血祛瘀、驱虫、化痰等法。对年老体弱、孕妇、产后或正值经期、病后伤津或亡血者，应慎用或禁用泻下剂，或配伍补益扶正之品，以防伤正。泻下剂大都易伤胃气，使用时应得效即止，慎勿过剂。同时，服药期间应注意调理饮食，少食或忌食油腻或不易消化的食物，以免重伤胃气。

第一节　寒　下

寒下剂，适用于里热积滞实证。症见大便秘结，腹部胀满疼痛，甚或潮热，苔黄厚，脉实等。常用寒下药如大黄、芒硝等为主组成方剂。由于实热积滞于肠胃，易致气机升降阻滞，甚则导致气滞血瘀，故常配伍行气与活血祛瘀药如厚朴、枳实、木香、桃仁、牡丹皮等。代表方如大承气汤、大黄牡丹汤。

大承气汤

《伤寒论》

【组成】大黄酒洗，四两（12g）　厚朴去皮，炙，半斤（24g）　枳实炙，五枚（12g）　芒硝三合（9g）

【用法】上四味，以水一斗，先煮二物，取五升，去滓，纳大黄，更煮取二升，去滓，纳芒硝，更上微火一二沸，分温再服。得下，余勿服（现代用法：水煎，先煎厚

朴、枳实，后下大黄，芒硝溶服。日 1 剂，分 2 次温服）。

【功用】峻下热结。

【主治】

（1）阳明腑实证。大便不通，频转矢气，脘腹痞满，腹痛拒按，按之则硬，甚或潮热谵语，手足濈然汗出，舌苔黄燥起刺，或焦黑燥裂，脉沉实。

（2）少阴病热结旁流证。下利清水，色纯青，其气臭秽，脐腹疼痛，按之坚硬有块，口舌干燥，脉滑实。

（3）里热实证之热厥、痉病或发狂等。

【方解】本方证多因伤寒邪传阳明之腑，入里化热，或温病邪入胃肠，热盛灼津，燥屎阻于肠中所致。热结积于肠中，故大便秘结不通、腹痛拒按、按之坚硬；糟粕停滞，胃肠气滞不通，则频转矢气、脘腹痞满胀痛；里热炽盛，上扰神明，故谵语；四肢皆禀气于阳明，阳明经气旺于申酉之时，热结于里，郁蒸于外，故潮热、手足濈然汗出；舌苔黄燥或焦黑燥裂，脉沉实是热盛津伤，燥实内结之征。前人将本方证的证候特点归纳为"痞、满、燥、热"四字。"痞"，即自觉胸脘闷塞不通，有压重感；"满"，是脘腹胀满，按之有抵抗感；"燥"，是肠中燥屎干结不下；"热"，是实热内结，腹痛拒按，大便不通，或下利清水而腹痛不减，以及潮热谵语，脉实等。至于"热结旁流"证，乃燥屎坚结于里，胃肠欲排不能，逼迫津液从燥屎之旁流下所致。实热内结，阳气受遏，不能外达四肢可见热厥；热盛伤津劫液，筋脉失养而挛急则发痉病；胃肠浊热上扰，神明昏乱则致发狂。证候表现虽然各异，然其病机则同，皆是里热结实之证。对此实热燥屎互结之证，易致津液急剧耗伤，故治当峻下热结，以存阴液，亦即"釜底抽薪"之意。方中大黄苦寒通降，泻热通便，荡涤胃肠实热积滞，为君药。芒硝咸寒润降，既助大黄泻热通便，又能软坚润燥而除燥坚，为臣药。硝、黄配合，相须为用，泻热荡涤之功益峻。热积内阻，腑气不行，故佐以厚朴下气除满、枳实破气消痞，合而用之，既能消痞除满，又使胃肠气机通降下行以助泻下通便。四药相合，能峻下热结，使塞者通，闭者畅，承顺胃气下行，故名"大承气"。

热结旁流，治以大承气汤，是因燥热内结，迫津旁出，为少阴病三急下证之一。故用峻下，使热结得去，"旁流"可止，属"通因通用"之法。

热厥，治以大承气汤，是因四肢厥冷为假象，里实热结是本质，所谓"热深者，厥亦深"，四肢虽厥寒，但必见大便秘结、腹痛拒按、口干舌燥、脉滑实等实热证候，故用本方，使热结得下，气机宣畅，阳气敷布外达，而厥逆可回。这种用寒下之法治厥冷之证，为"寒因寒用"。

本方煎服方法为：先煎枳、朴，后下大黄，芒硝溶服。因大黄生用、后下则泻下力峻，久煎则泻下力缓，正如《伤寒来苏集·伤寒附翼》所说："生者气锐而先行，熟者气钝而和缓。"

【运用】

（1）辨证要点：本方为治疗阳明腑实证的基础方，又是寒下法的代表方。临床应用以痞、满、燥、热四症，及舌红苔黄，脉沉实为辨证要点。

（2）加减变化：若兼气虚者，宜加人参以补气，以防泻下气脱；兼阴津不足者，宜加玄参，生地黄等以滋阴润燥。

（3）现代运用：本方常用于急性单纯性肠梗阻、粘连性肠梗阻、蛔虫性肠梗阻、急性胆囊炎、急性胰腺炎、幽门梗阻，以及某些热性病过程中出现高热、神昏谵语、惊厥、发狂而见大便不通、苔黄脉实者。

（4）使用注意：本方为泻下峻剂，凡气虚阴亏、燥结不甚者，以及年老、体弱等均应慎用；孕妇禁用；注意中病即止，以免耗损正气。

【附方】

1. 小承气汤（《伤寒论》）　大黄酒洗，四两（12g）　厚朴炙，去皮，二两（6g）　枳实炙，大者，三枚（9g）　上三味，以水四升，煮取一升二合，去滓，分温二服。初服汤当更衣，不尔者尽饮之，若更衣者勿服之（现代用法：日 1 剂，三药同煎，分 2 次温服）。功用：泻热通便，消滞除满。主治：阳明腑实见痞满实而不燥或热结旁流者。见大便硬或下利，腹胀满，心下痞硬，烦躁谵语，潮热多汗，脉滑而疾，舌苔黄。

2. 调胃承气汤（《伤寒论》）　大黄去皮，清酒洗，四两（12g）　甘草炙，二两（6g）　芒硝半升（9g）　上三味，以水三升，煮二物至一升，去滓，纳芒硝，更上火微煮一两沸，温顿服之，以调胃气。（现代用法：日 1 剂，先煎大黄、甘草，芒硝烊化，分 2 次温服）。功用：泻热和胃，润燥软坚。主治：邪传阳明或太阳病汗吐下后损伤胃津所致的燥热结实证。见蒸蒸发热不恶寒，不大便，腹胀满，谵语心烦，或虽下利而脉反和，或心下温温欲吐而胸中痛，大便反溏，腹微满，郁郁微烦，口渴喜冷饮，舌红苔黄而干，脉滑数。

3. 厚朴三物汤（《金匮要略》）　厚朴八两（24g）　大黄四两（12g）　枳实五枚（12g）　上三味，以水一斗二升，先煮二味，取五升，纳大黄，煮取三升，温服一升，以利为度（现代用法：日 1 剂，先煎枳实、厚朴，后下大黄，分 2 次温服）。功用：行气泻满，下积通便。主治：气胀甚于实积的腹满证。见腹部胀满疼痛，大便不通。

4. 厚朴大黄汤（《金匮要略》）　厚朴一尺（15g）　大黄六两（18g）　枳实四枚（10g）　上三味，以水五升，煮取二升，分温再服（现代用法：日 1 剂，三药同煎，分 2 次温服）。功用：开痞通便，除饮涤痰。主治：支饮胸满。见胸腹痞满，大便秘结不通。

5. 厚朴七物汤（《金匮要略》）　厚朴半斤（24g）　甘草　大黄各三两（各 9g）　大枣十枚（3 枚）　枳实五枚（12g）　桂枝二两（6g）　生姜五两（15g）　上七味，以水一斗，煮取四升，温服八合，日三服。呕者加半夏五合，下利去大黄，寒多者加生姜至半斤（现代用法：水煎服，日 1 剂，分 2 次温服）。功用：调和营卫，行气除满。主治：腹满兼表证。见腹满，发热，脉浮而数，饮食如效。

6. 白虎承气汤（《重订通俗伤寒论》）　生石膏八钱（20g）　生大黄三钱（9g）　生甘草八分（3g）　知母四钱（12g）　玄明粉二钱（6g）　陈仓米荷叶包，三钱（9g）（现代用法：水煎服，玄明粉冲服。日 1 剂，分 2 次温服）。功用：清热生津，泻热通便。主治：伤寒阳明病，邪火壅闭，昏不识人，谵语发狂，大热大烦，大渴大汗，大便燥结，小便赤涩，舌红老黄起刺，脉弦数有力。

【原书主治】

《伤寒论·辨阳明病脉证并治》238 条："阳明病，下之，心中懊憹而烦，胃中有

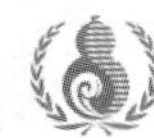

燥屎者，可攻。腹微满，初头硬，后必溏，不可攻之。若有燥屎者，宜大承气汤。”

《伤寒论·辨阳明病脉证并治》239 条：“病人不大便五六日，绕脐痛，烦躁，发作有时者，此有燥屎，故使不大便也。”

《伤寒论·辨阳明病脉证并治》212 条：“伤寒若吐若下后不解，不大便五六日，上至十余日，日晡所发潮热，不恶寒，独语如见鬼状。若剧者，发则不识人，循衣摸床，惕而不安，微喘直视。脉弦者生，涩者死。微者，但发热谵语者，大承气汤主之。若一服利，则止后服。”

《伤寒论·辨阳明病脉证并治》215 条：“阳明病，谵语，有潮热，反不能食者，胃中必有燥屎五六枚也；若能食者，但硬耳，宜大承气汤下之。”

《伤寒论·辨少阴病脉证并治》321 条：“少阴病，自利清水，色纯青，心下必痛，口干燥者，可下之，宜大承气汤。”

【现代研究】大承气汤能加速胃肠道蠕动，有利于把郁结在肠道内的有害物质排出体外；促进胆囊收缩，增加胆汁分泌，从而增强肝脏解毒能力，改善肝功能；通过增加腹腔脏器血流量和改善组织微循环状态，对脏器尤其是肝、肾起到保护作用；降低毛细血管通透性，减少炎性渗出物，促进细菌和内毒素的排出；能杀灭金黄色葡萄球菌，控制或治疗由该菌引起的肠脓肿和肠粘连，对革兰氏阴性和阳性细菌、厌氧菌属尤其是大肠中占绝对优势的脆弱类杆菌属，具有强抗菌性，并能增强机体清除自由基的能力。[熊曼琪．伤寒学．北京：中国中医药出版社，2003：228.]

增液承气汤

《温病条辨》

【组成】玄参一两（30g） 麦冬 生地黄各八钱（各 24g） 大黄三钱（9g） 芒硝冲，一钱五分（5g）。

【用法】水八杯煮取三杯，先服一杯，不知再服（现代用法：水煎服，日 1 剂，分 2 次温服）。

【功用】滋阴增液，泻热通便。

【主治】温病热结阴亏证。燥屎不行，下之不通，脘腹胀满，口干唇燥，舌红苔黄，脉细数。

【方解】本方证为热结胃肠，消灼津液，大便燥结不行所致。热积肠胃，津伤肠燥，则大便干结难下，脘腹胀满；燥屎不下，热结愈盛，则津液渐竭，故下之燥屎也不得通，即吴鞠通所说“津液不足，无水舟停”之意。口干唇燥，舌红苔黄，脉细数，亦为热伤津亏之征。治当甘凉濡润以滋阴增液而润燥，咸苦润降以通便泻热。方用玄参甘咸性寒，滋阴降火，泻热软坚，重用为君药；麦冬、生地黄甘寒质润，助君药滋阴增液，泻热降火，共为臣药。三药相合即增液汤，重在滋阴养液以润肠燥。热结内停，故合大黄、芒硝通便攻积，导滞泻热，共为佐药。诸药合用，阴液得复，热结得除，共成攻补兼施之剂，达“增水行舟”之效。本方由增液汤与调胃承气汤去甘草变化而来，故名“增液承气汤”。

【运用】

（1）辨证要点：本方为治疗热结阴亏，肠燥便秘证之基础方。以燥屎不行，下之不通，口干唇燥，苔黄，脉细数为辨证要点。

（2）加减变化：津液不足，无水舟停者，《温病条辨》主张先服增液汤，不下者，再服增液承气汤。

（3）现代运用：本方现常用于温热病后期津亏肠燥便秘及习惯性便秘等属肠燥便秘者。

（4）使用注意：本方虽攻补兼施，但毕竟含有大黄、芒硝克伐之品，不宜久服，应中病即止。

【原书主治】

《温病条辨》："阳明温病，下之不通。津液不足，无水舟停者，间服增液，再不下者，增液承气汤主之。"

【现代研究】实验研究表明：

（1）增液承气汤能改变家兔的大便形状，使排便通畅，但不致腹泻。

（2）增液承气汤可明显缩短家兔的首次排便时间，增加排便粒数及重量，增加大便及直肠含水量。

（3）增液承气汤能明显改善家兔的血液流变，维持血电解质平衡。

（4）增液承气汤可增加家兔肠蠕动，提高血胃动素水平。

（5）增液承气汤与西医缓泻药福松在排便功能及无副作用方面是一致的，但同时能降低血黏度，改善微循环。［徐江红．增液承气汤对家兔排便作用的实验研究．石家庄：河北医科大学，2011.］

大黄牡丹汤

《金匮要略》

【组成】大黄四两（12g）　牡丹皮一两（3g）　桃仁五十个（9g）　冬瓜仁半升（30g）　芒硝三合（9g）

【用法】以水六升，煮取一升，去滓，纳芒硝，再煎沸，顿服之（现代用法：水煎服）。

【功用】泻热破瘀，散结消肿。

【主治】肠痈初起，湿热瘀滞证。右少腹疼痛拒按，按之其痛如淋，甚则局部肿痞，或右足屈而不伸，伸则痛剧，小便自调，或时时发热，自汗恶寒，舌苔薄腻而黄，脉滑数。

【方解】本方所治之肠痈，多由肠中湿热郁蒸，气血凝聚所致。若暴饮暴食，或嗜食肥甘厚味，或恣食生冷，致湿热内生，湿阻热蒸，肠络气血不通，日久腐败成痈。不通则痛，故右少腹疼痛拒按，甚成肿痞；按之其痛如淋，而小便自调，无淋沥不畅之感，则知其腹痛并非淋证；或右足屈而不伸，伸则痛剧，为肠痈之腹痛特点；或时时发热，自汗恶寒，是肠痈已成，气血郁滞，营卫失和使然；舌苔黄腻，脉滑数亦为

湿热内蕴之征。《成方便读》说："病既在内，与外痈之治，又自不同。然肠中既结聚不散，为肿为毒，非用下法，不能解散。"故治法宜泻热祛湿，破瘀消痈。方中大黄苦寒攻下，泻热逐瘀，荡涤肠中湿热瘀结之毒；牡丹皮苦辛微寒，能清热凉血，活血散瘀，两药合用，泻热破瘀，共为君药。芒硝咸寒，泻热导滞，软坚散结，助大黄荡涤实热，使之速下；桃仁活血破瘀，合牡丹皮散瘀消肿，共为臣药。冬瓜仁甘寒滑利，清肠利湿，引湿热从小便而去，并能排脓消痈，为治内痈要药，是为佐药。诸药合用，则泻下、清利、破瘀于一方，湿热得清，瘀滞得散，肠腑得通，则痈消而痛止，诸症自除。

《金匮要略》云："脉洪大者，脓已成，不可下也。"但在本方的用法中又说："有脓当下，如无脓当下血。"后世医家对此认识不一，现在一般认为肠痈初起，证属湿热血瘀之实证者，脓未成或脓成未溃，均可用之。

【运用】

（1）辨证要点：本方为治疗湿热血瘀肠痈的常用方。临床应用以右下腹疼痛拒按，舌苔黄腻，脉滑数为辨证要点。

（2）加减变化：若热毒较重者，加蒲公英、金银花、紫花地丁、败酱草以加强清热解毒之力；血瘀较重者，加赤芍、乳香、没药以活血祛瘀。

（3）现代运用：本方常用于急性单纯性阑尾炎、肠梗阻、急性胆道感染、胆道蛔虫、胰腺炎、急性盆腔炎、输卵管结扎后感染等属湿热瘀滞者。

（4）使用注意：凡肠痈溃后以及老人、孕妇、产后或体质过于虚弱者均应慎用或忌用。

【附方】

1. 阑尾清解汤（《新急腹症学》）　金银花（60g）　大黄（25g）　冬瓜仁　蒲公英（各30g）　牡丹皮（15g）　川楝子　生甘草（各10g）　木香（6g）　水煎服，日1剂，分2次温服。功用：清热解毒，攻下散结，行气活血。主治：急性阑尾炎热毒期。见发热恶寒，面红目赤，唇干舌燥，口渴欲饮，恶心呕吐，腹痛拒按，腹肌紧张，有反跳痛，大便秘结，舌红苔黄燥或黄腻，脉洪大滑数。

2. 阑尾化瘀汤（《新急腹症学》）　金银花　川楝子（各15g）　大黄后下　牡丹皮　桃仁　延胡索　木香（各9g）　水煎服，日1剂，分2次温服。功用：行气活血，清热解毒。主治：瘀滞型阑尾炎初期。见发热，脘腹胀闷，腹痛，右下腹局限性压痛，反跳痛；或阑尾炎症消散后，热象不显著，而见脘腹胀闷、嗳气纳呆。

【原书主治】

《金匮要略·疮痈肠痈浸淫病脉证并治》4条："肠痈者，少腹肿痞，按之即痛如淋，小便自调，时时发热，自汗出，复恶寒。其脉迟紧者，脓未成，可下之，当有血；脉洪数者，脓已成，不可下也，大黄牡丹汤主之。"

【现代研究】动物实验显示：大黄牡丹汤对三硝基苯磺酸（TNBS）诱导的结肠炎小鼠的一般状况有改善作用，并能缓解结肠局部的炎症，降低血清中肿瘤坏死因子-α（TNF-α）的水平，其机制可能与抑制TNF-α的分泌有关。[周成梅，王青，周联，等.大黄牡丹汤对实验性结肠炎小鼠模型的治疗作用.中药新药与临床药理，2007，18

(4)：14-16.]

大陷胸汤

《伤寒论》

【组成】大黄去皮，六两（10g）　芒硝一升（10g）　甘遂一钱匕（1g）

【用法】上三味，以水六升，先煮大黄，取二升，去滓，纳芒硝，煮一二沸，纳甘遂末，温服一升。得快利，止后服（现代用法：水煎，溶芒硝，冲甘遂末服。日1剂，分2次温服）。

【功用】泻热逐水。

【主治】水热互结之结胸证。见心下疼痛，拒按，按之硬，或从心下至少腹硬满疼痛，手不可近。伴短气烦躁，大便秘结，舌上燥而渴，日晡小有潮热，舌红，苔黄腻或兼水滑，脉沉紧或沉迟有力。

【方解】本方证为大结胸证，乃因表证未解而误下，或因误下而邪气内陷，热邪与水饮搏结于胸膈所致。水热内结，气不得通，轻则但见心下硬满而痛，甚则从心下至少腹硬满而痛不可近。邪阻气机则短气，热扰胸膈故烦躁。邪热与水饮互结于胸膈，津液不得上承，故舌燥口渴；下则腑气不通，肠燥失润，故大便秘结。此时燥热已累及阳明，但较阳明腑实证为轻，故只表现为"日晡小有潮热"；因邪盛而正不虚，故脉沉紧，按之有力。本证水热内结，治当泻热逐水。方中甘遂善攻逐水饮，泻热破结，其力峻猛，故为君药。大黄、芒硝荡涤肠胃，泻结泻热，润燥软坚，为臣佐之用。综观全方，泻热与逐水并施，使水热之邪从大便而去，且药简量大，力专效宏，实为泻热逐水之峻剂。

本方与大承气汤虽同为寒下峻剂，均用大黄、芒硝以泻热攻下，但二方主治证之病因、病位不同，故其配伍及用法均有差异。尤怡在《伤寒贯珠集》中曾说："大陷胸与大承气汤其用有心下、胃中之分。以愚观之，仲景所云心下者，正胃之谓，所云胃中者，正大小肠之谓也。胃为都会，水谷并居，清浊未分，邪气入之，夹痰杂食，相结不解，则成结胸。大小肠者，精华已去，糟粕独居，邪气入之，但与秽物结成燥粪而已。大承气专主肠中燥粪，大陷胸并主心下水食；燥粪在肠，必借推逐之力，故须枳、朴；水饮在胃，必兼破饮之长，故用甘遂。且大承气先煮枳、朴，而后纳大黄，大陷胸先煮大黄而后纳诸药。夫治上者制宜缓，治下者制宜急，而大黄生则行速，熟则行迟，盖即一物，而其用又不同如此。"

【运用】

（1）辨证要点：本方为治疗大结胸证的常用方。临床应用以心下硬满，疼痛拒按，便秘，舌燥苔黄，脉沉有力为辨证要点。

（2）加减变化：脘腹胀满明显者，加枳实、厚朴以下气消胀；身热甚者，加柴胡、黄芩以清热退热。

（3）现代运用：本方常用于急性胰腺炎、急性肠梗阻、肝脓肿、渗出性胸膜炎、胆囊炎、胆石症等属于水热互结者。

（4）使用注意：因本方为泻热逐水峻剂，宜中病即止。凡平素虚弱，或病后不任攻伐者，均当禁用。此外，方中甘遂不宜入煎，宜冲服。

【附方】

大陷胸丸（《伤寒论》）　大黄半斤（25g）　葶苈子熬，半升（17g）　芒硝半升（17g）　杏仁去皮尖，熬黑，半升（17g）　上四味，捣筛二味，纳杏仁、芒硝合研如脂，和散，取如弹丸一枚；别捣甘遂末一钱匕，白蜜二合，水二升，煮取一升；温，顿服之。一宿乃下；如不下，更服，取下为效。禁如药法。功用：逐水破结，峻药缓攻。主治：病发于阳而下之太早，邪热内陷与痰水搏结于高位的结胸证。见胸中硬痛，项强，汗出，如柔痉状，还可见喘促、呼吸不利、大便秘结等症。舌苔厚腻，脉弦紧。

【原书主治】

《伤寒论·辨太阳病脉证并治》134 条："太阳病，脉浮而动数，浮则为风，数则为热，动则为痛，数则为虚，头痛发热，微盗汗出，而反恶寒者，表未解也。医反下之，动数变迟，膈内拒痛，胃中空虚，客气动膈，短气烦躁，心中懊侬，阳气内陷，心下因硬，则为结胸，大陷胸汤主之。"

《伤寒论·辨太阳病脉证并治》135 条："伤寒六七日，结胸热实，脉沉而紧，心下痛，按之石硬者，大陷胸汤主之。"

【现代研究】大陷胸汤有明显的利尿作用，对氯化汞所致的家兔急性肾功能衰竭有明显保护效果，能减轻病损程度，抑制血中尿素氮的明显升高和胸、腹水形成，保持尿量。大陷胸汤还能提高小鼠腹腔巨噬细胞吞噬能力。[管喜文，龚传美，兰克信. 大陷胸汤抗急性肾功能衰竭的实验研究. 中药药理与临床，1989，5（2）：7-9.]

第二节　温　下

温下剂，适用于里寒积滞实证。症见大便秘结，脘腹胀满，腹痛喜温，手足不温，甚或厥冷，脉沉紧等。寒邪非温不去，积滞非下不除，故常用泻下药与温里药配伍，以达温散寒结、通下里实之功。若寒积兼有脾气不足者，宜适当配伍补气之品。代表方如温脾汤、大黄附子汤。

大黄附子汤

《金匮要略》

【组成】大黄三两（9g）　附子炮，三枚（12g）　细辛二两（3g）

【用法】以水五升，煮取二升，分温三服。若强人煮取二升半，分温三服。服后如人行四五里，进一服（现代用法：水煎服，日 1 剂，分 2 次温服）。

【功用】温里散寒，通便止痛。

【主治】寒积里实证。腹痛便秘，胁下偏痛，发热，手足厥冷，舌苔白腻，脉弦紧。

【方解】本方证因嗜食生冷，内停沉寒，寒积肠道，凝滞阳气所致。寒为阴邪，其性收引，寒侵大肠，阳失温运，故见便秘腹痛、胁下偏痛；积滞内结，气机被郁，郁而生热则发热；阳郁不达四肢，则手足厥逆；舌苔白腻，脉弦紧为寒实之征。治当温散寒凝以开闭结，通下大便以除积滞，立温阳通便之法。方用辛热之附子，温里散寒而止痛；以苦寒泻下之大黄，泻下通便，荡涤积滞，共为君药。细辛辛温宣通，散寒止痛，助附子温里散寒，是为臣药。大黄性味虽属苦寒，但与附子、细辛之辛散大热之品配伍，则寒性被制而泻下之功犹存，为去性取用之法。三味协力，共成温散寒凝、苦辛通降之剂，则寒结自除，诸症乃愈。

【运用】

（1）辨证要点：本方为温下法的代表方，又是治疗冷积便秘实证的常用方。临床应用以腹痛便秘，手足厥冷，苔白腻，脉弦紧为辨证要点。

（2）加减变化：腹痛甚，喜温，加肉桂温里祛寒止痛；腹胀满，可加厚朴、木香以行气导滞；体虚或积滞较轻，可用制大黄，以减缓泻下之功；如体虚较甚，加党参、当归以益气养血。

（3）现代运用：本方常用于急性阑尾炎、急性肠梗阻、睾丸肿痛、胆绞痛、胆囊术后综合征、慢性痢疾、尿毒症等属于寒积里实者。

（4）使用注意：使用本方时，当注意附子与大黄的用量。仲景诸方附子多为一枚，唯此方为三枚，大黄仅用三两，较承气辈为小。另外，服本方后，若大便通利，则可转危为安；若药后大便不通，反见呕吐、肢冷、脉细，为病势恶化之征，应予以注意。

【原书主治】

《金匮要略·腹满寒疝宿食病脉证并治》15 条：“胁下偏痛，发热，其脉紧弦，此寒也，以温药下之，宜大黄附子汤。”

【现代研究】配伍研究发现，该方能显著促进寒积便秘型小鼠排便，增其排便量。经拆方分析，单用大黄对模型无泻下作用，与附子、细辛合用则作用明显增强，且附子、细辛能对抗小鼠体表温度下降和改善肠道运动。大黄及含有大黄的药物组，对正常小鼠有显著推进肠运动的作用，而附子细辛则对正常肠运动无明显影响。［金若敏，李仪奎，朱申成，等．大黄附子汤温阳通便作用的研究．中药药理与临床，1992，8（6）：3.］

三物白散

《伤寒论》

【组成】桔梗三分（9g）　巴豆去皮心，熬黑，研如脂，一分（3g）　贝母三分（9g）

【用法】上三味，为散。内巴豆更于臼中杵之，以白饮和服。强人半钱匕，羸者减之。病在膈上必吐，在膈下必利。不利进热粥一杯，利过不止，进冷粥一杯（现代用法：为散，每服 0.5g，用米汤或温开水调服）。

【功用】温下寒结，化痰逐水。

【主治】

（1）寒实结胸证。症见胸胁或心下硬满疼痛，畏寒喜暖，喘咳气逆，短气，大便

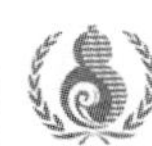

不通，舌淡苔白滑，脉沉弦。

（2）肺痈。咳而胸满，振寒脉数，咽干不渴，时出浊唾，败脓如米粥者（《外台秘要》名桔梗白散）。

【方解】寒实结胸的原因，为痰饮与阴寒凝结于胸胁或胃中。寒实结胸是结胸证的一种类型，与热实结胸一样，寒实是指结胸证形成的病因病机与证候性质。实，是有形之邪盛于里；寒，指寒痰水饮等阴性病邪。寒实结胸，为寒邪与痰水等有形之邪相结于胸膈脘腹，气滞邪阻，故以硬满疼痛、畏寒喜暖为特征。但由于邪结部位可以偏于上或偏于下，证候表现也有所不同，若病在膈上者，可见胸中硬满疼痛，或伴喘咳气逆、短气；若病在膈下者，可以表现为从胸下至少腹，硬满而痛不可近手，或伴大便不通。舌淡苔白滑，脉沉弦，亦为痰饮与阴寒互结之征。治当温散寒邪、除痰破结。方中巴豆辛热峻下，长于攻痰逐水，泻下寒积，为君药；桔梗开提肺气，祛痰开结，为臣药；贝母解郁散结祛痰，为佐药。因此种寒实凝滞之结胸，非热药不足以驱其水寒，非峻药不足以破其结。三药合用，组成温下寒实，涤痰开结之剂。用“白饮”和服以保胃气，可减轻巴豆对胃肠道的刺激。因方中三味药物，其色皆白，且为散剂，故名三物白散。

风热外袭肺卫，肺气失宣，故咳嗽胸满、振寒脉数，咽干不渴；内热伤血成痈，热瘀腐化成脓，则时出浊唾腥臭，吐出如米粥之状。病属脓痰蓄肺，非桔梗白散，不排泻脓痰。方中以桔梗宣肺排脓，贝母清热化痰，巴豆泻脓。故本方又可用于治疗肺痈已成而正气未虚者，用量以 0.1~0.3g 为度。

【运用】

（1）辨证要点：本方为治寒实结胸之代表方。临证以胸胁或心下硬满疼痛，畏寒喜暖，咳喘多痰，不发热，口不渴，大便秘结，舌淡苔白滑，脉沉弦为辨证要点。

（2）现代运用：现常用于胸膜炎、胸腔积水、肠梗阻、白喉、肺脓肿、胆道蛔虫、流行性出血热、顽固哮喘等疾病，以痰水有形之邪内结，性质属阴寒者。

（3）使用注意：方中巴豆大辛大热，力猛毒剧，孕妇、年老体弱者均当忌用。若服后泄利不止，可喝冷粥以寒制热，缓解泻势。若不利，进热粥一杯以热助热，增加巴豆泻下之力。

【附方】

三物备急丸（《金匮要略》）　大黄一两（30g）　干姜一两（30g）　巴豆去皮心，熬，外研如脂，一两（30g）　先捣大黄、干姜为末，研巴豆内中，合治一千杵，用为散，蜜和丸亦佳，密器中储之，勿令泄。用时以暖水若酒服大豆许三四丸，或不下，捧头起，灌令下咽，须臾当差；如未差，更与三丸，当腹中鸣，即吐下便差；若口噤，亦须折齿灌之（现代用法：为丸剂，成人每服 0.6~1.5g，用米汤或温开水送下；若口噤不开者，用鼻饲法给药）。功用：攻下寒积。主治：寒实腹痛。见猝然心腹胀痛，痛如锥刺，气急口噤，大便不通。

【原书主治】

《伤寒论·辨太阳病脉证并治》141 条：“寒实结胸，无热证者，与三物小陷胸汤。白散亦可服。”

【现代研究】现代药理研究表明，三物白散中巴豆对金黄色葡萄球菌、白喉杆菌有较强抑制作用，且巴豆油有增加肠黏膜分泌，促进肠蠕动的功效；桔梗有抗炎、镇痛、解热的作用；川贝有镇咳、祛痰、解痉等功用。[熊曼琪．伤寒学．北京：中国中医药出版社，2003：148.]

温脾汤

《备急千金要方》

【组成】大黄五两（15g）　当归　干姜各三两（各9g）　附子　人参　芒硝　甘草各二两（各6g）

【用法】上七味，㕮咀，以水七升，煮取三升，分服，一日三次（现代用法：水煎服，日1剂，分2次温服）。

【功用】攻下冷积，温补脾阳。

【主治】阳虚寒积证。腹痛便秘，脐下绞结，绕脐不止，手足不温，苔白不渴，脉沉弦而迟。

【方解】本方证因脾阳不足，阴寒内盛，寒积中阻所致。阳虚失运及寒凝气滞，则便秘腹痛、绕脐不止；脾阳不足，四肢失温，则手足不温；脉沉弦而迟，是阳虚兼寒积之征。本方证虽属寒积便秘，但脾阳不足是为致病之本，若纯用攻下，必更伤中阳；单用温补，则寒积难去，唯攻逐寒积与温补脾阳并用，方为两全之策。方中附子大辛大热，温壮脾阳，解散寒凝，配大黄泻下已成之冷积。且大黄合附子，则泻下寒积而不伤阳，共成温下之剂，共为君药。干姜温中助阳，助附子温中散寒；芒硝润肠软坚，助大黄泻下攻积；均为臣药。人参、当归、甘草益气养血，使下不伤正，且有助阳先益气之意，为佐药。甘草又能调和诸药，兼为使药。诸药相合，温、下、补三法兼备，寓温补于攻下之中，使寒积去，脾阳复，乃温下之著名方剂。

本方与大黄附子汤同属温下剂，都能主治寒积便秘。本方是由脾阳不足，中气虚寒，而致冷积内停，证属虚中夹实，故方中配以干姜、人参、甘草以顾护中阳；大黄附子汤为寒积里实证，证实无虚，故配细辛辛温宣通，助附子散寒止痛。

【运用】

（1）辨证要点：本方为治疗脾阳不足，寒积中阻的常用方。临床应用以腹痛，便秘，手足不温，苔白，脉沉弦为辨证要点。

（2）加减变化：若腹中胀痛者，加厚朴、木香以行气止痛；腹中冷痛，加肉桂、吴茱萸以增强温中祛寒之力。

（3）现代运用：本方常用于急性单纯性肠梗阻或不全梗阻、幽门梗阻、消化道溃疡、口腔溃疡、慢性肾功能不全、氮质血症等属中阳虚寒，冷积内阻者。

（4）使用注意：热结或阴虚便秘者，非本方所宜。

【原书主治】

《备急千金要方》："治腹痛，脐下绞结，绕脐不止。"

【现代研究】

（1）用温脾汤治疗慢性肾衰竭（CRF）证属脾肾虚衰、湿浊内生者，全血黏度、

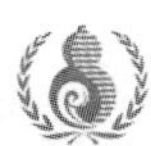

血浆黏度、红细胞聚集指数、红细胞电泳均显著降低，而对照组这方面作用不明显。说明温脾汤有改善 CRF 高黏血症的作用。其作用机制可能是通过调整整体状态、改善肾功能、改善体内“黏、聚、集、凝”状态，达到改善 CRF 患者高黏血症的作用。由于全血黏度增高可增加外周血管阻力使血压升高，甚至诱发高血压脑病，所以对 CRF 患者能在肾功能改善的同时，降低全血黏度，这对治疗 CRF 很有意义。[徐书立．温脾汤对慢性肾衰病人血液流变学的影响．中医研究，1999，12（6）：22.]

（2）实验表明温脾汤可改善肾衰竭进展的增恶因素，减轻系膜增殖及细胞因子表达；抑制核转录因子、内皮依赖性舒张因子、氧自由基活性；促进细胞凋亡；调节脂质、蛋白质代谢；改善血液流变学等。温脾汤可能是临床延缓慢性肾衰竭进展的有效方药。[章洁，万毅刚．温脾汤延缓慢性肾衰竭进展的机制．中国中药杂志，2006，31（17）：81-84.]

第三节　润　下

润下剂，适用于肠燥津亏，大便秘结证。症见大便干结，小便短赤，舌苔黄燥，脉滑实等。常用润下药如麻子仁、杏仁、郁李仁等配伍寒下药如大黄、芒硝等组成方剂。代表方如麻子仁丸、济川煎。

麻子仁丸

《伤寒论》

【组成】麻子仁二升（500g）　芍药半斤（250g）　枳实炙，半斤（250g）　大黄去皮，一斤（500g）　厚朴炙，去皮一尺（250g）　杏仁去皮尖，熬，别作脂一升（250g）

【用法】上六味，蜜和丸，如梧桐子大，饮服十丸，日三服，渐加，以知为度（现代用法：上药为末，炼蜜为丸，每次 9g，每日 1~2 次，温开水送服。亦可按原方用量比例酌减，改汤剂煎服）。

【功用】润肠泻热，行气通便。

【主治】脾约证。大便干结，小便频数。或大便数日不行无所苦；或便出不畅，饮食小便如常。

【方解】本方证乃因胃肠燥热，脾津不足所致，《伤寒论》称之为“脾约证”。成无已说：“约者，约结之约，又约束也。经曰：脾主为胃行其津液者也，今胃强脾弱，约束津液不得四布，但输膀胱，致小便数而大便硬，故曰其脾为约。”（《伤寒明理论》）。胃肠燥热，脾不能布津于大肠，但输膀胱，故大便秘结，小便频数。口燥咽干，舌红少津，脉细数，亦为燥热津伤之象。可见，脾约证由胃强脾弱、肠燥乏润所致，证属胃热肠燥，虚实兼夹。治宜润肠滋燥，缓通大便。方中火麻仁性味甘平，质润多脂，功能润肠通便，为君药。杏仁上肃肺气以降腑气，下润大肠以助通便；白芍养血敛阴，缓急止痛。共为臣药。大黄、枳实、厚朴即小承气汤，轻下热结，以除胃肠燥热。为佐药。蜂蜜味甘性润，既助火麻仁润肠通便，又可甘缓小承气汤攻下之力，兼调和药性。为佐使药。诸药合用为丸，药力和缓而持久，达润肠、通便、缓下之功，使热去肠润，则大便自通。

本方即小承气汤加火麻仁、杏仁、白芍、蜂蜜组成。方中虽用小承气汤轻下热结，但大黄、厚朴用量俱轻，每次实际服用量较小，更用质润多脂的麻仁、杏仁及滋阴润肠、酸敛甘缓之白芍、蜂蜜，既益阴润肠助通便，又减缓小承气汤攻伐之力，使本方具有攻润相合、下不伤正、润而不腻的配伍特点。

【运用】

（1）辨证要点：本方为治疗胃肠燥热，脾津不足之“脾约”证的常用方，又是润下法的代表方。临床应用以大便秘结，小便频数，舌苔微黄少津为辨证要点。

（2）加减变化：痔疮便秘者，可加桃仁、当归以养血和血，润肠通便；痔疮出血属胃肠燥热者，可酌加槐花、地榆以凉血止血；燥热伤津较甚者，可加生地黄、玄参、石斛以增液通便。

（3）现代运用：本方常用于虚人及老人肠燥便秘、习惯性便秘、产后便秘、痔疮术后便秘等属胃肠燥热者。

（4）使用注意：本方虽为润肠缓下之剂，但含有攻下破滞之品，故年老体虚，津亏血少者，不宜常服，孕妇慎用。

【附方】

1. 五仁丸（《世医得效方》）　桃仁　杏仁麸炒，去皮尖，各一两（各30g）　松子仁一钱二分半（5g）　柏子仁半两（15g）　郁李仁一钱（3g）　陈皮另研末，四两（120g）　将五仁别研为膏，入陈皮末同研匀，炼蜜为丸，如梧桐子大，每服五十丸（9g），食前米饮下（现代用法：五仁研为膏，陈皮为末，炼蜜为丸，每服9g，每日12次温开水送下）。功用：润肠通便。主治：津枯肠燥证。见大便艰难，以及年老和产后血虚便秘，舌燥少津，脉细涩。

2. 蜜煎导方（《伤寒论》）　食蜜七合　上一味，于铜器内，微火煎，当须凝如饴状，搅之勿令焦著。欲可丸，并手捻作挺，令头锐，大如指，长二寸许，当热时急作，冷则硬。以内谷道中，以手急抱，欲大便时乃去之。功用：滑润通便。主治：阳明病，自汗出，若发汗，小便自利者，此为津液内竭，虽硬不可攻之，当须自欲大便。

【原书主治】

《伤寒论·辨阳明病脉证并治》247条：“趺阳脉浮而涩，浮则胃气强，涩则小便数，浮涩相搏，大便则硬，其脾为约，麻子仁丸主之。”

【现代研究】动物实验研究显示：酉时服用麻子仁丸较辰时服用可显著促进实验动物的大肠蠕动，从而缩短便秘动物的排便时间，但小肠蠕动和肠道水分含量，辰时和酉时服药比较无显著差别。从整体上看，麻子仁丸酉时服药优于辰时服药。［张友堂，马春玲，张荣义．择时服用麻子仁丸药效学实验研究．江西中医药，2007，39（1）：66-67.］

济川煎

《景岳全书》

【组成】当归三至五钱（9~15g）　牛膝二钱（6g）　肉苁蓉酒洗去咸，二至三钱（6~9g）　泽泻一钱半（4.5g）　升麻五分至七分或一钱（1.5~3g）　枳壳一钱（3g）

【用法】水一盅半，煎七分，食前服（现代用法：作汤剂，日1剂，分2次温服）。

【功用】温肾益精，润肠通便。

【主治】肾阳虚弱，精津不足证。大便秘结，小便清长，腰膝酸软，头目眩晕，舌淡苔白，脉沉迟。

【方解】本方证乃肾虚、开阖失司所致。肾阳虚弱，则下元失温，气化不力，摄纳失司，故大便秘结、小便清长；腰为肾府，肾精生髓充脑，肾虚精亏，府窍失养、脑海不充，故见腰膝酸软，头目眩晕；舌淡苔白、脉沉迟，亦为肾阳亏损之故。治当温肾益精、润肠通便。方中肉苁蓉味甘咸性温，功能温肾助阳，益精补肾，润肠通便，为君药。当归补血润燥，润肠通便；牛膝补肾强腰，性善下行，共为臣药。枳壳下气宽肠而助通便；泽泻渗利小便而泄肾浊；升麻善升浮上行以升脾胃清阳，清阳升则浊阴自降，有助通便。以上共为佐药。诸药合用，“寓通于补之中，寄降于升之内”，既可温肾益精以治本，又能润肠通便以治标，则诸症自愈。

【运用】

（1）辨证要点：本方为温润通便，治疗肾虚便秘的常用方。临床应用以大便秘结，小便清长，腰膝酸软，舌淡苔白，脉沉迟为辨证要点。

（2）加减变化：《景岳全书》方后加减法提出：“如气虚者，但加人参无碍；如有火加黄芩；若肾虚加熟地”；“虚甚者，枳壳不必用”，皆可供临床参考。

（3）现代运用：本方常用于习惯性便秘、老年便秘、产后便秘等属于肾虚精亏肠燥者。

（4）使用注意：凡热邪伤津及阴虚者忌用。

【原书主治】

《景岳全书》：“便秘有不得不通者，凡伤寒杂证等病，但属阳明实热可攻之类，皆宜以热结治法通而去之，若察其元气已虚，既不可泻而下焦胀闭，又通不宜缓者，但用济川煎主之，则无有不达。”

【现代研究】济川煎能增强老龄鼠的胃肠蠕动功能，其机制与促进肠道胃动素（MTL）、P物质（SP）的释放，降低肠道生长抑素（SS）水平有关；流行病学调查研究认为衰老是引起便秘的原因之一，济川煎具有一定的抗衰老作用。济川煎通过补肾促排便及补肾抗衰老等方面协同作用，多靶点治疗肾虚精亏之便秘。[车彦忠．济川煎治疗便秘机理的实验研究及便秘与衰老之间关系的探讨．哈尔滨：黑龙江中医药大学，2006.]

第四节　逐　水

逐水剂，适用于水饮壅盛于里的实证。常见胸胁引痛或水肿腹胀，二便不利，脉实有力等症。此时非一般淡渗利湿治法所能胜任，只宜峻下逐水，使体内积水通过大小便排出，以达消除积水肿胀之目的，常用大戟、芫花、甘遂、牵牛子等峻下逐水药为主组成方剂。代表方如十枣汤、大黄甘遂汤等。

大黄甘遂汤

《金匮要略》

【组成】大黄四两（12g）　甘遂二两（6g）　阿胶二两（6g）

【用法】上三味，以水三升，煮取一升，顿服之，其血当下（现代用法：先煎大黄，阿胶烊化，用药液或温开水冲服甘遂末）。

【功用】破血逐水。

【主治】妇人产后水血并结血室证。见少腹满痛拒按，甚则突起如敦状，小便微难，口不渴，或下肢浮肿，或手足心热，伴恶露量少。舌暗苔白，脉沉弦而涩。

【方解】本方所治，因水与血结于血室所致。水血结于血室，致膀胱气化失司，血室位于下焦，故见小便微难，少腹满痛拒按，甚则突起如敦状，或下肢浮肿；血瘀于血室，故恶露量少。舌暗苔白，脉沉弦而涩，乃水瘀内停之象。因邪阻下焦，故治当祛瘀逐水。方中以苦寒之甘遂逐饮泻水，其力峻猛，《珍珠囊》言“直达水气所结之处，乃泄水之圣药”，为君药；大黄通便荡积逐瘀，为臣药；君臣配伍，使积于血室之水瘀得以下泄。因为所治之证为“生后”所得，阴血多虚，若纯用破逐之剂，恐重伤阴血，故伍阿胶养血扶正，防泄下逐水祛瘀而伤正，为佐药。三药合用，味少精专，力猛效捷，饮泻瘀除，则诸症自平。

【运用】

（1）辨证要点：本方为祛瘀逐水之剂。以少腹胀满，甚则突起如敦状，小便微难为辨证要点。

（2）加减变化：若兼气虚，伴有少腹空坠者，加党参、黄芪，以补气；小便难者，加猪苓、车前子，以利水；瘀血重者，酌加桃仁、水蛭，以逐瘀。

（3）现代运用：本方可用于产后恶露不尽、经水不调、癃闭、臌胀等病证。

（4）使用注意：本方攻逐之力较强，故产后体虚无实邪停滞者禁用。

【附方】

己椒苈黄丸（《金匮要略》）　防己　椒目　葶苈子（熬）　大黄各一两（各3g）　上四味，末之，蜜丸如梧子大，先食饮服一丸，日三服，稍增，口中有津液。渴者加芒硝一两（现代用法：蜜丸，每次服1丸，一日2次）。功用：通利二便，分消水饮。主治：肠间饮聚成实证。水饮停积，走于肠道，辘辘有声，腹满便秘，口舌干燥，但不欲饮，二便不利，脉沉涩。

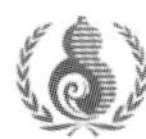

【原书主治】

《金匮要略·妇人杂病脉证并治》13 条："妇人少腹满如敦状，小便微难而不渴，生后者，此为水与血并结在血室也，大黄甘遂汤主之。"

【现代研究】肝硬化腹水大鼠腹膜水通道蛋白-1（AQP-1）水平和 mRNA 含量明显下降（$P<0.01$），大黄甘遂汤干预可使其表达上升（$P<0.05$），但大剂量组与小剂量组之间 AQP-1 的表达无显著性差异（$P<0.05$）。结论：大黄甘遂汤能上调肝硬化大鼠腹膜 AQP-1 的表达，可能是其发挥利水作用机制之一。[欧阳钦．肝硬化大鼠腹膜水通道蛋白-1 的表达及大黄甘遂汤的干预作用研究．浙江中医杂志，2012，47（4）：20-22.]

十枣汤

《伤寒论》

【组成】芫花熬　甘遂　大戟各等分

【用法】三味等分，各别捣为散。以水一升半，先煮大枣肥者十枚，取八合去滓，纳药末。强人服一钱匕，羸人服半钱，温服之，平旦服。若下后病不除者，明日更服，加半钱，得快下利后，糜粥自养（现代用法：上 3 味为末，或装入胶囊，每服 0.5～1g，每日 1 次，以大枣 10 枚煎汤送服，清晨空腹服。得快下利后，糜粥自养）。

【功用】攻逐水饮。

【主治】

（1）悬饮。咳唾胸胁引痛，心下痞硬胀满，干呕短气，头痛目眩，或胸背掣痛不得息，舌苔滑，脉沉弦。

（2）水肿。一身悉肿，尤以身半以下为重，腹胀喘满，二便不利。

【方解】本方证因水饮壅盛于里，停于胸胁，或水饮泛溢肢肤所致。水停胸胁，气机阻滞，故胸胁作痛；水饮上迫于肺，肺失宣降，故咳唾引胸胁疼痛，甚或胸背掣痛不得息。饮停心下，气结于中，故心下痞硬胀满、干呕短气；上扰清阳，故头痛目眩；泛溢肢体，内聚脘腹，则一身悉肿、腹胀喘满、二便不利。饮停气滞，故苔滑、脉沉弦。本方证为水饮壅盛之实证，治宜攻逐水饮。方中甘遂、大戟、芫花均为泻下逐水之峻药，但甘遂作用最强，且善行经隧水湿，故为君药。大戟善泻脏腑水湿，芫花善消胸胁伏饮痰癖，均为臣药。三药合用，则经隧脏腑胸胁积水皆能攻逐，且逐水之力愈著。然三药峻猛有毒，虽能逐水但易伤正气，故以大枣十枚为佐，煎汤送服，一则缓和诸药峻猛之性；二则益气护胃，防峻下伤正；三则培土制水，邪正兼顾。

【运用】

（1）辨证要点：本方为泻下逐水的代表方，又是治疗悬饮及阳水实证的常用方。临床应用以咳唾胸胁引痛，或水肿腹胀，二便不利，脉沉弦为辨证要点。

（2）加减变化：腹胀甚者，加厚朴、木香；体虚者，加黄芪、白术。

（3）现代运用：本方常用于渗出性胸膜炎、结核性胸膜炎、肝硬化、慢性肾炎所致的胸水、腹水或全身水肿，以及晚期血吸虫病所致的腹水等属于水饮内停里实证者。

（4）使用注意：本方作用峻猛，只可暂用，不宜久服。若精神胃纳俱好，而水饮未尽去者，可再投本方；若泻后精神疲乏，食欲减退，则宜暂停攻逐；若患者体虚邪实，又非攻不可者，可用本方与健脾补益剂交替使用，或先攻后补，或先补后攻。使用本方还应注意：一是三药为散，大枣煎汤送服；二是于清晨空腹服用，从小量开始（一般从0.5g开始），以免量大下多伤正，若服后下少，次日加量；三是服药得快利后，宜食糜粥以保养脾胃；四是年老体弱者慎用，孕妇忌服。

【附方】

1. 甘遂半夏汤（《金匮要略》） 甘遂大者三枚（3g） 半夏以水一升，煮取半升，去滓，十二枚（9g） 芍药五枚（15g） 甘草炙，如指大一枚（6g） 上四味，以水二升，煮取半升，去滓，以蜜半升，和药汁煎取八合，顿服之。（现代用法：水煎服，用药汁加适量蜂蜜冲服甘遂末；日1剂，分2次服）。功用：逐饮祛痰。主治：留饮欲去。见脉伏，其人欲自利，利反快，虽利，心下续坚满。

2. 控涎丹（《三因极一病证方论》） 甘遂去心 紫大戟 白芥子各等分 上药为末，煮糊丸如梧桐子大，晒干。食后，临卧，淡姜汤或熟水下五七丸至十丸。如痰猛气实，加数丸不妨（现代用法：共为细末，水泛为丸，如绿豆大。每服1~3g，晨起以温开水送服）。功用：祛痰逐饮。主治：痰伏胸膈证。忽然胸背、颈项、股胯隐痛不可忍，筋骨牵引钓痛，走易不定，或手足冷痹，或令头痛不可忍，或神志昏倦多睡，或饮食无味，痰唾稠黏，夜间喉中痰鸣，多流涎唾。现常用于治疗颈淋巴结核、淋巴结炎、胸腔积液、腹水、精神病、关节痛及慢性支气管炎、哮喘等属痰涎水饮内停胸膈者。

3. 舟车丸（《丹溪心法》） 大黄二两（60g） 甘遂 大戟 芫花 青皮 陈皮各一两（各30g） 牵牛（头末）四两（120g） 木香半两（15g） 上为末，水丸如梧子大。每服六七十丸，白汤下（现代用法：水丸，每服3g，一日1次）。功用：行气导滞，逐水消肿。主治：蓄水腹胀，四肢浮肿，胸腹胀满，停饮喘急，大便秘结，小便短少。

【原书主治】

《伤寒论·辨太阳病脉证并治》152条："太阳中风，下利呕逆，表解者，乃可攻之。其人漐漐汗出，发作有时，头痛，心下痞硬满，引胁下痛，干呕短气，汗出不恶寒者，此表解里未和也，十枣汤主之。"

【现代研究】

（1）泻下作用。芫花、甘遂、大戟均为刺激性泻下药，具有强烈的泻下作用。芫花能兴奋肠道，使蠕动增加，张力提高，引起强烈水泻和腹痛，并可增加胆汁流量。甘遂的泻下作用以生者为强，但毒性也较大。小鼠的实验表明，甘遂能增强其肠内的推进及推净速度。

（2）利尿作用。芫花有显著的利尿作用，可使大鼠尿量及排钠率显著增加，加大剂量排钾也增加。无论灌服或静脉注射，无论对正常动物或盐水负荷动物，其利尿作用均很显著。大戟对盐水负荷动物也有显著利尿作用，但甘遂利尿作用则不显著，提示同为逐水药，但各自的作用特点和机制不同，合为全方后可能起到相辅相成的效果。

（3）其他作用。实验表明，芫花有显著的镇咳、祛痰作用，其乙醇提取物还有镇

痛、镇静、抗士的宁和咖啡因惊厥等作用。此外，大戟、甘遂、芫花均有轻度的抗菌活性。[范永升．金匮要略．北京：中国中医药出版社，2003：202.]

葶苈大枣泻肺汤

《金匮要略》

【组成】葶苈子熬令黄色，捣丸如弹子大（9g）　大枣十二枚（4枚）

【用法】上先以水三升，煮枣取二升，去枣，纳葶苈，煮取一升，顿服（现代用法：水煎服，日1剂，分2次温服）。

【功用】泻肺行水，下气平喘。

【主治】

（1）肺痈，喘不得卧。胸部胀满，喘而不得平卧。

（2）肺痈胸满胀，一身面目浮肿，鼻塞清涕出，不闻香臭酸辛，或咳逆上气，喘鸣迫塞。舌红苔滑，脉滑数。

（3）支饮不得息。胸部胀满，喘息气急。

【方解】肺痈的成因，主要是因感受风热病邪，痰涎壅塞于肺，致肺实气闭，故见咳嗽气喘，胸满而胀，不能平卧；肺病则通调失职，水气逆行，故一身面目浮肿。肺窍不利，故鼻流清涕，不闻香臭酸辛。支饮为饮在胸膈，致肺气窒滞，故见咳逆倚息短气不得卧。所治均为实邪壅肺，肺气闭阻，失于宣降。治当开泻肺气，行水逐饮。方中葶苈子味辛苦而性寒，能开泻肺气，清热利水，其泻水逐饮之功甚捷，为君药；又恐其猛泻而伤正气，故佐以大枣甘温安中而缓和药性，使泻而不伤正。

一般而言，肺痈是邪热壅肺，蓄结痈脓。但在肺痈早期，实邪壅肺是其根本病机。因此无论是风邪热毒，还是痰饮内阻，只要是导致肺气壅滞，皆可按肺痈来辨证治疗。肺热者当清，肺中饮邪阻滞者当泻肺逐水，故可用本方泻肺开闭，为急者治标之法。

【运用】

（1）辨证要点：本方为治疗痰水壅肺之咳喘胸满之常用方。以咳嗽气喘，胸膈胀满，甚则喘息不得眠，舌淡苔白滑，脉滑为辨证要点。

（2）加减变化：如治疗咳嗽加紫菀、款冬花化痰止咳；治气喘加紫苏子、杏仁降气平喘；治肺脓肿加桔梗、甘草、薏苡仁化痰排脓；治疗百日咳加桑白皮、贝母、紫苏子解痉止咳；治胸膜炎配控涎丹攻逐水饮；治心脏病心衰配真武汤强心利尿；治肝病腹水配防己、椒目、大黄泻水消胀。

（3）现代运用：本方现用于渗出性胸膜炎、喘息性气管炎、肺气肿、支气管哮喘、肺脓肿、百日咳、风湿性心脏病之心衰、肺源性心脏病之心衰等病属实邪壅肺、喘息不得卧者。

（4）使用注意：本方为泻肺峻剂，运用于肺痈未成或已成的实证；如脓成转虚，或有表证，均当禁用。

【原书主治】

《金匮要略·肺痿肺痈咳嗽上气病脉证治》11条："肺痈，喘不得卧，葶苈大枣泻肺汤主之。”

【现代研究】

（1）强心作用。葶苈子有播娘蒿、北美独行菜、独行菜3种。通过动物实验证明，三者均表现出强心作用，在位兔心收缩加强，心率减慢，心传导阻滞，对衰竭的心脏可增加排血量降低静脉压，但三者均需要较大的剂量才能引起强心苷样的特异作用。[陈跃飞，江秋玉，陈大舜．葶苈大枣桑白皮汤对兔心肌收缩力的影响．中西医结合心脑血管杂志，2007，5（4）：314-315.]

（2）降肺动脉高压作用。王左等用复方葶苈注射液治疗肺动脉高压，并使用非平衡法及硝酸还原酶法测定模型大鼠及50例肺心病急性期患者治疗前后的内皮肽（endothelin，ET）和一氧化氮（NO），发现ET治疗后较治疗前明显下降，而NO则明显提高，具有明显降肺动脉高压作用。[王左，熊旭东，赵辉．复方葶苈注射液治疗肺动脉高压的内皮依赖性血管舒缩因子的变化．中成药，2000，22（2）：35-37.]

泽漆汤

《金匮要略》

【组成】半夏半升（10g）　紫参五两（10g）　泽漆三斤（以东流水五斗，煮取一斗五升）（6g）　生姜五两（6g）　白前五两（10g）　甘草　黄芩　人参　桂枝各三两（各6g）

【用法】上九味，㕮咀，纳泽漆汁中，煮取五升，温服五合，至夜尽（现代用法：作汤剂，日1剂，分2次温服）。

【功用】逐水通阳，止咳平喘。

【主治】寒饮夹热之咳逆上气证。症见咳嗽气喘，呼吸不利，胸腔满胀，咳唾引胸胁痛，或浮肿，或小便不利。舌红苔白腻或黄腻，脉沉。

【方解】本方证为寒饮壅肺、肺气不利所致。水饮内停，上迫于肺，肺失宣降，则见咳嗽气喘，呼吸不利，胸腔满胀；肺之通调水道失职，致膀胱气化不能而见少腹拘急，小便不利；水饮外溢于肌肤则为身肿。舌红苔白腻或黄腻，为寒饮日久有化热之势；脉沉者，主病在里，也是水饮内停之征。治宜逐水消饮止咳。方中泽漆泻水逐饮，《神农本草经》言其治：大腹水气，四肢面目浮肿。为君药；紫参清热利湿，祛痰止咳，为臣药；桂枝、生姜、半夏、白前通阳化饮、燥湿化痰、止咳平喘，共为佐药；水饮泛滥，因脾虚不运所致，故佐以人参、甘草扶正培脾，土旺即能制水；水饮久留，每夹郁热，故又伍黄芩苦寒清热，也为佐药。甘草兼调和药物，为使药。诸药合用，共奏逐水通阳、化痰散结、健脾扶正、清化郁热之效。

【运用】

（1）辨证要点：本方为治寒饮夹热壅肺之喘咳身肿之常用方。临床以咳嗽气喘，胸腔满胀，咳唾引胸胁痛，或浮肿，脉沉为辨证要点。

（2）加减变化：治心脏病水肿，如气喘甚者加紫苏子、杏仁、葶苈子降气平喘；如咳嗽者加款冬花、前胡宣肺止咳；如肢体浮肿加桑白皮、茯苓皮，去姜加生姜皮，或加黄芪、防己利水消肿。治肾脏性水肿，如小便不利加附子、车前子温阳利水；如

腹部胀满者加厚朴、大腹皮祛满除胀。

（3）现代运用：现常用于治疗肺气肿、肺心病、细菌性胸膜炎、结核性胸膜炎、胸腔积液、肺部癌肿及急慢性肾炎等病属寒饮夹热者。

（4）使用注意：阴虚久咳者不宜使用。

【附方】

牡蛎泽泻散（《伤寒论》）　牡蛎熬　泽泻　蜀漆暖水洗，去腥　葶苈子熬　商陆根熬　海藻洗，去咸　栝楼根各等分　上七味，异捣，下筛为散，更于臼中治之，白饮和服方寸匕，日三服。小便利，止后服（现代用法：上药研粉，温开水冲服，每次1g，日2~3次）。功用：逐水清热，软坚散结。主治：湿热壅滞，膀胱不泻，水蓄于下的水肿。症见小便不利，或膝胫足跗皆肿，或腹大肿满，脉沉实。

【原书主治】

《金匮要略·肺痿肺痈咳嗽上气病脉证治》9条："咳而脉沉者，泽漆汤主之。"

【现代研究】

（1）镇咳作用。泽漆汤有效成分泽漆苷及金丝桃苷，临床观察有较好的镇咳作用。[杨百茀，李培生．实用经方集成．北京：人民卫生出版社，1996.]

（2）抗肿瘤作用。桑希生等研究用复方泽漆散对小鼠Lewis肺癌具有明显疗效，其作用机制与降低转化生长因子－β_1的表达有关，进一步明确泽漆散的抗癌效果，为临床应用提供了有力的实验证据。[桑希生，吴红洁，曲永彬，等．复方泽漆散对肿瘤组织转化生长因子－β_1表达的影响．中医药信息，2004，21（3）：71-73.]

第五节　攻补兼施

攻补兼施剂，适用于里实正虚之大便秘结证。常以脘腹胀满，大便秘结兼气血阴津不足为主要表现。若不攻里则里实不去，只泻实则正气更伤。故唯有攻补兼施，邪正兼顾，方可两全。常用大黄、芒硝等攻下药与人参、当归、生地黄、玄参、麦冬等补益药配伍组成方剂。代表方如黄龙汤等。

黄龙汤

《伤寒六书》

【组成】大黄（9g）　芒硝（12g）　枳实（6g）　厚朴（3g）　当归（9g）　人参（6g）　甘草（3g）（原书无用量）

【用法】水二盅，姜三片，枣二枚，煎之后，再入桔梗煎一沸，热服为度（现代用法：水煎服，上药加桔梗3g、生姜3片、大枣2枚水煎，芒硝溶服。日1剂，分2次温服）。

【功用】攻下通便，补气养血。

【主治】阳明腑实，气血不足证。自利清水，色纯青，或大便秘结，脘腹胀满，腹痛拒按，身热口渴，神疲少气，谵语，甚则循衣摸床，撮空理线，神昏肢厥，舌苔焦黄或焦黑，脉虚。

【方解】本方证因热结便秘，兼气血两虚所致。本方原治热结旁流而兼气血两虚证。后世用治温病应下失下，邪实正虚者。邪热入里与肠中燥屎互结，腑气不通，故大便秘结、脘腹胀满、疼痛拒按、身热口渴、舌苔焦黄或焦黑，或自利清水、色纯青之“热结旁流”证。素体不足或里热实证误治而耗伤气血，故神疲少气、脉虚；邪热炽盛，热扰心神，正气欲脱，故见神昏谵语、肢厥、循衣撮空等危候。证属邪实正虚，治当泻热通便、补气养血。方中大黄、芒硝、枳实、厚朴（即大承气汤）攻下热结，荡涤肠胃实热积滞，急下以存气阴。人参、当归益气补血，扶正以利祛邪。肺与大肠相表里，欲通胃肠，必先开宣肺气，故配桔梗开肺气以利大肠，以助通腑。姜、枣、草补益脾胃，助参、归补虚，甘草又能调和诸药。诸药合用，既攻下热结，又补益气血，使祛邪不伤正，扶正不碍邪。方名“黄龙”者，乃喻本方之功，有龙能兴云致雨而润燥结之意。

【运用】

（1）辨证要点：本方为攻补兼施的代表方，又是治疗阳明腑实兼气血不足证的常用方。临床应用以大便秘结，或自利清水，脘腹胀满，身热口渴，神倦少气，舌苔焦黄或黑，脉虚为辨证要点。

（2）加减变化：原注云“老年气血虚者，去芒硝”，以减缓泻下之力，示人以保护正气之意。阴虚较甚者，可加玄参、麦冬、生地黄等以滋阴增液。

（3）现代运用：本方常用于伤寒、副伤寒、流行性脑脊髓膜炎、乙型脑炎、老年性肠梗阻等属于阳明腑实，而兼气血不足者。

（4）使用注意：本方泻下力强，当中病即止；孕妇忌用。

【附方】

新加黄龙汤（《温病条辨》） 细生地五钱（15g） 生甘草二钱（6g） 人参另煎，一钱五分（4.5g） 生大黄三钱（9g） 芒硝一钱（3g） 玄参五钱（15g） 麦冬连心，五钱（15g） 当归一钱五分（4.5g） 海参洗，二条（2条） 姜汁六匙（6匙） 以水八杯，煮取三杯。先用一杯，冲参汁五分，姜汁二匙，顿服之。如腹中有响声，或转矢气者，为欲便也，候一二时不便，再如前法服一杯；候二十四刻不便，再服第三杯。如服一杯，即得便，止后服。酌服益胃汤一剂，参或可加入（现代用法：水煎服，人参另煎。日1剂，分2次温服）。功用：泻热通便，滋阴益气。主治：热结里实，气阴不足证。大便秘结，腹中胀满而硬，神倦少气，口干咽燥，唇裂舌焦，苔焦黄或焦黑燥裂。

【原书主治】

《伤寒六书》：“治有患心下硬痛，下利纯清水，谵语，口渴，身热。庸医不识此证，但见下利，便呼为漏底伤寒，而便用热药止之，就如抱薪救火，误人死者，多矣。殊不知此因热邪传里，胃中燥屎结实，此利非内寒而利，乃曰逐饮汤药而利也，宜急下之，名曰结热利证。身有热者，宜用此汤；身无热者，用前六乙顺气汤。”

【现代研究】张氏等通过豚鼠的胃肠平滑肌实验，观察黄龙汤对乙醚麻醉后豚鼠小肠平滑肌的功能影响及氯胺酮麻醉后对豚鼠的胃平滑肌的功能的影响。结果显示黄龙汤对乙醚麻醉组豚鼠的小肠平滑肌的推进作用有显著改善；对经氯胺酮麻醉的豚鼠胃

排空有一定的加快作用。认为黄龙汤具有兴奋胃肠平滑肌的功能，可以用于术后胃肠功能的恢复，预防和治疗腹部手术后胃肠功能障碍所致的腹胀、便秘、肠麻痹等。[张博，余之焕，周全．黄龙汤对平滑肌的兴奋作用．湖北中医杂志，2013，35（5）：18-19]

小　结

泻下剂共选正方14首，附方18首。按其功用分为寒下、温下、润下、逐水和攻补兼施五类。

1. 寒下　适用于里热积滞实证。以大便秘结，腹满胀痛，苔黄厚，脉实为主要症状。大承气汤、增液承气汤、大黄牡丹汤、大陷胸汤均能泻下热结。但大承气汤为峻下热结的代表方，方中大黄生用后下为君，攻逐之力峻猛，主治阳明腑实而痞、满、燥、实四症俱备者；增液承气汤则为增液汤合调胃承气汤去甘草而成，善滋阴泻热通便，主治阳明温病、热结阴亏之燥屎不行、下之不通者；大黄牡丹汤功专泻热破瘀，为治湿热瘀滞肠痈的主方；大陷胸汤则以大黄与甘遂相配为主，重在泻热逐水，是治疗水热互结于心下所致大结胸证的常用方剂。

2. 温下　适用于里寒积滞证。大黄附子汤、温脾汤均能泻下寒积，均以附子、大黄相配为主以温经散寒，泻下通便，治疗寒积便秘证。而大黄附子汤为温下的代表方剂，主治寒实内结所致的实证便秘；温脾汤兼能温补脾阳，主治脾阳不足，寒积内停之便秘属虚实夹杂者。三物白散为治疗寒实结胸之代表方，以巴豆峻下逐痰为主，配桔梗、贝母兼能祛痰散结开郁。

3. 润下　适用于肠燥津亏，大便秘结之证。以便秘，尿赤，身热，口干，舌红苔黄，脉滑数为主症。麻子仁丸、济川煎均能润肠通便。但麻子仁丸是以润肠药配小承气汤组成，故为攻润相合之剂，主治肠胃燥热，津液不足的脾约便秘证；济川煎以温肾益精、润肠通便的肉苁蓉为君，配升清降浊之品而，主治肾虚精亏之便秘证。

4. 逐水　适用于水饮壅盛于里的实证。以咳喘上气，胸部胀满，或胸胁引痛，或水肿腹胀，二便不利，或少腹满痛拒按，脉实有力等症为常见。大黄甘遂汤以泻下逐水之甘遂、大黄配补血之阿胶，使水瘀除而血不伤，主治妇人产后水血并结血室证。十枣汤以攻逐水饮之峻药配伍益脾缓中的大枣组方，逐水中兼能培土扶正，使邪去而正不伤，以奏攻逐水饮之功，主治悬饮或水肿实证。葶苈大枣泻肺汤为治疗痰水壅肺之咳喘胸满之常用方，功善泻肺行水、下气平喘；泽漆汤为治疗寒饮夹热之咳逆上气之代表方，善逐水通阳，止咳平喘。

5. 攻补兼施　适用于里实正虚而大便秘结之证，以腹满便秘而兼气血不足为主要临床表现。黄龙汤以攻下热结的大承气汤加益气养血之品而成，为攻补兼施、邪正兼顾之剂，主治阳明腑实，兼气血不足者。

第五章　温里剂

凡以温热药物为主配伍组成，具有温里助阳、回阳救逆、散寒通脉等作用，治疗里寒证的方剂，统称温里剂。本类方剂是依据《素问·至真要大论》“寒者热之”“治寒以热”的理论立法，属于“八法”中的“温法”。

里寒证的成因，有因素体阳虚，寒从内生者；有因外寒直中，深入脏腑经络者；有因过服寒凉，损伤阳气者。无论何种成因，总不外乎外寒入里与寒从内生两个方面。寒伤脏腑经络，阳气不得温煦，故里寒证以但寒不热、喜温蜷卧、口淡不渴、小便清长、脉沉迟或缓等为其主要特点。因寒邪轻重不同，又有侵犯脏腑经络部位的差异，故本类方剂又分为温通心阳、温中祛寒、回阳救逆、温经散寒四大类。

寒为阴邪，易伤阳气，故本类方剂多配伍补气药，使阳气得复。使用温里剂，应仔细辨明寒热真假：内真热外假寒之证，切不可误用温里之剂，以防火上加油之患。阴寒太盛，服热药入口即吐者，可热药冷服，或少加寒凉之品，以为反佐之用。本类方剂用药多为辛温燥热之品，对于平素火旺，或失血阴伤之人，即便患有里寒证，亦应减少药量，中病即止，以防劫阴动血。

第一节　温通心阳

温通心阳剂，适用于心阳不足、心脉痹阻所致之心悸、胸痹等证。常以温通心脉药物如桂枝、薤白、白酒等为主，配合瓜蒌、半夏等理气药组成方剂。代表方如桂枝甘草汤、瓜蒌薤白白酒汤。

桂枝甘草汤

《伤寒论》

【组成】桂枝去皮，四两（12g）　甘草炙，二两（6g）

【用法】上二味，以水三升，煮取一升，去滓，顿服（现代用法：水煎服）。

【功用】温心阳，补心气。

【主治】阳虚心悸。症见心悸暴发，难以自主，或伴心痛、胸闷，舌淡，脉沉弱。

【方解】本方为大汗后心悸而设。汗为心之液，发汗过多则心气虚，故心悸、喜按；心气虚推动无力，则心痛、胸闷。治宜补心气、温心阳。方用桂枝辛温发散以通心阳为君，甘草甘温补虚以益心气为臣。君臣相配，又蕴含辛甘化阳之义，使阳气得

复，心脉通畅，而心悸自止。本方二药顿服，剂量奇大，为救急之方，阳虚轻证不宜使用。桂枝配甘草，是仲景治疗心阳虚的基本配伍，在苓桂甘枣汤、桂枝加桂汤、炙甘草汤等方剂里均有体现。

【运用】

(1) 辨证要点：本方为治疗阳虚心悸的基础方，以心悸暴发，难以自主，舌淡，脉沉弱为辨证要点。

(2) 加减变化：心神不安较重者，加龙骨、牡蛎镇心安神；伴瘀血阻滞者，加桃仁、红花活血化瘀，伴痰湿内停者，可合温胆汤化痰安神。

(3) 现代运用：本方常用于冠心病、风湿性心脏病、高血压性心脏病、肺源性心脏病、各种心律失常，以及贫血、低钾血症、心脏神经官能症等属心阳不足者。

(4) 使用注意：凡属虚火内扰、阴血不足者慎用本方。

【附方】

1. 桂枝甘草龙骨牡蛎汤（《伤寒论》）　桂枝去皮，一两（3g）　甘草炙，二两（6g）　牡蛎熬，二两（6g）　龙骨二两（6g）　上四味，以水五升，煮取二升半，去滓，温服八合，日三服（现代用法：水煎服）。功用：补心阳、安心神。主治：心阳不足之神志不安。症见心悸、心烦，失眠，或遗精、阳痿，舌淡，脉沉弱。

2. 桂枝去芍药加蜀漆牡蛎龙骨救逆汤（《伤寒论》）　桂枝去皮，三两（9g）　甘草炙，二两（6g）　生姜切，三两（9g）　大枣擘，十二枚（3枚）　牡蛎熬，五两（15g）　蜀漆洗去腥，三两（9g）　龙骨四两（12g）　上七味，以水一斗二升，先煮蜀漆，减二升；纳诸药，煮取三升，去滓，温服一升（现代用法：水煎服）。功用：养心安神、化痰散结。主治：阳虚痰凝之神志不安。症见惊狂、卧起不安，舌淡、苔腻，脉沉弱兼滑。

【原书主治】

《伤寒论·辨太阳病脉证并治》64条："发汗过多，其人叉手自冒心，心下悸欲得按者，桂枝甘草汤主之。"

【现代研究】陈燕等观察桂枝甘草汤对维拉帕米所致心动过缓大鼠的影响，结果表明，桂枝甘草汤在低剂量（1.2g/kg）、高剂量（3.6g/kg）下均能抑制盐酸维拉帕米致大鼠心率减慢的作用，其机制可能是通过直接兴奋窦房结频率，提高其自律性；或者通过改善和加快窦房结及房室传导有关。另发现桂枝甘草汤可显著降低大鼠心肌丙二醛（MDA）的含量，而MDA是自由基氧化反应的产物，提示桂枝甘草汤可能有抑制自由基过氧化，保护心肌细胞的作用。[陈燕，任利，施文荣．桂枝甘草汤对心动过缓大鼠的作用．福建中医药大学学报，2013，23（3）：28-29.]

李冀等分别用氯化钡、乌头碱、毒毛花苷三种药物制备三种心律失常模型，观察桂枝甘草汤及其提取物组分对心律失常的作用，发现桂枝甘草汤及其提取物的水组分、30醇组分对多种实验性心律失常有明显的对抗作用，并认为桂枝甘草汤抗心律失常作用有效物质群（组）主要为水组分、30醇组分。[李冀，赵伟国，李胜志，等．桂枝甘草汤及其提取物组分抗心律失常作用的实验研究．中医药信息，2009，26（4）：41-43.]

瓜蒌薤白白酒汤

《金匮要略》

【组成】瓜蒌实捣，一枚（12g）　薤白半斤（12g）　白酒七升（适量）

【用法】上三味，同煮，取二升，分温再服（现代用法：黄酒适量加水煎服）。

【功用】通阳散结，豁痰宽胸。

【主治】胸阳不振，气滞痰阻之胸痹轻证。症见胸背疼痛、痰多喘闷、气短不得卧，苔白腻而滑，脉沉弦。

【方解】胸阳不振，痰饮上乘，肺失肃降，故喘息咳唾；痰阻气滞，故呼吸短气；阳虚邪痹，不通则痛，故胸闷痞塞，胸痛引背。苔白腻而滑，脉沉弦，均为气滞痰阻之象。本方证病机为胸阳不振，痰饮上乘，故方中以瓜蒌实理气宽胸，涤痰散结为君；薤白温通滑利，通阳散结，行气止痛为臣；一祛痰结，一通胸阳，相辅相成，为治胸痹之主要配伍；佐以辛散温通之白酒，行气活血，增强薤白行气通阳之功。诸药合用，共奏通阳散结、豁痰下气之功，使痹阳得通，胸阳得宣，则诸症自解。

原方所用白酒，根据古代酿酒技术考证，现代当以黄酒或米酒为宜。

【运用】

（1）辨证要点：本方是治疗胸阳不振，气滞痰阻之胸痹证的基础方剂。以胸痛，喘息短气，舌苔白腻，脉弦紧为证治要点。

（2）加减变化：若寒邪较重者，可酌加干姜、桂枝、附子等以通阳散寒；气滞甚者，可酌加厚朴、枳实以理气行滞；兼血瘀者，可酌加丹参、赤芍等以活血祛瘀。

（3）现代运用：本方加减常用于治疗冠心病之心绞痛，也用于胸膜炎、慢性支气管炎、肋间神经痛等属于胸阳不振，痰浊内阻证候者。

（4）使用注意：本方药品较温燥，如阴虚肺痨胸痛或肺热痰喘之胸痛，则不宜使用。

【附方】

1. 枳实薤白桂枝汤（《金匮要略》）　枳实四枚（12g）　厚朴四两（12g）　薤白半升（9g）　桂枝一两（6g）　瓜蒌实捣，一枚（12g）。上五味，以水五升，先煮枳实、厚朴，取二升，去滓，纳诸药，煮数沸，分温三服（现代用法：水煎服）。功用：通阳散结、祛痰下气。主治：胸阳不振，气滞痰阻之胸痹。症见胸满而痛，甚或胸痛彻背，喘息咳唾，短气，气从胁下冲逆，上攻心胸，舌苔白腻，脉沉弦或紧。

2. 瓜蒌薤白半夏汤（《金匮要略》）　瓜蒌实捣，一枚（12g）　薤白三两（9g）　半夏半升（12g）　白酒一斗（适量）　上四味，同煮取四升，温服一升，日三服（现代用法：黄酒适量加水煎服）。功用：通阳散结、祛痰宽胸。主治：胸痹而痰浊较甚，胸痛彻背，不能安卧者。

【原书主治】

《金匮要略·胸痹心痛短气病脉证治》3条：“胸痹之病，喘息咳唾，胸背痛，短气，寸口脉沉而迟，关上小紧数，瓜蒌薤白白酒汤主之。”

【现代研究】张建堂等通过对瓜蒌薤白白酒汤的方药药理研究，认为瓜蒌薤白白酒汤具有改善心血管方面的诸多作用，如明显扩张冠状动脉，增加冠状动脉血流量，这对改善心肌能量和氧的供需平衡有利，同时能降低外周血管阻力，改善血液循环；对豚鼠和家兔的实验表明瓜蒌薤白白酒汤能抑制心脏，使心肌收缩力减弱，心率减慢，从而减少心脏的耗氧量；对大白鼠和家兔的实验表明瓜蒌薤白白酒汤注射液能保护缺血心肌，能有效阻止甚至逆转冠心病的发生和发展。[张建堂，李国秀．瓜蒌薤白白酒汤的方药药理及临床治验．中国医药指南，2007，33（51）：42-43.]

吴雪茹等通过对小鼠的凝血时间和抗溶纤进行实验，结果显示加味瓜蒌薤白白酒汤能显著延长小鼠凝血时间，减低体外纤维蛋白重量，据此他们认为加味瓜蒌薤白白酒汤具有抗凝和溶纤的作用。[吴雪茹，吴启端，符惠燕．加味瓜蒌薤白白酒汤抗凝和溶纤作用的实验研究．时珍国医国药，2009，20（1）：88-89.]

吴波等用瓜蒌薤白白酒汤中的提取物对抗异丙肾上腺素所致的小鼠常压缺氧模型和垂体后叶素致大鼠急性心肌缺血，结果显示：4组不同配比组方的瓜蒌薤白白酒汤提取物均能有效对抗上述模型所致的心肌缺血缺氧。[吴波，陈思维，王敏伟，等．瓜蒌薤白白酒汤提取物抗心肌缺血缺氧及最佳处方的筛选．中草药，2000，31（11）：844-845.]

周波等发现瓜蒌薤白白酒汤对家兔心肌缺血再灌注的心肌有保护作用，其机制可能与减少NO的过量产生有关。[周波，陈飞，仲维娜，等．从NO、NOS变化探讨瓜蒌薤白白酒汤对心肌缺血再灌注损伤的防治作用．中医药学报，2010，38（3）：36-38.]

第二节　温中祛寒

温中祛寒剂，适用于中焦虚寒证。症见脘腹痞胀，腹中冷痛，呕吐泻痢，不思饮食，手足不温等。常以温中散寒药如干姜、吴茱萸，配合益气健脾药黄芪、白术、人参等组成方剂。代表方如理中丸、养脏汤、附子粳米汤、白术散、小建中汤、吴茱萸汤、甘姜苓术汤等。

理中丸

《伤寒论》

【组成】人参　干姜　甘草炙　白术各三两（各9g）

【用法】上四味，捣筛，蜜和为丸，如鸡子黄许大。以沸汤数合，和一丸，研碎，温服之，日三四服，夜二服。腹中未热，益至三四丸，然不及汤。汤法：以四物依两数切，用水八升，煮取三升，去滓，温服一升，日三服。服汤后，如食顷，饮热粥一升许，微自温，勿发揭衣被（现代用法：上药共研细末，炼蜜为丸，重9g，每次1丸，温开水送服，每日2~3次。或作汤剂，水煎服）。

【功用】温中祛寒，补气健脾。

【主治】

（1）霍乱见里寒证者。霍乱，头痛、发热、身疼痛，寒多不用水者。

（2）病后多涎唾。大病瘥后，喜唾，久不了了，胸上有寒。

（3）胸痹。心中痞气，气结在胸，胸满，胁下逆抢心。

（4）脾胃虚寒所致的小儿慢惊。嗜睡无神，两手握拳，抽搐无力，时作时止。

（5）阳虚失血证。便血、吐血、衄血或崩漏等，血色暗淡，质清稀。

（6）脾胃虚寒证。脘腹绵绵作痛，喜温喜按，呕吐，大便稀溏，脘痞食少，畏寒肢冷，口不渴，舌淡苔白润，脉沉细或沉迟无力。

【方解】霍乱病以吐利为主症，兼有头痛发热、身体疼痛的症状，是表里俱病的证候，现里寒见证多，口和不渴，虽有表证，还当先温其里，故用理中丸以温补中阳，阳复寒消，则吐利自除。

久病必伤正气，大病瘥后喜涎唾，为脾胃之气已伤。邪去正衰，故久不了了。兼胸上有寒，是为脾胃虚寒证，当以理中丸温中祛寒，补气健脾以治之。

胸痹本是喘息咳唾，胸背痛。今胸阳不振，痰浊上乘，兼夹气滞，气结在胸，故胸满；气滞较重，影响胃气失和，故除胸闷疼痛之外，心下胃脘部亦感痞塞不通；两胁为气机升降之道路，今气滞不舒，气机升降失常，故胁下气逆冲胸。如证见四肢逆冷，倦怠力气，语言低微等，这说明不仅上焦阳虚，中焦阳气亦虚，则当用理中丸，以补中助阳，阳气振奋，寒痰自散，症状自解。

小儿慢惊，总由先天不足，后天失调，损害脾胃阳气所致。若属中焦虚寒，亦可用理中丸治疗。

阳虚失血，无论出血在何处，但若有面色㿠白、气短神疲、脉细或虚大无力，等阳气虚弱，脾不统血之征，也可以理中丸加减治疗。

以上诸证其本质皆为脾胃虚寒。中阳不足，寒从中生，阳虚失温，寒性凝滞，故畏寒肢冷、脘腹绵绵作痛、喜温喜按；脾胃虚寒，纳运升降失常，故脘痞食少、呕吐、便溏；舌淡苔白润，口不渴，脉沉细或沉迟无力皆为虚寒之象。治宜温中祛寒，益气健脾。方中干姜为君，大辛大热，温脾阳，祛寒邪，扶阳抑阴。人参为臣，性味甘温，补气健脾。君臣相配，温中健脾。脾为湿土，虚则易生湿浊，故用甘温苦燥之白术为佐，健脾燥湿。甘草与诸药等量，寓意有三：一为合参、术以助益气健脾；二为缓急止痛；三为调和药性，是佐药而兼使药之用。综观全方，温补并用，以温为主，温中阳，益脾气，助运化，故曰“理中”。

【运用】

（1）辨证要点：本方是治疗中焦脾胃虚寒证的基础方。临床应用以脘腹绵绵作痛，呕吐便溏，畏寒肢冷，舌淡，苔白，脉沉细为辨证要点。

（2）加减变化：若虚寒甚者，可加附子、肉桂以增强温阳祛寒之力；呕吐甚者，可加生姜、半夏降逆和胃止呕；下利甚者，可加茯苓、白扁豆健脾渗湿止泻；阳虚失血者，可将干姜易为炮姜，加艾叶、灶心土温涩止血；胸痹，可加薤白、桂枝、枳实振奋胸阳，舒畅气机。

（3）现代运用：本方常用于急慢性胃肠炎、胃及十二指肠溃疡、胃痉挛、胃下垂、

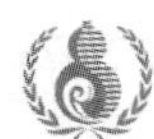

胃扩张、慢性结肠炎等属脾胃虚寒者。

(4) 使用注意：湿热内蕴中焦或脾胃阴虚者禁用。

【附方】

1. 附子理中丸（《太平惠民和剂局方》） 附子炮，去皮、脐，三两（9g） 人参去芦，三两（9g） 干姜炮，三两（9g） 甘草炙，三两（9g） 白术三两（9g） 上为细末，炼蜜为丸，每两做十丸。每服一丸，以水一盏化破，煎至七分，空心、食前稍热服（现代用法：水煎服，或作丸剂）。功用：温脾散寒，止泻止痛。主治：脾胃虚寒证。症见食少满闷，腹痛吐利，脉微肢厥，霍乱转筋，或感寒头痛，及一切沉寒痼冷。

2. 桂枝人参汤（《伤寒论》） 桂枝四两（12g） 甘草四两（12g） 白术三两（9g） 人参三两（9g） 干姜三两（9g） 以水九升，先煮四味，取五升，纳桂，更煮取三升，去滓，温服一升，日再服，夜服一次（现代用法：水煎服）。功用：发汗解肌、温中补虚。主治：太阳病，外证未除，而数下之，遂协热下利，利下不止，心下痞硬，表里不解者。

3. 胡椒理中丸（《外台秘要》引《古今录验》） 胡椒四两（12g） 荜茇四两（12g） 干姜四两（12g） 款冬花四两（12g） 甘草炙，四两（12g） 陈皮四两（12g） 高良姜四两（12g） 细辛四两（12g） 白术五两（15g） 上为细末，炼蜜和丸，如梧桐子大。每服5丸，日2次（现代用法：水煎服，或作丸剂）。功用：温肺暖胃、理气化痰。主治：肺胃虚寒，气不宣通。咳嗽喘急，逆气虚痞，胸膈噎闷，腹胁满痛，迫塞短气，不能饮食，呕吐痰水不止。

4. 枳实理中丸（《医学入门》） 人参一两（30g） 白术一两（30g） 茯苓一两（30g） 甘草七钱半（22g） 干姜七钱半（22g） 枳实六钱（18g） 黄芩二钱半（8g） 上为蜜丸，如弹子大。每服一丸，沸汤化下（现代用法：水煎服，或作丸剂）。功用：温中散寒、理气散结。主治：太阴病误下，寒实结胸，及伤寒诸吐利后，胸痞欲绝，高起而痛，手不可近。

【原书主治】

(1)《伤寒论·辨阴阳易差后劳复病脉证并治》396条："霍乱，头痛、发热、身疼痛、热多欲饮水者，五苓散主之；寒多不用水者，理中丸主之。"

(2)《伤寒论·辨霍乱病脉证并治》386条："大病瘥后，喜唾，久不了了，胸上有寒，当以丸药温之，宜理中丸。"

(3)《金匮要略·胸痹心痛短气病脉证并治》5条："胸痹，心中痞气，气结在胸，胸满，胁下逆抢心，枳实薤白桂枝汤主之，人参汤亦主之。"

【现代研究】柳逢夏用Whittle法对小鼠经口投入理中汤检液，并用生理盐水做对照，发现理中汤有一定的镇痛效果、对胃溃疡有一定抑制作用、有显著抑制胃泌素及促胰液素分泌的作用、并可用于抗痉挛。[柳逢夏．理中汤效能的实验研究．山东中医药大学学报，1998，22（4）：315.]

胡昌江等观察理中汤对小鼠的影响并与空白组对照，发现理中汤有一定的止泻作用，对脾虚小鼠小肠的推进运动有抑制作用，对正常小鼠的胃排空有一定的抑制作用。[胡昌江，李兴华，杨婷，等．理中汤配方颗粒与汤剂的药效学比较．中国药业，

2006，15（8）：5.］

贾宏伟等采用中国中医科学院基础所生理室发明的小动物自主活动检测装置，对大鼠的自主活动进行观察，并用生理实验信号采集分析系统进行信号采集和分析，观察理中丸对利血平脾虚大鼠自主活动度的影响。结果显示，正常组、理中丸组大鼠的自主活动度高于模型组（$P<0.05$）。［贾宏伟，赵宁，张皖东，等．理中丸和四君子汤对利血平脾虚大鼠自主活动的影响．中国中医药信息杂志，2006，13（5）：34.］

赵宁等从免疫学角度探讨理中丸对利血平所致脾虚大鼠血清中细胞因子的影响，实验结果显示，理中丸可以通过升高脾T淋巴细胞增殖功能，升高血清中γ干扰素（IFN-γ）、α干扰素（IFN-α）、白细胞介素1（IL-1），降低白细胞介素6（IL-6）的含量，进而对利血平脾虚大鼠免疫功能有一定的调节作用。［赵宁，贾宏伟，张皖东，等．理中丸对利血平所致脾虚的影响．中国中医基础医学杂志，2007，13（8）：588.］

何文彬等以小鼠骨髓细胞微核（MN）和姐妹染色单体互换（SCE）为指标，观察理中汤对环磷酰胺（CTX）遗传毒性的拮抗作用，同时以小鼠血清中超氧化物歧化酶（SOD）为指标，进行作用机制初探。结果显示，理中汤能明显抑制CTX所致小鼠骨髓细胞MN率的增高（$P<0.05$），能明显抑制CTX所致小鼠骨髓细胞SCE频率的增高（$P<0.05$），并能明显提高小鼠体内SOD活性（$P<0.05$）。表明理中汤能明显提高机体SOD活力，有利于机体对自由基的清除，减少自由基对DNA的损伤。［何文彬，吴颢昕，赵凤鸣．理中汤对环磷酰胺遗传毒性的拮抗作用．天津中医，2002，19（4）：40-41.］

附子粳米汤

《金匮要略》

【组成】附子炮，一枚（15g）　半夏半升（10g）　甘草一两（10g）　大枣十枚（10枚）　粳米半升（15g）

【用法】上五味，以水八升，煮米熟汤成，去滓，温服一升，日三服（现代用法：水煎服）。

【功用】温中散寒止痛，和胃蠲饮降逆。

【主治】脾胃虚寒、水湿内停之腹痛。腹中寒气，雷鸣切痛，胸胁逆满，呕吐。

【方解】本方证为寒邪客于脾胃所致。寒性凝滞，不通则痛，故腹中雷鸣切痛。脾胃为寒邪所累，不能运化水液，导致中焦水湿内停，水饮上泛，故胸胁逆满，呕吐。治宜温中散寒止痛、和胃蠲饮降逆。方中附子温中散寒，配伍粳米、大枣、甘草缓中补虚，则中焦寒邪散、阳气复、运化得以恢复；再以半夏蠲饮降逆，既化中焦水饮，又降上逆气机，则逆满、呕吐诸证可除。

【运用】

（1）辨证要点：本方是治疗脾胃虚寒、水湿内停之腹痛的常用方。临床应用以脘腹冷痛、胸胁逆满、呕吐，舌淡，苔白腻，脉沉细为辨证要点。

（2）加减变化：若寒甚心腹刺痛剧烈，加蜀椒、干姜以增强温阳祛寒之力；呕吐

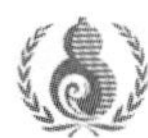

甚者，可加丁香、砂仁理气降逆；便秘者，可加枳壳行气通便。

(3) 现代运用：本方常用于慢性胃炎、萎缩性胃炎、胃及十二指肠溃疡引起的胃脘痛、呕吐酸水、食欲减退，和霍乱、急性肠胃炎所致呕吐、泄泻，以及慢性肠炎所致腹痛、腹泻。

(4) 使用注意：湿热内蕴中焦或脾胃阴虚者禁用。

【原书主治】

《金匮要略·腹满寒疝宿食病脉证治》10 条："腹中寒气，雷鸣切痛，胸胁逆满，呕吐，附子粳米汤主之。"

【现代研究】王培思发现附子粳米汤的水煎液，对家兔的离体肠管有明显的兴奋作用，阿托品对这种兴奋作用无明显影响，其兴奋作用可能与 M 受体无关。本方煎液小量时对离体蛙心有明显的兴奋作用，加大剂量后则使整个心脏抑制，停止跳动。[王培思. 经方研究. 济南：黄河出版社，1984：424.]

夏立荣等将 100%姜半夏和制附子单煎剂，100%和 200%混合煎剂及 100%单煎混合剂分别对动物进行了急性毒性及对血压、心脏影响的实验，结果表明以所含制附子比较，混合煎剂与单煎混合剂毒性均有所减弱，以所含姜半夏比较毒性似有增强，但均无统计学意义。对狗、大白鼠血压和离体蟾蜍心脏的影响实验，表明混合煎剂比制附子单煎剂的降压、强心作用均稍弱。认为在常量下两药是可以配伍应用的。[夏立荣，蒋纪洋，刘灿坤. 姜半夏与制附子配伍后部分实验研究. 中药通报，1987，(5)：52.]

白术散

《金匮要略》

【组成】白术四分（12g）　川芎四分（12g）　蜀椒去汗，三分（9g）　牡蛎二分（6g）

【用法】上四味，杵为散，酒服一钱匕，日三服，夜一服（现代用法：水煎服）。

【功用】温中健脾，养血安胎。

【主治】虚寒所致胎动不安。妊娠脘腹时痛，呕吐清涎，不思饮食，胎动不安，胎萎不长。

【方解】本方证为妇人妊娠之后，脾胃虚寒所致。寒湿中阻，阻碍气机，以致心腹有时疼痛；胃气上逆，则脘闷气逆，呕吐清涎；寒湿下注，则白带绵绵；胞宫失养，则胎动不安。治宜温中健脾、养血安胎。方中以白术健脾燥湿，川芎和肝舒气，蜀椒温中散寒，牡蛎除湿利水。白术配伍川芎，则能健脾温血养胎；蜀椒配伍牡蛎，则能镇逆回胎。

【运用】

(1) 辨证要点：本方是治疗虚寒所致胎动不安的常用方。临床应用以妊娠脘腹时痛，呕吐清涎，不思饮食，胎动不安，舌淡，苔白，脉沉迟为辨证要点。

(2) 加减变化：腹痛剧烈，加芍药；胃痛剧烈，重用川芎；心烦呕吐，不能食饮，加细辛、半夏。

（3）现代运用：本方常用于妊娠腹痛、妊娠呕吐、胎动不安等见有脾胃虚寒证者。

（4）使用注意：本方偏温，对于热证之胎动不安禁用。胎前喜凉，故川芎与蜀椒用量宜轻。

【原书主治】

《金匮要略·妇人妊娠病脉证并治》10条："妊娠养胎，白术散主之。"

小建中汤

《伤寒论》

【组成】桂枝去皮，三两（9g）　甘草炙，二两（6g）　大枣擘，十二枚（6枚）　芍药六两（18g）　生姜切，三两（9g）　胶饴一升（30g）

【用法】上六味，以水七升，煮取三升，去滓，纳饴，更上微火消解。温服一升，日三服（现代用法：水煎取汁，兑入饴糖，文火加热溶化，分两次温服）。

【功用】温中补虚，和里缓急。

【主治】

（1）伤寒腹痛。伤寒，腹中急痛。脉轻取涩，重按弦。

（2）伤寒心中烦悸。心中悸动，虚烦不宁，面色无华。

（3）虚劳里急。腹中拘急疼痛，喜温喜按，神疲乏力，虚怯少气；或伴四肢酸楚，手足烦热，咽干口燥。舌淡苔白，脉细弦。

【方解】本方所治病症虽众，但其基本病机均为中焦虚寒，化源不足，而致气血阴阳亏损。中焦虚寒，肝木乘土，故腹中拘急疼痛，喜温喜按。心悸虚烦者，为血少心气不足；四肢酸痛者，为荣卫不利；手足烦热者，为虚热；咽干口燥者，为津液枯燥。细脉主阴血不足，弦为痛证。治宜温中补虚而兼养阴，和里缓急而兼止痛。方中饴糖甘温质润，既可温中补虚，益阴润燥，又可缓急止痛，为君药。桂枝辛甘而温，温助阳气，祛散寒邪，合饴糖辛甘化阳以建中阳之气；白芍苦酸微寒，益阴养血，缓急止痛，合饴糖酸甘化阴以补阴血之虚，二味共为臣药。佐以生姜温中散寒；大枣补脾养血；姜、枣相合，尤能鼓舞脾胃生发之气。炙甘草甘温益气，缓急止痛，调和药性，合饴、桂、姜则能温中焦，助阳气而补脾虚；合饴、芍、枣又可养肝血，缓肝急而止腹痛，是为佐使。六味相合，共奏温中补虚、和里缓急之功。使中气健，化源足，五脏有所养，则虚劳诸症可解。

本方配伍特点是以甘温为主，伍以辛酸，而成辛甘化阳和酸甘化阴之剂，使阴阳相生，中气自立。

本方与桂枝汤均出自《伤寒论》，但其立法与桂枝汤有别。桂枝汤以桂枝为君，功能解肌发表，调和营卫，治疗外感风寒表虚证，属于辛温解表剂；本方以饴糖为君，功能温中补虚，和里缓急，用于虚劳腹痛之里虚寒证，属于温中补虚之剂。

【运用】

（1）辨证要点：本方既温中补虚、缓急止痛，又能调和阴阳、柔肝理脾，为治疗中焦虚寒、肝脾不和的常用方。临床以腹痛，喜温喜按，舌淡苔白，脉细弦等为辨证

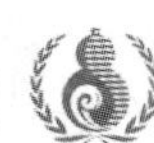

要点。

（2）加减变化：若中焦寒重，加干姜以增强温中散寒之力；兼有气滞，加木香行气止痛；便溏，加白术健脾燥湿止泻；面色萎黄、短气神疲，加人参、黄芪、当归以补养气血。

（3）现代运用：本方常用于胃及十二指肠溃疡、慢性肝炎、慢性胃炎、神经衰弱、再生障碍性贫血、功能性发热等证属中焦虚寒者。

（4）使用注意：凡属实证、热证腹痛者慎用本方。

【附方】

1. 大建中汤（《金匮要略》） 蜀椒去汗，二合（3g） 干姜四两（12g） 人参二两（6g） 上三味，以水四升，煮取二升，去滓，纳胶饴一升，微火煎取一升半，分温再服（现代用法：水煎服，饴糖烊化）。功用：温中补虚，降逆止痛。主治：脾胃虚寒腹痛。心胸中大寒痛，呕不能食，腹中寒，上冲皮起，出见有头足，上下痛而不可触近。

2. 黄芪建中汤（《金匮要略》） 本方即小建中汤加黄芪一两半（5g）。功用：温中补气，和里缓急。主治：表里两虚证。小腹急痛，脐下虚满，面色萎黄，唇口干燥，胸中烦悸，少力身重，骨肉酸痛，行动喘乏，食欲不振，病后虚弱，自汗盗汗。

3. 当归建中汤（《太平惠民和剂局方》） 当归四两（12g） 肉桂去粗皮，三两（9g） 甘草炙，二两（6g） 白芍六两（18g） 上为粗散。每服三钱，水一盅半，姜五片，枣一枚，擘碎，同煎至一盏，去滓，热服，空心，食前（现代用法：水煎服）。功用：温阳补血、敛阴止痛。主治：妇人血气虚损证。虚羸不足，吸吸少气，少腹拘急，痛引腰背，时自汗出，不思饮食。

4. 归芪建中汤（《类聚方广义》） 本方即黄芪建中汤加当归。功用：益气养血，敛疮生肌。主治：疮疡溃后不敛。治诸疡脓溃之后，荏苒不愈，虚羸烦热，自汗盗汗，稀脓不止，新肉不长者。

【原书主治】

《伤寒论·辨太阳病脉证并治》100条：“伤寒，阳脉涩，阴脉弦，法当腹中急痛，先与小建中汤；不瘥者，小柴胡汤主之。”

《伤寒论·辨太阳病脉证并治》102条：“伤寒二三日，心中悸而烦者，小建中汤主之。”

《金匮要略·血痹虚劳病脉证并治》13条：“虚劳里急，悸，衄，腹中痛，梦失精，四肢疼，手足烦热，咽干口燥，小建中汤主之。”

《金匮要略·黄疸病脉证并治》22条：“男子黄，小便自利，当以虚劳小建中汤。”

《金匮要略·妇人杂病脉证并治》18条：“妇人腹中痛，小建中汤主之。”

【现代研究】沈祥春等用二甲苯所致小鼠耳郭肿胀及醋酸诱发小鼠血管通透性增高的炎症模型研究小建中汤的抗炎作用，发现小建中汤对二甲苯所致小鼠耳郭肿胀、醋酸诱发小鼠血管通透性增加有明显的抑制作用，能提高吞噬指数和溶血空斑光密度（OD）值，说明小建中汤具有抗炎、增强机体免疫力的作用。［沈祥春，陶玲，柏帅．小建中汤抗炎免疫作用的实验研究．时珍国医国药，2008，19（9）：2100-2101.］

吴茱萸汤

《伤寒论》

【组成】吴茱萸洗，一升（9g） 人参三两（9g） 生姜切，六两（18g） 大枣擘，十二枚（4枚）

【用法】上四味，以水七升，煮取二升，去滓，温服七合。日三服（现代用法：水煎服）。

【功用】温中补虚，降逆止呕。

【主治】

（1）中阳不足，寒浊中阻证。症见呕吐、下利，伴手足逆冷，烦躁欲死。

（2）阳明中寒呕吐。症见不能进食，食即呕吐，呕吐物无酸腐气味，或呕吐痰涎清水，或伴有胃脘疼痛不适，喜温喜按，甚则手足逆冷。

（3）肝寒犯胃，浊阴上逆证。症见头痛，呕吐或干呕吐涎沫，或少腹冷痛，或腹满寒疝，舌淡苔白或白腻，脉沉细弦。

【方解】本方证乃寒邪客于肝胃，阳气虚损，浊阴上逆所致。寒邪客胃，胃失和降，浊阴上逆，故胃脘疼痛不适，不能进食，食即呕吐，或干呕，或吐清涎冷沫；厥阴之脉夹胃属肝，上行与督脉会于头顶部，胃中浊阴循肝经上扰于头，故颠顶头痛；浊阴阻滞，气机不利，故少腹冷痛，或腹满寒疝；肝胃虚寒，阳虚失温，故手足逆冷；脾胃同居中焦，胃病及脾，脾不升清，则大便泄泻；气机逆乱，吐泻交作，故烦躁欲死；舌淡苔白或白腻，脉沉细弦等均为虚寒之象。治宜温中补虚，降逆止呕。方中吴茱萸味辛苦而性热，归肝、脾、胃、肾经。既能温胃暖肝以祛寒，又善和胃降逆以止呕，一药而两擅其功，是为君药。重用生姜温胃散寒，降逆止呕，为臣药。吴茱萸与生姜相配，温降之力甚强。人参甘温，益气健脾，为佐药。大枣甘平，合人参以益脾气，合生姜以调脾胃，并能调和诸药，是佐使之药。四药配伍，温中与降逆并施，寓补益于温降之中，共奏温中补虚，降逆止呕之功。

【运用】

（1）辨证要点：食后欲吐，或颠顶头痛，干呕吐涎沫，畏寒肢凉，舌淡苔白滑，脉弦细而迟为辨证要点。

（2）加减变化：若呕吐较甚者，可加半夏、陈皮、砂仁等以增强和胃止呕之力；头痛较甚者，可加川芎以加强止痛之功。肝胃虚寒重证，可加干姜、小茴香等温里祛寒。

（3）现代运用：本方适用于慢性胃炎、妊娠呕吐、神经性呕吐、神经性头痛、耳源性眩晕等属肝胃虚寒者。

（4）使用注意：胃热呕吐，阴虚呕吐，或肝阳上亢之头痛均禁用本方。

【附方】

温胃散（《是斋百一选方》） 丁香一两（30g） 半夏白矾水浸，炒黄，半两（15g） 人参半两（15g） 甘草半两（15g） 干姜半两（15g） 肉豆蔻半两（15g） 白术半两（15g） 上为细末。每服1钱（3g），水8分盏，入生姜2片，煎至5分，去滓。空心温服（现

代用法：水煎服）。功用：温中健脾，化痰和胃。主治：脾胃虚寒之痰涎壅盛。症见小儿涎多，留在两口角，或伴形寒肢冷，四肢乏力，腹胀纳差，舌淡胖，苔滑，脉沉细无力。

【原书主治】

《伤寒论·辨少阴病脉证并治》309 条："少阴病，吐利，手足逆冷，烦躁欲死者，吴茱萸汤主之。"

《伤寒论·辨阳明病脉证并治》243 条："食谷欲呕，属阳明也，吴茱萸汤主之。得汤反剧者，属上焦也。"

《伤寒论·辨厥阴病脉证并治》378 条："干呕吐涎沫，头痛者，吴茱萸汤主之。"

【现代研究】唐映红等以吴茱萸汤水煎浓缩液和注射剂实验显示，该方对生大黄冷浸液灌胃引起的小鼠泄泻有明显的止泻效果，能抑制兔离体十二指肠的自发性活动及乙酰胆碱、氯化钡引起的肠段痉挛，能显著降低小鼠小肠推进率，并能对抗新斯的明引起的小肠推进功能亢进，促进肠内水分和电解质的吸收。表明该方的温脾止泻作用可能与抑制肠运动、解除肠痉挛、促进肠吸收有关。［唐映红，窦昌贵．吴茱萸汤温脾止泻作用的实验研究．中药药理与临床，1990，6（1）：6.］

张婷等用硫酸铜诱导家鸽呕吐、小鼠胃排空和乙酰胆碱（Ach）、5-羟色胺（5-HT）作用的离体大鼠胃条实验发现，吴茱萸汤 50% 醇洗脱液和 70% 醇洗脱液有十分显著的止呕效应，且副作用较小，其作用可能与拮抗 Ach，5-HT，组胺受体有关。［张婷，王敏伟，陈思维．吴茱萸汤醇提各组分止呕活性的研究．中国中药杂志，2002，27（11）：862.］

李冀等实验显示，吴茱萸汤对胃溃疡大鼠模型胃液量、总酸度及胃蛋白酶活性有明显的抑制作用，能显著增加胃液中 NO 含量，能使胃组织中 SOD 活性明显升高，对胃溃疡有明显的促进愈合作用。［李冀，柴剑波，赵伟国．吴茱萸汤抗大鼠幽门结扎型胃溃疡作用机理的实验研究．中医药信息，2007，24（6）：53.］

杜力军等以吴茱萸胶囊行小鼠镇痛实验，并以曲马多作阳性对照，显示该制剂能明显提高小鼠痛阈值，延长小鼠的扭体潜伏期。［杜力军，李敏，孙虹．精制吴茱萸胶囊镇痛镇静和对脑血流的作用．中药药理与临床，1999，15（5）：9.］

王玉刚等通过构建色氨酸羟化酶（TPH2）启动子调控红色荧光蛋白表达的转基因细胞系，观察统计不同给药组中细胞荧光强度的变化及发光细胞数量的变化，探讨其治疗偏头痛可能的分子靶点。结果表明，吴茱萸汤治疗偏头痛的可能分子靶点与激活 TPH2 表达有关。［王玉刚，雷帆，王秀坤，等．吴茱萸汤及其各组分对 TPH2 启动子活性的影响．中国中药杂志，2009，34（17）：2261.］

黄如栋等用吴茱萸汤水煎醇沉法制成的注射液（1g/mL）实验显示，该方能显著加强离体蟾蜍心和在体兔心的心肌收缩力，增加蟾蜍心输出量，升高麻醉狗和大鼠血压，对麻醉兔球结膜微动脉呈先短暂收缩，后持久扩张，迅速增快微血流流速，改善流态，离散聚集的红细胞，增加毛细血管网交点数；能显著提高晚期失血性休克兔的生存率，升高血压，增加尿量。［黄如栋，窦昌贵．吴茱萸汤注射液回阳固脱作用的实验研究．中药药理与临床，1991，7（2）：1.］

王莉用吴茱萸汤治疗模型肿瘤小鼠显示，该方具有抑制 S180 肉瘤生长的作用，其中高剂量组抑瘤效果明显，高、中剂量组的 S180 瘤体内微血管密度明显低于对照组，高、中剂量均可下调 S180 瘤体内血管内皮生长因子（VGEF）的表达。[王莉．吴茱萸汤对鼠 S180 生长的抑制作用及其作用机制的实验研究．沈阳：辽宁中医药大学，2006.]

王秀坤等以血管、胃、小肠和子宫平滑肌为材料，观察吴茱萸汤体外实验对其的影响。结果显示，吴茱萸汤体外给药后，血管表现出先收缩后舒张的双向调节活性，其中收缩较快且幅度明显；小肠表现出收缩幅度的抑制作用，收缩频率改变不明显；胃平滑肌表现出张力下降的作用，收缩频率和收缩幅度改变不明显；子宫平滑肌表现出明显的收缩抑制作用，收缩频率和收缩幅度同时受到抑制。各类平滑肌皆呈现重现性好，重复性强的结果。[王秀坤．雷帆，曹兰秀，等．基于吴茱萸汤相关功效从平滑肌角度探讨其质量控制的可行性．世界科学技术：中医药现代化，2009，11（2）：243.]

甘姜苓术汤

《金匮要略》

【组成】甘草二两（6g）　白术二两（6g）　干姜四两（12g）　茯苓四两（12g）

【用法】上四味，以水五升，煮取三升，分温三服（现代用法：水煎服）。

【功用】温中散寒，健脾除湿。

【主治】寒湿下侵之肾著。身体重，腰中冷，如坐水中，形如水状，反不渴，小便自利，饮食如故。

【方解】本方又名肾著汤，肾著为寒湿侵袭腰部而痹著不行的证候，腰为肾之外府，故名为肾著。腰为寒湿所困，故身体重，腰中冷；寒湿从外而来，未伤及脾肾，故口不渴，小便自利，饮食如常。治宜温中散寒，健脾除湿。方中用白术为君，不但燥脾去湿，又能利腰脐之气；以茯苓为臣，甘淡渗湿，又能化气行水，导水湿之气，从膀胱而出；干姜温中散寒以暖脾土，土气暖而湿立消，为佐药；甘草益气健脾，调和诸药兼为佐使。方名“肾着”，却从湿入手，虽无治肾之药，却收治肾之效。

【运用】

（1）辨证要点：本方为治疗寒湿腰痛之常用方。以腰部冷痛沉重，但饮食如故，口不渴，小便不利，舌淡苔白，脉沉迟或沉缓为辨证要点。

（2）加减变化：寒重者，加川乌、桂枝；湿重者，加威灵仙、鸡血藤；肾虚者，加杜仲、牛膝。

（3）现代运用：现代常用于腰肌劳损、椎间盘突出、腰椎骨质增生等见有寒湿证者。

（4）使用注意：湿热下注所致腰痛非本方所宜。

【附方】

甘草干姜汤（《伤寒论》）　甘草炙，四两（12g）　干姜二两（6g）　上二味，以水

 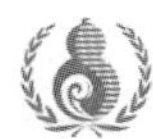

三升，煮取一升五合，去滓，分温再服（现代用法：水煎服）。功用：温中益气。主治：伤寒脉浮，自汗出，小便数，心烦，微恶寒，脚挛急，咽中干，烦躁吐逆；肺痿，吐涎沫而不咳者。

【原书主治】

《金匮要略·五脏风寒积聚病脉证并治》16 条："肾著之病，其人身体重，腰中冷，如坐水中，形如水状，反不渴，小便自利，饮食如故，病属下焦。身劳汗出，衣里冷湿，久久得之。腰以下冷痛，腹重如带五千钱，甘姜苓术汤主之。"

第三节　回阳救逆

回阳救逆剂，适用于阳气衰微，阴寒内盛，甚或阴盛格阳等危重病证。症见四肢厥逆，精神萎靡，恶寒蜷卧，甚或冷汗淋漓，脉微欲绝等。常用附子、干姜等温热药物为主组方，或配人参等益气固脱之品。代表方如四逆汤、茯苓四逆汤等。

四逆汤

《伤寒论》

【组成】甘草炙，二两（6g）　干姜一两半（6g）　附子一枚生用，去皮，破八片（15g）

【用法】上三味，以水三升，煮取一升二合，去滓，分温再服。强人可大附子一枚，干姜三两（现代用法：水煎服）。

【功用】回阳救逆。

【主治】

（1）心肾阳衰寒厥证。四肢厥逆，恶寒蜷卧，神衰欲寐，腹痛下利，呕吐不渴，舌苔白滑，脉微细。

（2）大汗亡阳证。冷汗出，恶寒，手足厥冷，气息微弱，喜热饮，舌淡，脉微欲绝。

【方解】本方证乃因心肾阳衰，阴寒内盛所致。阳气不能温煦周身四末，故四逆拘急，手足烦冷、疼痛；不能鼓动血行，故脉微细；肾阳衰微，不能暖脾，升降失调，则腹痛、呕吐、下利清谷；阳虚不能固表，则汗出。此阳衰寒盛之证，非纯阳大辛大热之品，不足以破阴寒，回阳气，救厥逆。故方中以大辛大热之生附子为君，入心、脾、肾经，温壮元阳，破散阴寒，回阳救逆。生用则能迅达内外以温阳逐寒。臣以辛热之干姜，入心、脾、肺经，温中散寒，助阳通脉。附子与干姜同用，一温先天以生后天，一温后天以养先天，相须为用，相得益彰，温里回阳之力大增，是回阳救逆的常用组合。炙甘草之用有三：一则益气补中，使全方温补结合，以治虚寒之本；二则甘缓姜、附峻烈之性，使其破阴回阳而无暴散之虞；三则调和药性，并使药力作用持久，是为佐药而兼使药之用。综观本方，药简力专，大辛大热，使阳复厥回，故名"四逆汤"。

【运用】

(1) 辨证要点：本方为回阳救逆之基础方。以四肢厥逆，神衰欲寐，面色苍白，脉微细为辨证要点。

(2) 加减变化：呕吐不止加半夏、陈皮降逆止呕；慢性泄泻不止加茯苓、白术健脾利湿，或配四神丸温肾止泻；腹痛加延胡索、海螵蛸理气止痛；心痛加丹参、川芎、乳香，或苏合香丸活血行气止痛，伴休克可加生脉散回阳益阴。

(3) 现代运用：本方常用于心肌梗死、心力衰竭、急性胃肠炎吐泻过多或某些急证大汗而见休克属阳衰阴盛者。

(4) 使用注意：若服后出现呕吐拒药者，可待药液稍凉后服用。本方纯用辛热之品，中病即止，不可久服。真热假寒者忌用。

【附方】

1. 通脉四逆汤（《伤寒论》） 甘草炙，二两（6g） 附子生用，去皮，破八片，大者一枚（30g） 干姜三两（9g），强人可四两 上三味，以水三升，煮取一升二合，去滓，分温再服，其脉即出者愈（现代用法：水煎服）。功用：破阴回阳，通达内外。主治：少阴病，下利清谷，里寒外热，手足厥逆，脉微欲绝，身反不恶寒，其人面色赤；或腹痛，或干呕，或咽痛，或利止脉不出者。

2. 通脉四逆加猪胆汁汤（《伤寒论》） 甘草炙，二两（6g） 干姜三两（9g），强人可四两 附子生，去皮，破八片，大者一枚（30g） 猪胆汁半合（5mL） 上四味，以水三升，煮取一升二合，去滓；内猪胆汁，分温再服，其脉即来。无猪胆，以羊胆代之（现代用法：水煎服，猪胆汁兑服）。功用：破阴回阳，通达内外。主治：吐已下断，汗出而厥，四肢拘急不解，脉微欲绝者。

3. 白通汤（《伤寒论》） 葱白四茎（1根） 干姜一两（3g） 附子生，去皮，破八片，一枚（15g） 上三味，以水三升，煮取一升，去滓，分温再服。（现代用法：水煎服）。功用：破阴回阳，通达上下。主治：少阴病，下利，脉微者。

4. 白通加猪胆汁汤（《伤寒论》） 葱白四茎（1根） 干姜一两（3g） 附子生，去皮，破八片，一枚（15g） 人尿五合（50mL） 猪胆汁一合（10mL） 上五味，以水三升，煮取一升，去滓，纳胆汁、人尿，和令相得，分温再服（现代用法：水煎服，童便、猪胆汁兑服）。功用：破阴回阳，通达上下。主治：少阴病，利不止，厥逆无脉，干呕，烦者。

5. 四逆加人参汤（《伤寒论》） 甘草炙，二两（6g） 附子生，去皮，破八片，一枚（15g） 干姜一两半（6g） 人参一两（3g） 上四味，以水三升，煮取一升二合，去滓，分温再服（现代用法：水煎服）。功用：回阳救逆，益气生津。主治：霍乱亡阳脱液，症见频繁吐利后利止，恶寒而脉微。

【原书主治】

《伤寒论·辨太阳病脉证并治》91条："伤寒，医下之，续得下利，清谷不止，身疼痛者，急当救里；后身疼痛，清便自调者，急当救表，救里宜四逆汤，救表宜桂枝汤。"

《伤寒论·辨太阳病脉证并治》92条："病发热、头痛，脉反沉，若不瘥，身体疼

痛，当救其里，四逆汤方。”

《伤寒论·辨阳明病脉证并治》225 条：“脉浮而迟，表热里寒，下利清谷者，四逆汤主之。”

《伤寒论·辨少阴病脉证并治》323 条：“少阴病，脉沉者，急温之，宜四逆汤。”

《伤寒论·辨少阴病脉证并治》324 条：“少阴病，饮食入口则吐；心中温温欲吐，复不能吐。始得之，手足寒、脉弦迟者，此胸中实，不可下也，当吐之；若膈上有寒饮，干呕者，不可吐也，当温之，宜四逆汤。”

《伤寒论·辨厥阴病脉证并治》353 条：“大汗出，热不去，内拘急，四肢疼，又下利厥逆而恶寒者，四逆汤主之。”

《伤寒论·辨厥阴病脉证并治》354 条：“大汗，若大下利而厥冷者，四逆汤主之。”

《伤寒论·辨厥阴病脉证并治》372 条：“下利腹胀满，身体疼痛者，先温其里，乃攻其表；温里宜四逆汤，攻表宜桂枝汤。”

《伤寒论·辨厥阴病脉证并治》377 条：“呕而脉弱，小便复利，身有微热，见厥者，难治，四逆汤主之。”

《伤寒论·辨霍乱病脉证并治》388 条：“吐利汗出，发热恶寒，四肢拘急，手足厥冷者，四逆汤主之。”

《伤寒论·辨霍乱病脉证并治》389 条：“既吐且利，小便复利而大汗出，下利清谷，内寒外热，脉微欲绝者，四逆汤主之。”

【现代研究】赵明奇等发现在多柔比星性心力衰竭大鼠心肌细胞线粒体中存在明显的氧化应激反应，四逆汤可以通过减轻其氧化损伤，改善线粒体功能，保护心肌组织。[赵明奇，吴伟康，段新芬，等．四逆汤对多柔比星性心力衰竭大鼠心肌线粒体功能的影响．中药材，2005，28（6）：486-489.]

吴伟康等应用基因表达谱芯片观察小鼠心肌缺血后基因表达的变化，表明小鼠缺血后有 33 条基因表达下调，70 条基因表达上调，服用四逆汤后，相对单纯缺血而言，有 23 条基因表达下调，52 条基因表达上调。[吴伟康，谭红梅，罗汉川，等．应用基因表达谱芯片观察小鼠心肌缺血后基因表达的变化以及四逆汤对其影响．中国病理生理杂志，2003，19（2）：207-210.]

杨兰等发现对一氧化氮（NO）损伤的心肌细胞，四逆汤可延长低氧状态下心肌细胞的搏动时间，减缓收缩力的衰减，减少细胞膜损伤及提高低氧-复氧心肌细胞的存活量，表现出对心肌细胞的直接保护作用。[杨兰，郝卫东，尚兰琴，等．四逆汤水提物对低氧-复氧损伤心肌细胞的保护作用．中华中医药杂志，2005，20（6）：338-342.]

孙慧兰等发现四逆汤可在一定程度上降低心肌缺血-再灌注时增高的心肌神经酰胺的含量，减少心肌细胞凋亡，从而达到保护心肌作用。[孙慧兰，吴伟康，罗汉川，等．四逆汤有效部位抗心肌缺血-再灌注损伤神经酰胺机制的研究．中成药，2005，27（12）：1429-1434.]

刘克玄等在光镜下发现，应用四逆汤预先给药可明显减轻肠缺血-再灌注引起的低血压和肺组织形态学改变。与对照组比较，损伤组肺通透性指数、肺含水率、肺组织

MDA 含量和 NO 含量显著性增高，而肺组织 SOD 活性显著性降低；四逆汤组 SOD 活性显著增高。表明四逆汤预先给药通过抗氧化作用而减少 NO 的生成，维持 NO/ET-1（内皮素-1）正常比例而减轻肠缺血-再灌注引起的急性肺损伤。[刘克玄，柳垂亮，吴伟康，等．四逆汤预先给药对大鼠肠缺血-再灌注所致急性肺损伤的作用．中华麻醉学杂志，2004，24（7）：511-514.]

黑子清等发现四逆汤可明显缩小主动脉内膜脂质斑块面积、降低动脉组织神经酰胺浓度，减少血管壁细胞凋亡的数量，具有较好的抗动脉粥样硬化作用。[黑子清，吴伟康，孙惠兰，等．四逆汤对家兔动脉粥样硬化的形成及血管壁神经酰胺含量的影响．中国病理生理杂志，2003，19（3）：345-347.]

茯苓四逆汤

《伤寒论》

【组成】茯苓四两（12g）　人参一两（3g）　附子生用，去皮，破八片，一枚（15g）　甘草炙，二两（6g）　干姜一两半（5g）

【用法】上五味，以水五升，煮取三升，去滓，温服七合，日二服（现代用法：水煎服）。

【功用】回阳益阴，宁心安神。

【主治】少阴阳虚，阴液不继证。症见形寒肢冷、四肢厥逆，烦躁，脉微细。

【方解】少阴为心肾水火之脏，阴阳两伤，使水火失济。在上则心神不安而烦躁；在下则形寒肢冷、四肢厥逆。脉微细为心肾阴阳两虚之征。本方由四逆汤加人参、茯苓而成。方中重用茯苓为君，一则益气健脾，强后天而补心肾；二则宁心安神以止烦躁；三则利水渗湿以泄肾浊。附子、干姜回阳救逆以固肾阳，人参壮元气、益气生津以救阴液，三味共为臣药；甘草益气和中，调和诸药为佐使。诸药合用，共奏回阳益阴，宁心安神之功。

【运用】

（1）辨证要点：本方为治疗少阴阳虚，阴液不继证的常用方。以烦躁、四肢厥逆、脉微细为辨证要点。

（2）加减变化：胃痛加白芍、延胡索理气止痛；呕不止加半夏、陈皮理气降逆；下利加泽泻、赤石脂健脾止利；手足转筋加木瓜、薏苡仁舒筋解痉；心绞痛加丹参、川芎、制乳香、制没药活血解痛。

（3）现代运用：本方现用于治疗霍乱、急慢性肠胃炎、慢性腹泻、胃溃疡、心肌梗死，心绞痛，以及热病后期所致休克、心力衰竭等属阴阳两虚者。

（4）使用注意：真热假寒者忌用。

【附方】

1. 干姜附子汤（《伤寒论》）　干姜一两（3g）　附子生用，去皮，切八片，一枚（15g）上二味，以水三升，煮取一升，去滓，顿服（现代用法：水煎服）。功用：急救回阳。主治：阳气暴脱，阴寒内盛证。症见昼日烦躁不得眠，夜而安静，脉沉微，身无

大热者。

2. 回阳救急汤（《伤寒六书》）　熟附子（9g）　干姜（6g）　人参（6g）　炙甘草（6g）　炒白术（9g）　肉桂（3g）　陈皮（6g）　五味子（3g）　茯苓（9g）　制半夏（9g）（原书无用量）　水二盅，姜三片，煎之，临服入麝香三厘（0.1g）调服。中病以手足温和即止，不得多服（现代用法：水煎服，麝香冲服）。功用：回阳固脱，益气生脉。主治：寒邪直中三阴，真阳衰微证。四肢厥冷，神衰欲寐，恶寒蜷卧，吐泻腹痛，口不渴，甚则身寒战栗，或指甲口唇青紫，或吐涎沫，舌淡苔白，脉沉微，甚或无脉。

【原书主治】

《伤寒论·辨太阳病脉证并治》69 条："发汗，若下之，病仍不解，烦躁者，茯苓四逆汤主之。"

参附龙牡救逆汤

《中医儿科学》

【组成】人参（5g）　附子（3g）　龙骨（5g）　牡蛎（5g）　白芍（3g）　炙甘草（3g）（原书无用量）

【用法】水煎服。

【功用】温补心阳，救逆固脱。

【主治】心阳虚衰证。突然面色苍白而青，口唇发紫，呼吸浅促，额汗不温，四肢厥冷，虚烦不安，右胁下并可出现瘀块，舌苔薄白，质暗紫，脉象细弱疾数。

【方解】幼儿为稚阴稚阳之体，无论外感内伤，均易耗损阳气，而成心阳虚衰之危重症候。心阳虚衰，温运无力，则面色苍白，四肢厥冷，额汗不温；心血瘀阻，累及于肺，肺气闭塞，故突然呼吸急促，心慌动疾，烦躁不安；血脉瘀滞，则面色青灰，唇甲发绀；肝为藏血之脏，血瘀滞于肝脏，则肝脏增大；舌质紫暗，苔薄，脉细弱疾数，均为心阳虚衰之象。治宜温补心阳，救逆固脱。方中人参大补元气，为君药；附子温阳救逆，为臣药；龙骨、牡蛎潜阳敛汗，白芍和营护阴，共为佐药；甘草调和诸药为使。诸药合用，有回阳救逆，潜阳护阴之功。

【运用】

（1）辨证要点：本方是儿科回阳救逆的常用方。临床应用以面色苍白而青，口唇发紫，四肢厥冷，舌苔薄白，质暗紫，脉象细弱疾数为辨证要点。

（2）加减变化：气阴两竭，宜育阴潜阳救逆，可加生脉散；在心阳虚衰之时，常伴见面色、唇舌青紫瘀血之症状，以及右胁下瘀块明显者，可酌加当归、红花、紫丹参等活血化瘀之品，以助血行畅利。

（3）现代运用：本方常用于心肌炎、肺炎、腹泻等引起休克属心阳虚衰证者。

（4）使用注意：真热假寒者忌用。

第四节　温经散寒

温经散寒剂，适用寒凝经脉证。寒凝经脉往往是由体内的阳气不足，内寒招致外寒，使得外寒直中，越过体表皮毛，伤及经络、肌肉、骨节，凝滞经脉而引起。临床多表现为手足厥寒、肢体疼痛、阴疽等。常用桂枝、细辛等温经散寒药与当归、白芍、熟地黄等补血药配伍组方。代表方如当归四逆汤、黄芪桂枝五物汤等。

当归四逆汤

《伤寒论》

【组成】当归三两（12g） 桂枝去皮，三两（9g） 芍药三两（9g） 细辛三两（3g） 甘草炙，二两（6g） 通草二两（6g） 大枣擘，二十五枚（8枚）

【用法】上七味，以水八升，煮取三升，去滓。温服一升，日三服（现代用法：水煎服）。

【功用】温经散寒，养血通脉。

【主治】营血不足，寒凝经脉证。症见手足厥寒；或腰、股、腿、足、肩臂疼痛；或痛经，月经延期，量少，色暗；口不渴，舌淡苔白，脉沉细或细而欲绝。

【方解】本方证由营血虚弱，寒凝经脉，血行不利所致。素体血虚而又经脉受寒，寒邪凝滞，血行不利，阳气不能达于四肢末端，营血不能充盈血脉，遂手足厥寒、脉细欲绝。此手足厥寒只是指掌至腕、踝不温，与四肢厥逆有别。治当温经散寒，养血通脉。本方以桂枝汤去生姜，倍大枣，加当归、通草、细辛组成。方中当归甘温，养血和血；桂枝辛温，温经散寒，温通血脉，共为君药。细辛温经散寒，助桂枝温通血脉；白芍养血和营，助当归补益营血，共为臣药。通草通经脉，以畅血行；大枣、甘草，益气健脾养血，共为佐药。重用大枣，既合归、芍以补营血，又防桂枝、细辛燥烈太过，伤及阴血。甘草兼调药性而为使药。全方共奏温经散寒，养血通脉之效。

血虚寒凝经脉、不通则痛所致肢体疼痛，血虚寒凝冲任所致痛经，月经失调亦可用本方治疗。

【运用】

（1）辨证要点：本方是养血温经散寒的常用方。临床应用以手足厥寒，舌淡苔白，脉细欲绝为辨证要点。

（2）加减变化：治腰、股、腿、足疼痛属血虚寒凝者，可酌加续断、牛膝、鸡血藤、木瓜等活血祛瘀之品；治妇女血虚寒凝之经期腹痛，以及男子寒疝、睾丸掣痛、牵引少腹冷痛、肢冷脉弦者，可酌加乌药、茴香、高良姜、香附等理气止痛。

（3）现代运用：本方常用于血栓闭塞性脉管炎、无脉症、雷诺病、小儿麻痹、冻疮、妇女痛经、肩周炎、风湿性关节炎等属血虚寒凝者。

（4）使用注意：真热假寒者忌用。

【附方】

当归四逆加吴茱萸生姜汤（《伤寒论》） 当归三两（9g） 芍药三两（9g） 甘草炙，二两（6g） 通草二两（6g） 桂枝去皮，三两（9g） 细辛三两（9g） 生姜切，半斤（24g） 吴茱萸二升（28g） 大枣擘，二十五枚（5枚） 上九味，以水六升，清酒六升和，煮取五升，去滓，温分五服（现代用法：水煎服）。功用：养血温经，暖肝温胃。主治：血

虚寒凝，兼肝胃积寒证。症见手足厥寒，反复胃痛，呕逆吐涎，舌淡苔白，脉细欲绝。

【原书主治】

《伤寒论·辨厥阴病脉证并治》351 条："手足厥寒，脉细欲绝者，当归四逆汤主之。"

【现代研究】黄芳等通过实验研究发现小鼠口服当归四逆汤后，能显著延长凝血时间、凝血酶原时间、血浆复钙时间，表明该方具有抗凝作用；并通过血小板聚集实验及血栓形成实验证明当归四逆汤能抑制大鼠血小板聚集以及大鼠动-静脉旁路的血栓形成。[黄芳，黄罗生，成俊．当归四逆汤活血化瘀作用的实验研究．中国实验方剂学杂志，1999，5（5）：31-33.]

张雅丽等研究指出加味当归四逆汤可显著降低家兔的全血黏度和血浆黏度；黄芳亦证实大鼠口服当归四逆汤后全血比黏度显著降低。[张雅丽，谢连生，贺明．加味当归四逆汤对高黏滞血症影响的实验研究．贵州医药，2001，25（12）：1132-1133.]

游国雄等证实家兔口服当归四逆汤后，两耳小血管扩张充血，数量明显增多，且维持时间较长，表明该方确能够扩张末梢血管，改善血液循环。[游国雄，罗树明．当归四逆汤防治偏头痛 52 例的疗效和机理研究．中华医学杂志，1981（1）：57.]

窦昌贵等对小鼠以当归四逆汤灌胃后，发现腹腔注射酒石酸锑钾所致小鼠扭体反应和电刺激致痛嘶叫反应均显著抑制，表明该方有镇痛作用；对巴豆油所致小鼠耳郭肿胀和角叉菜胶所致大鼠足跖肿胀均有抗炎消肿作用。[窦昌贵，成俊，黄芳．当归四逆汤镇痛抗炎作用的实验研究．中国实验方剂学杂志，1999，5（5）：38.]

彭蕴茹等通过研究大鼠离体子宫平滑肌的收缩，发现当归四逆汤能有效抑制缩宫素引起的子宫肌条的收缩频率、幅度和活动力，尤其对收缩频率和活动力的影响更为显著，从而强烈对抗缩宫素引起的子宫痉挛。[彭蕴茹，窦昌贵．当归四逆汤对大鼠离体子宫肌收缩活动的影响．中药药理与临床，2000，16（5）：11-12.]

黄芪桂枝五物汤

《金匮要略》

【组成】黄芪三两（9g） 芍药三两（9g） 桂枝三两（9g） 生姜六两（18g） 大枣十二枚（4 枚）

【用法】上五味，以水六升，煮取二升，温服七合，日三服（现代用法：水煎服）。

【功用】益气温经，和血通痹。

【主治】营卫虚弱之血痹。症见肌肤麻木不仁，或肢节疼痛，或汗出恶风，舌淡苔白，脉微涩而紧。

【方解】血痹乃由阳气不足，营卫不和，复感风邪，致营血运行不畅，痹阻于肌肤所致。《素问·五脏生成篇》所谓"卧出而风吹之，血凝于肤者为痹"也。临床以肌肉或皮肤麻木不仁为特征。治宜调营血，和卫阳。本方由桂枝汤去甘草，倍生姜加黄芪而成。方中黄芪益气实卫；桂枝温经通阳；白芍和营养血；黄芪、桂枝相伍补气通阳；生姜、大枣合用既可调营卫，又可健脾和中，重用生姜可助桂枝以散风寒通血脉。诸药相配，共奏益气温经，和血通痹之功。

【运用】

（1）辨证要点：本方为治疗血痹之常用方剂。以四肢麻木，或身体不仁，微恶风寒，舌淡，脉无力为证治要点。

（2）加减变化：若风邪偏重者，加防风、防己以祛风通络；兼血瘀者，可加桃仁、红花以活血通络；用于产后或月经之后，可加当归、川芎、鸡血藤以养血通络；肝肾不足而筋骨痿软者，可加杜仲、牛膝；兼阳虚畏寒者，可加附子。

（3）现代运用：本方常用于治疗皮肤炎、末梢神经炎、中风后遗症等见有肢体麻木疼痛，属气虚血滞，微感风邪者。

（4）使用注意：肌肤麻木、肢节疼痛属热证者忌用。

【原书主治】

《金匮要略·血痹虚劳病脉证并治》2条："血痹，阴阳俱微，寸口关上微，尺中小紧，外证身体不仁，如风痹状，黄芪桂枝五物汤主之。"

【现代研究】现代药理研究表明，黄芪桂枝五物汤具有抗氧化效应，可显著降低血清中丙二醛水平，提高谷胱甘肽过氧化物酶水平；增强和调节机体免疫功能，改善微循环血液流变性、阻断或纠正血液高黏滞状态的恶性循环、减少血栓的生成的作用。[边秀娟，王兴华．加味黄芪桂枝五物汤对糖尿病周围神经病变模型大鼠血清MDA、GSH水平的影响．山东中医药大学学报，2010，34（1）：178-179.］［梁德宇．黄芪桂枝五物汤配方颗粒对手术后患者免疫功能的影响研究．山西中医学院学报，2010，11（5）：31-32.］［王永辉，李艳彦，周然，等．黄芪桂枝五物汤对实验性冻疮大鼠血液流变性的影响．中国实验方剂学杂志，2010，16（6）：231-233.］

温经汤

《金匮要略》

【组成】吴茱萸三两（9g）　当归　川芎　芍药各二两（各6g）　人参　桂枝　阿胶　牡丹皮去心　生姜　甘草各二两（各6g）　半夏半升（6g）　麦冬一升，去心（9g）

【用法】上十二味，以水一斗，煮取三升，分温三服（现代用法：水煎服）。

【功用】温经散寒，养血祛瘀。

【主治】冲任虚寒，瘀血阻滞证。症见漏下不止，血色暗而有块，月经不调，或前或后，或一月再行，或经停不至，而见少腹里急，腹满，入暮发热，手心烦热，唇口干燥。亦治妇人久不受孕。

【方解】本方证因冲任虚寒，瘀血阻滞所致。冲任虚寒，血凝气滞，故少腹里急、腹满、月经不调、甚或久不受孕；若瘀血阻滞，血不循经，加之冲任不固，则月经先期，或一月再行，甚至崩中漏下；若寒凝血瘀，经脉不畅，则致痛经；瘀血不去，新血不生，不能濡润，故唇口干燥；至于傍晚发热、手心烦热为阴血耗损，虚热内生之象。本方证虽属瘀、寒、虚、热错杂，然以冲任虚寒，瘀血阻滞为主，治当温经散寒，祛瘀养血，兼清虚热之法。方中吴茱萸、桂枝温经散寒，通利血脉，其中吴茱萸功擅散寒止痛，桂枝长于温通血脉，共为君药。当归、川芎活血祛瘀，养血调经；牡丹皮

 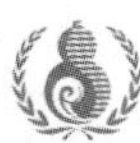

既助诸药活血散瘀，又能清血分虚热，共为臣药。阿胶甘平，养血止血，滋阴润燥；白芍酸苦微寒，养血敛阴，柔肝止痛；麦冬甘苦微寒，养阴清热。三药合用，养血调肝，滋阴润燥，且清虚热，并制吴茱萸、桂枝之温燥。人参、甘草益气健脾，以资生化之源，阳生阴长，气旺血充；半夏、生姜辛开散结，通降胃气，以助祛瘀调经；其中生姜又温胃气以助生化，且助吴茱萸、桂枝以温经散寒，以上均为佐药。甘草尚能调和诸药，兼为使药。诸药合用，共奏温经散寒，养血祛瘀之功。

【运用】

(1) 辨证要点：本方为妇科调经常用方剂。主要用于冲任虚寒而有瘀滞的月经不调、痛经、崩漏等证。以月经不调，小腹冷痛，经有瘀块，时发烦热为证治要点。

(2) 加减变化：若小腹冷痛甚者，去牡丹皮、麦冬，加艾叶、小茴香，或桂枝易为肉桂，以增强散寒止痛之力；寒凝而气滞者，加香附、乌药以理气止痛；漏下不止而血色暗淡者，去牡丹皮，加炮姜、艾叶以温经止血；气虚甚者，加黄芪、白术以益气健脾；傍晚发热甚者，加银柴胡、地骨皮以清虚热。

(3) 现代运用：常用于功能性子宫出血、慢性盆腔炎、不孕症等属冲任虚寒，瘀血阻滞证候者。

(4) 使用注意：月经不调属实热或无瘀血内阻者忌用，服药期间忌食生冷之品。

【原书主治】

《金匮要略·妇人杂病脉证并治》9条："问曰：妇人年五十所，病下利数十日不止，暮即发热，少腹里急，腹满，手掌烦热，唇口干燥，何也？师曰：此病属带下。何以故？曾经半产，瘀血在少腹不去。何以知之？其证唇口干燥，故知之。当以温经汤主之……亦主妇人少腹寒，久不受胎；兼取崩中去血，或月水来过多，及至期不来。"

【现代研究】徐丁洁等将SD雌性大鼠置于0~1℃冰水中造成妇科虚寒证大鼠模型，给予温经汤灌胃4周，发现大鼠血清雌二醇、孕酮值，卵巢ATP（腺苷三磷酸）酶、琥珀酸脱氢酶均有不同程度下降，卵巢乳酸脱氢酶及解偶联蛋白2表达升高，表明温经汤可通过改善妇科虚寒证模型大鼠卵巢能量代谢的失调状态，恢复卵巢功能，治疗虚寒型妇科疾病。[徐丁洁，成秀梅，徐洪，等. 温经汤对妇科虚寒证模型大鼠卵巢能量代谢的影响. 中成药，2013，35（7）：1542-1545.]

阳和汤

《外科证治全生集》

【组成】熟地黄一两（30g）　麻黄五分（2g）　鹿角胶三钱（9g）　白芥子炒研，二钱（6g）　肉桂去皮，研粉，一钱（3g）　生甘草一钱（3g）　炮姜炭五分（2g）

【用法】水煎服。

【功用】温阳补血，散寒通滞。

【主治】阳虚寒凝之阴疽。症见局部不红不热，皮色不变，漫肿无头，伴面色白，口中不渴，舌淡脉细。

【方解】本方证由素体阳虚，营血不足，寒凝痰滞，痹阻于肌肉、筋骨、血脉而成。阴寒为病，故局部肿势弥漫、皮色不变；酸痛无热，并可伴有全身虚寒症状；舌淡苔白，脉沉细亦为虚寒之象。治宜温阳补血，散寒通滞。方中重用熟地黄温补营血，填精补髓；鹿角胶温肾阳，益精血。二药合用，温阳补血，共为君药。肉桂、姜炭药性辛热，均入血分，温阳散寒，温通血脉，为臣药。白芥子辛温，可达皮里膜外，温化寒痰，通络散结；少量麻黄，辛温达卫，宣通毛窍，开肌腠，散寒凝，为佐药。方中鹿角胶、熟地黄得姜、桂、芥、麻之宣通，则补而不滞；麻、芥、姜、桂得熟地黄、鹿角胶之滋补，则温散而不伤正。生甘草为使，解毒而调诸药。综观本方，温阳与补血并用，祛痰与通络相伍，可使阳虚得补，营血得充，寒凝痰滞得除，治疗阴疽犹如仲春温暖和煦之气，普照大地，驱散阴霾，而布阳和，故以“阳和汤”名之。

【运用】

（1）辨证要点：本方是治疗阴疽的常用方。临床应用以局部不红不热，皮色不变，漫肿无头，伴面色白，口中不渴，舌淡脉细为辨证要点。

（2）加减变化：若兼气虚不足者，可加党参、黄芪等甘温补气。阴寒重者，可加附子温阳散寒；肉桂亦可改桂枝，加强温通血脉，和营通滞作用。

（3）现代运用：现用于骨结核、慢性骨髓炎、骨膜炎、慢性淋巴结炎、类风湿性关节炎、无菌性肌肉深部脓肿、坐骨神经炎、血栓闭塞性脉管炎、慢性支气管炎、慢性支气管哮喘、腹膜结核、妇女乳腺小叶增生、痛经等证属阳虚寒凝者。

（4）使用注意：疮疡阳证、阴虚有热及破溃日久者均忌用。

【附方】

小金丹（《外科证治全生集》） 白胶香4.5g 草乌45g 五灵脂45g 地龙45g 制木鳖45g 制没药2g 制乳香24g 当归身24g 麝香3g 陈墨4g 上药共为细末，以糯米粉36g为厚糊，和入诸末，捣千槌，为丸如芡实大，每料250粒，晒干（现代用法：丸剂，水或酒送服）。功用：化痰除湿，祛瘀通络。主治：流注、痰核、瘰疬、乳岩、横痃、贴骨疽、蟮拱头等初起肤色不变、肿硬作痛者。

【原书主治】

《外科证治全生集》：“鹤膝风、贴骨疽及一切阴疽。”

【现代研究】黄立中等研究发现阳和汤在人等效剂量的6~8倍才能对小鼠移植瘤S180A和HepA均有一定抑制作用。［黄立中，张晓明，左亚杰，等．阳和汤对小鼠移植性肿瘤抑制作用的实验研究．湖南中医学院学报，2002，22（1）：33-34.］

高永翔等观察阳和汤的在体抑瘤实验发现阳和汤8g生药/kg、4g生药/kg（相当于人用量16倍、8倍）可明显抑制人小细胞肺癌在裸鼠体内的生长，显示阳和汤具有明显抑制移植肿瘤生长的作用。［高永翔，沈欣，宗桂珍，等．阳和汤对裸鼠人癌移植瘤的抗肿瘤作用研究．中国实验方剂学杂志，2006，12（7）：57-59.］

杜钢军等通过研究发现阳和汤可以推迟乌拉坦与雌激素联合诱导小鼠肺癌模型的肿瘤形成时间，抑制肿瘤生长，降低肿瘤发生率，表明阳和汤也有预防肿瘤发生的作用。［杜钢军，林海红，许启泰，等．阳和汤对乌拉坦诱导小鼠肺癌的动态影响．时珍国医国药，2008，19（5）：1151-1153.］

乌头桂枝汤

《金匮要略》

【组成】乌头熬，去皮，不㕮咀，大者五枚（15g）　桂枝去皮，三两（9g）　芍药三两（9g）　甘草炙，二两（6g）　生姜三两（9g）　大枣十二枚（3g）

【用法】乌头以蜜二斤，煎减半，去滓，以桂枝汤五合解之，令得一升，后初服二合；不知，即服三合；又不知，复加至五合。其知者如醉状，得吐者为中病（现代用法：水煎服，乌头先煎）。

【功用】散寒止痛，调和营卫。

【主治】表里俱寒证。寒疝腹中痛，逆冷，手足不仁，身疼痛。

【方解】本方证为里寒招致外寒所致。寒淫于内，则腹中痛，寒胜于外，则手足逆冷，甚则至于不仁而身疼痛。治宜散寒止痛，调和营卫。方中乌头祛风逐冷、治疝除痹，白蜜润燥益虚、缓中止痛，更加桂枝汤以调和营卫，使得寒邪外解则营气内和，而阳得敷于肢体，则逆冷不仁，身腹疼痛尽除。

【运用】

（1）辨证要点：本方是治疗表里俱寒证的代表方。临床应用以腹中冷痛，肢体疼痛，手足逆冷为辨证要点。

（2）加减变化：腹痛引少腹睾丸者，加橘核、荔枝核、小茴香等，以温化少阳之气。寒邪内阻腰痛甚者，加高良姜、木香、延胡索等，以助温中散寒，理气止痛之力。若腹中攻痛不解，加吴茱萸、川椒、乌药等，以温中散寒，理气止痛。

（3）现代运用：本方现代常用于治疗血栓闭塞性脉管炎、类风湿性关节炎、结缔组织病等属表里俱寒者。

（4）使用注意：真热假寒之手足逆冷忌用。

【附方】

1. 乌头汤（《金匮要略》）　麻黄　芍药　黄芪各三两（各9g）　甘草炙（9g）　川乌五枚，㕮咀，以蜜二升，煎取一升即出乌头（6g）　上五味，㕮四味，以水三升，煮取一升，去滓，纳蜜煎中，更煎之，服七合，不知，尽服之（现代用法：水煎服，乌头与蜂蜜先煎）。功用：温经散寒，除湿止痛。主治：寒湿痹证。症见关节剧痛，不可屈伸，畏寒喜热，舌苔薄白，脉沉弦。

2. 乌头赤石脂丸（《金匮要略》）　蜀椒一两，一法二分（30g）　乌头一分，炮（3g）　附子半两，炮，一法一分（15g）　干姜一两，一法一分（30g）　赤石脂一两，一法二分（30g）　上五味，末之，蜜丸如梧子大，先食服一丸，日三服，不知，稍加服（现代用法：丸剂，饭前水送服）。功用：温阳散寒，行气止痛。主治：心痛彻背，背痛彻心。

【原书主治】

《金匮要略·胸痹心痛短气病脉证治》19条："寒疝腹中痛，逆冷，手足不仁，若身疼痛，灸刺、诸药不能治，抵当乌头桂枝汤主之。"

【现代研究】周丽娜等发现乌头桂枝汤对血浆血管紧张素Ⅱ、强啡肽、P物质、6-

酮前列环素、血栓素 B_2 等血浆神经递质和调质具有调节作用，这与其对类风湿性关节炎的镇痛机制有关。[周丽娜，黄敏珠．乌头桂枝汤对类风湿性关节炎镇痛机制的研究．药物研究，2000.9（6）：11-12.]

小　结

温里剂共选正方16首，附方25首，按其功用不同，分为温通心阳、温中祛寒、回阳救逆、温经散寒四类。

1. 温通心阳　本类方剂均有温通心脉之功，可用于治疗心阳不足所致诸症。其中桂枝甘草汤补心气、温心阳，为治疗阳虚心悸的基础方，该方二药顿服，剂量奇大，为救急之方，常用于心悸暴发，难以自主，舌淡，脉沉弱等阳虚心悸重症；瓜蒌薤白白酒汤通阳散结、豁痰宽胸，其通阳、豁痰、行气三方面功效平均，是治疗胸阳不振，气滞痰阻之胸痹证的基础方剂。

2. 温中祛寒　本类方剂均有温中祛寒之功，适用于中焦虚寒诸证。其中理中丸温中祛寒、补气健脾，是治疗中焦脾胃虚寒证的基础方，可用于霍乱、病后多涎唾、胸痹、小儿慢惊、失血等属脾胃虚寒证者；附子粳米汤能温中散寒止痛、和胃蠲饮降逆，用于脾胃虚寒、水湿内停之腹痛，常见症状如脘腹冷痛、胸胁逆满、呕吐，舌淡，苔白腻，脉沉细等；白术散温中健脾、养血安胎，是治疗虚寒所致胎动不安的常用方；小建中汤温中补虚、和里缓急，可用于伤寒腹痛、伤寒心中烦悸、虚劳里急等属中焦虚寒、肝脾不和者；吴茱萸汤温中补虚、降逆止呕，可用于食后欲吐、颠顶头痛、干呕吐涎沫等属肝寒犯胃，浊阴上逆证者；甘草干姜茯苓白术汤温中散寒、健脾除湿，为治疗寒湿腰痛之常用方。

3. 回阳救逆　本类方剂适用于阳气衰微，阴寒内盛，甚或阴盛格阳等危重病证。其中四逆汤为回阳救逆之基础方，常用于心肾阳衰、大汗亡阳所致四肢厥逆、神衰欲寐、脉微细；茯苓四逆汤回阳益阴、宁心安神，用于少阴阳虚，阴液不继所致形寒肢冷、四肢厥逆，烦躁，脉微细等症；参附龙牡救逆汤温补心阳、救逆固脱，是儿科回阳救逆的常用方。

4. 温经散寒　本类方剂适用于适用寒凝经脉证。其中当归四逆汤温经散寒、养血通脉，用于营血不足，寒凝经脉所致的手足厥逆、肢体疼痛；黄芪桂枝五物汤益气温经、和血通痹，为治疗血痹引起的四肢麻木、身体不仁之常用方剂；温经汤温经散寒、养血祛瘀，常用于冲任虚寒，瘀血阻滞证所致月经不调，痛经，崩漏等，为妇科调经常用方剂；阳和汤温阳补血、散寒通滞，是治疗阴疽的常用方；乌头桂枝汤散寒止痛、调和营卫，是治疗腹中冷痛、肢体疼痛、手足逆冷等表里俱寒证的代表方。

第六章　补益剂

凡以补益药为主组成，具有补益人体气、血、阴、阳等作用，治疗各种虚证的方剂，统称补益剂。本类方剂是根据“虚则补之”（《素问·三部九候论》），“损则益之”“劳则温之”（《素问·至真要大论》），“形不足者，温之以气；精不足者，补之以味”（《素问·阴阳应象大论》）等理论立法，属于“八法”中的“补法”。

补益剂主要通过补虚益损，充实体内的阴阳气血，调整、改善、恢复人体脏腑、经络的功能，通过扶助正气以祛除病邪，适应各种虚损病证。

虚损病证的成因虽多，但总不外乎先天禀赋不足或后天失调两个方面。如先天禀赋不足，饮食劳倦，情志所伤，房事不节，病后失调等，均可造成机体正气的不足或虚弱而形成五脏虚损，而五脏虚损不外乎气、血、阴、阳之不足，故虚证主要表现为气虚、血虚、气血两虚、阴虚、阳虚、阴阳两虚等证。所以，补益剂相应的分为补气、补血、气血双补、补阴、补阳、阴阳双补六类。

由于人体气血阴阳之间在生理上相生相依，气血阴阳与脏腑之间的关系也很密切，所以补益人体气、血、阴、阳时，须从整体出发，既要有所侧重，又要全面兼顾。应用补益剂用于治疗虚证时，其遣药组方有以下两种不同的形式。

其一，直接补益法，即针对虚损的性质采用相应的补益药物，如以气血阴阳而言，气虚者补气，血虚者补血，阴虚者补阴，阳虚者补阳；以脏腑而论，“损其肺者，益其气；损其心者，调其营卫；损其脾者，调其饮食，适其寒温；损其肝者，缓其中；损其肾者，益其精”（《难经·十四难》）。其二，间接补益法，即根据气血、阴阳以及脏腑之间相生相依的关系，通过补其所生而间接地达到补益的目的，具体运用方法主要有四类：一是气血互生，由于气能生血、行血、摄血，血能生气、载气，故补气、补血常常配合使用。血虚者补血时，配伍补气之品以助生化，甚至着重补气以生血，即所谓“血虚者，补其气而血自生”（《温病条辨》）。对于气虚者，以补气为主，可配伍少量补血药，使气有所载。但不可多用，过之则滋腻碍胃。二是阴阳互求，即根据阴阳互根的理论，阳虚者补阳时，佐以补阴之品，因阳根于阴，使阳有所附，并可借阴药的滋润以制阳药之温燥；阴虚者补阴时，佐以补阳之品，因阴根于阳，使阴有所化，可借阳药的温运以制阴药之凝滞。即“善补阳者，必于阴中求阳，则阳得阴助而生化无穷；善补阴者，必于阳中求阴，则阴得阳升而泉源不竭”（《类经》）。三是子虚补母，即根据五行相生理论，采用“虚则补其母”的方法。如肺气虚者补脾，即“培土生金”；肝阴虚者补肾，即“滋水涵木”；脾阳虚者补命门，即“补火生土”等。四是补益先后天，即通过补脾或补肾以间接补养虚损之脏。其理论依据是：肾为先天之本，甚中阴阳为五脏六腑阴阳之根本；而脾为先天之本，气血生化之源，五脏六腑之气血阴阳皆有赖于脾所运化的水谷精微的不断充养方能保持充沛不衰。

应用补益剂须注意以下几点：第一，要辨清虚证的实质和具体病位，即分清气血阴阳哪方面不足，再结合脏腑相互滋生关系，予以补益。第二，应辨别证候的虚实真假。“至虚之病，反见盛势；大实之病，反有羸状”（《景岳全书》）。前者是指真虚假实，若误用攻伐之剂，则虚者更虚；后者是指真实假虚，若误用补益之剂，则实者更实。第三，要注意患者的脾胃功能。脾胃功能正常与否，直接影响补益药的治疗效果，并且补益药易壅中滞气，所以服用补益剂时适当配伍健脾和胃，理气消导之品，以助脾胃运化，使之补而不滞，滋而不腻，又可防止虚不受补。第四，要注意煎服法。补益药多味厚滋腻之品，宜文火久煎，务必使药力尽出；服药时间以空腹或饭前为佳，若急证不受此限。第五，补益剂虽有补益之功，但不可滥用，对于实证，邪气亢盛，身体强壮者不宜用，否则，误补益疾。

第一节　补　气

补气剂，适用于气虚的病证。症见肢体倦怠乏力，呼吸短气，动则气促，声低懒言，面色萎白，食少便溏，舌淡苔白，脉虚弱，或脱肛、子宫脱垂等。常用补气药如人参、党参、黄芪、白术、甘草等为主，根据兼夹证的不同，分别予以适当配伍，若兼气滞者，配伍行气药，如陈皮、木香等，若兼湿滞者，配伍渗湿药如茯苓、薏苡仁等；若气虚下陷，内脏下垂者，配伍升阳举陷药如升麻、柴胡等。代表方如四君子汤、参苓白术散、补中益气汤、生脉散、完带汤等。

四君子汤

《太平惠民和剂局方》

【组成】人参去芦　白术　茯苓去皮（各9g）　甘草炙（6g）

【用法】上为细末。每服二钱（15g），水一盏，煎至七分，通口服，不拘时候；入盐少许，白汤点亦得（现代用法：水煎服）。

【功用】益气健脾养胃。

【主治】脾胃气虚证。面色萎白，语声低微，气短乏力，食少便溏，舌淡苔白，脉虚弱。

【方解】本方证为饮食劳倦，损伤脾胃，脾胃运化乏力所致。脾胃为后天之本，气血生化之源，脾胃气虚，纳运失职，湿浊内生，则饮食减少，大便溏薄；脾主肌肉，脾胃气虚，四肢肌肉无所禀受，故四肢乏力；气血生化不足，血不足不荣于面，而见面色萎白；脾为肺之母，脾胃一虚，肺气先绝，故见气短、语声低微；舌淡苔白，脉虚弱皆为气虚之象。正如《医方考》所说：“夫面色萎白，则望之而知其气虚矣；言语轻微，则闻之而知其气虚矣；四肢无力，则问之而知其气虚矣；脉来虚弱，则切之而知其气虚矣。”治宜益气健脾，养胃和中，以复其运化受纳之功。方中人参为君，甘温

 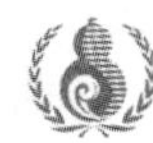

益气，健脾养胃。以甘苦温之白术为臣，健脾燥湿，加强益气助运之力；以甘淡茯苓为佐，健脾渗湿，白术、茯苓相配，则健脾祛湿之功更强。以炙甘草为使，益气和中，调和诸药。四药配伍，共奏益气健脾养胃之功。

本方是由《伤寒论》中的“理中丸”脱胎，把原方中秉性燥烈的干姜去掉，换成了性质平和的茯苓，由驱除大寒变成温补中气。方中只人参、白术、茯苓、甘草四味，不热不燥，适度施力，从了“君子致中和”的古意。

四君子汤与理中丸组成仅一药之别，而功能相异。两方均用人参、白术、炙甘草以补益中气，治疗脾胃虚弱证。理中丸用干姜，功用以温中祛寒为主，适用于中焦虚寒证；四君子汤配茯苓，功用以益气健脾为主，主治脾胃气虚证而寒象不显者。

【运用】

（1）辨证要点：本方为治疗脾胃气虚证的常用方，也是补气的基础方，后世众多补气的方剂多从此方衍化而来。临床应用以面白食少，气短乏力，舌淡苔白，脉虚弱为辨证要点。

（2）加减变化：若呕吐者，加半夏以降逆止呕；胸膈痞满者，加枳壳、陈皮以行气宽胸；心悸失眠者，加酸枣仁以宁心安神；兼畏寒肢冷、脘腹疼痛者，加干姜、附子以温中祛寒。

（3）现代运用：本方常用于慢性胃炎、胃及十二指肠溃疡等属脾气虚者。

【附方】

1. 异功散（《小儿药证直诀》） 人参去芦　白术　茯苓去皮　甘草　陈皮各等分（各6g）　上为细末，每服二钱（6g），水一盏，加生姜五片，大枣二枚，同煎至七分，食前温服，量多少与之。功用：益气健脾，行气化滞。主治：脾胃气虚兼气滞证。饮食减少，大便溏薄，胸脘痞闷不舒，或呕吐泄泻等。

2. 六君子汤（《医学正传》）　四君子汤加陈皮一钱（3g）　半夏一钱五分（4.5g）　上为细末，作一服，加大枣二枚，生姜三片，新汲水煎服。功用：益气健脾，燥湿化痰。主治：脾胃气虚兼痰湿证。面色萎白，语声低微，气短乏力，食少便溏，咳嗽痰多色白，恶心呕吐，胸脘痞闷，舌淡苔白腻，脉虚。

3. 香砂六君子汤（《古今名医方论》）　人参　半夏各一钱（各3g）　白术　茯苓　生姜各二钱（各6g）　甘草　木香各七分（各2g）　陈皮　砂仁各八分（各2.5g）水煎服。功用：益气化痰，行气温中。主治：脾胃气虚，痰阻气滞证。呕吐痞闷，不思饮食，脘腹胀痛，消瘦倦怠，或气虚肿满。

4. 保元汤（《博爱心鉴》）　黄芪三钱（9g）　人参　甘草炙，各一钱（各3g）　肉桂五分（1.5g）（原书无用量，今据《景岳全书》补）　上加生姜一片水煎，不拘时服。功用：益气温阳。主治：虚损劳怯，元气不足证。倦怠乏力，少气畏寒，以及小儿痘疮，阳虚顶陷，不能发起灌浆者。

异功散、六君子汤、香砂六君子汤、保元汤均为四君子汤加味而成，均有益气健脾之功。异功散加陈皮侧重于益气健脾，行气化滞，适用于脾胃气虚兼气滞证；六君子汤配半夏、陈皮，重在益气和胃，燥湿化痰，适用于脾胃气虚兼有气逆或痰湿证；香砂六君子汤伍半夏、陈皮、木香、砂仁，功在益气和胃，行气温中，适用于脾胃气虚，寒湿气滞证。三方配伍的共同点均为补气药与行气化痰药相配，使补气而不滞气，消除痰湿的停留，促进脾胃的运化，宜于脾胃气虚兼有气滞痰湿中阻之证。保元汤以补气药为主，配伍少量肉桂以助阳，功能益气温阳，适用于小儿元气不足诸证。

【原书主治】

《太平惠民和剂局方》："治荣卫气虚、脏腑怯弱，心腹胀满，肠鸣泄泻，呕哕吐逆，大宜服之。"

【现代研究】研究人员探讨胃术后早期肠内营养（EN）的同时管饲四君子汤的可行性，并比较四君子汤配合 EN 与完全肠外营养（TPN）的效果。结果表明，胃术后早期肠内营养的同时管饲四君子汤安全可行，且在促进肠功能恢复、降低患者医疗费用方面较 TPN 具有一定的优势。[田军，付强．胃术后早期肠内营养配合四君子汤的临床研究．新中医，2008（4）：59.]

生脉散

《医学启源》

【组成】人参五分（9g）　麦冬五分（9g）　五味子七粒（6g）

【用法】长流水煎，不拘时服（现代用法：水煎服）。

【功用】益气生津，敛阴止汗。

【主治】

（1）热伤气阴证。汗多神疲，体倦乏力，气短懒言，咽干口渴，舌干红少苔，脉虚数。

（2）久咳伤肺，气阴两虚证。干咳少痰，短气自汗，口干舌燥，脉虚细。

【方解】本方证为温热、暑热之邪，耗气伤阴，或久咳伤肺，气阴两虚所致。温暑之邪袭人，最易耗气伤津，导致气津两伤。肺主皮毛，温暑之邪伤肺气，卫外失固，津液外泄，故汗多；肺主气，肺气受损，故气短懒言、神疲乏力；阴伤而津液不足以上承，则咽干口渴。舌干红少苔，脉虚数或虚细，乃气阴两伤之象。咳嗽日久伤肺，气阴不足者，亦可见上述征象，治宜益气养阴生津。方中人参甘温大补之品，补元气，益肺气，生津液，是为君药。麦冬甘寒清热生津，润肺养阴，用以为臣。人参、麦冬合用，则益气生津之功益彰。五味子味酸，既可收敛耗散之肺气，敛肺止咳，又可敛阴生津止渴，为佐药。三药合用，一补一润一敛，益气养阴，生津止渴，敛阴止汗，使心肺受荫，气复津生，气充脉复，故名"生脉"。《医方集解》说："人有将死脉绝者，服此能复生之，其功甚大。"至于久咳肺伤，气阴两虚证，取其益气养阴，敛肺止咳，令气阴两复，肺润津生，诸症可平。

【运用】

（1）辨证要点：本方是治疗气阴两虚证的常用方。临床应用以体倦，气短，咽干，自汗，舌红，脉虚为辨证要点。

（2）加减变化：咳甚者，可加百合、款冬花以增润肺止咳之功；兼失眠者，可加酸枣仁、柏子仁以宁心安神；气虚甚者，加黄芪以增益气之效。方中人参性味甘温，

 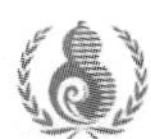

若属阴虚有热者，可用西洋参代替；病情急重者全方用量宜加重。

（3）现代运用：本方常用于肺结核、慢性支气管炎、神经衰弱所致咳嗽和心烦失眠，以及心脏病心律不齐属气阴两虚者。

生脉散经剂型改革后制成的生脉注射液，经药理研究证实，具有毒性小、安全度高的特点，临床常用于治疗急性心肌梗死、心源性休克、中毒性休克、失血性休克及冠心病、内分泌失调等病属气阴两虚者。

（4）使用注意：若属外邪未解，或暑病热盛，气阴未伤者，均不宜用。久咳肺虚，亦应在阴伤气耗，纯虚无邪时，方可使用。

【原书主治】

《医学启源》："补肺中元气不足。"

【现代研究】

（1）对血流动力学的影响：研究显示，生脉注射液可使初始高血压患者的动脉压降低，使初始低血压的血压升高。并且在调节血压的同时不增加心率，心输出量不变或有所增加，左室充盈压不变或降低，外周阻力均有不同程度降低，提示生脉注射液使心脏每搏量增加，心肌耗氧量不增加或略有下降。[董泉珍，陈可冀，涂秀华，等．生脉注射液治疗急性心肌梗塞的血流动力学效应．中华心血管病杂志，1984，12（1）：5-6.]

（2）抗过氧化损伤作用：生脉注射液能明显延长异丙肾上腺素引起的急性心肌缺血小鼠的存活时间，对家兔缺血后低血压及再灌注后肠黏膜损伤具有保护作用，其机制可能与抑制肠黏膜的活性、清除氧自由基、减轻钙超载、降低门静脉血内毒素含量等有关。[寇俊萍，裴兴辰，余伯阳，等．生脉散总皂苷对实验性对心肌缺氧保护作用的研究．中医药学刊，2004，22（5）：822-823.]

（3）对免疫功能的影响：动物实验表明，生脉注射液可使小鼠胸腺T细胞数量增加，明显增强刀豆蛋白（ConA）诱异的脾细胞增殖，增加小鼠腹腔巨噬细胞的吞噬功能，提高外周血T淋巴细胞数量，使血清IgA（免疫球蛋白A）含量增加，明显增加胸腺、脾脏的重量。[杜丽华，邓学瑞，张才军，等．生脉注射液对小鼠免疫功能的影响．上海免疫学杂志，2001，21（4）：247-248.]

（4）对心脏舒缩功能的影响：研究证实生脉能使急性心肌梗死后左室收缩末期容积减少、阻止左室舒张末期容积扩大、提高左室射血分数、改善左室泵血功能的同时，还总结了其与心肌重构相关的研究结果：①能显著增加心肌组织血流量，保护缺血缺氧心肌的超微结构，明显减轻心肌间质水肿，因而增加坏死心肌的吸收，加快瘢痕形成和梗死区的愈合，阻止伸展的发展；②对缺氧心肌细胞膜类脂双分子层结构具有保护作用，阻止了细胞间侧-侧滑动和牵拉，防止心肌重构的发生；③能增强心脏泵血功能，间接地降低了室壁张力，降低肾素活性，有利于延缓心肌重构；④对血压具有双向作用，当降低血管阻力时，室壁张力减轻，延缓导致心功能恶化的心肌重构速度，并产生持续的血流动力学改善。[钟耀生．应用生脉注射液对急性心肌梗死后左室容积和功能的影响．武汉职工医学院学报，1998，26（4）：1-2.]

补中益气汤

《内外伤辨惑论》

【组成】黄芪病甚、劳役热甚者，一钱（18g） 甘草炙，五分（9g） 人参去芦，三分（6g） 当归酒焙干或晒干，二分（3g） 陈皮不去白，二分或三分（6g） 升麻二分或三分（6g） 柴胡二分或三分（6g） 白术三分（9g）

【用法】上㕮咀，都作一服，水二盏，煎至一盏，去滓，食远稍热服（现代用法：水煎服。或作丸剂，每服10~15g，日2~3次，温开水或姜汤下）。

【功用】补中益气，升阳举陷。

【主治】

（1）脾胃气虚证。脾虚气陷证。饮食减少，体倦肢软，少气懒言，面色萎白，大便稀溏，舌淡脉虚软。

（2）气虚下陷证。脱肛，子宫脱垂，久泻久痢，崩漏等。

（3）气虚发热证。身热自汗，渴喜热饮，气短乏力，舌淡，脉虚大无力。

【方解】本方治证是因饮食劳倦，损伤脾胃，以致脾胃气虚、中气下陷所致。脾胃为营卫气血生化之源，后天之本，由于饮食劳倦，损伤脾胃，脾胃气虚，纳运乏力，故饮食减少、少气懒言、大便稀溏。脾主升清，脾虚则清阳不升，中气下陷，故见脱肛、子宫下垂、久泻久痢等。脾气虚，统摄失职，血溢脉外，可致崩漏。清阳陷于下焦，郁遏不达则发热，因非实火，故其热不甚，病程较长，时发时止、手心热甚于手背，与外感发热之热甚不休、手背热甚于手心者不同。脾气虚则卫外不固，阴液外泄则自汗。治宜补益脾胃之气，升举下陷之清阳。方中重用黄芪，味甘微温，入脾、肺经，补中益气，升阳固表，为君药。人参、炙甘草、白术益气健脾，与黄芪合用，以增强其补益中气之功，为臣药。血为气之母，气虚时久，营血亦亏，故用当归养血和营，协人参、黄芪以补气养血；陈皮理气行滞，醒脾和胃，使上药补而不滞，共为佐药。并以少量升麻、柴胡升阳举陷，协助君药以升提下陷之中气，《本草纲目》谓“升麻引阳明清气上升，柴胡引少阳清气上行，此乃禀赋虚弱，元气虚馁，及劳役饥饱，生冷内伤，脾胃引经最要药也”，为佐使药。炙甘草调和诸药，亦为使药。诸药合用，共奏补中益气，升阳举陷之功。使气虚得补，气陷得升则，气虚发热者，亦借甘温益气而除之，则诸症自愈。

关于用本方治疗气虚发热的理论依据，李东垣说：“是热也，非表伤寒邪皮毛间发热也，乃肾间脾胃下流之湿气闷塞其下，致阴火上冲，作蒸蒸燥热。”又说：“既脾胃虚衰，元气不足，而心火独盛。心火者，阴火也，起于下焦，其系系于心，心不主令，相火代之；相火，下焦包络之火，元气之贼也。火与元气不两立，一胜则一负。”（《内外伤辨惑论》卷中）可见这种发热在李东垣看来，就是“阴火”。其实质主要是脾胃元气虚馁，升降失常，清阳下陷，脾湿下流，下焦阳气郁而生热上冲，加之化源不足，“中焦取汁”不足以化赤生血，则心血不足以养心而致心火独亢而出现的热象。治疗这种发热，“唯当以甘温之剂，补其中，升其阳，甘寒以泻其火则愈”。“盖温能除大热，

大忌苦寒之药泻胃土耳！今立补中益气汤”（《内外伤辨惑论》）。综上李氏创立“温能除大热”的理论，对区别外感与内伤发热的辨证、病机、治则、治法以及使用的宜忌等均有阐发，对深入理解本方意义和指导临床运用均有裨益。

【运用】

（1）辨证要点：本方为益气升阳，甘温除热的代表方。临床应用以体倦乏力，少气懒言，面色萎白，脉虚软无力为辨证要点。

（2）加减变化：若兼腹中痛者，加白芍以柔肝止痛；头痛者，加蔓荆子、川芎；咳嗽者，加五味子、麦冬以敛肺止咳；兼气滞者，加木香、枳壳以理气解郁。本方亦可用于虚人感冒，加紫苏叶少许以增辛散之力。

（3）现代运用：本方常用于内脏下垂、脱肛、子宫脱垂、重症肌无力、久泻、久痢、乳糜尿、慢性肝炎，妊娠及产后癃闭、胎动不安、月经过多，眼睑下垂、麻痹性斜视等属脾胃气虚或中气下陷者。

（4）使用注意：阴虚发热及内热炽盛者忌用。

【附方】

1. 升陷汤（《医学衷中参西录》） 生黄芪六钱（18g） 知母三钱（9g） 柴胡 桔梗各一钱五分（各4.5g） 升麻一钱（3g） 水煎服。功用：益气升陷。主治：大气下陷证。气短不足以息，或努力呼吸，有似乎喘，或气息将停，危在顷刻，脉沉迟微弱，或三五不调。

2. 升阳益胃汤（《内外伤辨惑论》） 黄芪二两（30g） 半夏汤洗 人参去芦 甘草炙，各一两（各15g） 橘皮四钱（6g） 独活 防风 白芍 羌活各五钱（各9g） 黄连一钱（1.5g） 茯苓 柴胡 泽泻 白术各三钱（各5g） 上㕮咀，每日三钱至五钱（15g），加生姜五片，大枣二枚，用水三盏，煎至一盏，去滓，早饭后温服。功用：益气升阳，清热除湿。主治：脾胃虚弱，湿热滞留中焦。饮食无味，食不消化，脘腹胀满，面色㿠白，畏风恶寒，头晕耳鸣，怠惰嗜卧，四肢不收，肢体重痛，口苦舌干，大便不调。

3. 举元煎（《景岳全书》） 人参三至五钱（10~20g） 黄芪炙，三至五钱（10~20g） 甘草炙，一至二钱（3~6g） 升麻五至七分（4g） 白术一至二钱（3~6g） 水一盅半，煎七八分，温服。如兼阳气虚者，桂、附、干姜俱宜佐用；如兼滑脱者，加乌梅一个，或文蛤七八分。功用：益气升提。主治：气虚下陷，血崩血脱，亡阳垂危等证。

以上三方与补中益气汤立意有相同之处，即重用补脾益气药物，配伍举陷升提之品。其中升阳益胃汤重用黄芪，并配伍人参、白术、甘草补气养胃；柴胡、防风、羌活、独活升举清阳，祛风除湿；半夏、陈皮、茯苓、泽泻、黄连除湿清热；白芍养血和营。适用于脾胃气虚，清阳不升，湿郁生热之证。升陷汤重用黄芪配伍升麻、柴胡以升阳举陷，并以知母之凉润，以制黄芪之温；桔梗载药上行，用为向导，主治胸中大气下陷之证。对脾肺虚极者，可酌加人参以加强益气之力，或更加山茱萸以收敛气分之耗散。举元煎用参、芪、术、草益气补中，摄血固脱；辅以升麻升阳举陷，适用于中气下陷；血失统摄之血崩、血脱证。

【原书主治】

《内外伤辨惑论》：“气高而喘，身热而烦，其脉洪大而头痛，或渴不止；其皮肤不任风寒而生寒热。”

【现代研究】

（1）免疫调节作用：罗晶等研究补中益气汤对脾虚小鼠免疫功能的调节，验证中医脾与淋巴免疫的相关性。结果发现补中益气汤能使脾虚小鼠的T淋巴细胞增殖能力和IL-2产生量均有明显提高。而且，补中益气汤可抑制炎性细胞因子的产生，低剂量时对IL-4、IL-6的Th2（辅助性T细胞2）型细胞因子抑制作用更强可能与其能减少CD^{4+}阳性细胞、抑制辅助T细胞向组织浸润从而起到抗炎作用有关。补中益气汤增加硫酸脱氢表雄酮（DHEA-S）作用可使IL-2增加，IL-2可诱导T细胞增殖及杀伤T细胞活性等。[罗晶，顾红缨，徐国宪．补中益气汤对脾虚小鼠CTL杀伤活性的调节．长春中医药大学学报，2006，22（2）：63-64．]

（2）抗肿瘤作用：研究指出，补中益气汤对艾氏腹水癌（EAC）小鼠癌膜过氧化脂质（LPO）生成的抑制作用，实际上反映出的本质是对其自由基的抑制作用，补中益气汤这种对肿瘤组织中自由基的抑制作用可能是补中益气汤抑制小鼠EAC的机制之一［江蔚新，蒋燕，季学彬．补中益气汤对EAC小鼠癌细胞膜LPO含量的影响．黑龙江医药，1997，10（2）：88-89.］

另外有学者提出，提高机体免疫力可能是补中益气汤抗肿瘤、抗感染等生物活性的机制之一。李滨等利用体内肿瘤实验研究方法，考察了补中益气汤对S180荷瘤小鼠瘤重及H22荷瘤小鼠生存时间的影响。结果表明，补中益气汤可明显抑制S180荷瘤小鼠瘤体的生长，延长H22荷瘤小鼠的生存时间。[李滨，齐凤琴，李燕敏．补中益气汤抗肿瘤作用的实验研究．中医药学报，2006，34（1）：22-23.］

（3）对消化道的作用：许琦等探讨补中益气汤对脾虚大鼠胃泌素受体结合作用的影响及其对胃黏膜损伤的保护机制。胃泌素受体亲和力升高是脾虚大鼠对刺激物的胃酸反应性升高的机制之一，此外，胃泌素保护黏膜作用相关的一氧化氮（NO）含量下降，表明胃泌素正常的黏膜保护功能可能降低。补中益气汤可能通过与胃泌素受体竞争性结合，降低受体过高的亲和力，从而降低对刺激物的胃酸反应性；同时一定程度升高NO含量，恢复了胃泌素的正常保护功能。[许琦，刘晓秋，王建华，等．“脾虚”大鼠胃黏膜组织一氧化氮含量及补中益气汤的作用．中药药理与临床，2003，19（1）：7-9.］

（4）对血压的作用：任周新观察大鼠脾虚模型血压的变化及补中益气汤对其血压的影响，利用灌胃大黄建立大鼠脾虚模型，用颈动脉插管观察血压变化；然后十二指肠插管给药，检测心肌肌浆中Ca^{2+}-ATP酶及线粒体内SDH（琥珀酸脱氢酶）活力。脾虚大鼠收缩压（SP）和舒张压（DP）下降，心肌SDH与Ca^{2+}-ATP酶活力降低。给予补中益气汤后，上述指标得到改善。结果表明，心肌线粒体SDH活力下降，ATP产能不足，引起Ca^{2+}-ATP酶活力下降，是导致脾虚大鼠血压降低的重要因素。补中益气汤能够提高SDH和Ca^{2+}-ATP酶的活力，具有确定的升压作用。[任周新．补中益气丸对脾虚大鼠血压的影响及其机理初探．河南中医学院学报，2004，19（3）：16-17.］

（5）对心肌的作用：成建定等运用补中益气汤、黄芪治疗小鼠柯萨奇B_3病毒性心肌炎，从心肌病变程度、心肌病毒核糖核酸（RNA）复制状况、外周血T细胞亚群分

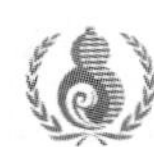

布状态评价疗效。结果与黄芪治疗组相比，补中益气汤治疗组小鼠心肌病变积分较低，心肌病毒 RNA 复制减少，细胞免疫功能进一步改善。表明补中益气汤较单味黄芪更能明显改善实验性病毒性心肌炎的病情。[成建定，陈玉川，谭红梅，等．补中益气汤治疗实验性病毒性肌炎疗效观察．江苏中医药，2002，23（11）：56-58.]

（6）抗菌和退热作用：补中益气汤能延长沙门菌（SER）强毒株 116-54 感染小鼠的存活期，促进 SER 活菌疫苗干扰素 γ（IFN-γ）产生。使免疫抑制小鼠细胞恢复正常值的 65%，恢复巨噬细胞吞噬杀菌及分泌白细胞介素 1（IL-1）的功能，促进 IFN-γ 抑制耐甲氧西林金黄色葡萄球菌（MRSA）感染小鼠体内细菌的增殖。[阴宏．补中益气汤对耐甲氧西林金黄色葡萄球菌感染动物的抗菌作用．国外医学（中医中药分册），1999，21（3）：37-39.]

参苓白术散

《太平惠民和剂局方》

【组成】莲子肉去皮，一斤（500g）　薏苡仁一斤（500g）　缩砂仁一斤（500g）　桔梗炒令深黄色，一斤（500g）　白扁豆姜汁浸，去皮，微炒，一斤半（750g）　白茯苓二斤（1 000g）　人参二斤（1 000g）　甘草炒，二斤（1 000g）　白术二斤（1 000g）　山药二斤（1 000g）

【用法】上为细末。每服二钱（6g），枣汤调下。小儿量岁数加减服之（现代用法：作散剂，共为细末，每次服用 6g，大枣汤调下。小儿用量酌减；亦可作汤剂，水煎服，用量按原方比例酌减）。

【功用】益气健脾，渗湿止泻。

【主治】脾虚湿停证。食少，甚则饮食不进，肠鸣泄泻，胸脘痞闷，四肢乏力，形体消瘦，面色萎黄，舌淡、苔白腻，脉虚缓。

【方解】本方证是由脾虚湿停所致。脾胃虚弱，纳运无力，故食少，甚则饮食不进；脾胃虚弱，水谷不化，清浊不分，故肠鸣泄泻；湿滞中焦，阻滞气机，故胸脘痞闷；脾失健运，则气血生化不足，肢体肌肤失于濡养，故四肢无力、形体消瘦、面色萎黄；舌淡，苔白腻，脉虚缓皆为脾虚湿盛之象。治宜益气健脾，渗湿止泻。方中人参、白术、茯苓益气健脾渗湿为君。配伍山药、莲子肉助人参以健脾益气，兼能止泻；并用白扁豆、薏苡仁助白术、茯苓以健脾渗湿，均为臣药。砂仁醒脾和胃，行气化滞，是为佐药。桔梗宣利肺气，通调水道，又能载药上行，以益肺气；炒甘草健脾和中，调和诸药，共为佐使。诸药配伍，温而不燥，补而不滞，共奏益气健脾，渗湿止泻之功，使脾气健运，湿邪得去，则食少、脘闷、便溏或泄泻等症自除。

本方是在四君子汤基础上加山药、莲子、白扁豆、薏苡仁、砂仁、桔梗而成。两方均有益气健脾之功，但四君子汤以补气为主，为治脾胃气虚的基础方；参苓白术散兼有和胃渗湿行气作用，并有保肺之效，是治疗脾虚湿停证，亦可用于肺损虚劳证，为“培土生金”法中的代表方之一。

《古今医鉴》所载参苓白术散，较本方多陈皮一味，适用于脾胃气虚兼有湿阻气滞者。

【运用】

（1）辨证要点：本方是治疗脾虚湿停泄泻的代表方，以食少便溏，或泄泻，舌苔白腻，脉虚缓为辨证要点。本方也是治疗肺虚咳喘证的常用方，对于肺脾气虚之咳喘、痰多、倦怠乏力、食少或兼便溏者，有较好的疗效。

（2）加减变化：运用时，可根据病情需要，选用炒白术，炒山药以增强健脾祛湿止泻之功；若兼里寒而腹痛者，加干姜、肉桂以温中祛寒止痛；痰多色白者，加半夏、陈皮以燥湿化痰。

（3）现代运用：本方常用于慢性胃肠炎、慢性支气管炎、贫血、慢性肾炎以及妇女带下病等属脾虚湿停者。

【附方】

七味白术散（《小儿药证直诀》） 人参二钱五分（6g） 茯苓 炒白术各五钱（各15g） 藿香叶五钱（15g） 木香二钱（6g） 葛根五钱，渴加至一两（15~30g） 甘草一钱（3g） 上药为粗末。每服二钱（6g），水煎服。功用：健脾止泻，和胃生津。主治：脾胃虚弱，津虚内热证。呕吐泄泻，肌热烦渴，但欲饮水。

七味白术散与参苓白术散均含有四君子汤益气健脾，为治疗脾胃气虚证候的常用方。参苓白术散因含有山药、扁豆、莲子、薏苡仁等，故补脾渗湿之力强，并可培土生金而益肺，主治肺脾气虚之证；而七味白术散补脾渗湿之力稍逊，且因以葛根易桔梗而专于治脾，功可健脾止泻，和胃生津。主治脾胃虚弱，津虚内热之证。

【原书主治】

《太平惠民和剂局方》：“脾胃虚弱，饮食不进，多困少力，中满痞噎，心悸气喘，呕吐泄泻及伤寒咳噫。”

【现代研究】参苓白术散可通过增强机体的抵抗力起到抑制肿瘤的作用，对减轻毒副作用，改善临床症状，提高生存质量也有明显的效果，还可以通过扶助正气后增强对抗肿瘤药物的敏感性，提高疗效。参苓白术散结合西医治疗胃肠道肿瘤能提高机体抵抗力、延长患者生存期、减少患者放化疗后的不良反应，提高患者的生存质量。[史雅芳，汪舸．中西医结合治疗胃肠道肿瘤疗效观察．湖南中医药大学学报，2011，31（12）：52-53.]

完带汤

《傅青主女科》

【组成】白术土炒，一两（30g） 山药炒，一两（30g） 人参二钱（6g） 白芍酒炒，五钱（15g） 车前子酒炒，三钱（9g） 苍术制，二钱（9g） 甘草一钱（3g） 陈皮五分（2g） 黑芥穗五分（2g） 柴胡六分（2g）

【用法】水煎服。

【功用】补脾疏肝，化湿止带。

【主治】脾虚肝郁，湿浊带下。带下量多色白，清稀如涕，面色㿠白，倦怠便溏，舌淡、苔白，脉缓或濡弱。

【方解】本方所治之带下证，是由脾虚肝郁、带脉失约、湿浊下注所致。脾虚不运，湿浊下注，肝气不疏，带脉不固，致带下量多色白、清稀如涕；脾虚生化之源不足，气血不能上荣于面致面色㿠白；脾失健运，水湿内停，清气不升致倦怠便溏；舌淡白，脉濡弱为脾虚湿盛之象。治宜益气健脾，解郁疏肝，化湿止带。方中重用白术、山药补脾祛湿，使脾气健运，湿浊得消；山药并有固肾止带之功，共为君。人参补中益气，以助君药补脾之力；苍术燥湿运脾，以增祛湿化浊之力；白芍柔肝理脾，使肝木条达而脾土自强；车前子利湿清热，令湿浊从小便分利，以上四药，用之为臣。陈皮之理气燥湿，既可使补药补而不滞，又可行气以化湿；柴胡、芥穗之辛散，得白术则升发脾胃清阳，配白芍则疏肝解郁，共为佐药。甘草调药和中，为使药。诸药合用，使脾气健运，湿浊得化，清阳得升，肝气条达，带脉得固，则带下自止。

本方的配伍特点是寓补于散，寄消于升，培土抑木，肝脾同治。

【运用】

（1）辨证要点：本方为治脾虚肝郁，湿浊下注带下之常用方。临床应用以带下清稀量多色白，舌淡、苔白，脉濡缓为辨证要点。

（2）加减变化：带下量极多，日久病滑脱者，加龙骨、牡蛎以固涩止带；若兼湿热，带下兼黄色者，加黄柏、龙胆草以清热燥湿；兼有寒湿，小腹疼痛者，加炮姜、盐茴香以温中散寒；腰膝酸软者，加杜仲、续断以补益肝肾。

（3）现代运用：本方常用于阴道炎、宫颈糜烂、盆腔炎而属脾虚肝郁，湿浊下注者。

（4）使用注意：带下证属湿热下注者，非本方所宜。

【原书主治】

《傅青主女科》：“白带下。”

【现代研究】加减完带汤能改善受损脑细胞的抑制和冬眠状态，促进脑组织的恢复和生长，增强脑血流量，提高脑细胞的保护能力，从而使意识障碍得到尽快恢复。[邓孝峰．加减完带汤对改善脑挫裂伤后识障碍的临床观察．湖南中医药大学学报，2009，29（3）：60-61.]

第二节　补　血

补血剂，适用于血虚证。症见面色萎黄，头晕目眩，唇爪色淡，心悸，失眠，舌淡，脉细，或妇女月经不调，量少色淡，或经闭不行等。本类方剂常用补血药如熟地黄、当归、芍药、阿胶、龙眼肉等为主组成。由于有形之血生于无形之气，且血脉枯涸易于凝滞成瘀，故根据病证的需要和药物的特性，本类方剂又常配伍活血祛瘀、补气或理气之品组成方剂。代表方如桂枝新加汤、四物汤、当归补血汤、当归散、防己地黄汤等。

桂枝加芍药生姜各一两人参三两新加汤

《伤寒论》

【组成】桂枝去皮，三两（9克） 芍药四两（12克） 生姜切，四两（12克） 甘草炙，二两（6克） 人参三两（9克） 大枣擘，十二枚（3枚）

【用法】上六味，以水一斗二升，煮取三升，去滓，温服一升（现代用法：水煎服）。

【功用】调和营卫，益气养血。

【主治】伤寒发汗后，气血两虚，身疼痛，或痹，或四肢拘挛，或恶风寒，发热，汗出，脉沉迟者。

【方解】本方主治外感表证发汗太过气营不足之身痛证。正常人身之肌肉、筋脉，皆赖气血之温润濡养。气血充沛，人体就觉得健旺、轻捷、舒畅、有力。伤寒过汗后，损伤了卫阳和营阴，筋脉、肌肉得不到足够的气血温煦和濡养，故见身体疼痛，四肢拘挛。气血不足，不能升举充盈脉道，故脉沉迟。太阳表证之身痛，一般经发汗后邪随汗解，身痛自愈。若发汗后，仍身疼痛，脉象浮紧或浮缓，乃是发汗未彻，表邪未尽，仍当汗法治疗。今发汗后，身痛不减，却现沉迟之脉，显非风寒表证，而系汗出过多，津液损耗，气阴两伤，营血不足，筋脉失养所致。总而言之，本方证属营卫不和兼气血不足证，为表里同病，但以里虚为主，因证属正虚精夺，故不宜复发汗重伤津液，亦不宜用辛燥疏散耗伤营阴。治疗本证重在益气养阴，填精补血，调和营卫，使气津恢复，机体得养，则身痛自止。本方取桂枝汤善能调和营卫，通调血脉，有表证者可解肌祛风；重用芍药能增强滋阴养血、敛汗、固腠理、解痉缓急的作用，《神农本草经》称芍药可“止痛”，能治“邪气腹痛，除血痹，破坚积”。芍药配甘草，酸苦甘温相合，化阴和血，濡养筋脉，其突出的功能就是舒挛止痛；加重生姜用量，外则协助桂枝宣通卫阳、散寒止痛，内则和畅中焦，以利气血生化之源；人参味甘微苦，益气生津，以滋气血生化之源，补汗后之虚。诸药合成和营卫、通血脉、养阴液、润筋脉、补气血、除身痛之剂。

仲景“发汗后”一语，原指伤寒发汗后，现应当理解为泛指气血虚损而言，如因大量出汗和失血，卫气营血皆因其耗损而不足，肌肉筋脉失去温润，必然会感到身体疼痛酸困、倦怠乏力。故凡由于种种原因造成气血不足不能充养肌肉筋脉者，导致肢体疼痛以及倦怠、懒动、肌肉无力、四肢拘挛等症，均是本方证。这种病证的临床表现是：周身绵绵作痛，酸困的感觉多于疼痛，稍为劳累就疼痛的更加厉害，休息好就觉得减轻，脉多现沉缓或细弱，经年累月不愈。

本方组方具有三个特点：

（1）在桂枝汤的基础上加重了芍药的用量，以增强养营血之力，同时芍药具有缓急止痛的功能，方中芍、甘合用，可取舒挛止痛之效。

（2）在桂枝汤的基础上加重了生姜的用量，借其辛散之力而走于外，使全方的益气养血作用达于体表，补而不滞，专治营卫气血不足所引起的身体疼痛。仲景常将这

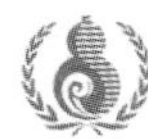

种配伍特点用于营卫气血不足的身疼痛或身体麻木不仁的病证。《金匮要略·血痹虚劳病篇》中的黄芪桂枝五物汤，也重用了生姜，与本方之义同。

（3）加人参益气养阴祛痛。人参具有强心的作用，而桂枝得人参，能使人参的强心作用会大大增强。因为桂枝的温经通络作用，能扩张动脉血管，增加血液循环，从而使心脏搏出血液更加顺畅，加上桂枝温通心阳作用，能够增强心脏活力，是强心、保心的良药。仲景治疗心阳不足的疾病，就是用桂枝与甘草（桂枝甘草汤）作为基本方组成的。

【运用】

（1）辨证要点：本方为治外感表证发汗太过气血不足之身痛之常用方。临床应用以身体疼痛，四肢拘挛，脉沉迟为辨证要点。

（2）加减变化：气虚甚者，加黄芪以增补气之力；血虚甚者，加当归补血活血；阳虚寒甚者，加大桂枝、生姜用量；腰痛甚者，加牛膝、桑寄生、杜仲以补益肝肾；兼血瘀者，加当归、川芎、鸡血藤以活血祛瘀。

（3）现代运用：本方常用于习惯性感冒、风湿性关节痛、类风湿性关节炎、风湿性坐骨神经痛、糖尿病周围神经病、腰肌劳损、骨质增生症、颈椎病、脑血管疾病、产后风痛，产后腹痛等属于气血不足，或感受风寒者。

（4）使用注意：身痛之属湿热实证者忌用。

【原书主治】

《伤寒论·辨太阳病脉证并治》62 条："发汗后，身疼痛，脉沉迟者，桂枝加芍药生姜一两人参三两新加汤主之。"

四物汤

《仙授理伤续断秘方》

【组成】当归去芦，酒浸炒（9g） 川芎（6g） 白芍（9g） 熟干地黄酒蒸（熟地黄已有成品，干地黄即生地黄晒干）各等分（12g）。

【用法】上为粗末。每服三钱（15g），水一盏半，煎至八分，去滓，空心食前热服（现代用法：作汤剂，水煎服）。

【功用】补血、活血、调经。

【主治】营血虚滞证。头晕目眩，心悸失眠，面色无华，妇人月经不调，量少或经闭不行，脐腹作痛，甚或瘕块硬结，时发疼痛，或产后恶露不下，结生瘕聚，少腹坚痛，时作寒热，舌淡，口唇、爪甲色淡，脉细弦或细涩。

【方解】本方是补血调经的主方，是从《金匮要略》中的芎归胶艾汤减去阿胶、艾叶、甘草而成。本方治证由营血亏虚，血行不畅所致。肝藏血，心主血，营血与心、肝两脏关系最为密切。营血亏虚，则肝失所养，无以上荣，故见头晕目眩；血虚则心神失养，故见心悸失眠；营血亏虚，则血不外荣，面部、唇舌、爪甲等失于濡养，故面色无华，口唇、爪甲色淡无华；冲为血海，任主胞胎，妇女以血为本，冲任虚损，肝血不足，加之血行不畅，则月经不调，或经闭不行，或见胎前、产后诸证；血虚则血脉无以充盈，血行不畅易致血瘀，可见脐腹疼痛，甚或瘕块硬结；脉细涩或细弦为营血亏虚，血行不畅之象。治宜补益营血为主，辅以活血调经。方中熟地黄味甘性温，入肝、肾经，长于养血滋阴，补肾填精，为补血要药，用之为君。当归甘辛温质润，归肝、心、脾经，为补血良药，兼具活血作用，且为养血调经之要药，用之为臣。白芍养血益阴、缓急止痛，川芎活血行气止痛，二者共为佐药。四药配伍，血虚能补，血滞能行，共奏补血调血之效。

本方的配伍特点：以熟地黄、白芍阴柔补血之品与辛香之当归、川芎相配，动静相宜，补血而不滞血，行血而不伤血，温而不燥，滋而不腻，成为补血活血调经之主方。

本方在《仙授理伤续断秘方》中治外伤瘀血疼痛，宋代《太平惠民和剂局方》用于妇人诸疾。

【运用】

(1) 辨证要点：本方是补血调经的基础方。以面色无华，唇甲色淡，舌淡，脉细为辨证要点。

(2) 加减变化：若兼气虚者，加人参、黄芪，以补气生血，名圣愈汤；以血滞为主者，白芍易为赤芍，加桃仁、红花，以加强活血祛瘀之力；血虚有寒者，加肉桂、炮姜、吴茱萸，以温通血脉；血虚有热者，熟地黄易为生地黄，加黄芩、牡丹皮、栀子，以清热凉血；妊娠胎漏者，加阿胶、艾叶，以止血安胎。

(3) 现代运用：本方常用于妇女月经不调、胎产疾病、荨麻疹、过敏性紫癜、神经性头痛等属营血虚滞者。

(4) 使用注意：对于阴虚发热，以及血崩气脱之证，不宜使用本方。

【附方】

1. 桃红四物汤（《医垒元戎》录自《玉机微义》，原名“加味四物汤”） 四物汤加桃仁（9g） 红花（6g） 水煎服。功用：养血活血。主治：血瘀血虚证。妇女经期超前，血多有块，色紫稠黏，腹痛等。

2. 胶艾汤（《金匮要略》又名芎归胶艾汤） 川芎 阿胶 甘草各二两（各6g） 艾叶 当归三两（9g） 芍药四两（12g） 干地黄六两（18g） 水煎服，阿胶烊化。功用：养血止血，调经安胎。主治：妇人冲任虚损，血虚有寒证。崩漏下血，月经过多，淋漓不止，产后或流产损伤冲任，下血不绝；或妊娠胞阻，胎漏下血，腹中疼痛。

以上两方在组成中均含有四物汤。胶艾汤多阿胶、艾叶、甘草，侧重于养血止血，兼以调经安胎，是标本兼顾之方，故既可用于冲任虚损，血虚有寒的月经过多、产后下血不止，又可用治妊娠胎漏下血。桃红四物汤多桃仁、红花，因此偏重于活血化瘀，适用于血瘀所致的月经不调、痛经等。

【原书主治】

《仙授理伤续断秘方》：“伤重，肠内有瘀血者。”

【现代研究】本方的补血养血作用如下。

(1) 促进血红蛋白（Hb）及红细胞（RBC）的生成。四物汤富含维生素 B_{12}、叶酸、多种氨基酸、多种微量元素等，能促进小肠对铁、铜、锌等微量元素的吸收；为 Hb 及 RBC 生成提供必需的原料。[舒树芳，王绮秋，胡润五，等. 四物汤的治疗作用

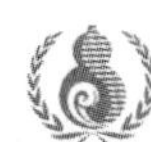

与微量元素．贵阳中医学院学报，1987（2）：57.］

（2）增强造血功能。四物汤中所含的阿魏酸、当归多糖、地黄多糖等可明显提高血清中集落刺激因子（CSF）等造血因子，刺激造血干细胞增殖、分化。［唐昆，吴希．四物汤的现代药理作用和临床应用．中国中医急症，2006，15（12）：1397-1399.］

（3）改善血流变，抑制血栓形成。现已证实四物汤能抑制血小板聚集，促进前列环素 I_2（PGI_2）释放，减少血栓素 B_2（TXB_2）释放，TXB_2是血栓素 A_2（TXA_2）稳定的代谢产物，TXA_2具有强大的致血小板聚集和缩血管作用；同时可使活化部分凝血酶时间（APTT）、凝血酶原时间（PT）、凝血酶时间（TT）延长，具有抗凝和抗体内、外血栓形成作用 。［文志斌，李俊成，何晓凡，等．四物汤对实验性血栓形成的影响．中国危重急救医学，1997，9（3）：139-142.］

当归补血汤

《内外伤辨惑论》

【组成】黄芪一两（30g）　当归酒洗，二钱（6g）

【用法】以水二盏，煎至一盏，去滓，空腹时温服（现代用法：水煎服）。

【功用】补气生血。

【主治】血虚阳浮发热证。肌热面赤，烦渴欲饮，脉洪大而虚，重按无力。亦治妇女经期、产后血虚发热头痛；或疮疡溃后，久不愈合者。

【方解】本方证为劳倦过度，血气虚弱，阳气浮越所致。由于劳倦内伤，导致血虚气弱，阳无所附，浮越于外，阴不维阳，故肌热面赤、烦渴引饮，此种烦渴，常时烦时止，渴喜热饮；脉洪大而虚、重按无力，是虚热之象，是血虚发热的辨证关键。治宜补气生血，使气旺血生，虚热自止。有形之血生于无形之气，“有形之血不能速生，无形之气所当急固”，故方中重用黄芪为君，其用量五倍于当归，一则用之大补脾肺之气，以资化源，使气旺血生，二则故重用黄芪补气而专固肌表，以防阴血亏虚而致阳气欲浮越散亡。配以少量当归养血和营，为臣药。二药合用，则阳生阴长，气旺血生，浮阳秘敛，而虚热可退，共奏补气生血退热之功。

取本方益气养血而退热之功，可治疗妇人经期、产后血虚发热头痛。本方补气养血，扶正托毒，生肌收口，可用于疮疡溃后，久不愈合者。

本方证与白虎汤证有相似之处，应加以区别。白虎汤所治阳明气分热证是因于外感引起的热盛伤津，病情属实；当归补血汤主治的血虚发热证由于内伤所致的血虚气弱，阳气浮越，病情属虚。因此，白虎汤证大渴而喜冷饮，身大热，汗大出，脉洪大而有力；当归补血汤证口渴则喜温饮，身虽热而无汗，脉虽洪大而虚，重按无力。所以李东垣在《内外伤辨惑论》中强调：“血虚发热，证象白虎，唯脉不长实，有辨耳，误服白虎汤必死。”

【运用】

（1）辨证要点：本方为补气生血之基础方，治疗血虚发热的代表方，也为李东垣“甘温除热”法的具体运用。以肌热、口渴喜热饮、面赤，脉大而虚，重按无力为辨证要点。

（2）加减变化：若妇女经期，或产后感冒发热头痛者，加葱白、豆豉、生姜、大枣以疏风解表；若疮疡久溃不愈，气血两虚而又余毒未尽者，可加金银花、甘草以清热解毒；若血虚气弱出血不止者，可加煅龙骨、阿胶、山茱萸以固涩止血。

（3）现代运用：本方可用于妇人经期、产后发热等属血虚阳浮者，以及各种贫血、过敏性紫癜等属血虚气弱者。

（4）使用注意：阴虚发热证忌用。

【附方】

当归生姜羊肉汤（《金匮要略》） 当归三两（20g） 生姜五两（30g） 羊肉一斤（500g） 上三味，以水八升，煮取三温服七合，日三服。功用：温中养血，祛寒止痛。主治：寒疝，虚劳，产后血虚有寒，腹痛，胁痛，喜温喜按，腹中拘急，苔白，脉沉弦而涩。

当归补血汤和当归生姜羊肉汤中都用当归补血，治疗血虚证，但当归补血汤重用黄芪以补气生血，益气固表，收摄浮阳，主治血虚阳浮发热证。而当归生姜羊肉汤中用温热的羊肉补元阳，益血气，温中补虚，生姜散寒和胃，主治妇女产后气血虚弱，阳虚失温所致的腹痛及寒疝腹痛，虚劳不足等证。

【原书主治】

《内外伤辨惑论》："治肌热，燥热，口渴引饮，目赤面红，昼夜不息，其脉洪大而虚，重按全无。《内经》曰脉虚血虚，又云血虚发热证象白虎，唯脉不长实有辨耳，误服白虎汤必死。此病得之于饥困劳役。"

【现代研究】当归补血汤不仅能增强机体免疫能力，而且可以提高免疫低下小鼠的白细胞总数，拮抗由环磷酰胺造成的免疫低下所致的白细胞减少状态。[包牧莹，梁秀宇，田树新．当归补血汤对免疫低下小鼠的影响及模型选择．辽宁中医杂志，1998，25（3）：138.]

当归散

《金匮要略》

【组成】当归 黄芩 芍药 川芎各1斤（各210g） 白术半斤（105g）

【用法】上五味，杵为散，酒饮服方寸匕，日再服（现代用法：研末，每服6克，温酒送下，每日二次。亦可作汤剂，水煎服，用量酌减）。

【功用】养血健脾，清热安胎。

【主治】妊娠胎动不安，或素有堕胎之患。妊娠期，腰酸腹痛，胎动下坠，或阴道少量出血，头晕眼花，心悸失眠，面色萎黄，舌红、苔少，脉细滑略数。

【方解】本方证为血虚有热所致。肝主藏血，阴血可以养胎元；脾主健运，为气血生化之源。若肝血虚而生内热，脾不运而生湿，湿热内阻，则血不养胎，故腰酸腹痛，胎动下坠，或阴道少量下血；血虚不能上荣清窍，则头晕眼花；血不养心，则心悸失眠；血虚不能充养肌肤，故面色萎黄。舌红、苔少，脉细滑略数，也为血虚有热之征。

 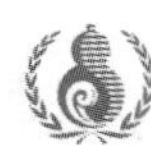

治宜养血健脾，清热安胎。故以当归补血活血养肝，芍药益阴养血柔肝，二者共为君药，以补血养肝而益冲任，冲任血盛，则能养胎安胎。黄芩清热坚阴安胎，白术补脾燥湿，脾胃健则能运化精微，取汁为血以养胎，湿去热清、血气调和，则胎元自安，母体无恙，二者俱为安胎圣药，用之为臣；川芎行气活血，调肝止痛，与归、芍相伍，使肝血充盈，肝气条达，为佐药。诸药合用，使血虚可补，湿热能除，而奏养血安胎之效。妇人以血为本，本方养血清热，柔肝健脾，故妊娠可养胎，产后可健身。

【运用】

（1）辨证要点：本方是治疗血虚有热所致妊娠胎动不安证常用方。临床应用以妊娠期，腰酸腹痛，胎动下坠，或阴道少量出血，面色萎黄，舌红苔少，脉细滑略数为辨证要点。

（2）加减变化：兼气虚者，加人参、黄芪益气生血安胎；若下血较多者，去川芎之辛窜动血，并减当归用量，酌加阿胶、旱莲草、地榆炭凉血止血；腰痛甚者，酌加菟丝子、桑寄生补肾安胎；呕恶者，加砂仁、紫苏梗理气和胃安胎。

（3）现代运用：本方常用于习惯性流产，先兆流产属血虚稍有热者。“妇人妊娠，宜常服当归散主之”之理。应少量“常服”方能奏效。对于痛经、月经不调属于肝脾不调，血虚有热者，亦可用之。

【原书主治】

《金匮要略·妇人妊娠病脉证并治》9条：“妇人妊娠，宜常服当归散主之。当归方：当归、黄芩、芍药、芎䓖各一斤，白术半斤，上五味，杵为散，酒饮服方寸匕，日再服。妊常服即易产，胎无苦疾，产后百病悉主之。”

【现代研究】当归散水提取物能抑制大鼠体外子宫平滑肌自主收缩，并拮抗缩宫素引起的兴奋性收缩，为探索当归散安胎作用机制提供了客观依据。[张建英，楚更五，刘秀萍，等．当归散对正常和缩宫素处理大鼠离体子宫活动力的影响．中国实验方剂学杂志，2011，17（7）：201．]

防己地黄汤

《金匮要略》

【组成】防己一钱（3g）　桂枝三钱（9g）　防风三钱（9g）　甘草一钱（3g）　生地黄二斤（60g）

【用法】上四味（前四味），以酒一杯，浸之一宿，绞取汁；生地黄二斤，㕮咀，蒸之如斗米饭久，以铜器盛其汁，再绞地黄汁，和，分再服（现代用法：水煎两次，温服）。

【功用】滋阴凉血，祛风通络。

【主治】血虚生热，复感风邪。病如狂状，妄行，独语不休，无寒热，脉浮；或血虚风胜，手足蠕动，瘈疭，舌红少苔，脉虚神倦；阴虚风湿化热，肌肤红斑疼痛，状如游火。

【方解】本方证因血虚生热，复受风邪所致。妄行，即行为乖张，不合于理；独语，则是自言自语、喃喃不休。表明其人神志行事昏乱失常，如狂而非狂之状。《方函口诀》认为属“失心风之类”。发病机制当与抑郁日久，思虑太过，以致肝阴心血亏损、心火炽盛、煎灼津液成痰、痰火扰动心神有关。

由于抑郁日久，思虑太过，耗伤肝阴心血，心肝阴血亏损，不能滋潜风阳，形成肝风上扰，心火炽盛。风热上扰，神志错乱，故病如狂状，妄行，独语不休。“病如狂状”，并非真狂。从其“妄行，独语不休”之临床特征看，当属“癫证”范畴。表明其人神志行事昏乱失常，如狂而非狂之状。至于脉浮，身无寒热，不见表证，脉浮，是血虚受风之象。本方所主之癫证，为血虚生热，血虚受风所致，总属本虚标实，虚中夹实之候，故治疗当以养血清热，祛风散邪为法。本方重用生地黄为君药，侧重入阴分以补阴血，益五脏，养血熄风，滋阴清热；防己善搜经络风湿，兼可清热为臣；防风、桂枝调和营卫，解肌疏风为佐；防己、防风、桂枝，入于阳分以散风祛邪；甘草调补脾胃，调理阴阳，和协诸药为使。配合成方，共奏滋阴凉血，祛风通络之功。

原书煎煮之法更寓妙处：“（诸药以酒）生渍取清汁，归之于阳以散邪；热蒸（生地黄）取浓汁，归之于阴以养血。”（《中国医药大辞典》）

临床上，防己地黄汤不唯治精神情志之疾病，对于血虚风胜，手足蠕动，瘈疭或阴虚风湿化热，肌肤红斑疼痛者，皆可化裁使用。

【运用】

（1）辨证要点：本方是治疗血虚生热，复受风邪所致癫狂的常用方。临床应用以沉默痴呆，独语不休而语无伦次，多动易怒，甚或躁扰不宁，狂妄打骂为辨证要点。

（2）加减变化：夜寐不安者，加炒酸枣仁、茯神、合欢皮以开郁安神；易急躁者，加龙胆草以清肝热；心中烦热者，加黄连以清心热；口干，脉细者，加石斛以顾护阴液；狂躁明显者，去桂枝，加煅龙齿、琥珀、茯神以平肝宁心；舌苔腻者，加半夏、竹茹以祛痰安神。

（3）现代运用：本方常用于癔症、癫痫、躁狂抑郁症、精神分裂症、更年期精神病、风湿性关节炎、类风湿性关节炎等属血虚有热，复受风邪者。

【原书主治】

《金匮要略·中风历节病脉证并治》3 条：“防己地黄汤，治病如狂状，妄行独语不休，无寒热，其脉浮。”

【现代研究】实验证明：防己地黄汤对改善血管性痴呆患者认知功能具有较好的临床治疗效果。[何莉娜，刘燕婉，颜志刚，等．防己地黄汤对改善血管性痴呆患者认知的临床研究．四川中医，2011（5）：65-66.]

第三节　气血双补

气血双补剂，适用于气血两虚证。症见面色无华，头晕目眩，心悸怔忡，食少倦怠，气短懒言，舌淡，脉虚无力等。常用补气药如人参、黄芪、白术等与补血药如当归、熟地黄、白芍、阿胶等共同组成方剂。由于气血两虚证的气虚和血虚程度并非相等，故组方时当据气血不足的偏重程度决定补气与补血的主次，并适当配伍理气及活血之品，使补而不滞。代表方如薯蓣丸、归脾汤、八珍汤、炙甘草汤等。

薯蓣丸

《金匮要略》

【组成】薯蓣（山药）三十分（150g） 当归 桂枝 神曲 干地黄 大豆黄卷各十分（各 50g） 甘草二十八分（100g） 人参七分（35g） 川芎 芍药 白术 麦冬 杏仁各六分（各 30g） 柴胡 桔梗 茯苓各五分（各 25g） 阿胶七分（35g） 干姜三分（15g） 白蔹二分（10g） 防风六分（30g） 大枣去核，百枚（150g）

【用法】上二十一味，末之，炼蜜和丸，如弹子大，空腹酒服一丸，一百丸为剂。每次 1 丸，一天两丸。空腹时用温酒送下效更佳，亦可温开水送服。

【功用】补气养血，疏风散邪。

【主治】虚劳气血俱虚，阴阳失调，外感风邪证。头目眩晕，倦怠乏力，心悸气短，肌肉消瘦，不思饮食，微有寒热，肢体沉重，骨节酸痛，舌淡，脉细弱。

【方解】本方证是因气血阴阳诸不足感受外邪所致。由于饮食失调、年老体虚、久病失治、病后失调、劳倦过度等原因所致气血阴阳俱虚，故见头目眩晕，倦怠乏力，心悸气短，肌肉消瘦，不思饮食，舌淡，脉细弱；正气不足，易受邪侵，可见微有寒热，肢体沉重，骨节酸痛等症。治宜邪正兼顾，既要扶正，又要祛邪。扶正主要从气血阴阳入手，由于脾胃为后天之本，气血营卫生化之源，故方中重用薯蓣为君，本品味甘性平，不腻不燥，能健脾养胃，使脾胃得以健运，则气血阴阳化生有源。大枣、甘草助君药益气健脾，以滋气血生化之源，用之为臣。人参、白术、茯苓（四君子汤）益气，补气之虚；用熟地黄、当归、白芍、川芎（四物汤）养血和血，与大枣相合共治血虚；用干姜甘温扶阳，且干姜、甘草相合又有“辛甘化阳”之意，共奏助阳以补阳虚之效；再用阿胶、麦冬滋阴，芍药合甘草又可“酸甘化阴”，如此则可补阴之虚。以上十三味补益气血阴阳诸，达到扶正目的。仲景认为外邪入侵，首先易袭阳经，故方以桂枝散太阳之邪，防风散阳明之邪，柴胡散少阳之邪，三药疏风散邪，使外入之邪在三阳得以消散。桂枝合方中芍药还可调和营卫，营卫和调，则外邪易散。若脾胃气虚运化不利，则易生湿积食，故再配伍豆黄卷化湿和中，合方中茯苓共奏消除湿邪之效；神曲消食健脾，以消食积。正虚邪侵，导致人体气机升降出入紊乱，方中加桔梗合柴胡之升，白蔹合杏仁之降，理气开郁，以恢复气机之升降出入，以上诸药，俱为佐药之用。诸药合用，健脾益胃，气血并补，阴阳同调，执中州以灌四旁，扶正气以祛风邪，共奏益气补血，疏风散邪之功。

薯蓣丸的组方具有以下特点。

（1）药物主次分明，剂量轻重有别。①方中君臣药的剂量独重：全方由二十一味中药组成，其中君药山药三十分，臣药大枣百枚、甘草二十八分，三味药总量占全方的五分之二以上，突出了调理脾胃的极其重要作用。②佐药的剂量独轻：如白蔹二分，为方中最小量，其他佐药剂量都在五至十分之间，是君臣药的三分之一至六分之一，协助君臣药扶正祛邪作用。由此可见仲景组方剂量之精妙！

（2）注重顾护胃气，顺应脾胃特性。脾胃为后天之本，气血营卫生化之源，用山药、甘草、大枣、人参、白术，健脾胃。脾喜燥而恶湿，配豆黄卷化湿和中，神曲消食健脾。脾升胃降，用桔梗合柴胡之升，白蔹合杏仁之降，以恢复脾胃气机之升降出入。方中用阿胶七分、麦冬六分、干地黄十分，少用滋腻之品旨在保胃气。

本方方后注“炼蜜和丸”“空腹酒服”“一百丸为剂”。此因蜂蜜补而不燥，滋而不腻，为补养脾阴之良药；以酒送服，目的在于借酒辛通，助药力发挥，若是不胜酒力者可用温开水送服，借温水之温通也可助药力之发挥。“一百丸为剂”，即以“一百丸”为一疗程，因薯蓣丸为慢性调理方，所以不能速效，当长期服用，慢慢改善气血阴阳诸不足的体质。若“一百丸”后尚未起全效，则还可进服。

【运用】

（1）辨证要点：本方是仲景扶正祛邪的代表方，是治疗虚劳气血俱虚，阴阳失调，外感风邪证的常用方。临床应用以眩晕、心悸气短、体倦乏力、饮食减少、骨节烦疼、舌淡、脉细弱为辨证要点。

（2）加减变化：若气虚较重，可加重四君子汤药量；血虚较重，则重用干地黄、芍药、当归、阿胶、大枣。又如阳虚明显，可加重干姜用量，减少麦冬、干地黄等用量，或可加附子温振阳气；以阴虚显著，可重用麦冬、阿胶。如久病入肾，导致肾虚，则可于方中加上杜仲、菟丝子平补肾气。在邪实方面，偏于风寒之邪，可重用桂枝，或加荆芥、羌活等祛风散寒；偏于风热入侵，则轻用桂枝，加金银花、菊花疏风清热；湿邪为患，则去阿胶之滋腻，加薏苡仁、苍术燥湿和中；感受燥邪，则可加重麦冬用量，并加芦根、玉竹以润燥生津。另视痰、湿、瘀等分别加用其他祛痰、化湿、行瘀理气药物。

（3）现代运用：常用于结核病、血液病、慢性胃病、慢性肝病、痿证等慢性虚损疾病者，正气虚衰易感冒、各种疾病易反复者，体质虚亏、形体瘦弱者，癌症术后、化疗、放疗后调理、亚健康等属于气血俱虚、外感风邪者。

【原书主治】

《金匮要略·血痹虚劳病脉证并治》16条：“虚劳诸不足，风气百疾，薯蓣丸主之。”

【现代研究】

（1）提高机体免疫功能：薯蓣丸能明显增强免疫功能受抑制小鼠廓清血中碳粒能力，提高机体识别抗原能力和宿主排异能力，能提高机体的非特异免疫功能，同时也能提高正常小鼠外周血T淋巴细胞数，并能拮抗氢考所致的外周血T淋巴细胞数的下降。[蔡美，周衡．《金匮》薯蓣丸对小鼠免疫功能的影响．湖南中医药导报，1997，6（3）：31-32.]

（2）保护脑组织：薯蓣丸能提高实验大鼠SOD的活性，降低血清过氧化脂质（LPO）含量，减少脑组织脂褐素（LPF）的积累。提示加减薯蓣丸可能通过自由基，发挥对脑组织的保护作用。[谭子虎，吕继端，朱明芳．加减薯蓣丸对D-半乳糖致大鼠衰老作用的影响．中华老年医学杂志，1995，14（5）：268.]

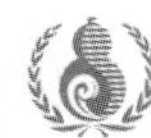

归脾汤

《正体类要》

【组成】白术　当归　白茯苓　黄芪炒　远志　龙眼肉　酸枣仁炒，各一钱（3g）　人参一钱（6g）　木香五分（1.5g）　甘草炙，三分（1g）

【用法】加生姜、大枣，水煎服。

【功用】益气补血，健脾养心。

【主治】

（1）心脾气血两虚证。心悸怔忡，失眠，健忘，盗汗，体倦食少，面色萎黄，舌淡、苔薄白，脉细弱。

（2）脾不统血证。便血，皮下紫癜，妇女崩漏，月经超前，量多色淡，或淋漓不止，舌淡，脉细弱。

【方解】本方证因思虑过度、心脾气血耗伤所致。心藏神而主血脉，脾主思而统血，思虑过度，劳伤心脾，脾虚则运化无力，气血生化乏源，故食少、体倦、面色萎黄；脾虚则血液失统，血溢脉外，故见便血、皮下紫癜、妇女崩漏等症；心血不足，神失所养，则见心悸怔忡，失眠，健忘，盗汗；舌质淡，苔薄白，脉细缓均属气血不足之象。上述诸症虽属心脾两虚，却是以脾虚为核心，气血亏虚为基础。脾为营卫气血生化之源，《灵枢·决气》曰"中焦受气取汁，变化而赤是为血"，故方中以人参、黄芪、白术甘温之品补气健脾，一则健脾以复运化之职，使气血生化有源，二则补脾以收统血之功，使血有所归，为君药；当归、龙眼肉甘温补血养心，茯苓（多用茯神）、酸枣仁、远志宁心安神，合用则养心血，安心神，为臣药；木香辛香而散，理气醒脾，与大量益气健脾药配伍，使补中有行、补而不滞，故《古今名医方论》曰："此方滋养心脾，鼓动少火，妙以木香调畅诸气。世以木香性燥不用，服之多致痞闷，或泄泻，减食者，以其纯阴无阳，不能输化药力故耳。"生姜、大枣调和脾胃，以资化源，为佐药；炙甘草补中健脾，调和药性，为佐使药。诸药合用，脾气得补，心血得养，共奏益气补血，健脾养心之功。

本方的配伍特点：一是心脾同治，重在补脾，使脾旺则气血生化有源，脾健则血有所归，方名归脾，意在于此；二是气血并补，但重在益气，意即气为血之帅，益气生血，益气摄血，血足则心有所养；三是补气养血药中佐以木香理气醒脾，补而不碍胃。

本方原载宋·严用和《济生方》，但方中无当归、远志，至明·薛己补此二味，以增养血宁神之效。本方的适应范围，随着后世医家的临床实践，不断有所扩充，原治思虑过度、劳伤心脾之健忘、怔忡。元·危亦林在《世医得效方》中增加治疗脾不统血之吐血、下血。明·薛己《内科摘要》增补了治疗惊悸、盗汗、嗜卧少食、月经不调、赤白带下等症。

补中益气汤与归脾汤同用参、芪、术、草以益气补脾，治疗脾气诸证。补中益气汤是补气药配伍升阳举陷药，意在补气升提，复脾胃升清降浊之职，用于脾胃气虚、脾虚气陷之少气懒言、发热及脏器下垂等；本方以补气药配伍养心安神药，意在心脾同治，复二脏生血、统血、藏神之功，用于心脾气血两虚之心悸怔忡、健忘失眠、体倦食少、便血、崩漏等。

【运用】

（1）辨证要点：本方是治疗心脾气血两虚证之良方。临床应用以心悸失眠，体倦食少，便血或崩漏，舌淡，脉细弱为辨证要点。

（2）加减变化：崩漏下血偏寒者，可加艾叶炭、炮姜炭，以温经止血；偏热者，加生地黄炭、阿胶珠、棕榈炭，以清热止血。

（3）现代运用：本方常用于胃及十二指肠溃疡出血、功能性子宫出血、再生障碍性贫血、血小板减少性紫癜、神经衰弱、心脏病等属心脾气血两虚及脾不统血者。

（4）使用注意：阴虚血热出血者慎用。

【原书主治】

《正体类要》："跌仆等症，气血损伤；或思虑伤脾，血虚火动，寤而不寐；或心脾作痛，怠惰嗜卧，怔忡惊悸，自汗，大便不调；或血上下妄行。"

【现代研究】归脾汤对三种实验性胃溃疡模型的影响发现：该方对急性应激性溃疡、利血平性溃疡有明显的抑制作用，对幽门结扎性溃疡无效；对胃液分泌量、胃蛋白酶排出量等没有明显影响。因此认为该方的作用部位可能在中枢神经系统，通过对紊乱的神经系统的调节，使胃的分泌、运动等功能恢复正常，发挥了抑制溃疡形成的作用。[张仲一，胡觉民，高岚．归脾汤抗胃溃疡的实验研究．天津中医，1995，12（4）：28.]

炙甘草汤

《伤寒论》

【组成】甘草炙，四两（12g）　生姜切，三两（9g）　桂枝去皮，三两（9g）　人参二两（6g）　生地黄一斤（50g）　阿胶二两（6g）　麦冬去心，半升（10g）　麻仁半升（10g）　大枣擘，三十枚（10枚）

【用法】上以清酒七升，水八升，先煮八味，取三升，去滓，纳胶烊消尽，温服一升，日三服（现代用法：水煎服，阿胶烊化，冲服）。

【功用】益气滋阴，通阳复脉。

【主治】

（1）伤寒邪气入心，心脉失养证。脉结代，心动悸，虚羸少气，舌光、少苔，或质干而瘦小者。

（2）虚劳肺痿。干咳无痰，或咳吐涎沫，量少，形瘦短气，自汗盗汗，咽干舌燥，大便干结，脉虚数。

【方解】本方证是由伤寒汗、吐、下或失血后，或杂病阴血不足，阳气不振所致。阴血不足，无以充盈血脉，阳气不振，无力鼓动血脉，脉气不相接续，故脉结代；阴血阳气虚弱，心失所养，故心动悸。肺气虚弱，阴血不足，虚火灼肺，肺叶则枯萎不用而成肺痿。治宜滋阴养血，益气温阳，以复脉止悸。方中重用炙甘草补气生血，健

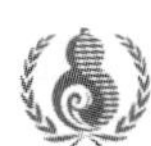

脾养心；生地黄用量最大，滋阴补血，充脉养心，二药合用，益气养血以复脉之本，共为君药。人参、大枣健脾生血，补益心肺，合炙甘草则益气补脾，以资气血生化之源，养心复脉之功益著；麦冬、胡麻仁、阿胶，甘润之品，滋阴养血，配生地黄则滋心阴，养心血，充血脉之力尤彰；桂枝，生姜辛温走散，温心阳，通血脉，使气血流畅以助脉气接续，同为佐药。原方煎煮时加入清酒，以酒性辛热，可行药力，助药势，助诸药温通血脉之力。诸药相伍，使阴血足而血脉充，阳气复而心脉通，气血充沛，血脉畅通，则悸可定，脉可复。本方因重用炙甘草为君，故方名“炙甘草汤”，又因本方能滋心阴，养心血，益心气，温心阳，有复脉之功，故又名“复脉汤”。

本方是张仲景《伤寒论》治疗心动悸、脉结代的名方。至于用本方治疗气阴两伤之虚劳肺痿，是因其有益气滋阴而补肺之功。但对阴伤肺燥较甚者，方中姜、桂、酒减少用量或不用，因为温药毕竟有耗伤阴液之弊，故应慎用。

本方与生脉散均有补肺气、养肺阴之功，可治疗肺之气阴两虚，久咳不已。但本方益气养阴作用较强，敛肺止咳之力不足，重在治本，且偏于温补，阴虚肺燥较著或兼内热者不宜；而生脉散益气养阴之力虽不及本方，因配伍了收敛的五味子，标本兼顾，故止咳之功甚于炙甘草汤，且偏于清补，临证之时可斟酌选用。

【运用】

（1）辨证要点：本方为阴阳气血并补之剂。临床应用以脉结代，心动悸，虚羸少气，舌光色淡少苔为辨证要点。

（2）加减变化：方中可加酸枣仁、柏子仁以增强养心安神定悸之力，或加龙齿、磁石重镇安神；偏于心气不足者，重用炙甘草、人参；偏于阴血虚者，重用生地黄、麦冬；心阳偏虚者，易桂枝为肉桂，加附子以增强温心阳之力；阴虚而内热较盛者，易人参为南沙参，并减去桂、姜、枣、酒，酌加知母、黄柏，则滋阴液降虚火之力更强。

（3）现代运用：本方常用于功能性心律不齐、期外收缩、冠心病、风湿性心脏病、病毒性心肌炎、甲状腺功能亢进等而有心悸、气短、脉结代等属阴血不足，阳气虚弱者。

【附方】

加减复脉汤（《温病条辨》）　甘草炙，六钱（18g）　干地黄六钱（18g）　生白芍六钱（18g）　麦冬不去心，五钱（15g）　阿胶三钱（9g）　麻仁三钱（9g）　上以水八杯，煮取三杯，分三次服。功用：滋阴养血，生津润燥。主治：温热病后期，邪热久羁，阴液亏虚证。身热面赤，口干舌燥，脉虚大，手足心热甚于手足背者。

本方是由炙甘草汤（复脉汤）加减衍化而成，故名加减复脉汤。因温病后期，热灼阴伤，故本方去益气温阳之人参、大枣、桂枝、生姜，加养血敛阴之白芍，变阴阳气血并补之剂为滋阴养液之方。

【原书主治】

《伤寒论·辨太阳病脉证并治》177条：“伤寒脉结代，心动悸，炙甘草汤主之。”

【现代研究】甘草酸、人参总皂苷和麦冬总皂苷合用能明显降低大鼠离体右心房肌自律性和左心房肌兴奋性，明显延长大鼠离体左心房肌功能不应期，明显抑制肾上腺素诱发大鼠离体乳头状肌自律性和心律失常，而缺少这三种成分的炙甘草汤作用明显低于炙甘草汤全方。[陈兰英，陈奇，刘荣华，等．炙甘草汤主要有效成分对心肌生理特性的影响．中草药，2001，32（2）：134.]

八珍汤

《瑞竹堂经验方》

【组成】人参　白术　白茯苓　当归　川芎　白芍　熟地黄　甘草炙，各一两（各30g）

【用法】上㕮咀，每服三钱（9g），水一盏半，加生姜五片，大枣一枚，煎至七分，去滓，不拘时候，通口服（现代用法：或作汤剂，加生姜3片，大枣5枚，水煎服，用量根据病情酌定）。

【功用】益气补血。

【主治】气血两虚证。面色苍白或萎黄，头晕目眩，四肢倦怠，气短懒言，心悸怔忡，饮食减少，舌淡、苔薄白，脉细弱或虚大无力。

【方解】本方证多由久病失治或病后失调或失血过多所致。心主血，肝藏血，心肝血虚，故见面色苍白、头晕目眩、心悸怔忡、舌淡脉细，脾主运化而化生气血，脾气虚，故面色萎黄、四肢倦怠、气短懒言、饮食减少、脉虚无力。病在心、脾、肝三脏，证属气血两虚。治宜益气与养血并重。方中人参与熟地黄相配，益气养血，共为君药。白术、茯苓健脾渗湿，助人参益气补脾；当归、白芍养血和营，助熟地黄滋养心肝，均为臣药。川芎为佐，活血行气，使地、归、芍补而不滞。炙甘草为使，益气和中，调和诸药。用法中加入姜、枣为引，调和脾胃，以资生化气血，亦为佐使之用。数药合用，共奏益气养血之功。本方乃四君子汤与四物汤的合方，二方分列补气与补血诸方之首，合而为一，则兼具二者之效，故以“八珍”名之。

【运用】

（1）辨证要点：本方是治疗气血两虚证的常用方。临床应用以气短乏力，心悸眩晕，舌淡，脉细无力为辨证要点。

（2）加减变化：若以血虚为主，眩晕心悸明显者，可加大熟地黄、白芍用量；以气虚为主，气短乏力明显者，可加大人参、白术用量；兼见不寐者，可加酸枣仁、柏子仁、五味子等以养心安神。

（3）现代运用：本方常用于病后虚弱、贫血、神经衰弱、各种慢性病，以及妇女月经不调、习惯性流产、胎萎不长、疮疡久不愈合等属气血两虚者。

【附方】

1. 十全大补汤（《太平惠民和剂局方》）　人参去芦（6g）　肉桂去皮（3g）　川芎（6g）　干地黄洗，酒蒸，焙（12g）　茯苓　白术焙　川当归去芦　白芍各等分（各9g）　黄芪（12g）　甘草炒，（3g）　上为细末，每服二大钱（9g），用水一盏，加生姜三片，大枣二枚，同煎至七分，不拘时候温服。功用：温补气血。主治：气血不足，饮食减少，久病体虚，脚膝无力，面色萎黄，精神倦怠，以及疮疡不敛、妇女崩漏等。

2. 人参养荣汤（《三因极一病证方论》）　黄芪　当归　桂心　甘草炙　陈皮　白

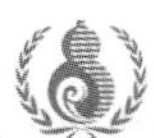

术　人参各一两（各 30g）　白芍三两（90g）　熟地黄三两（90g）　五味子　茯苓各三分（各 4g）　远志去心，炒，半两（15g）　上锉为散，每服四大钱（12g），用水一盏半，加生姜三片，大枣二枚，煎至七分，去滓，空腹服。功用：益气补血，养心安神。主治：积劳虚损，气血不足，四肢沉滞，骨肉酸疼，行动喘咳，小便拘急，腰背强痛，心虚惊悸，咽干唇燥，饮食无味，形体瘦削等。

3. 泰山磐石散（《古今医统大全》）　人参一钱（3g）　黄芪一钱（6g）　白术二钱（6g）　甘草炙，五分（2g）　当归二钱（3g）　川芎八分（2g）　白芍八分（3g）　熟地黄八分（3g）　川续断八分（3g）　糯米一撮（6g）　黄芩一钱（3g）　砂仁五分（1.5g）　上用水一盅半，煎至七分，食远服。但觉有孕，三五日常用一服，四月之后，方无虑也。功用：益气健脾，养血安胎。主治：气血虚弱，胎元不固证。胎动不安，或堕胎，滑胎，面色淡白，倦怠乏力，不思饮食，舌淡苔薄白，脉滑无力。

以上三方均由八珍汤加减而成，皆具益气补血作用而主治气血两虚之证。其中十全大补汤是由八珍汤加黄芪、肉桂而成，偏于温补气血，用于气血两虚偏寒者；人参养荣汤是由八珍汤去川芎，加远志、陈皮、五味子而成，增宁心安神之功，用于气血两虚而心神失宁者；泰山磐石散系八珍汤减去茯苓，而加续断补肝肾、益冲任，黄芪益气升阳以固胎元，黄芩、糯米、砂仁清热养胃安胎，成为颐养胎元之专方，用于气血虚弱，胎元不固者。

【原书主治】

《瑞竹堂经验方》："脐腹疼痛，全不思食，脏腑怯弱，泄泻，小腹坚痛，时作寒热。"

【现代研究】

（1）对骨髓细胞增殖及相关因子产生的影响：八珍汤能明显促进骨髓抑制小鼠外周血象恢复及骨髓有核细胞数的增加体内用药也能明显增加三系造血祖细胞集落生成。同时，还能促进受损小鼠骨髓细胞由 G0/G1 期进入 S 期由 S 期向 G2/M 期转化。提示八珍汤能有效拮抗放化疗对小鼠造成的骨髓损伤。[何维福，许勇，刘曾敏，等．八珍汤对骨髓抑制小鼠血发生的影响．中华实用中西医杂志，2009，18（22）：1434-1437.]

八珍汤不但可以提高受损小鼠骨髓细胞增殖能力，还能刺激脾细胞条件培养液（SCM）、肺条件培养液（LCM）、腹腔巨噬细胞培养液（PMCM）、肌条件培养液（SMCM）中集落刺激因子（CSFs）的分泌。提示八珍汤对环磷酰胺（CY）所造成的骨髓抑制具有拮抗作用，能有效修复骨髓损伤。[郭泽，罗霞，陈东辉，等．八珍汤对血虚模型小鼠造血调控因子影响的实验研究．生物医学工程学杂志，2004，21（5）：727-731.]

（2）对造血微环境的影响：八珍汤对造血功能受损小鼠除能有效恢复其外周血象外，还能减少受损后大量增多的脂肪组织，提升造血组织含量、骨髓巨核细胞数及血窦容量，从而改善受损小鼠的骨髓造血微环境。[聂金娜，蔡万福，王迪．八珍汤及其所含方剂对血虚小鼠造血功能的影响．长春中医药大学学报，2007，23（2）：17-18.]

（3）对免疫系统影响的研究：八珍汤对 S180 荷瘤小鼠的平均抑瘤率达 45.9%，且能明显促进NK细胞活性增强IL-2分泌及腹腔巨噬细胞能力，提示八珍汤可能通过增强IL-2分泌促进NK细胞活性，进而NK细胞及巨噬细胞对肿瘤细胞进行杀灭。[刘春英，董明，李淑玲，等．加味八珍汤对S180荷瘤小鼠的免疫抑瘤作用．中国中医药信息杂志，2003，10（7）：30-31.]

第四节　补　阴

补阴剂，适用于阴虚证。症见形体消瘦，头晕耳鸣，潮热颧红，五心烦热，盗汗失眠，腰酸遗精，咳嗽咯血，口燥咽干，舌红少苔，脉细数等。常用补阴药如生地黄、麦冬、阿胶、白芍、百合、石斛、玉竹等为主组方。阴虚则阳亢。水不制火而生内热，故组方亦常配知母、黄柏等以清虚热。代表方如百合地黄汤、六味地黄丸、大补阴丸、一贯煎。

百合地黄汤

《金匮要略》

【组成】百合擘，七枚（30g）　生地黄汁一升（30g）

【用法】以水洗百合，渍1宿，当白沫出，去其水，更以泉水2升，煎取1升，去滓，纳地黄汁，煎取1升5合，分温再服。中病，勿更服（现代用法：百合，生地黄各30g，水煎服）。

【功用】滋阴清热。

【主治】百合病心肺阴虚内热证。神志恍惚，沉默寡言，眩晕，心烦失眠，如寒无寒，如热无热，欲食不食，欲眠不眠，口苦而干，小便短赤，舌红少苔，脉细数。

【方解】本方是治疗百合病的主方，其证系由心肺阴虚内热所致。百合病为百脉阴虚，经脉失和，百脉合病的疾病，治疗之根本从心肺入手，滋心肺之阴，而充养百脉，用百合为主药调百脉协和，故名之曰百合病。心主血脉，肺主气而朝百脉，心肺功能正常，则气血调和而百脉皆得其养。如外感热病后余热留恋不退，导致心肺阴虚，或忧思抑郁，情志不畅，久之耗伤阴血，阴虚则热，热邪散浸百脉，则百脉失和，出现精神恍惚不定，语言、行动和饮食等失调之百合病。阴血不足，影响神明，故见神志恍惚，沉默寡言，眩晕，心烦失眠，如寒无寒，如热无热，欲食不食，欲眠不眠等。阴虚生内热，故见口苦、小便赤、脉微数等症。其治疗原则，应着眼于心肺阴虚内热，以养阴清热为法，方以百合为君，其味甘性平微寒，兼具清润降泄之力，清心润肺，安神定志，养阴补虚，使肺阴充气血足；生地黄为臣，甘寒质润，入心、肾经，清热凉血滋阴，使心阴足而充百脉，二药相合，共奏养心润肺，调和百脉，益阴退热之功。

服用百合地黄汤后“大便当如漆”，仲景在此是用一“漆”字来描述大便的颜色与性状。说明服用本方后大便颜色漆黑，质地溏薄。这是因为百合、地黄均属甘寒而润之品，能软化大便致溏；地黄汁色黑必将大便染成黑色，故有此反应。服药后见大便如漆时，说明阴已得复，热已得泄，药已奏效。停药后，大便自可恢复正常。

【运用】

(1) 辨证要点：本方是治疗阴虚内热之百合病的主方。临床应用以心精神、饮食、行动异于常人，口苦，尿赤，舌红，脉微数为辨证要点。

(2) 加减变化：热性病高热之后，口干饮少，小溲色深，虚烦不眠者，酌加太子参、滑石、牡蛎、夜交藤、炒枣仁等，以增强利尿，安神之功；肺燥或肺热咳嗽等证，加麦冬、沙参、贝母、甘草等，以增强清肺润燥之力。梅核气伴有百合病者，合半夏厚朴汤，以除气滞，或合酸枣仁汤加天冬以滋阴宁神。

(3) 现代运用：本方常用于精神分裂症、癔症、眩晕、神经衰弱、癫痫、夜游症、更年期综合征、心肌炎、心动过速、高血压、冠心病、肺心病、肺结核、大叶性肺炎恢复期等属于阴虚内热者。

【附方】

1. 百合知母汤（《金匮要略》）　百合擘，七枚（20~30g）　知母切，三两（15g）　水煎服。功用：清热养阴。主治：百合病，误汗后伤阴，以致口渴，烦躁不安，脉微数。

2. 百合滑石散（《金匮要略》）　百合炙，一两（30g）　滑石三两（30g）　为散。饮服9g，日三服，当微利者止服，热则除。功用：滋阴润肺，清热利尿。主治：百合病，邪郁日久，发热，小便赤涩者。

3. 百合鸡子汤（《金匮要略》）　百合擘，七枚（20~30g）　鸡子黄1枚　百合水煎取汁，入鸡子黄搅匀，煎至100mL，温服。功用：滋阴养胃，降逆除烦。主治：百合病，误吐之后，虚烦不安者。

4. 栝楼牡蛎散（《金匮要略》）　栝楼根　牡蛎（熬）等分　每次10g，以温开水调服，一日三次。功用：生津止渴，益阴潜阳。主治：百合病。肺胃津伤，口渴不愈者。

【原书主治】

《金匮要略·百合狐惑阴阳毒病脉证并治》1条："百合病者，百脉一宗，悉致其病也。意欲食，复不能食，常默然，欲卧不能卧，欲行不能行；饮食或有美时，或有不用闻食臭时；如寒无寒，如热无热；口苦，小便赤；诸药不能治，得药则剧吐利。如有神灵者，而身形如和，其脉微微。"

《金匮要略·百合狐惑阴阳毒病脉证并治》5条："百合病，不经吐下、发汗，病形如初者，百合地黄汤主。"

【现代研究】抑制肿瘤生长和转移百合地黄汤高剂量组对肝癌H22荷瘤小鼠有抑瘤作用，并提示百合地黄汤抑瘤作用呈剂量依赖关系。[包素珍，郑小伟，宋红，等．百合地黄汤对肝癌H22荷瘤小鼠抑瘤作用的实验研究．中国中医药科技，2006，13（5）：332.]

加味百合地黄汤对路易斯肺癌有非常显著的抑制作用，可抑制肿瘤细胞增殖，降低增殖细胞核抗原（PCNA）蛋白及周期蛋白DI蛋白的表达。提示加味百合地黄汤有较好的抗肿瘤转移作用。[黄建波，郑小伟，包素珍．加味百合地黄汤对路易斯肺癌小鼠抗肿瘤转移作用机制的研究．现代中西医结合杂志，2006，15（23）：3187-3189.]

六味地黄丸

《小儿药证直诀》

【组成】熟地黄八钱（24g） 山萸肉 干山药各四钱（各20g） 泽泻 牡丹皮 茯苓去皮，各三钱（各9g）

【用法】上为末，炼蜜为丸，如梧桐子大。空心温水化下三丸（现代用法：亦可不煎服）。

【功用】滋补肝肾。

【主治】肝肾阴虚证。腰膝酸软，头晕目眩，耳鸣耳聋，盗汗，遗精，消渴，骨蒸潮热，手足心热，口燥咽干，牙齿动摇，足跟作痛，小便淋沥，以及小儿囟门不合，舌红少苔，脉沉细数。

【方解】本方证为阴血不足，虚热内扰所致。肾藏精，肝藏血，精血可相互转化，肝肾阴血不足又常可相互影响。肾主骨生髓，齿为骨之余，腰为肾之府，膝为筋之府，肾阴不足则骨髓不充，故腰膝酸软无力、牙齿动摇、小儿囟门不合；脑为髓海，肾阴不足，不能生髓充脑，肝血不足，不能上荣头目，故头晕目眩；肾开窍于耳，肾阴不足，精不上承，或虚热上扰耳窍，故耳鸣耳聋；肾藏精，肾阴虚则虚火扰动精室，故遗精；阴虚生内热，甚者虚火上炎，故骨蒸潮热、消渴、盗汗、小便淋沥、舌红少苔、脉沉细数。治宜滋补肝肾阴血为主，适当配伍清虚热、泻湿浊之品。方中重用熟地黄，味甘滋腻之性，主入肾经，滋阴补肾，填精益髓，为君药。山茱萸酸温收敛，入肝肾经，补养肝肾，并能涩精，取“肝肾同源”之意；山药甘平滋腻，归脾肾经，补益脾阴，亦能固肾，共为臣药。三药合之，滋肾阴，补肝血，益脾阴，肾肝脾三阴并补，以培其本，是为“三补”，但熟地黄用量是山茱萸与山药之和，故仍以补肾为主。泽泻利湿而泻肾浊，并能制熟地黄之滋腻；茯苓渗利脾湿，并助山药之健运；牡丹皮清泻虚热，并减山茱萸之温涩。三药既渗湿浊，又泻虚火，称为“三泻”，均为佐药。六味合用，补中有泻，泻中寓补，滋而不腻，补而不滞，共奏滋补肝肾之功。

本方的配伍特点：三补三泻，其中补药用量重于“泻药”，是以补为主；肝、脾、肾三阴并补，以补肾阴为主；标本同治，以治本为主。

六味地黄丸系宋·钱乙从《金匮要略》的肾气丸减去桂枝、附子而成，原名“地黄丸”，用治肾怯诸证。《小儿药证直诀笺正》说：“仲阳意中，谓小儿阳气甚盛，因去桂附而创立此丸，以为幼科补肾专药。”

【运用】

（1）辨证要点：本方是治疗阴虚证的基础方。临床应用以腰膝酸软，头晕目眩，口燥咽干，舌红少苔，脉沉细数为辨证要点。

（2）加减变化：若虚火明显者，加知母、玄参、黄柏等以加强清热降火之功；兼脾虚气滞者，加白术、砂仁、陈皮等以健脾和胃；若肾虚耳鸣、耳聋、目眩较重者，加五味子、石菖蒲、磁石以滋阴补肾，潜阳聪耳。

（3）现代运用：本方常用于慢性肾炎、高血压病、糖尿病、肺结核、肾结核、甲状腺功能亢进、中心性视网膜炎、无排卵性功能性子宫出血、更年期综合征、神经衰

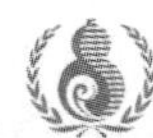

弱等属肾阴虚弱为主者。

（4）使用注意：方中熟地黄味厚滋腻，易碍胃滞脾，脾虚泄泻者慎用。

【附方】

1. 知柏地黄丸（又名六味地黄丸加黄柏知母方《医方考》）　六味地黄丸加知母盐炒　黄柏盐炒各二钱（各6g）　上为细末，炼蜜为丸，如梧桐子大，每服二钱（6g），温开水送下。功用：滋阴降火。主治：阴虚火旺证。骨蒸潮热，虚烦盗汗，腰膝酸痛，遗精等证。

2. 杞菊地黄丸（《麻疹全书》）　六味地黄丸加枸杞子　菊花各三钱（各9g）　上为细末，炼蜜为丸，如梧桐子大，每服三钱（9g），空腹服。功用：滋肾养肝明目。主治：肝肾阴虚证。两目昏花，视物模糊，或眼睛干涩，迎风流泪。

3. 麦味地黄丸（原名八仙长寿丸，曾用名为八味地黄丸《寿世保元》）　六味地黄丸加麦冬三钱（9g）　五味子二钱（6g）　上为细末，炼蜜为丸，如梧桐子大，每服三钱（9g），空腹时用姜汤送下。功用：滋补肺肾。主治：肺肾阴虚，虚烦劳热，咳嗽吐血，潮热盗汗。

4. 都气丸　（《症因脉治》）　六味地黄丸加五味子二钱（6g）　上为细末，炼蜜为丸，如梧桐子大，每服三钱（9g），空腹服。功用：滋肾纳气。主治：肺肾两虚证。咳嗽气喘，或呃逆遗精，腰痛。

以上四方均由六味地黄丸加味而成，皆具滋阴补肾之功。其中知柏地黄丸偏于滋阴降火，适用于阴虚火旺、骨蒸潮热、遗精盗汗之证；杞菊地黄丸偏于养肝明目，适用于肝肾阴虚、两目昏花、视物模糊之证；麦味地黄丸偏于滋补肺肾，适用于虚烦劳热，咳嗽吐血，潮热盗汗；都气丸偏于滋肾纳气，适用于肾虚喘逆。

【原书主治】

《小儿药证直诀》："地黄丸，治肾怯失音，囟开不合，神不足，目中白睛多，面色晄白等症。"

【现代研究】

（1）对免疫系统的影响：研究表明，六味地黄丸能够调节免疫系统，增强免疫功能。本方可以改善红细胞免疫黏附调节因子的功能，抑制肿瘤进展，纠正和防治创伤机体的免疫功能紊乱，预防烫伤后过度炎症反应，改善自身免疫疾病的病理变化，增强氢化可的松所致免疫功能低下小鼠免疫功能，拮抗糖皮质激素诱导脾T淋巴细胞凋亡，抑制糖皮质激素引起的淋巴细胞凋亡，提高糖皮质激素肾阴虚小鼠模型的免疫功能。[王萍，王喜军．六味地黄丸研究现状．中医药信息，2013，30（3）：163-165.]

（2）延缓衰老：周坤福等以小鼠活体骨髓细胞微核（MN）和姐妹染色单体互换（SCE）为指标，对滋肾、延缓衰老方——六味地黄丸进行抗脱氧核糖核酸（DNA）损伤作用的实验研究。其研究结果表明，六味地黄丸具有良好的抗DNA损伤的作用，提示这种作用可能是六味地黄丸延缓衰老作用的主要机制所在。[周坤福，王明艳，赵凤鸣，等．六味地黄丸延缓衰老作用机理的实验研究．江苏中医，1999，20（1）：44-45.]

（3）抗肿瘤及抗突变作用：实验表明，本方对致癌物诱发的动物肿瘤的发生具有一定的抑制作用，六味地黄汤能抑制硝基氨酸乙酯和氨基甲酸乙酯的诱发作用，能显著延长生存期。[陈跃琳，何瑾亮，陈文渊，等．六味地黄丸（汤）的研究及临床应用．中医临床研究，2011，3（12）：41-42.]

（4）对血脂血糖血压的影响：六味地黄丸能够降低高血糖模型小鼠的血糖含量，提高小鼠肝糖原水平，改善高血脂模型大鼠的总胆固醇水平和肝中脂肪含量，降低糖尿病模型小鼠的血糖。[王萍，王喜军．六味地黄丸研究现状．中医药信息，2013，30（3）：163-165.]

左归丸

《景岳全书》

【组成】大怀熟地黄八两（240g）　枸杞子　山茱萸　山药炒　菟丝子制　鹿角胶敲碎，炒珠　龟板胶切碎，炒珠，各四两（各120g）　川牛膝酒洗，蒸熟，三两（90g）

【用法】上先将熟地黄蒸烂，杵膏，炼蜜为丸，如梧桐子大。每食前用滚汤或淡盐汤送下百余丸（9g）（现代用法：亦可水煎服，用量按原方比例酌减）。

【功用】滋阴补肾，填精益髓。

【主治】真阴不足证。头目眩晕，腰酸腿软，遗精滑泄，自汗盗汗，口燥舌干，舌红少苔，脉细。

【方解】本方证为真阴不足，精髓亏损所致。肾藏精，主骨生髓，肾阴亏损，精髓不充，封藏失职，故头晕目眩、腰酸腿软、遗精滑泄；阴虚则热，虚热内扰，迫津外泄，故自汗盗汗；阴虚则津不上承，故口燥舌干、舌红少苔；脉细为真阴不足之象。治宜壮水之主，培补真阴，填精益髓。方中重用熟地黄滋肾填精，大补真阴，为君药。山茱萸养肝滋肾，涩精敛阴；山药补脾益阴，滋肾固精；枸杞子补肾益精，养肝明目；龟、鹿二胶，为血肉有情之品，峻补精髓，龟板胶偏于补阴，鹿角胶偏于补阳，在补阴之中配伍补阳药，取“阳中求阴”之义，均为臣药。菟丝子、川牛膝益肝肾，强腰膝，健筋骨，俱为佐药。诸药合用，共奏滋阴补肾，填精益髓之效。

本方配伍特点：重用滋阴药与补阳药相配，乃阴得阳助而生化无穷；滋阴药与益气药相配，阴得气而化生。

左归丸是由六味地黄丸去三泻加枸杞子、龟板胶、牛膝加强补肾阴之力；又加入鹿角胶、菟丝子温润之品补阳益阴，阳中求阴。二者均有滋阴补肾之功，适用于肾阴虚证。但六味地黄丸以补肾阴为主，壮水以治火，补中有泻，补力平和，适用于肾阴虚不著而兼内热之证；左归丸纯甘壮水，育阴以涵阳，补而无泻，补力较峻，适用于真阴不足，精髓亏损之证。

【运用】

（1）辨证要点：本方是治真阴不足证的常用方。临床应用以头目眩晕，腰酸腿软，舌光少苔，脉细为证治要点。

（2）加减变化：真阴不足，虚火上炎者，去枸杞子、鹿角胶，加女贞子、麦冬以养阴清热；火烁肺金，干咳少痰者，加百合以润肺止咳；夜热骨蒸者，加地骨皮、银

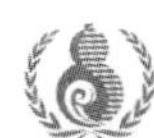

柴胡，以清退骨蒸；小便不利、不清者，加茯苓以利水渗湿；大便燥结者，去菟丝子，加肉苁蓉、生地黄以润肠通便；气虚者，加人参、白术以补气。

（3）现代运用：本方常用于老年性痴呆、慢性肾炎、更年期综合征、老年骨质疏松症、腰肌劳损、闭经、月经量少、不孕症等属于肾阴不足、精髓亏虚者。

（4）使用注意：本方中组成药物以阴柔滋润为主，久服常服，易滞脾碍胃，若脾食少虚泄泻者慎用。

【附方】

左归饮（《景岳全书》）　熟地黄二三钱，或加至一二两（9g）　甘草炙，一钱（3g）　茯苓一钱半（4.5g）　山药　枸杞子各二钱（各 6g）　山茱萸一二钱（6g），畏酸者少用之　以水二盅，煎至七分，食远服。功用：补益肾阴。主治：真阴不足证。腰酸遗泄，盗汗，口燥咽干，口渴欲饮，舌尖红，脉细数。

左归丸与左归饮均用熟地黄、山药、枸杞子、山茱萸，同为纯补之剂，均能主治肾阴虚证，左归丸又用川牛膝、菟丝子、鹿角胶、龟板胶，补力较强，主治阴精亏虚证，常用于真阴亏损较重者；而左归饮又用茯苓、甘草，补力较缓，适宜于肾阴不足较轻之证。

【原书主治】

《景岳全书》："治真阴肾水不足，不能滋养营卫，渐至衰弱，或虚热往来，自汗盗汗，或神不守舍，血不归原，或虚损伤阴，或遗淋不禁，或气虚昏晕，或眼花耳聋，或口燥舌干，或腰酸腿软。凡精髓内亏，津液枯涸等证，俱速宜壮水之主，以培左肾之元阴，而精血自充矣。宜此方主之。"

【现代研究】朱玲等研究左归丸对卵巢功能的作用，结果提示：左归丸各剂量组动情周期延长，但仍有规律性变化，促卵泡激素（FSH）升高及雌激素（E_2）降低均不明显，受孕率低下。结论：左归丸能改善、保护卵巢功能，但对受孕率改善不明显。［朱玲，罗颂平，许丽绵．免疫性卵巢早衰小鼠生殖能力的研究．中国医药导报，2008，5（6）：13.］

大补阴丸

《丹溪心法》

【组成】熟地黄酒蒸　龟板酥炙，各六两（各 180g）　黄柏炒褐色　知母酒浸，炒，各四两（各 120g）

【用法】上为末，猪脊髓蒸熟，炼蜜为丸。每服七十丸（6～9g）空心盐白汤送下（现代用法：上为细末，猪脊髓适量蒸熟，捣如泥状；炼蜜，混合拌匀和药粉为丸，每丸约重 15g，每日早晚各服 1 丸，淡盐水送服；或作汤剂，水煎服，用量按原方比例酌减）。

【功用】滋阴降火。

【主治】阴虚火旺证。骨蒸潮热，盗汗遗精，咳嗽咯血，心烦易怒，足膝疼热，舌红少苔，尺脉数而有力。

【方解】本方证是由肝肾亏虚，真阴不足，虚火上炎所致。肾为水火之脏，本应既济以并存，真阴亏虚，则相火亢盛而生虚火、虚热之证，故骨蒸潮热、盗汗遗精、足膝疼热；虚火上炎，灼伤肺金，损伤肺络，故咳嗽咯血；虚火上扰心神，则心烦易怒。治宜大补真阴以治本，佐以降火以治标，标本兼治。本方以滋阴降火为法，以“阴常不足，阳常有余，宜常养其阴，阴与阳齐，则水能制火”（《医宗金鉴·删补名医方论》）为理论依据，方中重用熟地黄、龟板滋阴潜阳，壮水制火，即所谓培其本，共为君药。继以黄柏苦寒泻相火以坚阴；知母苦寒而润，上能清润肺金，下能滋清肾水，与黄柏相须为用，苦寒降火，保存阴液，平抑亢阳，即所谓清其源，均为臣药。应用猪脊髓、蜂蜜为丸，此乃血肉甘润之品，填精益髓，既能助熟地黄、龟板以滋阴，又能制黄柏之苦燥，俱为佐使。本证若仅滋阴则虚火难清，单清热则犹恐复萌，故须培本清源，使阴复阳潜，虚火降而诸症悉除。正如《医宗金鉴·删补名医方论》中说：“是方能骤补真阴，以制相火，较之六味功用尤捷。”

本方的配伍特点是：滋阴药与清热降火药相配，培本清源，两相兼顾。其中龟板、熟地黄用量较重，与知、柏的比例为3∶2，表明本方以滋阴培本为主，降火清源为辅。

大补阴丸与六味地黄丸虽均能滋阴降火，但后者偏于补养肾阴，而清热之力不足；前者则滋阴与降火之力较强，故对阴虚而火旺明显者，选用该方为宜。

【运用】

（1）辨证要点：本方为治疗阴虚火旺证的基础方，又是体现朱丹溪补阴学派学术思想及其滋阴降火治法的代表方。临床应用以骨蒸潮热，舌红少苔，尺脉数而有力为辨证要点。

（2）加减变化：若阴虚较重者，可加天冬、麦冬以润燥养阴；阴虚盗汗者，可加地骨皮以退热除蒸；咯血、吐血者，加仙鹤草、旱莲草、白茅根以凉血止血；遗精者，加金樱子、芡实、桑螵蛸、山茱萸以固精止遗。

（3）现代运用：本方常用于甲状腺功能亢进、肾结核、骨结核、糖尿病等属阴虚火旺者。

（4）使用注意：若脾胃虚弱、食少便溏，以及火热属于实证者不宜使用。

【附方】

1. 虎潜丸（《丹溪心法》） 黄柏酒炒，半斤（240g） 龟板酒炙，四两（120g） 知母酒炒，二两（60g） 熟地黄 陈皮 白芍各二两（各60g） 锁阳一两半（45g） 虎骨用狗骨代，一两（30g） 干姜半两（15g） 上为末，酒糊丸，一方加金箔一片，一方用生地黄，懒言者加山药。功用：滋阴降火，强壮筋骨。主治：肝肾不足，阴虚内热之痿证。腰膝酸软，筋骨痿弱，腿足消瘦，步履乏力，或眩晕，耳鸣，遗精，遗尿，舌红少苔，脉细弱。

2. 大补元煎（《景岳全书》） 人参少则用一二钱，多则用一二两（3~30g） 山药炒，二钱（6g） 熟地黄少则用二三钱，多则用二三两（6~60g） 杜仲二钱（6g） 当归二三钱（6~9g） 山茱萸一钱（3g） 枸杞二三钱（6~9g） 甘草炙，一二钱（3~6g） 功用：救本培元，大补气血。主治：气血大亏，精神失守之危剧病证。

虎潜丸与大补阴丸均有熟地黄、龟板、黄柏、知母；有滋补肝肾之阴，清降虚火之功，用于肝肾阴虚火旺证。大补阴丸以猪脊髓、蜂蜜为丸，故滋补精血之功略胜；

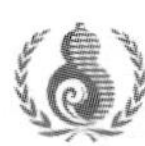

本方尚有锁阳、狗骨、白芍、干姜、陈皮，故补血养肝之力较佳，并有很好的强筋壮骨作用，且补而不滞，为治疗痿证的专方。

【原书主治】

《丹溪心法》："大补阴丸降阴火，补肾水。"

【现代研究】研究发现，大补阴丸对正常及四氧嘧啶糖尿病模型小鼠有降血糖作用，对阴虚小鼠的血糖降低有保护作用，对正常小鼠的体液免疫和细胞免疫功能均有一定的增强作用，对阴虚小鼠的体液免疫和细胞免疫功能降低有显著的保护作用。所以大补阴丸有降血糖和调节免疫功能的作用。[刘雪莉，陈凯．大补阴丸的降血糖和免疫调节作用．中国现代应用药学，2000，17（3）：1.]。

一贯煎

《续名医类案》

【组成】北沙参　麦冬　当归身各三钱（各9g）　生地黄六钱至一两五钱（18~30g）　枸杞子三钱至六钱（9~18g）　川楝子一钱半（4.5g）

【用法】水煎服。

【功用】滋阴疏肝。

【主治】肝肾阴虚，肝气郁滞证。胸脘胁痛，吞酸吐苦，咽干口燥，舌红少津，脉细弱或虚弦。亦治疝气瘕聚。

【方解】本方证是由肝肾阴虚，肝气郁滞所致。肝藏血，主疏泄，体阴而用阳，喜条达而恶抑郁。肝肾阴虚，肝体失养，则疏泄失常，肝气郁滞，故见胸脘胁痛；肝郁化火进而横逆犯胃，肝胃不和，则见吞酸吐苦；肝气久郁，经气不利则生疝气、瘕聚等症；阴虚津液不能上承，故咽干口燥、舌红少津；阴血亏虚，血脉不充，故脉细弱或虚弦。本方证为阴虚所致肝郁，故治宜滋阴养血为主，疏肝解郁为辅。方中重用生地黄滋阴养血、补益肝肾为君，内寓滋水涵木之意。当归、枸杞子养血滋阴，以柔肝体；北沙参、麦冬滋养肺胃，养阴生津，意在佐金平木，扶土制木，四药共为臣药。佐以少量川楝子，疏肝泻热，理气止痛，顺其条达之性，使肝气舒畅，则疼痛可除。该药性虽苦寒，但与大量甘寒滋阴养血药相配伍，则无苦燥伤阴之弊。诸药合用，使肝体得养，肝气得舒，则诸症可解。

本方配伍特点：在大队滋阴养血药中，佐一味川楝子疏肝理气，补肝与疏肝相结合，以补为主，使肝体得养，而无滋腻碍胃遏滞气机之虞，且无伤及阴血之弊。全方组方严谨，配伍得当，照顾到"肝体阴而用阳"的生理特点，诚为滋阴疏肝之名方。

一贯煎与逍遥散都能疏肝理气，均可治肝郁气滞之胁痛。不同之处：逍遥散疏肝养血健脾的作用较强，主治肝郁血虚之胁痛，并伴有神疲食少等脾虚症状；一贯煎滋养肝肾的作用较强，主治肝肾阴虚之胁痛，且见吞酸吐苦等肝气犯胃症状者。

【运用】

（1）辨证要点：本方是治疗阴虚肝郁，肝胃不和所致脘胁疼痛的常用方。临床应用以脘胁疼痛，吞酸吐苦，舌红少津，脉虚弦为辨证要点。

（2）加减变化：若大便秘结，加瓜蒌仁；有虚热或汗多，加地骨皮；痰多，加川贝母；舌红而干，阴亏过甚，加石斛；胁胀痛，按之硬，加鳖甲；烦热而渴，加知母、石膏；腹痛，加芍药、甘草；两足痿软，加牛膝、薏苡仁；不寐，加酸枣仁；口苦燥，少加黄连。

（3）现代运用：本方常用于慢性肝炎、慢性胃炎、胃及十二指肠溃疡、肋间神经痛、神经官能症等属阴虚肝郁者。

（4）使用注意：因制方重在滋补，虽可行无形之气，但不能祛有形之邪，且药多甘腻，故有停痰积饮而舌苔白腻、脉沉弦者，不宜使用。

【原书主治】

《续名医类案》："胁痛，吞酸，吐酸，疝瘕，一切肝病。"

【现代研究】一贯煎对大鼠四氯化碳急性肝损伤有防护作用，可改善四氯化碳诱导的大鼠脂肪肝，其机制为降低脂质过氧化和炎症反应。［张晶，平键，陈红云，等．一贯煎对四氯化碳诱导大鼠脂肪肝的干预作用研究．中西医结合肝病杂志，2014，24（1）：43-46.］

第五节　补　阳

补阳剂，主要适用于肾阳虚弱证。症见形寒肢冷，面色苍白，腰膝酸痛，下肢软弱无力，小便不利，或小便频数，尿后余沥，少腹拘急，男子阳痿早泄，女子宫寒不孕，舌淡苔白，脉沉细，尺部尤甚等。常用补阳药如附子、肉桂、巴戟天、肉苁蓉、淫羊藿、鹿角胶、仙茅等为主。配伍熟地黄、山茱萸、山药等补阴药或茯苓、泽泻等利水之品组成方剂。代表方八味肾气丸、右归丸等。

八味肾气丸

《金匮要略》

【组成】干地黄八两（240g）　薯蓣（山药）　山茱萸各四两（各120g）　泽泻　茯苓　牡丹皮各三两（各90g）　桂枝　附子炮，各一两（各30g）

【用法】上为细末，炼蜜和丸，如梧桐子大，酒下十五丸（6g），日再服（现代用法：每服9g，每日2~3次，温开水或淡盐汤送下。浓缩丸：每服8粒，每日2~3次，温开水或淡盐汤送服。或作汤剂，用量按原方比例酌减）。

【功用】补肾助阳。

【主治】肾阳不足证。腰痛脚软，身半以下常有冷感，少腹拘急，小便不利，或小便反多，入夜尤甚，阳痿早泄，舌淡而胖，脉虚弱，尺部沉细，以及痰饮，水肿，消渴，脚气，转胞等。

【方解】本方证皆由肾阳不足所致。肾阳为人身阳气的根本，腰为肾之府，肾阳不足，下焦失其温养，故腰痛脚软、身半以下常有冷感；肾主水，肾阳虚弱，不能化气利水，水停于内，则小便不利、少腹拘急，或转胞；水液失调，留滞为患，可发为水

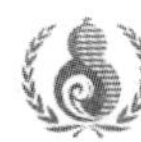

肿、痰饮、脚气等；肾阳亏虚，水液直趋下焦，津不上承，故消渴、小便反多。病症虽多，病机均为肾阳亏虚，所以异病同治，根据“益火之源，以消阴翳”之法，治宜补肾助阳。方中附子大辛大热，温补肾阳；桂枝辛甘而温，温阳化气；二药相合，补肾阳之虚，助气化之复，共为君药。然肾为水火之脏，内寓真阴真阳，阴阳一方的偏衰必将导致阴损及阳或阳损及阴，而且肾阳虚一般病程较久，多可由肾阴虚发展而来，若单补阳而不顾阴，则阳无以附，无从发挥温升之能，故重用干地黄滋阴补肾；配伍山茱萸、山药补肝脾而益精血，共为臣药。君臣相伍，补肾填精，温肾助阳，一方面可借阴中求阳而增补阳之力，另一方面阳药得阴药之柔润则温而不燥，阴药得阳药之温通则滋而不腻，二者相得益彰。再以泽泻、茯苓利水渗湿，配桂枝又善温化痰饮；牡丹皮苦辛而寒，擅入血分，合桂枝则可调血分之滞，三药寓泻于补，俾邪去而补药得力，为制诸阴药可能助湿碍邪之虞。诸药合用，补而不腻，温而不燥，为温补肾阳之良方。

本方配伍特点有二：一是补阳之中配伍滋阴之品，阴中求阳，使阳有所化，正如张介宾所说“善补阳者，必于阴中求阳，则阳得阴助，而生化无穷”（《景岳全书·新方八阵》）。二是方中温补肾阳的附子、桂枝与滋补肝肾之阴的六味地黄丸用量之比为1∶12.5，附子、桂枝用量不足全方的1/8，可见其立方之旨，并非峻补元阳，乃在微微生火，鼓舞肾气，即取“少火生气”之义。正如柯琴所云：“此肾气丸纳桂、附于滋阴剂中十倍之一，意不在补火，而在微微生火，即生肾气也。”（《医宗金鉴·删补名医方论》）故本方名为“肾气丸”“八味肾气丸”或“金匮肾气丸”。

【运用】

（1）辨证要点：本方为补肾助阳的常用方。临床应用以腰痛脚软，小便不利或反多，舌淡而胖，脉虚弱而尺部沉细为辨证要点。

（2）加减变化：方中干地黄，现多用熟地黄；桂枝改用肉桂，如此效果更好；若腰膝冷痛甚者，加杜仲、牛膝、狗脊补肾壮腰；若夜尿多、遗尿者，宜加桑螵蛸、乌药、五味子补肾缩尿；若用于阳痿，证属命门火衰者，酌加淫羊藿、补骨脂、巴戟天等以助壮阳起痿之力。

（3）现代运用：本方常用于慢性肾炎、糖尿病、醛固酮增多症、甲状腺功能低下、神经衰弱、肾上腺皮质功能减退、慢性支气管哮喘、更年期综合征等属肾阳不足者。

（4）使用注意：若咽干口燥、舌红少苔属肾阴不足，虚火上炎者，不宜应用。此外，肾阳虚而小便正常者，为纯虚无邪，不宜使用本方。吴仪洛称：“此亦为虚中夹邪滞而设尔，若纯虚之证，而兼以渗利，未免减去药力，当用右归丸或右归饮。”（《成方切用》）

【附方】

1. 加味肾气丸（《济生方》）　白茯苓去皮　泽泻　山茱萸取肉　山药炒　车前子酒蒸　牡丹皮去木，各一两（各30g）　附子炮，二枚（15g）　官桂不见火　川牛膝去芦，酒蒸　熟地黄各半两（各15g）上为细末，炼蜜为丸，如梧桐子大，每服七十丸（9g），空心米饮送下。功用：温补肾阳，利水消肿。主治：肾（阳）虚水肿，腰重脚肿，小便不利。

2. 天雄散（《金匮要略》）　天雄炮，三两（9g）　白术八两（24g）　桂枝六两（18g）

龙骨三两（9g）　上四味，杵为散，酒服半钱匕。日三服。不知，稍增之。功用：温阳摄精。主治：肾阳虚失精证。梦中失精或无梦而失精，或阳痿，腰膝冷痛，发脱齿动，或健忘，或头晕，或耳鸣，舌淡，苔薄，脉沉弱。

加味肾气丸由肾气丸加味而成，有温补肾阳的作用。加味肾气丸增加牛膝、车前子，温肾利水以消肿，常用于肾阳虚的水肿，小便不利；天雄散温阳摄精，适用于肾阳虚失精证，症见阳痿、失精、腰膝冷痛等。

【原书主治】

《金匮要略·血痹虚劳病脉证并治》15 条：“虚劳腰痛，少腹拘急，小便不利者，八味肾气丸主之。”

《金匮要略·消渴小便不利淋病脉证并治》3 条：“男子消渴，小便反多，一饮一斗，小便一斗者，肾气丸主之。”

【现代研究】

（1）对正常机体的免疫调节作用：肾气丸能提高小鼠腹腔巨噬细胞的吞噬功，能提高胸腺重量，提高溶血素含量，促进淋巴细胞化功能，提高红细胞数。从而证明肾气丸具有增强免疫抑制小鼠免疫功能的作用。［马红，沈继，张明伟，等．金匮肾气丸免疫调节作用的实验研究．中药药理与临床，2000，16（6）：5-6.］

（2）对老龄机体的免疫调节作用：周氏实验表明，肾气丸可对 D-半乳糖所致亚急性衰老大鼠的多项免疫指标施加影响，明显提高其胸腺指数及 T、B 淋巴细胞增殖能力并使干扰素-γ 含量升高，从增强衰老大鼠免疫功能的角度证明了它延缓衰老的作用。［周智兴，吴正平，邓琴．肾气丸对衰老模型大鼠免疫功能的作用研究．实用医学杂志，2009，25（24）：4131-4133.］

右归丸

《景岳全书》

【组成】熟地黄八两（240g）　山药炒 四两（120g）　山茱萸微炒，三两（90g）　枸杞子微炒，三两（90g）　菟丝子制，四两（120g）　鹿角胶炒珠，四两（120g）　杜仲姜汁炒，四两（120g）　肉桂二两（60g）　当归三两（90g）　制附子二两（60g）

【用法】上将熟地黄蒸烂杵膏，余为细末，加炼蜜为丸，如弹子大。每嚼服二三丸（6~9g），以滚白汤送下（现代用法：配作蜜丸服，每丸约重 15g，早晚各服一丸，开水送下或按原方用量比例酌情增减，水煎服）。

【功用】温补肾阳，填精益髓。

【主治】肾阳不足，命门火衰证。年老或久病气衰神疲，畏寒肢冷，腰膝酸软，阳痿遗精，或阳衰无子，或饮食减少，大便不实，或小便自遗，舌淡苔白，脉沉而迟。

【方解】本方所治之证为肾阳不足，命门火衰所致。肾为水火之脏，内寄命门之火。肾阳不足，命门火衰，失其温煦，火不生土，影响脾胃，纳运失职，故见气衰神疲、畏寒肢冷、腰膝软弱、饮食减少、大便不实；肾藏精，主生殖功能，肾阳虚则封藏失职，精关不固，宗筋失养，故见阳痿、遗精、不育或小便自遗。治宜“益火之源，

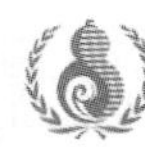

以培右肾之元阳”（《景岳全书》）。方中附子、肉桂、鹿角胶均入肾经，温肾壮阳，补命门之火，温里祛寒，为君药。熟地黄、山茱萸、枸杞子、山药滋阴补肾，养肝补脾，填精益髓，取“阴中求阳”之义，为臣药。菟丝子、杜仲补肝肾，强腰膝，配以当归养血和血，共补肝肾精血，为佐药。诸药合用，以温肾阳为主而阴阳兼顾，肝脾肾并补，妙在阴中求阳，使元阳得以归原，“益火之源，以培右肾之元阳”（《景岳全书》），故名“右归丸”。

本方配伍特点：一是补阳药与补阴药相配，体现了“阴中求阳”的治疗原则；二是本方峻补无泻，集温补药与滋补药于一方，则补阳之功尤著。

本方是由八味肾气丸减去“三泻”（泽泻、茯苓、牡丹皮），加鹿角胶、菟丝子、杜仲、枸杞子、当归而成，纯补无泻，增加了补阳的作用，保全补益之力，使药效专于温补，为温补肾阳、填精益髓之峻剂。

【运用】

（1）辨证要点：本方为治肾阳不足，命门火衰的常用方。临床应用以神疲乏力，畏寒肢冷，腰膝酸软，脉沉迟为证治要点。

（2）加减变化：若阳衰气虚，加人参以补之；阳虚精滑或带浊、便溏，加补骨脂以补肾固精止泻；肾泻不止，加五味子、肉豆蔻以涩肠止泻；饮食减少或不易消化，或呕恶吞酸，加干姜以温中散寒；腹痛不止，加吴茱萸（炒）以散寒止痛；腰膝痰痛者，加胡桃肉以补肾助阳，强腰膝；阳痿者，加巴戟天、肉苁蓉以补肾壮阳；火不暖土，食少便溏者，可去当归，加干姜、白术以温中健脾助运。

（3）现代运用：本方常用于治疗肾病综合征、老年骨质疏松症、精少不育症，以及贫血、白细胞减少症等属肾阳不足者。

（4）使用注意：本方纯补无泻，故对肾虚而有湿浊者，不宜服用。

【附方】

右归饮（《景岳全书》）　熟地黄二三钱或加至一二两（9~30g）　山药炒，二钱（9g）　枸杞子二钱（9g）　山茱萸一钱（6g）　甘草炙，一二钱（3g）　肉桂一二钱（3~6g）　杜仲姜制，二钱（9g）　制附子一二三钱（6~9g）　上以水二盅，煎至七分，食远温服。功用：温补肾阳，填精补血。主治：肾阳不足证。气怯神疲，腹痛腰酸，肢冷脉细，舌淡苔白，或阴盛格阳，真寒假热之证。

右归饮与右归丸均有温肾填精之功，主治肾阳不足证。但右归丸较右归饮组成多鹿角胶、菟丝子、当归，而不用甘草，故右归丸温补肾阳，填精补血之力更强；右归饮用甘草，而不用鹿角胶、菟丝子、当归，补脾和中之力略胜，补肾阳，填精补血之力稍逊。二者所治肾阳虚衰之证候有轻重之别。

【原书主治】

《景岳全书》：“治元阳不足，或先天禀衰，或劳伤过度，以致命门火衰，不能生土，而为脾胃虚寒，饮食少进；或呕恶、膨胀，或反胃、噎膈，或怯寒畏冷，或脐腹多痛；或大便不实，泻痢频作；或小水自遗、虚淋、寒疝；或寒侵谿谷，而肢节痹痛，或寒在下焦而水邪浮肿。总之，真阳不足者，必神疲气怯，或心跳不宁，或四体不收，或眼见邪祟，或阳衰无子等证，俱速宜益火之源，以培右肾之元阳，而神气自强矣，此方主之。”

【现代研究】右归丸对肾阳虚模型动物产生显著温阳补肾、填精补髓，使神经组织功能活动增强和抗衰延年作用，使其中脑导水管周围灰质神经元电活动紊乱基本恢复，对脑内电刺激、伤害刺激的反应性提高；使下丘脑-内侧视前区、蓝斑核单位放电增加，对脑内电刺激的反应性增强，使肾阳虚大鼠显著下降的耳蜗电位明显增高。[张伟伟，刘银辉，高薇．右归丸和六味地黄丸对老年大鼠神经系统抗衰老作用的比较．国外医学：医学地理分册，2010，31（2）：136-138.]

第六节　阴阳并补

阴阳并补剂，适用于阴阳两虚证。症见头晕目眩，腰膝软，阳痿遗精，畏寒肢冷，自汗盗汗，午后潮热等。常用补阴药如熟地黄、山茱萸、龟板、何首乌、枸杞子和补阳药如肉苁蓉、巴戟天、附子、肉桂、鹿角胶等共同组成方剂。临床应用时应根据阴阳虚损的程度，分辨主次轻重，调整补阴及补阳两类药物的适当比例。代表方如芍药甘草附子汤、地黄饮子、龟鹿二仙胶、七宝美髯丹、栝楼瞿麦丸等。

芍药甘草附子汤

《伤寒论》

【组成】芍药　甘草炙，各三两（9g）　附子炮，去皮，破八片，一枚（3g）

【用法】上三味，用水五升（1 000mL），煮取一升五合（今 300mL），去滓，分温三服（现代用法：水煎服）。

【功用】复阳益阴。

【主治】伤寒发汗后，阴虚阳损筋急证。两胫拘急，或四肢关节筋脉僵硬，或手足麻木胀痛，指甲不荣，或胁痛，或目涩，恶寒，舌红，苔薄，脉细。

【方解】本方证为伤寒发汗后阴虚阳损所致。体虚外感表证，用发汗解表法之后，致阴阳俱虚，阴血不足，阳气虚弱，筋脉既不得阴血滋养，又不得阳气温煦，则两胫拘急，或四肢关节筋脉僵硬，或手足麻木而痛；阴阳俱虚而不能温养滋荣，则指甲不荣，或胁痛；阴血虚不能滋养两目，则目涩；阳虚而不温，则恶寒；舌红，苔薄，脉细均为阴阳俱虚之征。其治当扶阳益阴。方中芍药苦酸性寒，补虚养血，敛阴舒筋，缓急止痛，附子大辛大热，为温阳诸药之首，补火助阳，通痹止痛，两药合用，阴阳并补，共为君药；甘草甘温，补中缓急，调和药性为佐使药；芍药与甘草相配，酸甘化阴，以养阴补血，缓急舒筋，附子与甘草相配，辛甘化阳以补阳，且附子性猛，得甘草而缓，芍药性寒，得附子而合。三药合用养阴补阳，阳中有阴，阴中有阳，阴阳并补，柔润筋脉而缓急。

【运用】

（1）辨证要点：本方为治疗阴阳两虚、筋脉挛急之主方。以两胫拘急，手足麻木或疼痛，指甲不荣，舌质红，苔薄，脉细为用方审证要点。

（2）加减变化：若阴血虚者，加麦冬、石斛、当归，以滋补阴津；若脘腹疼痛者，加延胡索、川楝子、桂枝，以温阳行气活血；若大便干者，加生地黄、玄参，以滋阴通便等。

（3）现代运用：本方常用于不宁腿综合征，腓肠肌痉挛，颜面抽搐痉挛，脑卒中后肢体痉挛，先天性或萎缩性肌强直萎缩性胃炎，胃及十二指肠溃疡，胃扭转，胃痉挛，慢性肝炎，过敏性肠炎，肠粘连，肠痉挛，急性水肿性胰腺炎，胆石症等，血栓闭塞性脉管炎，血管平滑肌痉挛等属于阴虚阳损筋急证。

【原书主治】

《伤寒论·辨太阳病脉证并治》68条："发汗病不解，反恶寒者虚故也，芍药甘草附子汤主之。"

【现代研究】芍药甘草附子汤对胃酸分泌呈双向调节作用，有抑制胃排空、抑制肠管收缩、缓解肠管痉挛、解痉、镇痛、降低血中睾酮浓度、改善排卵状态、抗炎、保护肠胃黏膜组胺水平、抑制子宫平滑肌细胞中前列腺素 E_2（PGE_2）、前列腺素 F_{2a}（PGF_{2a}）及6酮前列腺素 F_{1a}（6-ketoPGF_{1a}）的生成释放及抗肿瘤等作用。

栝楼瞿麦丸

《金匮要略》

【组成】栝楼根二两（12g）　茯苓三两（15g）　薯蓣三两（20g）　附子炮，1枚（15g）　瞿麦一两（8g）

【用法】上五味，末之，炼蜜丸梧子大，饮服三丸（3g），日三服；不知，增至七八丸（6~9g）。以小便利，腹中温和为知（现代用法：亦可水煎服）。

【功效】温肾利水，生津润燥。

【主治】下寒上燥之小便不利证。眩晕，烦热，口渴，小便不利，腹中冷，或腰冷腿软，腰以下水肿，舌质淡，无苔乏津，脉沉细而数。

【方解】本方证是由肾阳不足所致。肾主水，司气化之职，肾阳虚，肾与膀胱相表里，膀胱气化失职，气不化津，津不上承，上焦反生燥热，故眩晕，烦热，口渴，饮水不止。阳虚不化，水滞不行，故小便不利，腰以下水肿。肾阳虚，不能温煦下焦，故腹中冷，或腰冷腿软，舌质淡，无苔乏津，脉沉细而数，均为下寒上燥之征。治宜温肾利水，生津润燥。方中附子大辛大热，温肾壮阳，以助膀胱之气化，化气以行水。《素问·灵兰秘典论》："膀胱者，州都之官，津液藏焉，气化则能出矣。"肾阳充足，膀胱气化有权，气化行则水道利，津液上达，诸症悉平，为君药；配伍山药润燥止渴，茯苓淡渗利水，且两药均有健脾补中之功，脾健则水湿得运，使水湿下行，津液上承，则小便利，口渴止，为臣药；天花粉（栝楼根）可清上焦之热，生津润燥而止渴，瞿麦以增强通利水道之功，二药性寒，又可制约附子之燥热之性，以期助阳而不伤阴，为佐药。五药合用，共奏补肾阳，利小便，生津液，止口渴的之功。

本方配伍特点，寒润辛温并用，温而不燥，清而不寒，滋而不腻，补利兼施，三焦（肺脾肾）兼顾，阴阳并补。著名医家冉雪峰曾盛赞此方："此方清上温下，半通半补，一方两扼其要。”凡久病劳伤，脾肾阳虚，而致升降失常，气化无权，三焦决渎失职，临证上无论小便量多或点滴难下，其人若渴，腰腹有冷感之水肿、淋证、消渴，均可用此方加减治之。

本方与肾气丸皆有温阳化气之功，但肾气丸通过温阳化气，旨在蒸津摄水，而本方重在滋阴润燥，蒸津利水，因其有湿，故于肾气丸中减去地黄、山茱萸之滋腻。《医宗金鉴》谓此方“亦肾气丸之变制也”。

【运用】

(1) 辨证要点：本方为治疗下寒上燥之小便不利证的著名方剂。临床应用以烦热，口渴，小便不利或小便量多，腰腹中冷感，舌质淡，无苔乏津，脉沉细而数为辨证要点。

(2) 加减变化：如燥气较盛，渴饮严重，天花粉的剂量应倍于附子，以增强生津润燥作用；渴饮已减，则天花粉用量可酌减。消渴小便量多者，可加肉桂、益智仁、巴戟天等品，以达温化膀胱气化之功。小便点滴而下者，可加车前子，牛膝以利尿通淋。

(3) 现代运用：本方常用于糖尿病，复发性口腔溃疡，前列腺肥大，肾小球肾炎，老年尿道综合征等属于下寒上燥之证。

【原书主治】

《金匮要略·消渴小便不利淋病脉证并治》10 条：“小便不利者，有水气，其人若渴，栝楼瞿麦丸主之”。

地黄饮子

《黄帝素问宣明论方》

【组成】熟干地黄焙（12g）　巴戟天去心　山茱萸炒　石斛去根　肉苁蓉酒浸，切焙（各9g）　附子炮裂，去皮脐　五味子炒　官桂去粗皮　白茯苓去黑皮　麦冬去心　菖蒲焙　远志去心，各等分（各 15g）

【用法】为粗末，每服三钱匕（9~15g），水一盏，加生姜三片，大枣二枚，擘破，同煎七分，去滓，食前温服（现代用法：加姜枣水煎服）。

【功用】补肾阳，滋肾阴，开窍化痰。

【主治】下元虚衰，痰浊上泛之喑痱证。舌强不能言，足废不能用，口干不欲饮，足冷面赤，脉沉细弱。

【方解】本方证是由于下元虚衰，阴阳两亏，痰浊堵塞窍道所致。“喑”是指舌强不能言语，“痱”是指足废不能行走。肾藏精主骨，下元虚衰，肾之阴阳两虚，致使筋骨失养，故见筋骨痿软无力，甚则足废不能用；足少阴肾脉夹舌本，肾虚则精气不能上承，舌体失养，加上痰浊随虚阳上泛堵塞窍道，故舌强而不能言；阴虚内热，虚阳上浮，故口干不欲饮，面赤；肾阳亏虚，不能温煦于下，故足冷；脉沉细数是阴阳两虚之象。治宜补养下元为主，佐以开窍化痰。方用肉苁蓉、巴戟天温壮肾阳，熟地黄、山茱萸滋补肾阴，四味共为君药。附子、肉桂辛热，以助温养下元，摄纳浮阳，引火归原；石斛、麦冬、五味子滋养阴液，壮水以济火，均为臣药。石菖蒲与远志、茯苓，

 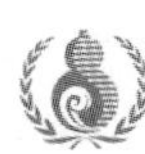

开窍化痰，交通心肾，为佐药。薄荷疏郁而轻清上行，清利咽喉窍道，姜、枣和中调药，为佐使之用。诸药合用，使下元得以补养，浮阳得以摄纳，水火既济，痰化窍开则“喑痱”可愈。

本方的配伍特点：阴阳并补，滋阴药与温阳药的药味及用量相当，补阴与补阳并重，标本兼治，上下同治，而以治本治下为主。

【运用】

（1）辨证要点：本方为治疗肾虚喑痱的常用方。临床应用以舌喑不语，足废不用，足冷面赤，脉沉细弱为辨证要点。

（2）加减变化：若属痱而无喑者，减去石菖蒲、远志等宣通开窍之品；喑痱以阴虚为主，痰火偏盛者，去附、桂，酌加川贝母、竹沥、胆南星、天竺黄等以清化痰热；兼有气虚者，酌加黄芪、人参以益气。

（3）现代运用：本方常用于晚期高血压、脑动脉硬化、中风后遗症、脊髓炎等慢性疾病过程中出现的阴阳两虚者。

（4）使用注意：本方偏于温补，故对气火上升，肝阳偏亢而阳热之象明显者，不宜应用。

【原书主治】

《圣济总录》：“肾气虚厥，语声不出，足废不用。”

【现代研究】地黄饮子可减少小鼠跳台错误反应次数、延长测验期跳台潜伏期、缩短小鼠寻找平台潜伏期、增加测验期跨越平台次数、降低乙酰胆碱酶活性。提示地黄饮子可以提高痴呆小鼠学习记忆能力，其作用机制可能与降低小鼠脑组织中乙酰胆碱酯酶活性有关。[封银曼，高志卿，姚建平，等．地黄饮子对痴呆小鼠脑功能及乙酰胆碱酯酶活性的影响．辽宁中医杂志，2002，29（3）：181.]

龟鹿二仙胶

《医便》

【组成】鹿角用新鲜麋鹿杀，角解的不用，马鹿角不用，去角脑梢角二寸绝断，劈开，净用十斤（5 000g）　龟板去弦，洗净，捶碎，五斤（2 500g）　人参十五两（450g）　枸杞子三十两（900g）

【用法】上前二味袋盛，放长流水内浸三日，用铅坛一只，如无铅坛，底下放铅一大片亦可。将角并（龟）板放入坛内，用水浸，高三五寸，黄蜡三两封口，放大锅内，桑柴火煮七昼夜。煮时坛内一日添热水一次，勿令沸起，锅内一日夜添水五次，候角酥取出，洗，滤净去滓。其滓即鹿角霜、龟板霜也。将清汁另放。另将人参、枸杞子用铜锅以水三十六碗，熬至药面无水，以新布绞取清汁，将滓置石臼水捶捣细，用水二十四碗又熬如前；又滤又捣又熬，如此三次，以滓无味为度。将前龟、鹿汁并参、杞汁和入锅内，文火熬至滴水成珠不散，乃成胶也。每服初起一钱五分（4.5g），十日加五分（1.5g），加至三钱（9g）止，空心酒化下，常服乃可（现代用法：上用铅坛熬胶，初服酒服4.5g，渐加至9g，空心时服用）。

【功用】滋阴填精，益气壮阳。

【主治】真元虚损，精血不足证。全身瘦削，两目昏花，发脱齿摇，腰膝酸软，阳痿遗精，久不孕育。

【方解】本方证乃下元虚损，精血不足所致。脾胃化生气血，肾藏精，肝藏血，精血互生，若先天禀赋不足，或后天脾胃失养及病后失调，均可使肾精不足，真元虚损，以致阴阳精血俱亏，故见身体消瘦、腰膝酸软，两目昏花、阳痿遗精、久不孕育。治宜填精补髓，益气养血，阴阳并补。方中鹿角胶甘咸而温，善于温壮肾阳，补益精血；龟板胶甘咸而寒，长于填精益髓，滋阴养血，二味为血肉有情之品，最能峻补阴阳而化生精血，共为君药。配伍枸杞子益肝肾，补精血，以辅助龟、鹿二药之功；更用人参补脾胃，益中气，以资气血生化之源，均为臣药。四药配伍，阴阳并补，气血兼顾，故又能抗衰防老，益寿延年，养精种子。

本方与地黄饮子均有阴阳并补之功，主治肾阴阳两虚。本方重用血肉有情之品，填精补髓之功较著，专于补虚，药桂温润，为治疗真元不足，精气阴阳惧损证候之要方；地黄饮子伍以桂、附大辛大热之品，补火助阳之力为胜，另有石菖蒲、茯苓、远志等开窍化痰，适宜与治疗因阴阳两虚，痰浊上泛，阻塞窍道而致的喑痱证。

【运用】

（1）辨证要点：本方为滋养阴阳气血之剂，既补肝肾之亏损，又益脾胃之不足。临床应用以腰膝酸软，两目昏花，阳痿遗精为证治要点。

（2）加减变化：若虚阳上扰，头晕目眩者，加杭菊花、明天麻以熄风止晕；遗精频作者，加金樱子、潼蒺藜以补肾固精；腰膝酸软较甚者，加怀牛膝、杜仲以补肾壮骨；阳痿者，加淫羊藿、黄狗肾以暖肾壮阳。

（3）现代运用：本方常用于治疗内分泌功能障碍引起的发育不良、重症贫血、神经衰弱，以及性功能减退等属真元不足，阴阳两虚者。

（4）使用注意：本方纯补，味厚滋腻，故脾胃虚弱而食少便溏者不宜应用。

【原书主治】

《医便》："男妇真元虚损，久不孕育；男子酒色过度，消烁真阴，妇人七情伤损气血，诸虚百损，五劳七伤。"

【现代研究】研究表明，龟鹿二仙胶冲剂能够增强小鼠的免疫功能，具体表现为拮抗环磷酰胺引起的小鼠白细胞总数减少、腹腔巨噬细胞吞噬功能下降、T淋巴细胞减少和血清溶血素的降低，并使之恢复至接近正常水平；能有效抑制化疗小鼠淋巴细胞凋亡。提示本方滋阴填精、益气壮阳作用与调节机体免疫功能有关。[胡久略．方剂学．北京：中医古籍出版社，2009.]

七宝美髯丹

《本草纲目》引《积善堂方》

【组成】赤、白何首乌米泔水浸三四日，瓷片刮去皮，用淘净黑豆二升，以砂锅木甑，铺豆及首乌，重重铺盖，蒸之。豆熟取此去豆晒干，换豆再蒸，如此九次，晒干，为末，各一斤（各500g）　赤、白茯苓去皮，研末，以水淘去筋膜及浮者，以人乳十碗浸匀，晒干，研末，各一斤（各500g）　牛膝去苗，酒浸一

日，同何首乌第七次蒸之，至第九次止，晒干　当归酒浸，晒　枸杞子酒浸，晒　菟丝子酒浸生芽，研烂，晒，各八两（250g）　补骨脂以黑芝麻炒香，四两（120）

【用法】上药石臼捣为末，炼蜜为丸，如弹子大，每次一丸，一日三次，清晨温酒下，午时姜汤下，卧时盐汤下（现代用法：碾细，炼蜜丸，每丸重10g，早、晚各服一丸，淡盐开水送服）。

【功用】补益肝肾，乌发壮骨。

【主治】肝肾不足证。身体瘦弱，须发早白，脱发，齿牙动摇，腰膝酸软，梦遗滑精，肾虚不育等。

【方解】本方证乃肝肾亏虚，精血耗伤所致。肝藏血，肾藏精，精能生血，血能化精，精血同源。在病理上，肝肾两脏也相互影响，肾精亏损，可导致肝血不足；反之肝血不足，也可引起肾精亏损。若肝肾不足，精血亏虚，以致不能充养形体，不能润泽毛发，故身体瘦弱、须发早白；肾主骨，肝主筋，肝肾阴虚，则筋骨失养，故腰膝酸软，牙齿松弛；肾虚而精关不固，则会梦遗滑精。治宜补益肝肾，乌发壮骨。本方中何首乌味苦涩微温，赤白并用，能补肝肾，益精血，健筋骨，乌须发，为滋补良药，重用为君；枸杞子、菟丝子均入肝肾经，助何首乌补肾益精，养肝补血，为臣药，当归辛甘而温，滋养肝血。牛膝甘酸性平，活血通经，补益肝肾，强筋健骨；补骨脂温补脾肾，固精缩尿，此“阴中求阳”之义，可使阴平阳秘；赤、白茯苓甘淡性平补脾安神，渗利湿浊，交通心肾，乃“补中有泻”，以上四药，共为佐药。诸药合用，以滋阴益精养血为主，兼顾补阳，有阴阳并补，精血互生之妙，共奏补肝益肾，涩精固本之功。

方中何首乌、茯苓俱用赤白两种，传统中医认为，白者入气分，赤者入血分，赤白并用，则气血调和，诸疾自可愈也。

【运用】

（1）辨证要点：本方为平补肝肾之剂。临床运用以须发早白，脱发，齿牙动摇，腰膝酸软为证治要点。

（2）现代运用：本方是临床使用较广的抗衰老、美容美发验方，常用于贫血、神经衰弱、高血压、动脉硬化、中青年白发（脱发），以及男性不育症等属于肝肾精血亏虚者。

（3）使用注意：配制时忌用铁器。

【现代研究】七宝美髯丹以补肾为主，其组成中补肾方药占大多数，如枸杞子、何首乌、补骨脂、菟丝子等通过调补肾气可达延缓衰老的目的，现代医学研究认为，补肾药对机体的组织细胞和基本结构成分有普遍的增强和保护作用，有助于机体的各种能量低下的恢复，能提高神经体液调节功能，促进免疫功能，改善能量代谢，组方中活血药有牛膝、当归，现代药理研究表明活血化瘀能够抑制血小板激活，改善血液流变性，抗脂质氧化，改善脂质代谢紊乱作用。临床研究表明七宝美髯丹可减少自由基对机体损害，能提高机体抗氧化活力调整脂质代谢紊乱，调节体内激素水平起到补肾壮阳，抗老防衰，延年益寿的作用，这正是其延缓衰老的重要机制。［曹双艳．七宝美髯丹抗老防衰的临床研究．中国伤残医学，2006，14（3）：41-43.］

小　结

本章共选正方26首，附方30首。按其功用不同分为补气、补血、气血双补、补阴、补阳、阴阳并补六类。

1. 补气　四君子汤、参苓白术散、补中益气汤、生脉散、完带汤均有补气作用，主治气虚诸证。其中四君子汤为益气健脾的基本方，适用于脾胃气虚，运化乏力之证；参苓白术散的功用除益气健脾外，并能和胃渗湿，用治脾胃气虚而挟湿之证；补中益气汤长于益气升阳，适用于内伤脾胃，气虚发热或气虚下陷的脱肛、子宫下垂等证；生脉散补养气阴，兼能生津止汗和敛肺止咳，善治暑热汗多，耗气伤阴，以及久咳肺虚，气阴两虚之证；完带汤健脾疏肝，祛湿止带，常用于脾虚肝郁，湿浊带下。

2. 补血　桂枝加芍药生姜各一两人参三两新加汤、四物汤、当归补血汤、当归散、防己地黄汤均有补血作用，主治血虚诸证。其中桂枝加芍药生姜各一两人参三两新加汤能调和营卫，益气养血，主治伤寒发汗后，气血两虚所致的身疼痛，或痹，或四肢拘挛等；四物汤为补血的常用方，也是妇女调经的基本方，功能补血活血，适用于营血虚滞，冲任虚损，月经不调，痛经等证；当归补血汤重在补气生血，常用于劳倦内伤，血虚发热之证；当归散善于养血健脾，清热安胎，是治疗血虚有热所致妊娠胎动不安证常用方。防己地黄汤能滋阴凉血，祛风通络，是治疗血虚生热，复受风邪所致癫狂的常用方。

3. 气血双补　薯蓣丸、归脾汤、炙甘草汤、八珍汤均有气血双补的作用，主治气血两虚的病证。其中薯蓣丸是仲景扶正祛邪的代表方，能补气养血，疏风散邪，治疗虚劳气血俱虚，阴阳失调，外感风邪证。归脾汤以益气补血，健脾养心为主，善治心脾气血两虚和脾不统血之证；炙甘草汤滋阴养血，益气温阳，善治阴血不足，阳气虚弱之脉结代，心动悸；八珍汤为四君子汤和四物汤的复方，补气与补血并重，是气血双补的基本方，适用于久病失治或病后失调的气血两虚之证。

4. 补阴　百合地黄汤、六味地黄丸、左归丸、大补阴丸、一贯煎均有滋阴作用，主治阴虚诸证。其中百合地黄汤能滋阴清热，是仲景治疗百合病的主方，用于心肺阴虚内热所致精神恍惚不定，语言、行动和饮食等失调之百合病；六味地黄丸肝、脾、肾三阴并补，以补肾为主，为滋阴补肾的常用代表方，适用于肾阴不足为主的各种病证；左归丸滋阴补肾，填精益髓，用治真阴不足，精髓亏损之证，其滋阴补肾之力，大于六味地黄丸，纯甘壮水，补而无泻；大补阴丸侧重于滋阴降火，常用于肝肾阴亏，相火亢盛之证；一贯煎长于滋阴疏肝，适用于肝肾阴虚，肝气不舒之脘胁疼痛，吞酸吐苦等证。

5. 补阳　八味肾气丸和右归丸均有温补肾阳的作用，主治肾阳不足诸证。其中八味肾气丸为补肾助阳的代表方，适用于肾阳不足诸证；右归丸温补肾阳，填精补血，适用于肾阳不足，命门火衰及火不生土等证，该方纯补无泻，温补肾阳的作用大于肾气丸。

6. 阴阳并补　芍药甘草附子汤、地黄饮子、龟鹿二仙胶、七宝美髯丹、栝楼瞿麦

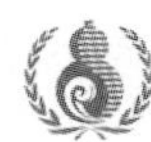

丸均有阴阳并补的作用，主治阴阳两虚诸证。其中芍药甘草附子汤复阳滋阴，用于阴阳两虚、筋脉挛急之证；地黄饮子滋阴补阳，并能开窍化痰，常用于喑痱证；龟鹿二仙胶滋阴填精，益气壮阳，适用于真元虚损，精血不足所致的阳痿遗精，两目昏花，久不孕育之证；七宝美髯丹补益肝肾，乌发壮骨，多用于肝肾不足，须发早白，以及脱发，齿牙动摇等；栝楼瞿麦丸温肾利水，生津润燥，用于下寒上燥之小便不利证。

第七章 理气剂

凡以理气药为主组成，具有行气或降气的作用，治疗气滞或气逆病证的方剂，统称为理气剂。理气剂属于八法中“消法”的范畴。立法依据有《素问·至真要大论》中“逸者行之”“结者散之”“高者抑之”及《素问·六元正纪大论》中“木郁达之”等。

气为一身之主，升降出入，周行全身，只有气机调畅，五脏六腑，四肢百骸，才能得以正常濡养，从而维持人体正常的生理活动。当情志失调，或饮食失节，或寒温失调，或劳倦太过时，均可导致气的升降出入异常，或气机郁滞，或气逆不降，从而引起脏腑功能失调，发生多种疾病。《素问·举痛论》说：“百病生于气也。”一般来说，气滞证以肝气郁滞和脾胃气滞为主，治宜行气之法；气逆证以肺气上逆和胃气上逆为主，治宜降气之法，故理气剂一般分为行气与降气两类。

使用理气剂，应该注意以下几点：第一，气滞与气逆相兼为病者，宜行气与降气并用，应注意辨清其轻重主次；若兼气虚，宜配伍补气之品，以虚实兼顾。第二，导致气滞与气逆的原因很多，应用理气剂时应审证析因，遣药制方才能丝丝入扣。第三，理气药多属辛温香燥之品，易耗气伤津，助热生火，应适可而止，切勿过剂，或酌配益气滋润之品以制其偏。尤其是年老体弱或素体阴亏、内热较甚者，以及有出血倾向者或妇女适值经期者、孕妇，更当慎用。

第一节 行 气

行气剂，适用于气机郁滞证。气滞又有肝气郁滞和脾胃气滞之分。肝郁气滞常见胸胁胀痛，或疝气痛，或月经不调，或痛经等症状；治疗常以香附、青皮、郁金、川楝子、乌药、小茴香等疏肝理气解郁药为主组成方剂。脾胃气滞常见脘腹胀痛，嗳气吞酸，呕恶少食，大便失常等症状；治疗常以陈皮、厚朴、枳壳、木香、砂仁等疏理脾胃气滞药为主组成方剂。代表方如半夏厚朴汤、越鞠丸、暖肝煎、厚朴温中汤、天台乌药散、厚朴生姜半夏甘草人参汤、金铃子散等。

半夏厚朴汤

《金匮要略》

【组成】半夏一升（24g） 厚朴三两（9g） 茯苓四两（12g） 生姜五两（15g） 紫苏叶

二两（6g）

【用法】以水七升，煮取四升，分温四服，日三夜一服（现代用法：水煎服）。

【功能】行气散结，降逆化痰。

【主治】梅核气。咽中如有物阻，咯吐不出，吞咽不下，胸膈满闷，或咳或呕，舌苔白润或白腻，脉弦或滑。

【方解】本方证多由痰气互结咽喉，肺胃宣降失常所致。每因情志不遂，肝气郁结，肺胃宣降失常，聚津为痰，痰气相搏，结于咽喉，故见咽中如有物阻、咯吐不出、吞咽不下，但与饮食无碍，《金匮要略》谓之“咽中如有炙脔”，炙脔即烤肉块，即咽喉部有异物感，后世称之为梅核气，女性尤为多见；肺胃失于宣降，胸中气机不畅，可见胸胁满闷；甚则肺胃之气上逆，又见或咳或呕。舌苔白润或白腻，脉弦或滑均为气郁痰阻之征。气不行则郁不解，痰不化则结难散，故治宜行气散结、化痰降逆之法。方中半夏辛温入肺胃，化痰散结，降逆和胃，为君药。厚朴苦辛性温，下气除满，行气开郁，助半夏散结降逆，为臣药。二者相合，一行气滞，一散痰结。茯苓甘淡渗湿健脾，治生痰之源，以助半夏化痰；生姜辛温散结，和胃止呕，且制半夏之毒；紫苏叶芳香行气，理肺舒肝，助厚朴行气宽胸、宣通郁结之气，共为佐药。紫苏叶质轻归肺，引诸药直达肺系咽喉，为使药。综观全方，辛苦合用，辛可行气散结，苦可燥湿降逆，使郁气得疏，痰涎得化，则诸症自除。

本方的配伍特点：辛苦温药同用，气滞痰结并除。

【运用】

（1）辨证要点：以咽中如有物阻，吞吐不得，胸膈满闷，苔白腻，脉弦滑为辨证要点。本方为治疗情志不畅，痰气互结所致的梅核气之常用方。方剂别名有厚朴汤、大七气汤、四七汤、厚朴半夏汤、七气汤、四七饮。

（2）加减变化：若气郁较甚者，可加香附、郁金助行气解郁；胁肋疼痛者，可加川楝子、延胡索以疏肝理气止痛；咽痛者，可加玄参、桔梗以解毒散结，宣肺利咽。

（3）现代运用：神经系统如咽神经官能症、抑郁症等疾病。消化系统如慢性胃炎、胃及十二支肠溃疡、食管痉挛、急性肠炎等疾病。呼吸系统如慢性咽炎、鼻炎、鼻窦炎、慢性支气管炎等疾病。凡属气滞痰阻者，均可使用。

（4）使用注意：方中多辛温苦燥之品，仅适宜于痰气互结，偏于痰湿者。若见颧红口苦、舌红少苔属于气郁化火，阴伤津少者，虽具梅核气之特征，亦不宜使用本方。

用半夏为一升约 24g，只有合理选用半夏用量，才能发挥利咽化痰作用，非用量大则不能取得最佳治疗效果；再则生姜用量为五两约 15g，以此既能增强半夏利咽化痰，又能制约半夏毒性。

【原书主治】

《金匮要略 · 妇人杂病脉证并治》5 条：“妇人咽中如有炙脔，半夏厚朴汤主之。”

【现代研究】半夏厚朴汤具有调节消化系统功能、抗溃疡、保肝、利胆、抗炎、抗肿瘤、镇静、止呕、催眠等多种作用。[张民庆．现代临床方剂学研究．北京：人民卫生出版社，2004：475.]

越鞠丸

《丹溪心法》

【组成】香附　川芎　苍术　栀子　神曲各等分（各6~10g）

【用法】上为末，水丸如绿豆大（现代用法：上药为末，水泛为丸，如绿豆大。每服6~9g，温水送下。亦常用作汤剂，水煎服）。

【功能】行气解郁。

【主治】六郁证。胸膈痞闷，脘腹胀痛，嗳腐吞酸，恶心呕吐，饮食不消。

【方解】六郁指气郁、血郁、火郁、痰郁、湿郁、食郁，本方为治疗六郁轻症的常用方。本方证乃因喜怒无常、忧思无度，或饮食失节、寒温不适而使肝脾郁滞不畅所致。因肝藏血而主疏泄，喜条达而恶抑郁，若喜怒无常，忧思无度则肝气不舒，肝失条达，形成气郁，故见胸膈痞闷；气郁日久，则血行不畅，而成血郁，故见胸胁胀痛；气血郁久化火，而成火郁，故见嗳腐口苦吞酸；脾主运化，喜燥恶湿，气郁即肝气不舒，肝病及脾，脾胃气滞，运化失司，升降失常，一则湿浊不化为湿郁，二则聚湿生痰为痰郁，三则食滞不化为食郁，可见胸闷、恶心呕吐、嗳腐、饮食不消等症。反之，气郁又可因血、痰、火、湿、食诸郁导致或加重。气、血、火三郁多责之于肝，食、湿、痰三郁多责之于脾。六郁之中以气郁为主，故治宜行气解郁，使气行则血行，气行则痰、火、湿、食诸郁自解。方中香附辛香入肝，行气解郁为君药，以治气郁；川芎辛温入肝胆，为血中气药，活血行气，既可治血郁，又可治气郁助香附；栀子苦寒清热泻火，以治火郁；苍术辛苦性温，燥湿健脾，以治生痰之源，既可治疗湿郁，又可治疗痰郁；神曲味甘性温入脾胃，消食导滞，以治食郁，四药共为臣佐。因痰郁乃气滞湿聚而成，若气行湿化，则痰郁随之而消，故方中不再另用治痰药，此乃治病求本之意。

“鞠”即郁也，因本方能发越郁结之气，故名“越鞠”。本方的配伍特点是：以五药治六郁，贵在治病求本。临证难得六郁并见，应视何郁为主而调整其君药并加味运用，使方证相符，切中病机。

【运用】

（1）辨证要点：临床应用以胸膈痞闷，脘腹胀痛，饮食不消等为辨证要点。本方是主治六郁证的代表方。

（2）加减变化：若气郁偏重者，重用香附，可加木香、厚朴、枳壳等行气之品，以增强行气解郁之力；血郁偏重者，重用川芎，可加桃仁、红花、赤芍、丹参等以增强活血之力；湿郁偏重者，重用苍术，可加茯苓、泽泻、薏苡仁等以增强利湿之力；食郁偏重者，重用神曲，可加山楂、麦芽、鸡内金等以助消食；火郁偏重者，重用山栀，可加黄芩、黄连以增强清热泻火之力；痰郁偏重者，可加半夏、瓜蒌、胆南星等以增强祛痰之力。

（3）现代运用：消化系统如胃及十二指肠溃疡、慢性胃炎、胆石症、胆囊炎、肝炎等疾病，神经系统如肋间神经痛、胃神经官能症等疾病，妇科如痛经、月经不调等

疾病，凡辨证属“六郁”者均可使用。

（4）使用注意：急性胆囊炎、急性消化性溃疡者不宜使用。虚证郁滞者不宜单独使用本方。服药期间要保持情绪乐观，切忌生气恼怒。忌生冷及油腻难消化的食物。

【附方】

1. 金铃子散（《太平惠民和剂局方》）　金铃子　延胡索各一两（各30g）　二药研为细末，每服三钱，酒调下（现代用法：为末，每服9g，酒或温开水送服；亦可作汤剂，水煎服，用量按原方比例酌定）。　功用：疏肝泻热，行气活血止痛。　主治：肝郁化火证。心胸胁肋诸痛，时发时止，口苦，或痛经，或疝气痛，舌红苔黄，脉弦数。

2. 良附丸（《医方集腋》）　高良姜酒洗七次，焙，研　香附子醋洗七次，焙，研各等分（各9g）　上药各焙、各研、各贮，用时以米饮加生姜汁一匙，盐一撮为丸，服之立止（现代用法：上为细末，作散剂或水丸，每日1~2次，每次6g，开水送下）。功用：行气疏肝，祛寒止痛。主治：肝胃气滞寒凝证。胃脘疼痛，胸胁胀闷，畏寒喜温，苔白脉弦，以及妇女痛经等。

3. 四磨汤（《济生方》）　人参（6g）　槟榔（9g）　沉香（6g）　天台乌药（6g）　四味各浓磨水，和作七分盏，煎三五沸，放温服（现代用法：作汤剂，水煎服）。功用：行气降逆，宽胸散结，补气扶正。主治：七情所伤，肝气郁结证。七情伤感，胸膈烦闷，上气喘急，心下痞满，不思饮食，苔白脉弦。

【原书主治】

《丹溪心法》：“越鞠丸，解诸郁，又名芎术丸。”

【现代研究】越鞠丸对获得性、药物性和慢性应激性抑郁症模型均具有明确的抗抑郁作用，有加强5-羟色胺（5-HT）和多巴胺（DA）的作用趋势，能改善肝郁证动物血液流变学的各项指标，增加模型动物脑内递质含量，提高模型动物的生存质量。[郑晓瞳．越鞠丸治疗抑郁症的作用及机理研究．成都中医药大学，2004.]

暖肝煎

《景岳全书》

【组成】当归二钱（6g）　枸杞子三钱（9g）　小茴香二钱（6g）　肉桂一钱（6g）　乌药二钱（6g）　沉香（木香亦可）一钱（3g）　茯苓二钱（6g）

【用法】水一盅半，加生姜三五片，煎七分，食远温服（现代用法：水煎，空腹温服）。

【功用】温补肝肾，行气止痛。

【主治】肝肾不足，寒滞肝脉证。睾丸冷痛，或少腹疼痛，疝气痛，畏寒喜暖，舌淡苔白，脉沉迟。

【方解】本方证由肝肾不足，寒客肝脉，气机郁滞所致。由于肝属厥阴，其经脉绕脐络少腹而循阴器，而寒为阴邪，其性收引凝滞，肝肾不足，寒易客之，则肝脉失和，气机阻滞，故见睾丸冷痛，或少腹疼痛，或疝气痛诸症。治宜温补肝肾，行气止痛。

方中肉桂辛甘大热，温肾暖肝，祛寒止痛；小茴香味辛性温，暖肝散寒，理气止痛，二药合用，温肾暖肝散寒，共为君药。当归辛甘性温，养血补肝；枸杞子味甘性平，补肝益肾，二药均补肝肾不足之本；乌药、沉香辛温散寒，行气止痛，以去阴寒冷痛之标，同为臣药。茯苓甘淡，渗湿健脾；生姜辛温，散寒和胃，皆为佐药。诸药合用，温补肝肾以治其本，散寒行气以治其标，标本兼顾，服之可使肝脉得暖，气机调畅，阴寒驱散，疝痛得止，故称之暖肝煎。

本方行气、补养、散寒并重，运用时应视其气滞、虚、寒三者轻重之不同，调整相应药量，使之更能切中病情。

【运用】

（1）辨证要点：以睾丸冷痛、疝气痛或少腹疼痛，畏寒喜温，得温痛减，舌淡苔白，脉沉迟为辨证要点。本方为治疗肝肾不足，寒凝气滞之睾丸、疝气或少腹疼痛的常用方。

（2）加减变化：原书于方后说：“如寒甚者加吴茱萸、干姜，再甚者加附子。”说明寒有轻重，用药亦当相应增减，否则药不及病，疗效必差。若睾丸痛甚者，加青皮、橘核疏肝理气止痛；若腹痛甚者，加香附行气止痛。

（3）现代运用：本方常用于男科疾病如精索静脉曲张、睾丸炎、附睾炎、腹股沟疝等属肝肾不足，寒凝气滞者。

（4）使用注意：若阴囊红肿热痛，属湿热下注者，切不可误用。

【原书主治】

《景岳全书》：“治肝肾阴寒，小腹疼痛疝气等症。”

《景岳全书》：“疝之暴痛，或痛甚者，必以气逆，宜先用荔香散。气实多滞者，宜宝鉴川楝散或天台乌药散。非有实邪而寒胜者，宜暖肝煎主之。”

厚朴温中汤

《内外伤辨惑论》

【组成】厚朴姜制　陈皮去白，各一两（各9g）　甘草炙　茯苓去皮　草豆蔻仁　木香各五钱（各5g）　干姜七分（2g）

【用法】合为粗散，每五钱匕（10g），水二盏，生姜三片，煮至一盏，去滓温服，食前。忌一切冷物（现代用法：按原方比例酌定用量，加姜三片，水煎服）。

【功用】行气除满，温中燥湿。

【主治】中焦寒湿气滞证。脘腹胀满或疼痛，不思饮食，四肢倦怠无力，舌苔白腻，脉沉弦。

【方解】本方证乃脾胃伤于寒湿，气机阻滞于中焦所致。起居不适，饮食失常，可使寒湿伤及脾胃，而寒性凝滞，湿性黏腻，易阻气机，可致脾胃气机阻滞，升降失常，则见脘腹胀满或疼痛；脾胃运化失司，则不思饮食；脾主肌肉四肢，湿邪困脾，可见四肢倦怠。舌苔白腻，脉沉弦均为脾胃湿滞之征象。治宜行气除满，温中燥湿。方中厚朴辛苦温燥，行气除满，燥湿消胀，张锡纯誉之为“温中下气之要药”，为君药。草

豆蔻辛温芳香，温中散寒，行气燥湿为臣药。陈皮、木香行气宽中，助厚朴消胀除满；干姜、生姜温脾暖胃，助草豆蔻温中散寒止痛；茯苓渗湿健脾，以复脾运水湿之功，均为佐药，甘草益气和中，调和诸药，为佐使药。诸药相合，有行气除满，温中燥湿之效，使寒湿去，脾胃健，气滞行，痞满除，疼痛消，诸症除。

【运用】

（1）辨证要点：以脘腹胀痛或疼痛，舌苔白腻，脉沉弦为辨证要点。本方是治疗中焦寒湿气滞证的常用方。

（2）加减变化：若痛甚者，加高良姜、肉桂以温中散寒；若身重肢浮者，可加大腹皮、泽泻以下气利水；兼食滞者，可加山楂、神曲以消食导滞；兼胃气上逆者，可加姜竹茹、半夏以和胃降逆。

（3）现代运用：消化系统如慢性胃炎、慢性肠炎、胃潴留、急性胃扩张、胃肠功能紊乱症等；妇科病如白带等疾病。凡属脾胃寒湿气滞者均可使用。

（4）使用注意：本方药性温燥，易耗气伤津，故脘腹胀满属于气虚不运或胃阴不足者，不宜使用。气滞化热者，忌用本方。

【附方】

枳术汤（《金匮要略》）　枳实七枚　白术二两　上二味，以水五升，煮取三升，分温三服（现代用法：以水500mL，煮取300mL，分3次温服）。功用：行气消痞。主治：心下坚大如盘，边如旋盘，水饮所作。（《医宗金鉴》：上脘结硬如盘，边旋如杯，谓时大时小，水气所作，非有形食滞也。用枳实以破结气，白术以除水湿，温服三服，则腹软结开而硬消矣。此方君枳实，是以泻为主也。然一缓一急，一补一泻，其用不同，只此多寡转换之间耳。）

【原书主治】

《内外伤辨惑论》："治脾胃虚寒，心腹胀满及秋冬客寒犯胃，时作疼痛。"

【现代研究】本方主要有缓解胃肠平滑肌痉挛，促消化、抗溃疡、利胆等作用。

（1）缓解胃肠平滑肌痉挛：本方中的厚朴、陈皮、木香均可抑制胃肠平滑肌的运动，对乙酰胆碱、氯化钡引起的肠管痉挛性收缩有拮抗作用，其解痉作用的机制可能与α-受体、胆碱能受体及直接抑制平滑肌有关。茯苓、甘草对离体胃肠平滑肌的松弛作用则较明显。

（2）促进消化液分泌：方中陈皮所含的挥发油对消化道有缓和的刺激作用，有利于胃肠积气的排出，与木香、草豆蔻都有促进胃液分泌，助消化的作用。厚朴对胃肠道有局部作用。干姜的挥发油和辛辣成分能使血管扩张，促进胃肠局部血液循环，增强消化液的分泌，提高机体的消化吸收能力。此外，陈皮的有效成分甲基橙皮苷能显著提高胆汁的分泌能力，增加胆汁流量。

（3）抗溃疡：方中厚朴、茯苓、陈皮、甘草均有抗消化道溃疡的作用，茯苓、陈皮对动物实验性消化溃疡有预防效果，可使胃液酸度降低。厚朴对幽门结扎、水泛应激性溃疡所致的胃溃疡有抑制效果。甘草对实验性胃溃疡有明显抑制作用，甘草流浸膏灌胃，能直接吸附盐酸，并能抑制其基础分泌量，缓解胃肠痉挛。

天台乌药散

《圣济总录》

【组成】天台乌药　木香　小茴香微炒　青皮汤浸，去皮，焙　高良姜炒，各半两（各 15g）　槟榔锉，二个（9g）　川楝子十个（12g）　巴豆七十粒（12g）

【用法】上八味，先将巴豆微打破，与川楝子用麸炒黑，去巴豆及麸皮不用，合余药共研为末，和匀，每服一钱（3g），温酒送下（现代用法：巴豆与川楝子同炒黑，去巴豆，水煎取汁，冲入适量黄酒冲服）。

【功用】行气疏肝，散寒止痛。

【主治】肝经寒凝气滞之小肠疝气证。小肠疝气，少腹引控睾丸而痛，偏坠肿胀。或少腹疼痛，畏寒喜温，舌淡苔白，脉沉迟或弦。

【方解】本方所治小肠疝气因寒凝肝脉，气机阻滞所致。足厥阴肝经抵少腹，络阴器。若寒客肝脉，脉络失和，气机阻滞，则见少腹疼痛，痛引睾丸，偏坠肿胀；苔白，脉沉迟或弦为阴寒内盛之征象。张子和说："诸疝皆归肝经"（《儒门事亲》），张景岳亦有"治疝必先治气"（《景岳全书》）之说。故治宜行气疏肝，散寒止痛。方中乌药辛温，行气疏肝，散寒止痛，为君药。配伍青皮疏肝理气、小茴香暖肝散寒、高良姜散寒止痛、木香行气止痛等一派辛温芳香之品，助君行气散结、祛寒止痛，共为臣药。槟榔行气化滞，直达下焦，以破坚；取苦寒之川楝子与辛热之巴豆同炒，去巴豆而用川楝子，既可减川楝子之苦寒之性，又能增强其行气散结之效，共为佐使药。诸药相合，使寒凝得散，气滞得疏，肝脉得调，则疝痛、腹痛自愈。

【运用】

（1）辨证要点：以少腹痛引睾丸，苔白，脉沉弦为辨证要点。本方是治疗气滞寒凝之小肠疝气的代表方。

（2）加减变化：若偏坠肿胀，可加橘核、荔枝核等以增行气止痛之力；若寒邪较重者，可加肉桂、吴茱萸等以增散寒止痛之力。

（3）现代运用：男科疾病如腹股沟斜疝和直疝、睾丸炎、附睾炎；消化系统如胃及十二指肠溃疡、慢性胃炎、肠痉挛及妇科疾病如痛经等，属寒凝肝脉，气机阻滞者，均可使用。

（4）使用注意：本方药性温燥，疝痛属肝肾阴虚气滞或兼有内热者，不宜使用；湿热下注之疝痛亦不宜用。

【附方】

橘核丸（《济生方》）　橘核炒　海藻洗　昆布洗　海带洗　川楝子去内，炒　桃仁麸炒，各一两（各 30g）　厚朴去皮，姜汁炒　木通　枳实麸炒　延胡索炒，去皮　桂心不见火　木香不见火，各半两（各 15g）　为细末，酒糊为丸，如桐子大，每服七十丸（9g），空心温酒或盐汤送下（现代用法：为细末，酒糊为小丸，每日 1~2 次，每次 9g，空腹温酒或淡盐汤送下。亦可按原方比例酌定用量，水煎服）。功用：行气止痛，软坚散结。主治：寒湿疝气。睾丸肿胀偏坠或坚硬如石，或痛引脐腹，甚则阴囊肿大，轻者时出黄水，

重者成脓溃烂。

【原书主治】

《圣济总录》："控睾痛引少腹。"

【现代研究】现代药理研究表明：方中乌药、木香、小茴香、青皮、高良姜、槟榔、川楝子、巴豆具有明显的镇痛和双向调节平滑肌运动的作用。[张民庆．现代临床方剂学研究．北京：人民卫生出版社，2004：488.]

厚朴生姜半夏甘草人参汤

《伤寒论》

【组成】厚朴炙，去皮，半斤（12g）　生姜切，半斤（12g）　半夏洗，半升（9g）　甘草炙，二两（6g）　人参一两（3g）

【用法】上五味，以水一斗，煮取三升，去滓，温服一升，日三服（现代用法：水煎服）。

【功用】温运健脾，消滞除满。

【主治】脾虚气滞腹胀证。腹胀满，午后为甚，食入增剧，食消则减，舌淡苔白腻，脉虚软无力。

【方解】本方证乃脾气虚弱，运化失健，气机阻滞所致。不当发汗而汗之，或发汗过多，往往损阳伤津。素体脾虚之人，虽欲发汗，然必顾护中气，若径用汗法，最易损伤脾阳，今发汗后即见腹胀满，正属此情。脾主运化，又主大腹，脾阳不足，运化失职，湿浊内生，阻碍气机，气滞于腹，壅而作满，则见大腹胀满，按之虚软，食入增剧，食消则减；舌淡苔白腻乃脾虚湿停之征。本证属虚实夹杂之证，以气滞腹胀为主，脾虚次之，故治宜温运健脾，消滞除满，消补兼施，而以消法为主。方中厚朴苦温，善消腹胀，燥湿温运，为君药。生姜辛温宣散，走而不守，擅宣阳行阴；半夏燥湿开结，降气化浊，共为臣药。君臣相合，辛开苦降，宽中除满。人参、甘草健脾益气以复运化之职，为佐药。甘草又可调和诸药，为使药。诸药配伍，脾气得健，湿邪得除，胀满得消，诸症自除。

本方补而不滞，消而无伤，为消补兼施，标本同治之剂，方中消滞之厚朴、生姜、半夏的用量远大于培补之人参、甘草的用量，实寓治标宜急，治本宜缓之义。

【运用】

（1）辨证要点：以腹胀满，食消则减，舌淡苔白腻，脉虚软无力为辨证要点。本方是治疗脾虚气滞腹胀证的代表方。

（2）加减变化：若气滞较甚者加腹皮、陈皮；兼食滞者加焦三仙（炒山楂、炒麦芽、炒神曲）、砂仁；兼中阳不足者加干姜、荜茇；兼痞者加枳实、白术；兼胸胁胀满者加青皮、香附；兼气逆而痛者加吴茱萸、官桂；兼血瘀者加莪术、赤芍；若气虚不明显者可酌减人参，反之可酌加其用量。

（3）现代运用：消化系统疾病如胃扩张、慢性胃炎、消化不良、肝炎、胃炎、术后胃腹胀满及泌尿系统疾病如肾炎等，属脾虚气滞湿阻者，均可加减使用。

（4）使用注意：腹胀满属实证者，不宜用。

【原书主治】

《伤寒论·辨太阳病脉证并治》66条：“发汗后，腹胀满者，厚朴生姜半夏甘草人参汤主之。”

第二节　降　气

降气剂，适用于气机上逆证。气逆证又有肺气上逆和胃气上逆之分。胃气上逆常见呕吐、嗳气、呃逆等症状，常用旋覆花、代赭石、半夏、生姜、竹茹、丁香、柿蒂等降逆和胃止呕药为主组方，代表方如橘皮竹茹汤、旋覆代赭汤、滑石代赭汤等。肺气上逆常见咳嗽、气喘等症状，常用紫苏子、杏仁、款冬花、沉香等降气祛痰，止咳平喘药为主组成方剂，代表方如橘皮竹茹汤、旋覆代赭汤、苏子降气汤、定喘汤等。

橘皮竹茹汤

《金匮要略》

【组成】陈皮二升（12g）　竹茹二升（12g）　生姜半斤（9g）　甘草五两（6g）　人参一两（3g）　大枣三十枚（5枚）

【用法】上六味，以水一斗，煮取三升，温服一升，日三服（现代用法：水煎服）。

【功用】降逆止呃，益气清热。

【主治】胃虚有热之呃逆。呃逆或干呕，虚烦少气，口干，舌红嫩，脉虚数。

【方解】本方证乃久病体弱或吐下后胃虚有热，气逆不降所致。呃逆之证，皆因胃气不和所致，但有寒、热、虚、实之分。胃气上逆，则见呃逆或干呕；胃虚有热，则见虚烦少气，口干；舌红嫩，脉虚数，则为虚热之征。胃虚宜补，有热宜清，气逆宜降，故治宜降逆止呃，益气清热。方中陈皮辛温，行气和胃以止呕；竹茹甘寒，清热安胃以止呕，两药一温一寒，同归胃经，既能降逆止呕，又可清泻胃热，均重用共为君药。人参甘温，补中益气，健脾养胃，与陈皮合用，行中有补；生姜辛温，呕家圣药，和胃降逆止呕，合陈皮、竹茹以降哕逆，共为臣药。甘草、大枣益气补中以助人参治胃虚，共为佐药。甘草又可调和药性，为使药。诸药相合，清补降逆并用，且补而不滞，清而不寒，对于胃虚有热之呃逆、干哕，最为适宜。

【运用】

（1）辨证要点：以呃逆或呕吐，舌红嫩，脉虚数为辨证要点。本方为治疗胃虚有热呕逆之常用方。

（2）加减变化：若兼胃阴不足者，可加石斛、麦冬等以滋阴养胃，或合麦门冬汤加减；胃热呕逆，气阴两伤者，可加麦冬、沙参、茯苓、半夏以养阴和胃；胃热较甚，宜加黄连以清泻胃热。胃热呃逆，气不虚者，可去人参、甘草、大枣，加柿蒂以降逆止呃。若情绪不佳者，加柴胡、枳实，以疏肝降泄浊气；若大便干结者，加大黄、枳实，以理气通便。

（3）现代运用：消化系统如膈肌痉挛、幽门不完全梗阻及术后呃逆不止等疾病；妇科如妊娠呕吐等。凡属胃虚有热之呕逆均可使用。

（4）适用注意：若呃逆呕吐属虚寒或实热者，均不宜使用。阳虚阴盛者，大便溏泄者，慎用本方。

【附方】

1. 丁香柿蒂汤（《症因脉治》）　丁香（6g）　柿蒂（9g）　人参（3g）　生姜（6g）（原书无用量）　水煎服。功用：温中益气、降逆止呃。主治：胃虚有寒之呃逆。呃逆不已，胸脘痞闷，舌淡苔白，脉沉迟。

2. 橘皮汤（《金匮要略》）　陈皮四两（12g）　生姜半斤（24g）　上二味，以水七升，煮取三升。温服一升，下咽即愈。功用：散寒和胃，降逆理气。主治：胃寒气逆证。干呕呃逆，嗳气，脘腹疼痛，遇寒则甚，手足厥逆，舌淡苔薄，脉沉紧。

【原书主治】

《金匮要略·呕吐哕下利病脉证治》23 条："哕逆者，橘皮竹茹汤主之。"

【现代研究】全方配合，有强壮、镇静、调节自主神经系统和胃肠功能、抗炎、解痉、镇吐等多方面的功能。[张民庆．现代临床方剂学研究．北京：人民卫生出版社，2004：501.]

旋覆代赭汤

《伤寒论》

【组成】旋覆花三两（9g）　代赭石一两（6g）　半夏洗，半升（9g）　人参二两（6g）　生姜五两（15g）　甘草炙，三两（9g）　大枣擘，十二枚（4 枚）

【用法】上七味，以水一斗，煮取六升，去滓，再煎取三升，温服一升，日三服（现代用法：水煎服。其中旋覆花宜包煎；代赭石宜打碎先煎）。

【功用】降逆化痰，益气和胃。

【主治】胃虚痰阻气逆痞证。心下痞硬，噫气不除，或见纳差、呃逆、恶心，甚或呕吐，舌苔白腻，脉缓或滑。

【方解】本方证因胃虚痰阻，气逆不降所致。原书用于"伤寒发汗，若吐若下，解后，心下痞硬，噫气不除者"。本方是伤寒汗、吐、下后的变证。不应视作太阳病方，当属太阴病方。汗、吐、下三法虽是驱除病邪的方法，但用之不当均能损伤正气。本证是表邪虽解，而胃气大伤。脾胃虚弱，运化失职，湿聚为痰，痰涎内阻，胃失和降，痰气上逆，故而心下痞硬，噫气不除。心下痞硬表现为胃脘痞闷或胀满，按之不痛。噫气不除表现为嗳气频作。胃虚，受纳失职，则见纳差。胃失和降，还可见呃逆、恶心、呕吐。舌苔白腻，脉缓或滑为胃虚痰阻之征。本证属虚中夹实之证。而胃虚宜补、痰浊宜化、气逆宜降，故治宜降逆化痰，益气和胃。方中旋覆花苦辛咸而性温，下气消痰，降逆止嗳，为君药。代赭石味苦气寒，质重沉降，降逆下气，善镇冲逆，为臣药。因胃虚，故代赭石用量稍小，以防其质重性寒而伐胃。君臣相合，一轻一重，一温一寒，相济相制为用。生姜辛温，用量独重，寓意有三：一为和胃降逆以增止呕，二为宣散水气以助祛痰，三可制约代赭石寒凉之性，以防伐胃；半夏辛温，燥湿祛痰散结，降逆和胃止呕；人参、炙甘草、大枣补气健脾，既可扶助已伤之中气，又可防重镇之品伤胃，共为佐药。甘草又能调和诸药，兼为使药。诸药相合，共奏降逆化痰，益气和胃之功，使痰涎得消，逆气得平，中虚得复，则心下痞硬、嗳气、呕呃自除。

【运用】

（1）辨证要点：心下痞硬，嗳气频作，或呕吐，呃逆，苔白腻，脉缓或滑。本方是治疗胃虚痰阻气逆证的常用方。后世用治胃气虚寒之反胃、呕吐涎沫，以及中焦虚痞而善嗳气者。

（2）加减变化：若胃气不虚者，可去人参、大枣，加重代赭石用量，以增重镇降逆之功；痰多者，可加茯苓、陈皮助化痰和胃之效。偏阳虚者，可与理中汤合剂，或加丁香、肉桂、炮附子等；偏阴虚者，加柿蒂、麦冬、石斛等；兼肝火旺，见口苦、胁痛呕酸、嘈杂者，可加吴茱萸、黄连；兼食滞，见脘胀嗳腐者，可加山楂、枳实。

（3）现代运用：消化系统如食管痉挛、胃神经官能症、胃扩张、贲门痉挛、慢性胃炎、胃及十二指肠溃疡等疾病。神经系统如梅尼埃病、神经官能症、脑血管痉挛等疾病。循环系统如高血压、低血压、冠心病等疾病。妇科如妊娠恶阻、子悬等疾病。五官科如复视、咽喉炎等疾病。凡属痰浊中阻，胃虚气逆者均可使用。

（4）使用注意：本方禁用于胃热之呕吐反胃及热痞嗳气者。代赭石不宜长期大量连续服用（据现代药理研究，代赭石内含十万分之一砷盐）。

【附方】

1. 旋覆花汤（《普济本事方》） 旋覆花三两（9g） 葱十四茎（葱白14棵） 新绛（茜草）少许 上三味，以水三升，顿服之（现代用法：水煎服，日1剂，顿服）。功用：行气散结，活血消瘀。主治：肝著证。其人常欲蹈其胸上，先未苦时，但欲饮热。（胸胁胀满，捶打稍减，常欲热饮，舌质或紫或暗，脉弦。或治妇人半产漏下，下血色暗有块，经行淋漓不断，腹痛，胸胁满闷，舌紫或有瘀点，脉涩或芤。）

2. 镇逆汤（《医学衷中参西录》） 生赭石轧细，（18g） 青黛（6g） 清半夏（9g） 生杭芍（12g） 龙胆草（9g） 吴茱萸（3g） 生姜（6g） 野台参（6g） 用法：水煎服。功用：清胆和胃，降逆止呕。主治：呕吐，因胃气上逆，胆火上冲者。

3. 清降汤（《医学衷中参西录》） 生山药一两（30g） 清半夏三钱（9g） 净萸肉五钱（15g） 生赭石轧细。六钱（18g） 牛蒡子二钱（6g） 生杭芍四钱（12g） 甘草钱半（5g） 功用：滋阴清热，重镇降逆。主治：因吐衄不止，致阴分亏损，不能潜阳而作热，不能纳气而作喘。甚或冲气因虚上干，为呃逆、为眩晕。心血因虚甚不能内荣，为怔忡、为惊悸不寐。或咳逆，或自汗诸虚证蜂起之候。

4. 温降汤（《医学衷中参西录》） 白术三钱（9g） 清半夏三钱（9g） 生山药二钱六钱（18g） 干姜三钱（9g） 生赭石六钱，轧细（18g） 生杭芍二钱（6g） 川厚朴钱半（5g） 生姜二钱（6g） 功用：温中降逆止血。主治：吐衄，脉虚濡而迟，饮食停滞胃口，不能消化，此因凉而胃气不降也，以温补开通之药，降其胃气，则血止矣。

【原书主治】

《伤寒论·辨太阳病脉证并治》161条："伤寒发汗，若吐若下，解后心下痞硬，

 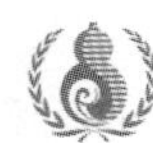

嗳气不除者，旋覆代赭汤主之。”

【现代研究】现代药理研究表明，本方具有以下作用：①对胃肠道的作用。人参和甘草对实验性胃溃疡有一定的治疗和预防作，有镇吐作用。②止咳、祛痰。甘草具有祛痰止咳作用，半夏也有镇咳作用。③抑菌、抗炎作用。旋覆花、生姜均有抑菌作用，人参具有增强机体抗感染的能力，甘草也有抗炎和抑制变态反应的作用。④对心血管的影响。旋覆花、代赭石、半夏对心脏有抑制作用，使心跳减慢。半夏和人参还可扩张血管，降低血压。半夏中的生物碱还可对抗肾上腺素性心动过速。此外，半夏对离体小鼠子宫小剂量呈兴奋作用，大剂量呈抑制作用；甘草还有止痛、抗惊厥作用。［张民庆．现代临床方剂学研究．北京：人民卫生出版社，2004：504.］

滑石代赭汤

《金匮要略》

【组成】百合擘，七枚　滑石碎，绵裹，三两（9g）　代赭石碎，绵裹，一枚（9g）

【用法】先以水洗百合，渍一宿，当白沫出，去其水，更以泉水二升，煎取一升，去滓；别以泉水二升煎滑石、代赭石，取一升，去滓；后合和重煎，取一升五合，分温服（现代用法：上药先以水洗百合，渍一宿，当白沫出，去其水，更以泉水 400mL，煎取 200mL，去滓；别以泉水 400mL，煎滑石、代赭石，取 200mL，去滓，与前百合煎汁合和，再煎取 300mL，分温服）。

【功用】养阴利水，和胃降逆。

【主治】心肺虚热气逆挟湿证（百合病下之后者）。百合病误下后伤阴，小便减少，气逆呕吐者。

【方解】百合病是以神志恍惚、欲卧不能卧、欲行不能行、食欲时好时差以及口苦、尿黄、脉象微数等为主要表现的情志病。因其治疗以百合为主药，故名百合病。或谓百脉一宗；其病举身皆痛，无复经络传次，而名百合。起于伤寒大病之后，余热未解，或平素情志不遂，而遇外界精神刺激所致。其病邪少虚多，属阴虚内热之证，治以补虚清热，养血凉血，常以百合地黄汤为主方，在此基础上根据病情及时调整。百合病本不应用下法，若误用下法，则损伤阴液，且伤胃气，导致胃气上逆，故见小便减少，气逆呕吐等。本方证病机是耗津热重，胃失和降。治宜养阴利水，和胃降逆。方中百合滋心肺之阴而清虚热。滑石清热利湿，使湿从小便而去。代赭石重镇而降逆气。诸药相合，阴液得养，胃气得降，诸症自愈。

【运用】

（1）辨证要点：百合病误下后伤阴，小便减少，气逆呕吐，为辨证要点。故本方又名百合滑石代赭汤。

（2）加减变化：内有热，加黄连；外有热，加柴胡；嗳气，加砂仁。

（3）现代运用：消化系统如慢性萎缩性胃炎、慢性胆囊炎等疾病；消化系统如心脏神经官能症、心动过速、心律不齐等疾病；呼吸系统如支气管扩张、支气管哮喘等疾病，凡属心肺虚热气逆挟湿证者均可使用。

（4）使用注意：本方乃百合病误下后所用。溺后眩厥，属于百合病者亦可用之。心肺阴虚无湿邪者慎用。

【原书主治】

《金匮要略·百合狐惑阴阳毒病脉证治》3条："百合病下之后者，滑石代赭汤主之。"

《金匮要略·百合狐惑阴阳毒病脉证治》1条："百合病者，百脉一宗，悉致其病也。意欲食，复不能食，常默然，欲卧不能卧，欲行不能行；饮食或有美时，或有不用闻食臭时；如寒无寒，如热无热；口苦，小便赤；诸药不能治，得药则剧吐利。如有神灵者，而身形如和，其脉微数。"

小半夏汤

《金匮要略》

【组成】半夏一升（20g）　生姜半斤（10g）

【用法】以水七升，煮取一升半，分温再服（现代用法：上二味。用水700mL，煮取300mL，分两次温服）。

【功用】和胃降逆，化痰散饮。

【主治】痰饮呕吐。痰饮内停，心下痞闷，呕吐不渴，及胃寒呕吐，痰饮咳嗽，苔白滑。

【方解】本方证因痰饮停于心下，胃气失于和降所致。痰饮停于胃，胃失和降则呕吐，呕多必津伤致渴，渴者为饮随呕去，故为欲解；若呕反不渴，是支饮仍在心下之故；痰饮内停，气机阻滞，则见心下痞闷；痰饮犯肺，则见咳嗽。治宜化痰散饮，和胃降逆。方中用半夏辛温，燥湿化痰涤饮，又降逆和中止呕，是为君。生姜辛温，为呕家之圣药，降逆止呕，又温胃散饮，且制半夏之毒，是臣药又兼佐药之用。二药相配，使痰祛饮化，逆降胃和而呕吐自止。

仲景所创该方，对于后世痰饮呕吐或胃气上逆证的治疗具有重要的指导意义，已成为祛痰化饮或和胃降逆止呕的常用配伍组合。

【运用】

（1）辨证要点：以呕吐不渴，苔白滑为辨证要点。本方为治疗痰饮呕吐的基础方。

（2）现代运用：本方常用于胃炎、胆囊炎、内耳眩晕症及放疗化疗后所致的胃肠反应等属痰饮呕吐者。

（3）使用注意：羸弱及老人尤宜服之。

【附方】

大半夏汤（《金匮要略》）　半夏洗完用，二升（15g）　人参三两（9g）　白蜜一升（9g）　以水一斗二升，和蜜扬之二百四十遍，煮药取二升半，温服一升，余分再服。功用：和胃降逆，益气润燥。主治：胃反证。朝食暮吐，或暮食朝吐，宿谷不化，吐后转舒，神疲乏力，面色少华，肢体羸弱，大便燥结如羊屎状，舌淡红，苔少，脉细弱。

【原书主治】

《金匮要略·痰饮咳嗽病脉证并治》28 条："呕家本渴，渴者为欲解，今反不渴，心下有支饮故也，小半夏汤主之。"

《金匮要略·呕吐哕下利病脉证并治》12 条："诸呕吐，谷不得下者，小半夏汤主之。"

【现代研究】实验研究表明：加味小半夏汤的不同剂型被机体吸收后，可能经过各种途径，直接或间接地作用于胃肠道 G 细胞，促进胃泌素的释放，使血清中胃泌素水平升高，导致食管下端及贲门括约肌关闭，防止胃内容物反流，同时幽门括约肌舒张，胃肠蠕动增加，促进胃内容物排空，从而使呕吐反应减轻或消失。这可能是该药缓解、减轻恶心呕吐的原理之一。[安军，周俊琴，陈丙义，等．加味小半夏汤对顺铂家鸽血清胃泌素的影响．中国医药学报，1999，14（6）：69.]

奔豚汤

《金匮要略》

【组成】甘草　川芎　当归各二两（各 6 g）　半夏四两（12g）　黄芩二两（6g）　生葛五两（15g）　芍药二两（6g）　生姜四两（12g）　甘李根白皮一升（12g）

【用法】九味，以水二斗，煮取五升，温服一升，日三服，夜一服（现代用法：上药以水 1. 2L，煮取 400mL。温服 100mL，日三服，夜一服）。

【功能】疏肝清热，降逆止痛。

【主治】奔豚气。自觉有气上冲胸，或气上冲咽喉，发作欲死，腹痛，往来寒热，惊悸不宁，胁肋疼痛，呕吐喘逆，烦渴，气还则止，常反复发作，舌苔微黄，脉弦。

【方解】仲景所论之奔豚气，是一种发作性的疾病，豚，即小猪。以患者自觉气从少腹上冲至胸咽为特点，其状如猪之奔突，发作时恐惧莫名，甚至有濒死的感觉，但移时冲气渐平，即和常人无多差异。由于气冲如豚之奔突，故名奔豚气。本病常由惊恐恼怒，肝气郁结化火，气火挟冲气上逆所致。恐为肾志，恐则气下，水气凌心，且气火挟冲气上逆，则见气上冲胸或上冲咽喉，发作欲死；肝郁则气滞，气滞则血行不畅，故见腹痛；肝胆相表里，肝郁则少阳之气不和，故见往来寒热；惊为心志，惊则气乱，心无所倚，神无所归，则见惊悸不宁；恼怒肝郁，则见胁肋疼痛；肝胃不和，气逆上攻，则呕吐喘逆，腹痛，往来寒热。舌苔微黄，脉弦乃肝郁有热之征。奔豚治宜益元气，泻阴火，破滞气，削其坚，即疏肝清热，降逆止痛。方中甘李根白皮性大寒，"下肝气之奔冲，清风木之郁热"（《长沙药解》），专治奔豚气，为君药；葛根、黄芩清泻肝火助君，为臣药；当归、川芎养血调肝，芍药、甘草缓急止痛；半夏、生姜和胃降逆，六味共为佐药；甘草调和药性，兼为使药。诸药相合，养血疏肝清热，平冲降逆止痛，诸症自愈。

【运用】

（1）辨证要点：以自觉有气上冲胸，或气上冲咽喉，发作欲死，腹痛，往来寒热为辨证要点。本方是治疗肝气奔豚的代表方。

（2）加减变化：肝郁者，可加郁金、香附等；胸闷胸痛者，可加薤白、丹参等。

（3）现代运用：西医的神经官能症、冠心病等有类似症状者，均可使用本方治疗。

（4）使用注意：方中甘李根白皮难得，而川楝子苦寒降泄，理气止痛，善引肝火下行，故可以大剂量川楝子代之。忌海藻、菘菜、羊肉、饧。

【原书主治】

《金匮要略·奔豚气病脉证治》1 条：“师曰：病有奔豚，有吐脓，有惊怖，有火邪，此四部病，皆从惊发得之。师曰：奔豚病，从少腹起，上冲咽喉，发作欲死，复还止，皆从惊恐得之。”

《金匮要略·奔豚气病脉证治》2 条“奔豚气上冲胸，腹痛，往来寒热，奔豚汤主之。奔豚汤方：甘草、芎䓖、当归各二两，半夏四两，黄芩二两，生葛五两，芍药二两，生姜四两，甘李根白皮一升。右九味，以水二斗，煮取五升，温服一升，日三服，夜一服。”

苏子降气汤

《太平惠民和剂局方》

【组成】紫苏子　半夏汤洗七次，各二两半（各 75g）　川当归去芦，两半（4g）　甘草炙，二两（60g）　前胡去芦　厚朴去粗皮，姜汁拌炒，各一两（各 30g）　肉桂去皮，一两半（45g）［一方有陈皮去白一两半（45g）］

【用法】上为细末，每服二大钱（6g），水一盏半，入生姜二片，大枣一枚，紫苏叶五片，同煎至八分，去滓热服，不拘时候（现代用法：加生姜 2 片，大枣 1 枚，紫苏叶 2g，水煎服，用量按原方比例酌定）。

【功用】降气平喘，祛痰止咳。

【主治】上实下虚之喘咳证。痰涎壅盛，喘咳，痰稀色白量多，胸膈满闷，短气，呼多吸少，或腰疼脚弱，肢体倦怠，或肢体浮肿，舌苔白滑或白腻，脉弦滑。

【方解】本方证乃痰涎壅肺，肾阳不足所致。病程较长，反复发作，久病入肾。痰涎壅肺为“上实”，肾阳虚衰为“下虚”。痰涎上壅于肺，使肺气不得宣畅，而见胸膈满闷、喘咳痰多；肾阳虚衰于下，则见肾不纳气所致呼多吸少、喘逆短气，腰膝失养而致腰疼脚弱，又见水不化气而致水泛为痰、外溢为肿等；舌苔白滑或白腻，脉弦滑，则为痰涎壅盛之象。本方证虽属上实下虚，但以上实为主。治以降气平喘，祛痰止咳为重，兼顾下元。方中紫苏子降气平喘，祛痰止咳，为君药。半夏燥湿化痰降逆；厚朴下气宽胸除满；前胡下气祛痰止咳，三药合用助君降气祛痰平喘，共为臣药。君臣相配，以治上实。肉桂温补下元，纳气平喘，温养腰膝盖，化气行水以治下虚；当归既治咳逆上气，又养血补肝，合肉桂以温补下虚，养血润燥以防诸药温燥太过；生姜、紫苏叶以散寒宣肺以助祛痰，四味共为佐药。甘草、大枣和中调药，为使药。诸药合用，有行有补，有燥有润，以降气平喘化痰为主，温肾纳气为辅，标本兼顾，上下并治，而以治上标为主，使气降痰消，则喘咳自除。

本方原书注“一方有陈皮去白一两半”，则理气燥湿祛痰之力增强。

【运用】

（1）辨证要点：临床应用以喘咳，痰多稀白，胸膈满闷，苔白滑或白腻为辨证要点。本方为治疗上实下虚，痰涎壅盛之喘咳证的常用方。

（2）加减变化：若痰涎壅盛，喘咳气逆难卧者，可加沉香、代赭石、白芥子等以增强其降气平喘之力；兼表证者，可加麻黄、杏仁以宣肺平喘，疏散风寒；兼气虚者，可加人参等益气。

（3）现代运用：呼吸系统如慢性支气管炎、肺气肿、支气管哮喘等疾病，凡属上实下虚之喘咳者，均可使用本方治疗。

（4）使用注意：本方药性偏温燥，以降气祛痰为主，对于肺热痰喘及肺肾阴虚之喘咳，均不宜使用。

【原书主治】

《太平惠民和剂局方》："治男女虚阳上攻，气不升降，上盛下虚，膈壅痰多，咽喉不利，咳嗽，虚烦引饮，头目昏眩，腰痛脚弱，肢体倦怠，腹肚㽲刺，冷热气泻，大便风秘，涩滞不通，肢体浮肿，有妨饮食。"

【现代研究】

（1）化痰平喘止咳：本方能减少支气管黏膜腺体与唾液的分泌；透过对中枢神经的抑制，能使支气管平滑肌舒缓。方中挥发油成分具有祛痰、镇静及轻度呼吸抑制作用。

（2）扩张血管：本方能促进血液循环，利于药力吸收与运送到病变部位，加强疗效。

（3）调整肠胃功能：本方能促进消化液分泌，增加胃肠蠕动，排出肠道积气，通畅胃肠。

（4）抗菌作用：本方能抑制呼吸道感染性细菌的繁殖。

定喘汤

《摄生众妙方》

【组成】白果去壳，砸碎炒黄，二十一枚（9g）　麻黄三钱（9g）　紫苏子二钱（6g）　甘草一钱（3g）　款冬花三钱（9g）　杏仁去皮、尖，一钱五分（4.5g）　桑白皮蜜炙，三钱（9g）　黄芩微炒，一钱五分（6g）　法制半夏三钱（9g）如无，用甘草汤泡七次，去脐用

【用法】水三盅，煎二盅，作二服，每服一盅，不用姜，不拘时候，徐徐服（现代用法：水煎服）。

【功用】宣肺降气，清热化痰。

【主治】风寒外束，痰热内蕴之哮喘证。咳喘痰多气急，质稠色黄，或微恶风寒，舌苔黄腻，脉滑数者。

【方解】本方证之哮喘因素体多痰，又感风寒，肺气壅闭，不得宣降，郁而化热所致。哮喘，是指呼吸急促，连续不得息，喉间有喘鸣的病症。哮与喘既有联系，又有区别。大凡哮必兼喘，而喘不必兼哮。痰热内蕴，肺失宣降，则见哮喘咳嗽，痰多色

黄，质稠不易咯出；风寒外束，则见微恶风寒；舌苔黄腻，脉滑数则为痰热内蕴之征。治宜宣肺降气，清热祛痰，止咳平喘。方中麻黄辛温，既可宣发肺气，止咳平喘，又能发汗解表祛风寒；白果甘涩，敛肺止咳，定喘祛痰，二药合用，一散一收，既可加强平喘之功，又可防麻黄发散太过而耗伤肺气，共为君药。款冬花、紫苏子、杏仁、半夏降气平喘，止咳祛痰，以助君药平喘祛痰，共为臣药。桑白皮清肺化痰，止咳平喘；黄芩清泻肺热，共为佐药。甘草调和诸药，为使药。本方宣、清、降三法合用，服之可使风寒外解，肺气宣畅，痰热得泄，则诸症自除，哮喘得平。

本方与苏子降气汤同为降气平喘之常用方。但两方有寒热之分，本方以麻黄、白果为君药，与黄芩、紫苏子配伍，组成宣肺散寒，清热化痰，降气平喘之剂，治疗痰热内蕴，风寒外束之痰热喘咳；而苏子降气汤以紫苏子为君药，配以下气祛痰之品，更用肉桂温肾纳气，当归气病调血，治疗肺实肾虚，痰涎壅盛之寒痰喘咳。

【运用】

（1）辨证要点：临床应用以哮喘咳嗽，痰多色黄，微恶风寒，苔黄腻，脉滑数为辨证要点。本方是治疗素体痰多，复感风寒，致肺气壅闭之喘咳证的常用方。

（2）加减变化：痰稠难咯者，可加瓜蒌、胆南星、前胡等以清热化痰；肺热重者，可加石膏、鱼腥草以清泻肺热；胸闷甚者，可加厚朴、枳壳等以行气宽胸；若无表证者，麻黄用量酌减。

（3）现代运用：呼吸系统如支气管哮喘、慢性支气管炎等疾病，凡属痰热壅肺之喘咳均可使用本方治疗。

（4）使用注意：哮喘日久，肺肾阴虚者不宜使用；新感风寒，虽恶寒发热、无汗而喘，但内无痰热者，亦不宜使用。哮喘日久，气虚脉弱者不宜用。

【原书主治】

《摄生众妙方》："哮喘。"

【现代研究】现代研究表明，定喘汤具有以下药理作用：①祛痰平喘作用。②镇咳作用。③抑菌作用。对革兰氏阳性菌具有抗菌作用，其中以肺炎双球菌、金黄色葡萄球菌和卡他球菌最为明显。④解痉作用。⑤对免疫功能的影响。［谢鸣．中医方剂现代研究．北京：学苑出版社，1997：951.］

大黄甘草汤

《金匮要略》

【组成】大黄4两（12g）　甘草1两（3g）

【用法】以水三升，煮取一升，分温再服。（现代用法：用水600mL，煮取200mL，分2次温服。）

【功用】泻热涤实，降逆和胃。

【主治】胃热气逆证。胃肠积热，浊腐之气上逆，食已即吐，吐势急迫，或大便秘结不通，苔黄，脉滑实者。

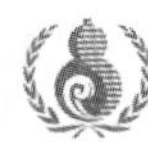

【方解】本方证乃胃肠实热，腑气不通，胃气上逆所致。胃肠积热，胃热上冲，则见食已即吐；肠腑不通，可见大便秘结不通；苔黄，脉滑实乃内有实热之象。方中大黄味苦性寒，药性峻猛，通滞泻下，清热解毒，使浊气下行，通便止呕，为君药；甘草味甘性平，补中益气，顾护胃气，防大黄苦寒伤中，并调和药性，为佐使药。二者配伍用苦寒与甘平相结合，能中、能下、能通，祛邪而不伤正。本方方小而力专效捷，对胃肠实热或邪火上冲之呕吐颇佳。

原书使用温服法，而今药以冷服为最好，年老体弱者以稍温不凉口为度。

【运用】

（1）辨证要点：食已即吐，吐势急迫，或大便秘结不通，苔黄，脉滑实为辨证要点。本方是治疗胃肠实热，腑气不通所致食已即吐之代表方。

（2）加减变化：痞满甚者，可加厚朴、黄连；腹痛者，可加木香、杭白芍；阴津亏损，可加麦冬、五味子等。

（3）现代运用：本方常用于消化系统疾病如呕吐、大便不通、小儿厌食等，皮肤病如冻疮，泌尿道感染等病，属胃之积热上冲之实证者。

（4）使用注意：本方适用于胃之积热上冲之实证，而虚证则非所宜。注意大黄与甘草用量比例，采用多次、少量、冷服之法，则效佳。不宜长期服用。

【原书主治】

《金匮要略·呕吐哕下利病脉证治》17 条："食已即吐者，大黄甘草汤主之。"

【现代研究】本方主要具有胃炎保护、解痉、抗炎、抗菌、抗病毒作用。

（1）胃炎保护作用：大鼠胃空肠吻合所致反流性胃炎实验表明，本方 15%水煎液供大鼠自由饮用，日用量 3g/kg（为成人用量的 10 倍），能显著抑制黏膜水肿、充血及瘀血等病变，减轻炎细胞浸润及腺体增生性改变。

（2）解痉：本方中甘草有解痉，抑制胃酸作用。

（3）抗炎：大黄能降低毛细血管通透性和改善脆性，因此具有收敛消炎作用。甘草也有抗炎作用，所含成分甘草次酸及其衍生物对抗大鼠的棉球肉芽肿，对大鼠后足由甲醛引起的炎症性水肿，以及大鼠皮下肉芽囊性炎症等都具有明显的抑制作用。

（4）抗菌、抗病毒：大黄在体外对多种细菌有不同程度的抑菌作用，对流感病毒亦有抑制作用。

小　结

理气剂共选正方 14 首，附方 12 首。按其功用不同，分为行气和降气两大类。

1. 行气　本类方剂均有行气作用，适用于气机郁滞证。半夏厚朴汤行气散结，降逆化痰，适用于痰气互结之梅核气。越鞠丸行气解郁，为治气、血、湿、食、痰、火六郁轻证而设，以治气郁为主。暖肝煎温补肝肾，行气止痛，适用于肝肾不足，寒滞肝脉证。厚朴温中汤行气除满，温中燥湿，主治中焦寒湿气滞证。天台乌药散行气疏肝，散寒止痛，主治肝经寒凝气滞证。厚朴生姜半夏甘草人参汤温运健脾，消滞除满，适用于脾虚气滞腹胀证。

2. 降气 本类方剂均有降气作用，适用于气机上逆证。橘皮竹茹汤降逆止呃，益气清热，适用于胃虚有热之呃逆。旋覆代赭汤降逆化痰，益气和胃，主治胃虚痰阻气逆痞证。滑石代赭汤养阴利水，和胃降逆，主治百合病下之后者。小半夏汤和胃降逆，化痰散饮，适用于痰饮呕吐。奔豚汤养血清肝，平冲降逆，主治奔豚气。苏子降气汤降气平喘，祛痰止咳，主治上实下虚之喘咳证。定喘汤宣肺降气，清热化痰，主治风寒外束，痰热内蕴之哮喘证。大黄甘草汤泻热涤实，降逆和胃，主治胃肠积热，浊腐之气上逆，食已即吐。

第八章　理血剂

凡以理血药为主组成，具有活血化瘀或止血作用，治疗瘀血或出血证的方剂，统称理血剂。属于“八法”中的“消法”的范畴。

血为人体重要的营养物质，乃水谷精微所化生，在生理状态下，血液在经脉中周流不息地循行，内以荣润五脏六腑，外以濡养四肢百骸。因各种原因，导致血行不畅，瘀滞内停；或离经妄行，血溢脉外；或生化无源，营血亏虚则形成血瘀、出血、血虚等血分病证。血瘀证治宜活血化瘀，即“血实者宜决之”（《素问·阴阳应象大论》）；出血证治宜止血，“定其血气，各守其乡”（《素问·阴阳应象大论》）；血虚证治宜补血，而补血剂已在补益剂中论述。故理血剂根据治法分为活血化瘀和止血两类。

因为血证病情复杂，既有寒热虚实之分，又有轻重缓急之别，因此使用理血剂时，审明病因，分清标本缓急，掌握急则治其标，缓则治其本，或标本兼顾的治疗原则。对瘀血之证，若逐瘀过猛，易伤正气，故在使用活血化瘀剂时，适当加入养血益气之品，使祛瘀而不伤正；对于出血证，若止血过急，多有留瘀之弊，或出血兼有瘀滞者，在使用止血剂时，酌加活血之品，或选用兼有活血祛瘀作用的止血药，使止血而不留瘀。在使用止血剂时，应辨明出血原因，做到审因论治，止血治标在先。对止血方的加减运用尚须注意：上部的出血忌升提，如升麻、柴胡之类；下部的出血忌沉降，如代赭石、牛膝、大黄之属，以免加速出血之势；对于大出血有虚脱征兆者，单用止血药往往缓不济急，当急速补气固脱，即所谓“有形之血不能速生，无形之气所当急固”。

此外，在剂型的选择上，新瘀证急，多用汤剂，取力大效速；久瘀证缓、外伤出血，多用丸散成药，因久瘀必伤正，外伤出血为标急，丸散用之，以消瘀不伤正，且便于止血急用。

活血化瘀剂虽能促进血行，消除瘀血，但其性多破泄，不宜久服；因其易于动血、伤胎，故妇女经期、月经过多者及孕妇，均当慎用或忌用。

第一节　活血化瘀

活血化瘀剂，适用于蓄血及各种瘀血阻滞病证，如经闭、痛经、症瘕、恶露不行、半身不遂、外伤瘀痛等。临床表现有刺痛，痛有定处，舌紫暗或有瘀斑，腹中或其他部位有肿块，疼痛拒按，按之坚硬，固定不移，脉涩等。

活血化瘀剂常用活血化瘀药如川芎、桃仁、红花、赤芍、丹参等为主组成方剂。

气行则血行，气滞则血滞，故又常配理气药以行气活血。血证的成因较多，且病机又有寒、热、虚、实的不同，故遣药组方又相应有所侧重，如血瘀偏寒，需配温经散寒药以温经活血；血瘀偏热，又当配清热凉血药以清热活血；水瘀互见，则应以利水渗湿药与化瘀药同用；正气亏虚而瘀血阻滞者，应扶正活血兼顾。代表方如桃核承气汤、血府逐瘀汤、桂枝茯苓丸、当归芍药散、补阳还五汤、复元活血汤、生化汤等。

桃核承气汤

《伤寒论》

【组成】桃仁去皮尖，五十个（12g）　大黄四两（12g）　桂枝去皮，二两（6g）　甘草炙，二两（12g）　芒硝二两（6g）

【用法】上四味，以水七升，煮取二升半，去滓，纳芒硝，更上火，微沸，下火，先食，温服五合，日三服，当微利（现代用法：作汤剂，水煎前 4 味，去滓取汁，芒硝冲服，一日 3 次）。

【功用】破血下瘀。

【主治】下焦蓄血证。症见少腹急结，小便自利，神志如狂，甚则烦躁谵语，至夜发热；以及血瘀经闭，痛经，脉沉实而涩者。

【方解】本方由调胃承气汤减芒硝之量，再加桃仁、桂枝而成。下焦蓄血证的形成，《伤寒论》谓邪在太阳不解，化热随经传腑，与血相搏结于下焦所致。少腹急结，指少腹疼痛、胀满、痞硬拒按而急迫难耐，甚至痛苦不可名状，此为瘀热互结于下焦，气血凝滞不通所致；病在血分，而不在气分，膀胱气化未受影响，故小便自利；夜属阴，热在血分，故至夜发热；心主血脉而藏神，瘀热上扰心神，轻则烦躁不安，重则其人如狂、谵语。胞宫位于下焦，瘀热互结，又可致经闭、痛经等病。下焦蓄血证属瘀热互结下焦，治宜破血下瘀，攻下泻热。方中桃仁苦甘平，活血破瘀，润肠通便；大黄苦寒，攻下逐瘀泻热。二者合用，可使瘀热从肠腑而解，瘀热并治，共为君药。桂枝辛甘温，通行血脉，既助桃仁活血祛瘀，又防寒凉之品凝血之弊；芒硝咸苦寒，攻下泻热，软坚散结，助大黄下瘀泻热，共为臣药。桂枝与硝、黄同用，相反相成，桂枝得硝、黄则温通而不助热；硝、黄得桂枝则寒下又不凉遏。炙甘草护胃安中，并缓诸药之峻烈，且调和药性，为佐使药。诸药合用，共奏破血下瘀，攻下泻热之功。服后“微利”，使蓄血去，瘀热清，邪有出路，从而各种症状自然消除。

本方“先食温服”，当在空腹时服用，因本证病位在下焦，先服药后进食，有利于药达病所。

【运用】

（1）辨证要点：本方为治疗瘀热互结，下焦蓄血证的常用方。以少腹急结，小便自利，脉沉实或涩为辨证要点。

（2）加减变化：后世对本方的运用有所发展，不论何处之瘀血，凡属于瘀热互结证，均可加减使用。兼大便秘结者，加枳实、厚朴；烦躁口渴者，加黄连、黄芩；如兼气滞者，酌加香附、枳壳、乌药、木香等以理气止痛。对于跌打损伤，瘀滞疼痛者，

加红花、赤芍、当归尾、三七等以活血祛瘀止痛。对于月经不调瘀滞较甚者，痛经可加延胡索、五灵脂以调经止痛；闭经可加牛膝、当归、川芎以行血通经；恶露不下者，加五灵脂、蒲黄以祛瘀散结。若用于上部瘀热之头痛头胀，面红目赤，吐衄者，可加牛膝、生地黄、牡丹皮、白茅根等以清热凉血，引血导热下行。

（3）现代运用：本方常用于妇科疾病如急性盆腔炎、胎盘滞留、附件炎、子宫内膜异位症等；消化系统如肠梗阻；循环系统如脑血管病等属瘀热互结者。

（4）使用注意：方中的芒硝用量，不可死守原方，如血瘀而无热象，大便通畅者，可以少用或不用；本方药力猛烈，只可暂用，不可久服；孕妇禁用，年老体弱者慎用；药后患者有轻度腹泻，即“当微利”，也有少数患者有轻微腹痛反应，一般停药即止，无须处理。表证未解者，当先解表，而后用本方。

【附方】

1. 抵当汤（《伤寒论》）　水蛭熬，三十个（6~12g）　虻虫去翅足，熬，三十个（6~12g）　桃仁去皮尖，二十个（9g）　大黄酒洗，三两（9~15g）　用法：以水五升，煮取三升，去滓，温服一升。不下，更服。功用：破血逐瘀。主治：下焦蓄血重证。伤寒瘀热在里，血蓄下焦，不结胸而少腹硬满，小便自利，大便硬而色黑易解，身黄有微热，脉沉结，或狂躁，或喜忘，或经水不利者。太阳病 6~7d，表证仍在，脉微而沉，其人发狂者，以热在下焦，少腹当硬满，下血乃愈；血证谛也；阳明病，本有久瘀血，屎虽硬，大便反易，其色必黑者；病人无表里证，发热 7~8d，下后脉数不解，合热则消谷善饥，至 6~7d 不大便者。妇人经水不利下。血结胸，漱水不欲咽。

2. 抵当丸（《伤寒论》）　水蛭七枚，炒，去子杵碎，锉，再放入石灰，再炒，去灰（5g）　虻虫七枚，去翅足，炒（5g）　桃仁去皮尖，八个（9g）　大黄三钱（9g）　用法：上四味，捣分四丸，以水一升煮一丸，取七合服之。晬时当下血，若不下者，更服。功用：破血逐瘀，峻药缓图。主治：下焦蓄血轻证。治伤寒有热，小腹满痛，小便不利今反利为有血也，当下去其血。（《伤寒论》126 条：“伤寒有热，小腹满，应小便不利，今反利者，为有血也，当下之，不可余药，宜抵当丸。”）

3. 下瘀血汤（《金匮要略》）　大黄三两（9g）　桃仁二十枚（9g）　䗪虫熬，去足，二十枚（9g）　用法：三味末之，炼蜜和为四丸，以酒一升，煎一丸，取八合，顿服之，新血下如豚肝。（以蜜为丸，是缓其药性而不使骤发，酒煎是取其引入血分。）功用：破血下瘀。主治：产妇腹痛，因干血内结，著于脐下者；亦治血瘀而致经水不利之证。《金匮要略》：师曰：产妇腹痛，法当以枳实芍药散，假令不愈者，此为腹中有干血著脐下，宜下瘀血汤主之；亦主经水不利。

【原方主治】

《伤寒论·辨太阳病脉证并治》106 条：“太阳病不解，热结膀胱，其人如狂，血自下，下者愈。其外不解者尚未可攻，当先解其外。外解已，但少腹急结者，乃可攻之，宜桃核承气汤。”

【现代研究】桃核承气汤具有扩张血管，增加血流量，降低血管阻力，改善微循环，抑制血液凝固和溶血作用及抗菌，保肝，利胆，泻下，抗肿瘤和改善肾功用不全，降低血中非蛋白氮含量，调节免疫功用的作用，并具有抗过敏、镇痛、镇静、利尿、

解痉、抗惊厥的作用。[张民庆．现代临床方剂学研究．北京：人民卫生出版社，2004：506.]

血府逐瘀汤

《医林改错》

【组成】桃仁四钱（12g） 红花三钱（9g） 当归三钱（9g） 生地黄三钱（9g） 川芎一钱半（5g） 赤芍二钱（6g） 牛膝三钱（9g） 桔梗一钱半（5g） 柴胡一钱（3g） 枳壳二钱（6g） 甘草二钱（6g）

【用法】水煎服。

【功用】活血化瘀，行气止痛。

【主治】胸中血瘀证。胸痛，头痛，日久不愈，痛如针刺而有定处，或呃逆日久不止，或饮水即呛，干呕，或内热瞀闷，或心悸怔忡，失眠多梦，急躁易怒，入暮潮热，唇暗或两目暗黑，舌质暗红，或舌有瘀斑、瘀点，脉涩或弦紧。

【方解】本方由桃红四物汤合四逆散再加桔梗、牛膝而成。主治诸症皆为瘀血内阻胸部，气机郁滞所致。即王清任所称“胸中血府血瘀”之证。胸中为气之所宗，血之所聚，肝经循行之分野。血瘀胸中，气机阻滞，则胸痛，痛如针刺，且有定处；瘀血阻滞，清阳不升，则见头痛；胸中血瘀，影响及胃，胃气上逆，则呃逆干呕，甚则水入即呛；瘀滞日久，肝失条达，故急躁易怒；瘀久化热，则内热瞀闷，入暮潮热；瘀热扰心，则心悸怔忡，失眠多梦；至于唇、目、舌、脉所见，皆为瘀血征象。治宜活血化瘀，兼以行气止痛。方中桃仁破血行滞而润燥，红花活血祛瘀以止痛，共为君药。赤芍、川芎助君药活血祛瘀；牛膝活血通经，祛瘀止痛，引血下行，共为臣药。生地黄、当归养血益阴，清热活血；桔梗、枳壳，一升一降，宽胸行气；柴胡疏肝解郁，升达清阳，与桔梗、枳壳同用，尤善理气行滞，使气行则血行，以上均为佐药。桔梗并能载药上行，兼有使药之用；甘草调和诸药，亦为使药。诸药合用，使血活瘀化，气行肝舒，诸症可愈。

全方配伍，特点有三：一为活血与行气相伍，既行血分瘀滞，又解气分郁结；二是祛瘀与养血同施，则活血而无耗血之虑，行气又无伤阴之弊；三为升降兼顾，既能升达清阳，又可降泄下行，使气血和调。即气血兼治，消中寓补，升降同用。

【运用】

（1）辨证要点：本方为治疗胸中瘀血证的常用方剂。临床应用以胸部刺痛，痛有定处，舌暗红或有瘀斑，脉涩或弦紧为辨证要点。

（2）加减变化：以本方加减，可通治多种血瘀气滞证。胸中瘀痛甚者，可加乳香、没药以活血止痛；气机郁滞较重，加川楝子、香附、瓜蒌、薤白以理气宽胸，疏肝止痛；若瘀痛入络，可加全蝎、鳖甲、地龙、三棱、莪术等以破血通络止痛；血瘀经闭、痛经者，可用本方去桔梗，加香附、益母草、泽兰、延胡索等以活血调经止痛；胁下有血瘀痞块者，可酌加丹参、郁金、水蛭等以活血破瘀，消瘕化积。心悸失眠较重者，可加茯神、酸枣仁以安神定志。

（3）现代运用：循环系统如冠心病心绞痛、风湿性心脏病、脑血栓形成、高血压病、高脂血症、血栓闭塞性脉管炎等疾病；神经系统如神经官能症、脑震荡后遗症之头痛、头晕；外伤如胸部挫伤等疾病，凡属瘀阻气滞者均可使用。

（4）使用注意：由于方中活血祛瘀药较多，故孕妇忌用。

【附方】

1. 通窍活血汤（《医林改错》）　赤芍一钱（3g）　川芎一钱（3g）　桃仁二钱，研泥（6g）　红花三钱（9g）　老葱三根，切碎（6g）　生姜三钱，切片（9g）　大枣七个，去核（5g）　麝香绢包五厘（0.15g）　黄酒半斤（250g）　将前七味煎一盅，去滓，将麝香入酒内再煎二沸，临卧服。功用：活血通窍。主治：瘀阻头面证。头痛昏晕，或耳聋年久，或头发脱落，面色青紫，或酒渣鼻，或白癜风，以及妇女干血痨，小儿疳积而见肌肉消瘦，腹大青筋，潮热等。

2. 膈下逐瘀汤（《医林改错》）　五灵脂炒，二钱（6g）　当归三钱（9g）　川芎二钱（6g）　桃仁研如泥，三钱（9g）　牡丹皮二钱（6g）　赤芍二钱（6g）　乌药二钱（6g）　延胡索一钱（3g）　甘草三钱（9g）　香附一钱半（5g）　红花三钱（9g）　枳壳一钱半（5g）　水煎服。功用：活血祛瘀，行气止痛。主治：瘀血阻滞膈下证。膈下瘀血蓄积；或腹中胁下有痞块；或肚腹疼痛，痛处不移；或卧则腹坠似有物者。

3. 少腹逐瘀汤（《医林改错》）　小茴香炒，七粒（1.5g）　干姜炒，二分（3g）　延胡索一钱（3g）　没药一钱（3g）　当归三钱（9g）　川芎一钱（3g）　官桂一钱（3g）　赤芍二钱（6g）　蒲黄三钱（9g）　五灵脂炒，二钱（6g）　水煎服。功用：活血祛瘀，温经止痛。主治：寒凝血瘀证。少腹瘀血积块疼痛或不痛，或痛而无积块，或少腹胀满；或经期腰酸，少腹胀，或月经一月见三五次，连接不断，断而又来，其色或紫或黑，或有瘀块，或崩漏兼少腹疼痛，或瘀血阻滞，久不受孕等证。

4. 身痛逐瘀汤（《医林改错》）　秦艽一钱（3g）　川芎二钱（6g）　桃仁三钱（9g）　红花三钱（9g）　甘草二钱（6g）　羌活一钱（3g）　没药二钱（6g）　当归三钱（9g）　五灵脂炒，二钱（6g）　香附一钱（3g）　牛膝三钱（9g）　地龙去土，二钱（6g）　水煎服。功用：活血行气，祛风除湿，通痹止痛。主治：瘀血痹阻经络证。肩痛，臂痛，腰痛，腿痛，或周身疼痛，痛如针刺，经久不愈。

【原书主治】

《医林改错》：“头痛、胸痛、胸不任物，胸任重物，天亮出汗，食自胸后下，心里热（名曰灯笼病），瞀闷急躁，夜睡梦多，呃逆，饮水即呛，不眠，小儿夜啼，心跳心忙，夜不安，俗言肝气病，干呕，晚发一阵热。”

【现代研究】血府逐瘀汤有抗凝血、扩张血管和镇静、解痉、镇痛作用，以及显著的收缩子宫作用。[张民庆．现代临床方剂学研究．北京：人民卫生出版社，2004：512.]

临床研究表明，本方活血化瘀药理作用主要是对血液流变影响较大，可以降低血液的浓、黏、聚、凝状态，减轻微循环障碍，改善组织或器官的血液循环，增加其血氧灌注。[吴启富，杜美华，刘志兴，等．血府逐瘀汤的作用机理研究．中国医药学报，1990，5（4）：28.]

当归芍药散

《金匮要略》

【组成】当归三两（9g） 芍药一斤（48g） 川芎半斤（10g）（一作三两） 茯苓四两（12g） 泽泻半斤（24g） 白术四两（12g）

【用法】上六味，杵为散，取方寸匕，酒和，日三服（现代用法：上六味，杵为散。每服6g，温酒送下，一日三次）。

【功用】养血调肝，活血化瘀，健脾除湿。

【主治】妇人肝脾失调腹痛证。妇人腹痛绵绵，或腹中拘急不适，或月经量少，色淡，甚则闭经，或性情急躁易怒，纳呆食少，或小便不利，泄泻，带下清稀，或足跗浮肿，舌淡苔白腻，脉弦细。

【方解】本方证乃肝脾失调，血滞湿阻所致。肝藏血而主疏泄，脾主运化水湿，妊娠时血聚胞宫以养胎，使肝血相对不足，则肝失调畅而气血郁滞，故性情急躁，腹痛，月经量少；木不疏土，脾虚失运则湿生，故纳呆食少，泄泻，带下清稀，或足跗浮肿；舌脉乃肝脾失调，血滞湿阻之征象。治宜养血调肝，健脾除湿。方中重用芍药敛养肝血，益肝阴以制肝用，且缓急止痛，为君药。臣以当归、川芎养血和血以调肝，且川芎能行血中之气滞，三药相合养血调肝。白术健脾燥湿，茯苓、泽泻甘淡渗湿健脾，三者合用以健脾除湿，共为佐药。诸药合用，肝血足则气条达，脾运健则湿邪除，共奏养血调肝，健脾除湿，止痛安胎之功。

本方养血调肝，活血化瘀，健脾渗湿，体现了肝脾两调，血水同治的配伍特点。

【运用】

（1）辨证要点：本方为治疗妇人肝脾失调，血滞湿阻腹痛证的常用方。临床应用以腹痛绵绵，月经量少，性情急躁，纳呆食少，舌淡苔白腻，脉弦细为辨证要点。

（2）加减变化：若气郁胁胀，可加柴胡、枳实以疏肝理气；若气郁不食，可加香附、麦芽以行气消食；若气郁有热，可加栀子以清热；若血虚，可加阿胶、熟地黄等以养血补血；若下利不止，畏寒者，加附子；若下不利，大便秘者，加大黄。

（3）现代运用：妇科疾病如妊娠腹痛、痛经、习惯性流产、妊娠羊水过多、胎位不正、不孕症、功用性子宫出血、子宫内膜炎、盆腔炎、子宫肌瘤；神经系统如更年期综合征等，凡属肝脾失调，气血郁滞湿阻者，均可使用。

（4）使用注意：本方为散剂，水煎则失去挥发性成分。本方在治妊娠病时，应注意方中川芎的用量宜小，因川芎为血中气药，味辛走窜。

【附方】

枳实芍药散（《金匮要略》） 枳实（烧令黑，勿大过） 芍药各等分 上二味，杵为散。每服方寸匕，一日三次，以麦粥下之（现代用法：上二味，杵为散。每服3g，以麦粥送下，一日3次）。功用：行气和血，缓急止痛。主治：产后腹痛，烦满不得卧；痈脓。亦可用治妇人胁痛、痛经。

【原书主治】

《金匮要略·妇人妊娠病脉证并治》5 条："妇人怀妊，腹中疠痛，当归芍药散主之。"

《金匮要略·妇人杂病脉证并治》17 条："妇人腹中诸疾痛，当归芍药散主之。"

【现代研究】本方有调整子宫及胃肠功能、止痛、利尿、降脂、降压、扩张冠状动脉、改善周围血循障碍等作用。[张民庆．现代临床方剂学研究．北京：人民卫生出版社，2004：539.]

此外本方还具有增加胎盘和肾黏膜循环血量，改善妊娠中毒；减少出血量，缩短出血时间，抑制血小板凝集；增加血流速度和血流量，对于血球压积和全血黏度有双向调节作用，抗炎作用等。[王付．仲景方临床应用指导．北京：人民卫生出版社，2001：515.]

桂枝茯苓丸

《金匮要略》

【组成】桂枝　茯苓　牡丹皮去心　桃仁去皮尖，熬　芍药各等分（9g）

【用法】上三味，末之，炼蜜和丸，如兔屎大，每日食前服一丸（3g），不知，加至三丸（现代用法：共为末，炼蜜和丸，每日服 3~5g）。

【功用】活血化瘀，缓消症块。

【主治】瘀阻胞宫证。妇人素有瘕块，妊娠漏下不止，或胎动不安，血色紫黑晦暗，腹痛拒按，或经闭腹痛，或产后恶露不尽而腹痛拒按者，舌质紫暗或有瘀点，脉沉涩。

【方解】本方证乃瘀阻胞宫所致。本方原治妇人素有瘕块，致妊娠胎动不安或漏下不止之证。瘀血瘕块，停留于胞宫，冲任失调，胎元不固，则见胎动不安；瘀阻胞宫，阻遏经脉，以致血溢脉外，则见漏下不止、血色紫黑晦暗；瘀血内阻胞宫，血行不畅，不通则痛，故见腹痛拒按等。治宜活血化瘀，缓消瘕块。方中桂枝辛甘而温，温通血脉，以行瘀滞，为君药。桃仁味苦甘平，活血祛瘀，助君药以化瘀消瘕，为臣药；牡丹皮、芍药味苦而微寒，既可活血以散瘀，又能凉血以清退瘀久所化之热，芍药尚可缓急止痛；茯苓甘淡平，渗湿祛痰，以助消症之功，健脾益胃，扶助正气，均为佐药。丸以白蜜，甘缓而润，以缓诸药破泄之力，为使药。诸药相合，共奏活血化瘀，缓消瘕块之效，使瘀化症消，诸症得除。

本方配伍特点有二：一是寒温并用，既用桂枝以温通血脉，又佐牡丹皮、芍药以凉血散瘀，而无耗伤阴血之弊。二是通因通用，漏下之症，采用行血之法，俾瘕块得消，血行常道，则出血得止。

《济阴纲目》将本方改为汤剂，易名为催生汤，用于妇人临产见腹痛、腰痛而胞浆已下时，有催生之功。《妇人良方》以本方更名为夺命丸，用治妇人小产，子死腹中而见"胎上抢心，闷绝致死，冷汗自出，气促喘满者"。

【运用】

(1) 辨证要点：本方为治疗瘀血留滞胞宫，妊娠胎动不安，漏下不止的常用方。以少腹有瘕块，血色紫黑晦暗，腹痛拒按为辨证要点。妇女经行不畅、痛经、闭经，以及产后恶露不尽等属瘀阻胞宫者，亦可以本方加减治之。

(2) 加减变化：若疼痛剧烈者，宜加延胡索、没药、乳香等以活血止痛；出血多者，可加茜草、蒲黄等以活血止血；若瘀血阻滞较甚，可加丹参、川芎等以活血祛瘀；气滞者加香附、陈皮等以理气行滞。

(3) 现代运用：本方常用于妇科疾病如子宫肌瘤、子宫内膜异位症、卵巢囊肿、附件炎、慢性盆腔炎等，凡属瘀血留滞者，均可加减使用。

(4) 使用注意：对妇女妊娠而有瘀血症块者，只能渐消缓散，不可峻猛攻破。原方对其用量、用法规定甚严，临床使用应当严格掌握剂量，以防伤血动胎。

【附方】

硝石矾石散（《金匮要略》）　硝石　矾石烧，等分　二共为末，大麦粥汤和服方寸匕，日三（上二味，为散，以大麦粥汁和，每次6g，日服3次）。功用：清热化湿，消瘀利水。主治：肝胆瘀血湿热证。症见胁痛固定不移，痛性难忍，入夜尤甚，身目小便黄，日晡发热，五心烦热，足下热，不思饮食，肢体倦怠，微汗出，舌暗或有瘀斑，脉涩。(仲景硝石矾石散，湿热血瘀结肝胆；胁痛黄疸日晡热，清消并用身痛宽。)

【原书主治】

《金匮要略·妇人妊娠病脉证并治》2条：“妇人宿有症病，经断未及三月，而得漏下不止，胎动在脐上者，为症痼害。妊娠六月动者，前三月经水利时，胎也。下血者，后断三月衃也。所以下血不止者，其症不去故也，当下其症，桂枝茯苓丸主之。”

【现代研究】本方具有扩张血管、抗凝血、抗炎抑菌、抗变态反应、镇痛镇静、抗肿瘤和促进免疫等作用。[张民庆．现代临床方剂学研究．北京：人民卫生出版社，2004：542.]

鳖甲煎丸

《金匮要略》

【组成】鳖甲炙，十二分（90g）　乌扇烧　黄芩　鼠妇熬　干姜　大黄　桂枝　石韦去毛　厚朴　瞿麦　紫葳　阿胶各三分（各22.5g）　柴胡　蜣螂熬，各六分（各45g）　芍药　牡丹去心　䗪虫熬，各五分（各37g）　蜂窠炙，四分（30g）　赤硝十二分（90g）　桃仁二分（15g）　人参　半夏　葶苈各一分（各7.5g）

【用法】上二十三味，取煅灶下灰一斗，清酒一斗五升，浸灰，候酒尽一半，着鳖甲于中，煮令泛烂如胶漆，绞取汁，纳诸药，煎为丸，如梧子大。空心服七丸（3g），日三服（现代用法：除硝石、鳖甲胶、阿胶外，20味烘干碎断，加黄酒600g拌匀，加盖封闭，隔水炖至酒尽药熟，干燥，与硝石等三味混合粉碎成细粉，炼蜜为丸，每丸3g。每次服1~2g，温开水送下）。

【功用】行气活血，祛湿化痰，软坚消症。

【主治】疟母、症瘕。疟疾日久不愈，胁下痞硬（或硬）成块，结成疟母；以及症瘕结于胁下，推之不移，腹中疼痛，肌肉消瘦，饮食减少，时有寒热，或女子月经闭止等。

【方解】本方原治疟母结于胁下，今常以之治疗症瘕。疟母之成，每因疟邪久踞少阳，正气日衰，气血运行不畅，寒热痰湿之邪于气血搏结，聚而成形，留于胁下所致。症瘕一病，亦属气滞血凝日久渐积所成，二者成因颇近，故均可用本方治疗。方中鳖甲入肝，软坚化症，为君药；臣以灶下灰消症祛积，清酒活血通经，三味共奏活血化瘀、软坚消症之功；复以赤硝、大黄、蜣螂、土鳖虫、鼠妇攻逐之品，以助破血消瘕之力；柴胡、黄芩、白芍和解少阳而条达肝气；厚朴、射干（乌扇）、葶苈子、半夏行郁气而消痰癖；干姜、桂枝温中，与黄芩相伍，辛开苦降而调解寒热；人参、阿胶补气养血而扶正气；桃仁、牡丹皮、紫葳、蜂窠活血化瘀以去干血；再以石韦、瞿麦利水祛湿。诸药合用，共奏扶正祛邪，软坚消症之功。

本方用药集活血逐瘀、行气散郁、化痰祛湿、软坚散结于一方，体现了寒热并用，攻补兼施，气血同治，升降相合的配伍特点。

【运用】

（1）辨证要点：本方为治疟母、症瘕之常用方。临床应用以症瘕结于胁下，推之不移，腹中疼痛，肌肉消瘦，饮食减少，时有寒热，女子月经闭止为辨证要点。

（2）加减变化：气滞甚者加木香、枳壳以行气；寒湿甚者去大黄、黄芩，加附子、肉桂以温里；腹水甚者加茯苓、车前子、大腹皮、椒目等以利水渗湿；肝肾阴虚者加生地黄、麦冬以滋补肝肾；湿热甚者去干姜、桂枝，加茵陈、栀子以清热祛湿。

（3）现代运用：本方常用于肝硬化、肝脾肿大、肝癌、腹腔肿瘤、子宫肌瘤、卵巢囊肿等病，凡属正气日衰，气滞血瘀者，均可加减使用。

（4）使用注意：由于本方长于消症散结，扶正之力不足，若症结而正气虚甚者慎用。

【附方】

大黄䗪虫丸（《金匮要略》）　大黄蒸，十分（7.5g）　土鳖虫炒，一升（24g）　水蛭百枚（24g）　虻虫一升（24g）　蛴螬一升（24g）　干漆一两（3g）　桃仁一升（24g）　杏仁一升（24g）　黄芩二两（6g）　干地黄十两（30g）　芍药四两（12g）　甘草三两（9g）　上十二味，末之，炼蜜和丸小豆大，酒饮服五丸（3g），日三服。功用：活血破瘀，通经消症。主治：五劳虚极，干血内停证。形体羸瘦，少腹挛急，腹痛拒按，或按之不减，腹满食少，经闭不行，肌肤甲错，面色暗黑，两目五神，目眶暗黑，舌有瘀斑，脉沉涩或弦。用于瘀血内停所致的症瘕、闭经、盆腔包块、子宫内膜异位症、继发性不孕症等（孕妇禁用；皮肤过敏者停服）。

【原书主治】

《金匮要略·疟病脉证并治》2条：“病疟，以月一日发，当以十五日愈，设不差，当月尽解，如其不差，当云何？师曰：此结为症瘕，名曰疟母，急治之，宜鳖甲煎丸。”

【现代研究】

（1）本方具有促羊红细胞与自身血块的吸收作用。

（2）本方通过对肝硬变的大鼠治疗后肝胶原纤维减少和胶原蛋白含量明显低于肝硬变组，同时能使肝硬变大鼠尿羟脯氨酸排泄量显著性增加，表明药物有促进胶原纤维降解的作用，使已形成的肝胶原重吸收。

（3）本方有明显的抑制 S180 肿瘤生长作用。

［曾凡波，晏菊姣，万波，等．鳖甲煎丸药理学研究．中成药，2002（7）：529-532.］

丹参饮

《时方歌括》

【组成】丹参一两（30g）　檀香　砂仁各一钱半（各 6g）

【用法】以水一杯，煎七分服（现代用法：水煎温服）。

【功用】活血祛瘀，行气止痛。

【主治】血瘀气滞，心胃诸痛。

【方解】本方所治心胃诸痛，乃血瘀气滞所致。方中丹参味苦微寒，活血化瘀止痛而不伤气血，为君药。檀香、砂仁温中行气止痛，为臣药。全方药仅三味，药性平和，气血并治而重在化瘀，使瘀化气畅则疼痛自止。

【运用】

（1）辨证要点：本方是化瘀行气止痛之良方。以心胃诸痛，痛有定处而拒按，兼胸闷脘痞为辩证治要点。

（2）现代运用：消化系统如慢性胃炎、胃及十二指肠溃疡等疾病；循环系统如心绞痛、心力衰竭等疾病，凡属气滞血瘀者均可使用。

（3）使用注意：本方药性稍偏于寒，故尤宜于心胃痛而偏瘀偏热者。因方中丹参有活血作用，且用量较大，故出血性疼痛慎用本方。孕妇忌用。

【现代研究】

（1）抑菌、抗炎：丹参饮及组成药有抗感染、抗炎症及解热作用，对鼠的感染性关节肿及实验性腹腔感染动物有保护作用，对结核杆菌、霍乱弧菌、福氏痢疾杆菌、伤寒杆菌、大肠杆菌、变形杆菌、葡萄球菌等有抑制作用。

（2）镇静、镇痛：丹参饮组成药，药理研究证实对中枢神经系统有抑制作用，其作用与安定相似，复方丹参制剂可降低家兔脑电图自发电活动振幅，对多种疼痛有镇痛作用。

（3）抗凝：丹参饮对血小板聚集有明显的抑制作用，5min 血小板聚集抑制率为 24.4%，与阿司匹林比较无明显差异。

（4）扩冠：丹参饮可扩张冠状动脉，使冠脉流量增加，对周围血管也有扩张作用，从而降低血压。当心功用不全时，可以改善心收缩力，促进侧支循环及体内血液的再分配，这样可降低冠心病患者的血浆黏度，加速红细胞电泳率，改善红细胞压积，进

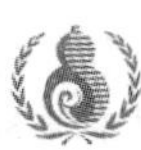

而改善微循环，对于冠心病患者血液的“黏、聚、滞”倾向有很好的治疗作用。

（5）毒理作用：丹参制剂毒性较低，用临床剂量的 20～30 倍，连续给家兔灌胃 2 周，未见毒性反应，体重、血象及肝肾功用等均无异常。

丹参饮具有活血化瘀、行气止痛之效，主治心痛、胃脘诸痛，临床用于治疗心血管疾病，如心律失常、冠心病、心力衰竭、慢性肺源性心脏病等，取得了确切的疗效。现代药理研究认为，丹参饮具有抗心肌纤维化，保护心肌细胞，保护心脏超微结构，保护冠状动脉内皮细胞，影响冠脉血流量及阻力等作用。［陈惠，孙朦朦，安然，等．丹参饮在心血管疾病中的应用研究．吉林中医药，2013（1）：27-30.］

补阳还五汤

《医林改错》

【组成】黄芪生，四两（120g）　当归尾二钱（6g）　赤芍一钱半（5g）　地龙去土，一钱（3g）　川芎一钱（3g）　红花一钱（3g）　桃仁一钱（3g）

【用法】水煎服。

【功用】补气，活血，通络。

【主治】中风之气虚血瘀证。半身不遂，口眼㖞斜，语言謇涩，口角流涎，小便频数或遗尿失禁，舌暗淡，苔白，脉缓无力。

【方解】本方证乃中风之后，素体气虚，气不行血，脉络瘀阻所致。正气亏虚，不能行血，以致脉络瘀阻，筋脉肌肉失去濡养，则见半身不遂、口眼㖞斜；气虚血瘀，舌体失养，则语言謇涩；气虚失于固摄，则口角流涎、小便频数，甚或遗尿失禁；舌暗淡，苔白，脉缓无力为气虚血瘀之征象。本方证以气虚为本，血瘀为标，即王清任所谓“因虚致瘀”。治当以补气为主，活血通络为辅。本方重用生黄芪，大补元气，意在气旺血行，瘀去络通，为君药。当归尾活血通络而不伤血，用为臣药。赤芍、川芎、桃仁、红花协同当归尾以活血祛瘀；地龙通经活络，力专善走，周行全身，以行药力，亦为佐药。诸药合用，则气旺、瘀消、络通，诸症向愈。

本方的配伍特点是：补气为主，活血为辅，气旺血行，不伤正气。

【运用】

（1）辨证要点：本方是体现王清任所既是益气活血法的代表方，又是治疗中风后遗症的常用方。临床应用以半身不遂，口眼㖞斜，舌暗淡，苔白，脉缓无力为辨证要点。

（2）加减变化：本方生黄芪用量独重，但开始可先用小量（一般从 30～60g 开始），效果不明显时，再逐渐增加。原方活血祛瘀药用量较轻，使用时，可根据病情适当加大。若半身不遂以上肢为主者，可加桑枝、桂枝以引药上行，温经通络；下肢为主者，加牛膝、杜仲以引药下行，补益肝肾；日久效果不显著者，加水蛭、虻虫以破瘀通络；语言不利者，加石菖蒲、郁金、远志等以化痰开窍；口眼㖞斜者，可合用牵正散以化痰通络；痰多者，加制半夏、天竺黄以化痰；偏寒者，加熟附子以温阳散寒；脾胃虚弱者，加党参、白术以补气健脾。

（3）现代运用：本方常用于脑血管意外后遗症、冠心病、小儿麻痹后遗症，以及其他原因引起的偏瘫、截瘫，或单侧上肢、下肢痿软等，凡属气虚血瘀者均可加减使用。

（4）使用注意：①使用时，以患者清醒，体温正常，出血停止，脉缓弱者为宜。②使用本方，需久服缓治，疗效方显，愈后还应继续服用，以巩固疗效，防止复发，王氏谓："服此方愈后，药不可断，或隔三五日吃一付，或七八日吃一付。"③高血压患者可用，但正气未虚者慎用，阴虚阳亢，或阴虚血热，或风，火，痰，湿等余邪未尽者，均忌用。

【原书主治】

《医林改错》："此方治半身不遂，口眼㖞斜，语言謇涩，口角流涎，下肢痿废，小便频数，遗尿不禁。"

【现代研究】

（1）对血液流变学的影响：中风患者血液处于"黏、浓、凝、聚"的倾向，运用本方后，能增加血小板内环磷酸腺苷的含量，抑制血小板聚集和释放反应，抑制和溶解血栓，以改善微循环，促进侧支循环。[徐兆泮．加减补阳还五汤治疗缺血性中风血凝谱观察．浙江中医杂志，1986（3）：110-111.]

（2）对心、脑血管系统的药理作用：补阳还五汤静脉注射，有缓慢、持久的降压作用，对麻醉家兔能显著地增强心肌收缩幅度，反映心肌耗氧量的心肌张力时间指数显著降低，心肌营养性血流量明显增加。[谢人明，汤臣康，李翠萍，等．补阳还五汤对心脏功用及心肌营养性血流影响的实验研究．中药通报，1987（2）：51-53.]

（3）对免疫功用的影响：补阳还五汤能使免疫功用低下小鼠的免疫器官重量增加，提高单核巨噬细胞吞噬功用，从而表明本方具有增强机体免疫功用的药理学基础。[段泾云．补阳还五汤对免疫功用低下小鼠作用的影响．陕西中医，1986（10）：466-470.]

复元活血汤

《医学发明》

【组成】柴胡半两（15g）　栝楼根　当归各三钱（各9g）　红花　甘草　穿山甲炮，各二钱（各6g）　大黄酒浸，一两（30g）　桃仁酒浸，去皮尖，研如泥，五十个（15g）

【用法】除桃仁外，锉如麻豆大，每服一两，水一盏半，酒半盏，同煎至七分，去滓，大温服之，食前。以利为度，得利痛减，不尽服（现代用法：共为粗末，每服30g，加黄酒30mL，水煎服）。

【功用】活血祛瘀，疏肝通络。

【主治】跌打损伤，瘀血阻滞证。胁肋瘀肿，痛不可忍。

【方解】本方证乃跌打损伤，瘀血停滞于胁肋所致。胁肋为肝经循行之处，跌打损伤，瘀血停留，气机阻滞，故胁肋瘀肿疼痛，甚至痛不可忍。治当活血祛瘀，兼以疏肝行气通络。方中重用酒制大黄，荡涤留瘀败血，引瘀血下行；柴胡疏肝行气，并可引诸药入肝经。两药合用，一升一降，以攻散胁下之瘀滞，共为君药。桃仁、红花活

血祛瘀，消肿止痛；穿山甲破瘀通络，消肿散结，共为臣药。当归补血活血；栝楼根即天花粉，既能入血分消瘀血而续绝伤，又可清热散结消肿，共为佐药。甘草缓急止痛，调和诸药，是为使药。大黄、桃仁酒制，及原方加酒煎服，乃增强活血通络之意。诸药相合，瘀祛新生，气行络通，胁痛自平。正如张秉成所言“去者去，生者生，痛自舒而元自复矣”，故名“复元活血汤”。

本方配伍特点：一是升降同施，以调畅气血；二是活中寓养，则活血而不伤血。

【运用】

（1）辨证要点：本方为治疗跌打损伤，瘀血阻滞证的常用方。临床应用以胁肋瘀肿疼痛为辨证要点。若化裁得当，亦可广泛用于一切跌打损伤。

（2）加减变化：瘀重而痛甚者，可酌加乳香、没药、延胡索或三七等增强活血祛瘀，消肿止痛之功；气滞重而痛甚者，可加香附、郁金、青皮、川芎等增强行气止痛之力。上肢受伤，可加入姜黄、桂枝；下肢受伤，可加入牛膝、木瓜等。

（3）现代运用：本方常用于胸胁部挫伤、肋间神经痛、肋软骨炎、乳腺增生症等属瘀血停滞者。亦常用于各种外伤，软组织损伤所致的积瘀疼痛。

（4）使用注意：运用本方，服药后应“以利为度”，若虽“得利痛减”，而病未痊愈，需继续服药者，必须更换方剂或调整原方剂量。孕妇忌服。

【附方】

1. 七厘散（《良方集腋》）　血竭一两（30g）　麝香　冰片各一分二厘（各 0.36g）　乳香　没药　红花各一钱五分（各 4.5g）　朱砂一钱二分（3.6g）　儿茶二钱四分（7.2g）　上八味，研极细末，收贮瓷瓶，黄蜡封口。急用干渗，定痛止血，先以药七厘（1~2g）冲烧酒服之，量伤口之大小复用烧酒调敷。功用：活血散瘀，止痛止血；外敷止血生肌。主治：跌打损伤，筋断骨折之瘀血肿痛，或刀伤出血。并治一切无名肿毒，烧伤烫伤等。伤轻者不必服，用之敷。

2. 跌打损伤丸　大黄醋制（160g）　刘寄奴（80g）　红花（60g）　当归（60g）　香附制（60g）　莪术醋制（40g）　青皮（40g）　枳实炒（40g）　川芎（40g）　降香（40g）　赤芍（40g）　槟榔（40g）　自然铜煅（20g）　延胡索制（20g）　牛膝（60g）　桃仁（80g）　苏木（40g）　土鳖虫酒润（40g）　威灵仙（40g）　三棱（40g）　用法：上药为蜜丸。口服，成人每次服 6~9g，用开水送服；外用以酒开丸，擦敷患部。一日 2 次。功用：行气活血，舒筋止痛。主治：用于跌打损伤，筋骨疼痛（跌打外伤、伤筋折骨、手足瘀搐、皮破肉裂、汤火电伤、各种气痛、紫黑瘀肿、瘀血冲心、各部气闷、旧患复发）。孕妇及小产后忌服。月经期停服。儿童及年老体虚者慎用。凡患有斯症者宜戒色欲及怒气、热毒、虾蟹、酸辣、肥腻等。

【原书主治】

《医学发明》：“治从高坠下，恶血留于胁下，及疼痛不可忍者。”

【现代研究】现代药理实验表明，给小鼠、大鼠口服复元活血汤（生药）10g/kg、20g/kg，能显著延长小鼠凝血时间、凝血酶时间、血浆复钙时间，降低大鼠全血黏度，抑制大鼠动静脉旁路血栓形成，扩张大鼠后肢血管，使灌流量增加，扩张小鼠耳郭微动脉、微静脉，改善微循环。以上结果表明，复元活血汤具有显著的抗凝、抗血栓、降低血液黏度、扩张外周血管、改善微循环的作用。[窦昌贵，黄芳，刘晓华，等．复元活血汤活血化瘀作用的实验研究．中药药理与临床，1998，14（5）：9.]

生化汤

《傅青主女科》

【组成】全当归八钱（24g） 川芎三钱（9g） 桃仁去皮尖，研，十四枚（6g） 干姜炮黑，五分（2g） 甘草炙，五分（2g）

【用法】黄酒、童便各半煎服（现代用法：水煎服，或酌加黄酒同煎）。

【功用】养血祛瘀，温经止痛。

【主治】产后瘀血腹痛。产后恶露不行，小腹冷痛。

【方解】本方证由产后血虚受寒，瘀血内阻所致。妇人产后血虚，易感寒邪，寒凝血瘀，故恶露不行；瘀阻胞宫，不通则痛，故小腹冷痛。治宜祛瘀养血，温经止痛。方中重用全当归补血活血，化瘀生新，行滞止痛，为君药。川芎活血行气，桃仁活血祛瘀，均为臣药。炮姜入血散寒，温经止痛；黄酒温通血脉以助药力，共为佐药。炙甘草和中缓急，调和诸药，用以为使。原方另用童便（12岁以下男童小便）同煎，(现多已不用)，乃取其益阴化瘀，引败血下行之意。全方配伍得当，寓生新于化瘀之内，使瘀血化，新血生，诸症自愈。正如唐宗海所云“血瘀可化之，则所以生之，产后多用”（《血证论》），故名“生化”。

本方配伍特点是：攻中寓补，瘀祛新生。

【运用】

（1）辨证要点：临床应用以产后恶露不行，小腹冷痛为辨证要点。本方为妇女产后常用方，甚至有些地区民间习惯作为产后必服之剂，虽多属有益，但应以产后血虚瘀滞偏寒者为宜。

（2）加减变化：若恶露已行而腹痛不甚者，可减去破瘀的桃仁；若瘀滞较甚，腹痛较剧者，可加蒲黄、五灵脂、延胡索、益母草等以祛瘀止痛；若小腹冷痛甚者，可加肉桂以温经散寒；若气滞明显者，加木香、香附、乌药等以理气止痛。

（3）现代运用：本方常用于产后子宫复旧不良、产后宫缩疼痛、胎盘残留等，凡属产后血虚寒凝，瘀血内阻者，均可使用。

（4）使用注意：若产后血热夹瘀者忌用；若恶露过多、出血不止，甚则汗出气短神疲者，当属禁用。

【附方】

1. 失笑散（《太平惠民和剂局方》） 五灵脂酒研，淘去沙土 蒲黄炒香，各二钱（各6g） 先用酽醋调二钱，熬成膏，入水一盏，煎七分，食前热服（现代用法：共为细末，每服6g，用黄酒或醋冲服，亦可每日取8~12g，用纱布包煎，作汤剂服）。功用：活血祛瘀，散结止痛。主治：瘀血停滞证。心腹刺痛，或产后恶露不行，或月经不调，少腹急痛等。前人运用本方，患者每于不觉中，诸症悉除，不禁欣然而笑，故名“失笑”。本方是治疗瘀血所致多种疼痛的基础方，尤以肝经血瘀者为宜。

2. 活络效灵丹（《医学衷中参西录》）　当归　丹参　生乳香　生没药各五钱（各15g）　上药全研细末，备用，亦可水泛为丸。用法：上四味，作汤服。若为散剂，一剂分作4次服，温酒送下。功用：活血祛瘀，通络止痛。主治：气血瘀滞之心腹疼痛，腿臂疼痛，跌打瘀肿，内外疮疡，以及症瘕积聚等。使用注意：伤科疾病非瘀血者填用，孕妇忌用。不良反应：本方中乳香、没药，香烈辛苦，用量过度，服药往往引起恶心或呕吐，因此，须减其剂量，以6~9g为宜（个别患者服后有时会感到患处疼痛加剧，或向周围放散，此属活血化瘀的一时性反应，仍可继续服用）。

【原书主治】

《傅青主女科》："此症勿拘古文，妄用苏木、蓬、棱，以轻人命。其一应散血方、破血药，俱禁用。虽山楂性缓，亦能害命，不可擅用，惟生化汤系血块圣药也。"

【现代研究】现代药理研究表明，生化汤主要具有以下作用：①对子宫有双向调节作用。②抗炎作用。③抗血栓作用。本方能抑制血小板功能、抑制血凝、抗血栓形成、促进纤溶、改变高黏度血流、扩张外周血管、扩张冠状动脉，改善全身及重要脏器血液供应，改善血液循环。[张民庆．现代临床方剂学研究．北京：人民卫生出版社，2004：538.]

第二节　止　血

止血剂，适用于血溢脉外而出现的吐血、衄血、咯血、便血、尿血、崩漏、外伤出血等各种出血证。出血证颇为复杂，病因有寒热虚实之分，部位有上下内外之别，病势有轻重缓急之异，因此止血法应与温、清、消、补诸法结合使用，正确把握标本兼顾、急则治标、缓则治本的原则。若因血热妄行者，治宜凉血止血；因阳气虚弱不能固摄者，则应温阳益气摄血。慢性出血应着重治本，或标本兼治。若突然大出血，则用急则治标之法，着重止血。若气随血脱，则应大补元气，峻补固脱。对于出血兼有瘀滞者，应适当配伍活血祛瘀之品，如茜草、蒲黄，使止血而不留瘀。

止血剂，如热证出血常用侧柏叶、小蓟、白茅根、槐花等，寒证出血常用炮姜、艾叶、灶心土等。另外，上部出血忌用升提药如升麻、黄芪，可酌配牛膝、大黄之类以引血下行；下部出血忌用沉降药物，可辅以焦芥穗、升麻、黄芪之类以助升举。代表方如胶艾汤、黄土汤、十灰散、小蓟饮子等。

胶艾汤

《金匮要略》

【组成】阿胶二两（6g）　川芎二两（6g）　甘草二两（6g）　艾叶三两（9g）　当归三两（9g）　芍药四两（12g）　干地黄六两（18g）

【用法】上七味，以水五升，清酒三升，合煮取三升，去滓，内胶，令消尽，温服一升，日三服。不差，更作（现代用法：水煎服，阿胶烊化）。

【功用】养血止血，调经安胎。

【主治】治妇人漏下，或半产后下血不绝。或妊娠下血，腹痛为胞阻。亦治损伤冲任，月水过多，淋沥不断。

【方解】本方证乃冲任虚寒，阴血不固所致。又名芎归胶艾汤、胶艾四物汤。方中阿胶甘平，养血止血为君。地黄养阴补血、益肾填精；白芍养血敛阴，柔肝止痛；当归养血活血；川芎活血祛瘀、行气止痛，共为臣药；艾叶辛温，温经止血调经，暖宫止崩安胎，甘草益气健脾，共为佐药；甘草又可调和诸药，清酒可行药势，同为使药。诸药相合，调补冲任而固经，养血和血而止血。本方实为调经、胎前、产后之总方。

【运用】

（1）辨证要点：月经过多，淋沥不止；或小产后损伤冲任，下血不绝；或妊娠下血，伴腹中疼痛，喜温喜按，所下之血色皆暗淡，或加少许血块，舌淡苔白润，脉沉细或脉沉无力。本方是治疗崩漏和安胎的要方。

（2）加减变化：①严氏治胎动经漏，腰痛腹满，抢心短气，加黄芪。②《千金翼方》治从高坠下，损伤五脏吐血及金疮经肉绝者，加干姜。③本方加丁香末，名丁香胶艾汤，治崩漏走下不止（《卫生宝鉴》）。④本方加砂仁、茯苓、白术，名安胎饮，治胎动腹痛，腰痛发热，不食不眠（《产科心法》）。⑤气虚者，加党参、黄芪；胎漏腰痛，去川芎，加杜仲、桑寄生；血热妄行、逆经吐血咳血者，加黄连、黄芩、黄柏、栀子、知母；功血，加茯苓、牡蛎。

（3）现代运用：妇产科如习惯性流产、先兆流产、功能性子宫出血等疾病，凡属冲任虚损，血虚有寒者均可使用。

（4）使用注意：血热妄行所致的月经过多，崩中漏下，均不宜使用。

【附方】

1. 圣愈汤（《医宗金鉴》）　熟地黄（20g）　白芍（15g）　川芎（8g）　人参（一般用潞党参20g）　当归（15g）　黄芪（18g）　上药㕮咀，都作一服（现代用法：用水600mL，煎至300mL，去滓，稍热，不拘时服）。功用：补气，补血，摄血。主治：诸恶疮血出过多，心烦不安，不得睡眠；一切失血过多，阴亏气弱，烦热作渴，睡卧不宁者；疮证脓水出多，五心烦热，口渴；妇女月经超前，量多色淡，其质清稀，少腹绵绵作痛，按之痛减，心慌气促，倦怠肢软，纳谷不香，舌质淡，苔薄润，脉细软。

2. 柏叶汤（《金匮要略》）　柏叶3两（9g）　干姜3两（9g）　艾叶3把（3g）　上以水五升，马通汁一升，合煮取一升，分温再服（现代用法：上药三味，以水500mL，取马通汁100mL，合煮取200mL，分2次温服）。功用：温中止血。主治：吐血不止者。症见吐血日久不止，色淡红或暗，面色苍白，形倦神疲，舌淡，脉弱等。（《大观本草》云：屎名马通。按：屎，即白马屎。绞取其汁，故曰马通汁。后世很少应用，改以童便为宜。）

【原书主治】

《金匮要略·妇人妊娠病脉证并治》4条：妇人有漏下者，有半产后因续下血都不绝者，有妊娠下血者，假令妊娠腹中痛，此为胞阻，胶艾汤主之。

【现代研究】 本方药理作用：①促进造血功能，增强止血凝血作能，保护血管内皮细胞。②提高机体免疫功能。③收缩子宫，调节内分泌。[杨淑君，彭树灵．胶艾汤

药理作用研究进展 . 国际医药卫生导报，2010，16（6）：760-762. ］

黄土汤

《金匮要略》

【组成】甘草　干地黄　白术　附子炮　阿胶　黄芩各三两（各 9g）　灶心黄土半斤（30g）

【用法】上七味，以水八升，煮取三升，分温二服（现代用法：先将灶心土水煎过滤取汤，再煎余药，阿胶烊化冲服）。

【功用】温阳健脾，养血止血。

【主治】脾阳不足，脾不统血证。大便下血，先便后血，以及吐血、衄血、妇人崩漏，血色暗淡，四肢不温，面色萎黄，舌淡苔白，脉沉细无力。

【方解】本方证由脾阳不足，统摄无权所致。脾主统血，脾阳不足失去统摄之权，则血从上溢而为吐血、衄血；血从下走则为便血、崩漏。血色暗淡、四肢不温、面色萎黄、舌淡苔白、脉沉细无力等均为中焦虚寒，阴血不足之征象。治宜温阳止血为主，兼以健脾养血。方中灶心黄土（即伏龙肝），辛温而涩，温中、收敛、止血，为君药。白术、附子温阳健脾，恢复脾土统摄血之权，共为臣药。生地黄、阿胶滋阴养血止血，既可补已伤之阴血，又可制约术、附温燥之性以防耗血动血；黄芩苦寒，不仅能降吐衄上逆之血，而且又能制约术、附温燥之性；而生地黄、阿胶得术、附则滋而不腻，以免碍脾，均为佐药。甘草调药和中，为使药。诸药合用，寒热并用，标本兼顾，刚柔相济，温阳又健脾，养血又止血，诸症自愈。

黄土汤与归脾汤两方均可用治脾不统血之便血、崩漏。黄土汤中以灶心黄土合炮附子、白术为主，配伍生地黄、阿胶、黄芩以温阳健脾而摄血，滋阴养血而止血，适用于脾阳不足，统摄无权之出血证；归脾汤重用黄芪、龙眼肉，配伍人参、白术、当归、茯神、酸枣仁、远志补气健脾，养心安神，适用于脾气不足，气不摄血之出血证。

【运用】

（1）辨证要点：本方为治疗脾阳不足所致的便血或崩漏的常用方。以便血或崩漏，血色暗淡，舌淡苔白，脉沉细无力为辨证要点。

（2）加减变化：出血多者，酌加三七、白及等以止血；若气虚甚者，可加人参以益气摄血；胃纳较差者，阿胶可改为阿胶珠，以减其滋腻之性。脾胃虚寒较甚者，可加炮姜炭以温中止血。方中灶心黄土缺时，可以赤石脂代之。

（3）现代运用：消化系统如胃溃疡、胃炎等消化道出血；神经系统如功能性子宫出血等疾病，凡属属脾阳不足者，均可使用。

（4）使用注意：凡热迫血妄行所致出血者忌用。

【附方】

槐花散（《普济本事方》）　槐花炒（12g）　柏叶杵，焙（12g）　荆芥穗（6g）　枳壳麸炒（6g）上为细末，用清米饮调下二钱，空心食前服（现代用法：为细末，每服 6g，开水或米汤调下；亦可作汤剂，水煎服，用量按原方比例酌定）。功用：清肠止血，疏风行气。主治：肠风、脏毒（风热湿毒，壅遏肠道，损伤血络证）。便前出血，或便后出血，或粪中带血，以及痔疮出血，血色鲜红或晦暗，舌红苔黄脉数。（《成方便读》：“肠风者，下血新鲜，直出四射，皆由便前而来……脏毒者，下血瘀晦，点滴而下，无论便前便后皆然。”）

【原书主治】

《金匮要略·惊悸吐衄下血胸满瘀血病脉证治》15 条：“下血先便后血，此远血者，黄土汤主之。”

【现代研究】黄土汤具有缩短凝血时间，使血液黏度增高，促进血小板聚集等作用。[王付．仲景方临床应用指导．北京：人民卫生出版社，2001：751.]

十灰散

《十药神书》

【组成】大蓟　小蓟　荷叶　侧柏叶　茅根　茜根　山栀　大黄　牡丹皮　棕榈皮各等分（各 9g）

【用法】上药各烧炭存性，研极细末，用纸包，碗盖于地上一夕，出火毒，用时先将白藕捣汁或萝卜汁磨京墨半碗，调服五钱，食后服下（现代用法：各药烧炭存性，为末，藕汁或萝卜汁磨京墨适量，调服 9～15g；亦可作汤剂，水煎服，用量按原方比例酌定。）

【功用】凉血止血。

【主治】血热妄行之上部出血证。呕血、吐血、咯血、嗽血、衄血等，血色鲜红，来势急暴，舌红，脉数。

【方解】本方主治火热炽盛，气火上冲，损伤血络，离经妄行所致的上部出血证。治宜凉血止血。方中大蓟、小蓟性味甘凉，长于凉血止血，且能祛瘀，是为君药。荷叶、侧柏叶、白茅根、茜根皆能凉血止血；棕榈皮收涩止血，与君药相配，既能增强澄本清源之力，又有塞流止血之功，皆为臣药。血之所以上溢，是由于气盛火旺，故用栀子清热泻火，大黄导热下行，直折上炎火势，使气火降而助血止，有釜底抽薪之效，是为佐药；重用凉降涩止之品，恐致留瘀，故以牡丹皮配大黄凉血祛瘀，使止血而不留瘀，亦为佐药。用法中用藕汁和萝卜汁磨京墨调服，藕汁能清热凉血散瘀、萝卜汁降气清热以助止血、京墨有收涩止血之功，皆属佐药之用。诸药烧炭存性，亦可加强收敛止血之力。综观全方，凉血与清降并用，收涩与祛瘀兼顾，为一首急救止血方剂。

本方原为内服，《血证论》云：“吹鼻止衄，刀伤止血，皆可用之。”从而可知亦可外用，方中药物十味，均烧炭存性，研细散备用，故名“十灰散”。

【运用】

（1）辨证要点：本方为主治血热妄行所致的各种上部出血证的常用方。以上部出血，血色鲜红，舌红苔黄，脉数为辨证要点。

（2）加减变化：若气火上逆、血热较盛者，可用本方改作汤剂使用，此时当加大大黄、栀子的用量，作为君药，并可配入牛膝、代赭石等镇降之品，引血下行。

（3）现代运用：消化系统如上消化道出血；呼吸系统如支气管扩张及肺结核咯血

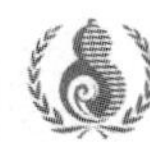

等疾病，凡属血热妄行者，均可使用。

（4）使用注意：本方为急则治标之剂，不宜多服久服，血止之后，还当审因图本，方能巩固疗效；对虚寒性出血则不宜使用。本方为散剂，既可内服，也能外用，但应预先制备，使火气消退，方可使用。方中药物皆烧炭，而不是烧成灰，应注意“存性”，否则药效不确。

【附方】

1. 四生丸（《妇人大全良方》）　生荷叶　生艾叶　生柏叶　生地黄各等分　共研，丸如鸡子大，每服一丸（12g）。亦可作汤剂水煎服，用量按原方比例酌定。功用：凉血止血。主治：血热妄行所致之吐血、衄血。血色鲜红，口干咽燥，舌红或绛，脉弦数。

2. 咳血方（《丹溪心法》）　青黛水飞（6g）　瓜蒌仁去油（9g）　海粉（9g）　山栀子炒黑（9g）　诃子（6g）　上为末，以蜜同姜汁为丸，噙化（现代用法：共研末为丸，每服9g；亦可作汤剂，水煎服，用量按原方比例酌定）。功用：清肝宁肺，凉血止血。主治：肝火犯肺之咳血证。咳嗽痰稠带血，咯吐不爽，心烦易怒，胸胁作痛，咽干口苦，颊赤便秘，舌红苔黄，脉弦数。

【原书主治】

《十药神书》：“治痨证。呕血、吐血、咯血、嗽血，先用此药止之。”

【现代研究】十灰散生品、炭药均有促进血凝系统的止血、凝血作用，可缩短凝血酶原、凝血酶时间和血浆复钙时间，从而对内源性和外源性凝血系统发挥其促进作用，激活多种凝血因子，使凝血时间缩短。促进血小板功能，使扩大型血小板数量增多，利于血小板形成血栓，加强其凝血作用。但炭药效果优于未制炭药材品种。［崔箭．十灰散止血、凝血作用机制研究．山东中医药大学学报，2004（6）：463-466.］

小蓟饮子

《济生方》，录自《玉机微义》

【组成】生地黄　小蓟　滑石　木通　蒲黄　藕节　淡竹叶　当归　山栀子　甘草各等分（各9g）

【用法】上㕮咀，每服半两（15g），水煎，空心服（现代用法：作汤剂，水煎服，用量据病证酌情增减）。

【功用】凉血止血，利水通淋。

【主治】血淋、尿血。尿中带血，小便频数，赤涩热痛，舌红，脉数。

【方解】本方证乃热结下焦，蕴于膀胱，损伤血络，气化失司所致。热聚膀胱，损伤血络，血随尿出，故尿中带血。由于热结下焦，膀胱气化失司，水道不利，故见小便频数、赤涩热痛；舌红脉数，亦为热结之征。尿中带血而有尿痛者为血淋，尿中带血而无尿痛者为尿血。治宜凉血止血，利水通淋。方中小蓟甘凉入血分，功擅清热凉血止血，“二便下血皆因热者，服者莫不立愈”（《医学衷中参西录》），又可利尿通淋，尤宜于尿血、血淋之症，是为君药。生地黄甘苦性寒，凉血止血，养阴清热；蒲黄、藕节助君药凉血止血，并能消瘀，使止血而不留瘀，共为臣药。热在下焦，应因势利导，故用甘淡性寒之滑石、竹叶、木通清热利水通淋；苦寒之栀子清泻三焦之火，导热从下而出；而当归辛温养血和血，引血归经，且可防诸药寒凉滞血，五味共为佐药。甘草缓急止痛，和中调药，为佐使药。诸药相合，共成凉血止血为主，利水通淋为辅之方。

本方配伍特点是止血之中寓以化瘀，使血止而不留瘀；清利之中寓以养阴，使利水而不伤正。本方乃导赤散加小蓟、藕节、蒲黄、滑石、栀子、当归而成，由清心养阴，利水通淋之剂变为凉血止血，利水通淋之方。

【运用】

（1）辨证要点：本方是治疗热结下焦所致血淋、尿血的常用方。以尿中带血，小便赤涩热痛，舌红，脉数为辨证要点。

（2）加减变化：方中炙甘草可换为生甘草，以增其清热泻火之功；若热甚淋重，可加萹蓄、瞿麦以增清利通淋之功；出血量较多，可加白茅根、大蓟以增凉血止血之功；若尿道刺痛者，可加琥珀末1.5g吞服，以通淋化瘀止痛；若血淋、尿血日久气阴两伤者，可减木通、滑石等寒滑渗利之品，酌加太子参、黄芪、阿胶等以补气养阴；若兼尿有膏脂，可加萆薢以分清别浊；若有结石者，可加金钱草、海金沙、石韦，以化石通淋。

（3）现代运用：泌尿系统如泌尿系结石、急性肾小球肾炎、肾盂肾炎、蛋白尿、乳糜尿、精囊炎之血精等疾病，凡属下焦瘀热，蓄聚膀胱者，均可使用。

（4）使用注意：本方不宜久服，孕妇忌用。方中药物多属寒凉通利之品，只宜于实热证。若血淋、尿血日久兼寒或阴虚火动或气虚不摄者，均不宜使用。

【附方】

蒲灰散（《金匮要略》）蒲灰（52.5g）　滑石（22.5g）　上二味，杵为散。饮服方寸匕，日三服（现代用法：二味为散，每服6g，白饮送服，一日三次）。功用：凉血消瘀，通利小便。主治：湿热引起的小便不利，小腹急胀，尿道疼痛。（蒲灰即蒲黄之灰粉，生用，蒲黄凉血消瘀，通利小便；滑石清利湿热。二药共奏凉血化瘀、利窍泻热之功。）

【原书主治】

《玉机微义》卷28引《济生方》："下焦热结，尿血成淋。"

【现代研究】本方主要有收缩血管，缩短凝血时间和抗菌等作用。小蓟可使局部血管收缩而止血；地黄、蒲黄、小蓟、藕节可明显缩短凝血时间而促进血液凝固；小蓟、当归、栀子、淡竹叶具有抑制溶血性链球菌等作用。

小　结

理血剂共选正方13首，附方20首。按其功效不同，分为活血化瘀和止血两类。

1. 活血化瘀　本类方剂均有通利血脉，以去除瘀血的作用，适用于血行不畅或瘀血内阻之证。其中桃核承气汤以破血下瘀、荡涤瘀热为主，用治血热互结于下焦之蓄血证。血府逐瘀汤具有活血祛瘀，行气止痛之功，适用于血瘀气滞留结胸中的胸痛、

头痛等症。当归芍药散养血调肝，活血化瘀，健脾除湿，适用于妇人肝脾失调腹痛证。桂枝茯苓丸为活血化瘀，缓消症块，适用于妇人少腹瘕块、妊娠有瘀之漏下不止于胎动不安者。鳖甲煎丸行气活血，祛湿化痰，软坚消症，适用于疟母、症瘕。丹参饮活血祛瘀，行气止痛，适用于血瘀气滞所致心胃诸痛。补阳还五汤补气活血通络，为主治气虚血滞，脉络瘀阻所致半身不遂之常用方。复元活血汤活血祛瘀，疏肝通络，主治跌打损伤瘀血停于胁肋证。生化汤，养血祛瘀，温经止痛，主治产后恶露不行，小腹冷痛。

2. 止血　本类方剂均有止血作用，主治各种出血证。其中胶艾汤养血止血，调经安胎，实为调经、胎前、产后之总方。黄土汤重在温阳健脾以摄血，适用于脾阳不足，统摄无权所致的各种出血，尤多用于便血于崩漏。十灰散凉血止血之中寓有清降、祛瘀，兼以收涩，止血力量较大，可广泛用于火热迫血妄行的上部出血，为常用的急救止血方。小蓟饮子凉血止血，利水通淋，主要用于热结下焦之血淋或尿血。

第九章　祛湿剂

凡以祛湿药为主组成，具有化湿利水、通淋泄浊等作用，治疗水湿病证的方剂，统称湿剂。祛湿剂属八法中的“消法”。

湿邪为病，有外湿与内湿之分。外湿者，多因久居湿地、淋雨涉水，汗出沾衣等，则邪从外侵，湿邪伤及肌表、经络、肌肉、关节，症见恶寒发热，头身胀身重、关节酸痛，或面目浮肿等症；内湿者，每因饮食劳倦，伤及脏腑（以脾肾为主），湿从内生，症见脘腹痞满、呕恶泄痢、水肿、淋浊、黄疸、痿痹等。然肌表与脏腑表里相关，外湿可以内侵脏腑，同样，内湿也可外溢肌表，二者常相互影响，故外湿与内湿可以相兼并见。

湿邪侵袭，还可与风、寒、暑、热等邪气相兼为患，所犯部位又有表里上下之别，且人的体质有虚实强弱之分，湿邪伤人尚有寒化、热化之异。因此，湿邪为病较为复杂，祛湿的方法亦种类繁多。若湿邪在表在上者，可以表散微汗以解之；若湿邪在内在中者，可芳香苦燥而化之；若湿邪在内在下者，可甘淡渗利以除之；湿从寒化者，宜温阳化湿；湿从热化者，宜清热化湿；水湿壅盛，形气俱实者，宜攻下以逐之；体虚湿盛者，则当祛湿与扶正兼顾。攻逐水饮之剂，已见于泻下剂中，可联系学习。故本章将祛湿剂分为清热祛湿、温化寒湿、燥湿和胃、利水渗湿、祛风胜湿等五类。

水与湿异名而同类，湿为水之渐，水为湿之积。人体水液的输布与代谢与多个脏腑关系密切，肾主水，脾运化水湿，肺通调水道，脾虚则生湿，肾虚则水泛，肺失宣降则水津不布；故水湿为病与肺、脾、肾三脏的关系尤为密切，其他如三焦、膀胱亦与水湿有关，三焦不利则决渎失权，膀胱气化失司则小便不利。所以水湿病证的治疗，需密切联系相关脏腑，辨证施治。

湿为阴邪，其性重着黏腻，易阻碍气机，而气机阻滞，又不利于水湿的运化，故在祛湿剂中，往往配伍行气药，即“气行湿自化”之意。

祛湿剂多有辛香温燥或甘淡渗利之品组成，易耗阴伤液。故素体阴虚津亏者不宜使用；病后体虚及孕妇水肿均应慎用，确需祛湿利水，亦应配伍扶正之品，以兼顾正气。

第一节　清热祛湿

清热祛湿剂，适用于湿热外感，或湿热内盛，或湿热下注等所致的湿温、黄疸、霍乱、热淋、痢疾、泄泻、热痹等病证。常用清热利湿药如茵陈、滑石、薏苡仁等，

或清热燥湿药如黄连、黄柏等为主组成方剂。代表方如茵陈蒿汤、八正散、三仁汤、宣痹汤等。

茵陈蒿汤

《伤寒论》

【组成】茵陈六两（18g）　栀子十四枚（12g）　大黄去皮，二两（6g）

【用法】上三味，以水一斗二升，先煮茵陈，减六升，内二味，煮取三升，去滓，分三服（现代用法：水煎服）。

【功用】清热，利湿，退黄。

【主治】阳明病发黄证。身黄目黄，黄色鲜明，发热，无汗或但头汗出，口渴欲饮，恶心呕吐，腹微满，小便短赤，大便不爽或秘结，舌红苔黄腻，脉沉数或滑数有力。

【方解】黄疸有阴、阳之分，阳黄责之于湿热，阴黄责之于寒湿。本方为治湿热黄疸（阳黄）之主方，《伤寒论》用其治疗瘀热发黄，《金匮要略》以其治疗谷疸。病因皆缘于邪热入里，与脾湿相合，湿热壅滞所致。湿热内蕴，熏蒸肝胆，胆汁外溢，浸渍肌肤，则一身面目俱黄、黄色鲜明；湿热壅结中焦，气机受阻，故腹满、呕恶、大便不爽甚或秘结；无汗而热不得外越，小便不利则湿不得下泄，以致湿热内郁，津液不化，则口中渴。舌苔黄腻，脉沉数均为湿热内蕴之象。小便不利，则湿热无从分消，而郁蒸发黄；小便通利，则湿热得以下泄，而黄疸自退。故治宜清热，利湿，退黄。方中重用茵陈为君药，本品苦泄下降，善能清热利湿，利胆退黄，为治黄疸主药。臣以栀子清热降火，通利三焦，助茵陈引湿热从小便而去。佐以大黄泻热逐瘀，通利大便，导瘀热从大便而下。三药合用，利湿与泻热并进，通利二便，前后分消，湿邪得除，瘀热得去，黄疸自退。

配伍要点：本方以清热利湿药与清热泻火药、泻火通便药合用，利湿与泻热并重，通利二便，使湿热瘀之邪从前后二便分消而解。

黄疸之发生与消退，和小便通利与否有密切关系。《金匮要略》云："脉沉，渴欲饮水，小便不利，皆发黄。"本方后注云："小便当利，尿如皂角汁状，色正赤，一宿腹减，黄从小便去也。"从而说明小便不利，则湿热无从分消，故郁蒸发黄；小便通利，则湿热得以下泄，而黄疸自退。

【运用】

（1）辨证要点：本方为治疗湿热黄疸最为得效之方。临床应用以一身面目俱黄，黄色鲜明，舌苔黄腻，脉沉数或滑数有力为辨证要点，不论有无腹满及大便秘结与否，均可用之。

（2）加减变化：若湿重于热者，可加茯苓、泽泻、猪苓以利水渗湿；热重于湿者，可加黄柏、龙胆草以清热祛湿；胁痛明显者，可加柴胡、川楝子以疏肝理气；恶寒、发热、头痛，加柴胡、黄芩以和解退热；大便秘结者，加枳实、虎杖或重用大黄以泻热通便。

（3）现代运用：本方常用于急性黄疸型传染性肝炎、胆囊炎、胆石症、钩端螺旋体病等所引起的黄疸，证属湿热内蕴者。

（4）使用注意：阴黄，不适用本方。孕妇慎用。

【附方】

1. 栀子柏皮汤（《伤寒论》）　栀子十五枚（9g）　甘草炙，一两（3g）　黄柏二两（6g）　上三味，以水四升，煮取一升半，去滓，分温再服。功用：清热利湿　主治：热重于湿黄疸。身热，发黄，心烦懊侬，口渴，苔黄。

2. 麻黄连翘赤小豆汤（《伤寒论》）　麻黄去节，二两（6g）　连翘二两（6g）　杏仁去皮尖，四十个（6g）　赤小豆一升（15g）　大枣擘，十二枚（4枚）　生梓白皮一升（桑白皮15g）　生姜二两（6g）　甘草炙，二两（6g）　水煎服。功用：宣透表邪，清泻湿热。主治：伤寒瘀热在里（阳黄兼表之证）发热，恶寒，无汗，头身疼痛，心烦，或疹作痒，或身目俱黄，小便黄、短少不利，苔白或薄黄，脉浮。

3. 茵陈术附汤（《医学心悟》）　茵陈（3g）　白术（6g）　附子（1.5g）　干姜（1.5g）　甘草炙，（3g）　肉桂去皮，（1g）　功用：温阳健脾，化湿退黄。主治：治阴黄身冷，脉沉细，身如熏黄，小便自利者。

4. 茵陈四逆汤（《伤寒微旨论》）　干姜一两半（4.5g）　甘草炙，二两（6g）　附子去皮，破八片，一枚（6g）　茵陈二两（6g）　水煎凉服。功用：温里助阳，利湿退黄。主治：阴黄。黄色晦暗，皮肤冷，背恶寒，手足不温，身体沉重，神倦食少，大便稀溏，脉紧细或沉细无力。

茵陈蒿汤与栀子柏皮汤、麻黄连翘赤小豆汤均能清热祛湿，治疗湿热黄疸。其中茵陈蒿汤以茵陈配栀子，清热利湿并重，故主治湿热俱盛之黄疸；栀子柏皮汤以栀子配伍黄柏，而以清热之力大于利湿，故适用于湿热黄疸热重于湿者；麻黄连翘赤小豆汤以麻黄、杏仁、生姜解表，配伍赤小豆、连翘、桑白皮清泻里热退黄，适用于湿热黄疸兼表之证。从病位上看，若病位偏上，热重于湿者，宜用栀子大黄汤；湿热俱甚，病位在中焦者，宜用茵陈蒿汤；病情急重，里热成实，病位若病位偏上，热重于湿，又有表证者，宜用麻黄连翘赤小豆汤。

茵陈术附汤与茵陈四逆汤均能温阳祛湿退黄，治疗阴黄。但茵陈术附汤以茵陈、白术配伍附子、干姜、肉桂温阳健脾，化湿退黄，主治脾阳不足，寒湿内盛之阴黄；茵陈四逆汤则以茵陈与附子、干姜合用，而温阳利湿退黄，故主治肾阳虚，寒湿内阻之阴黄。

【原书主治】

《伤寒论·辨阳明病脉证并治》236条：“阳明病，发热汗出者，此为热越，不能发黄也；但头汗出，身无热，剂颈而还，小便不利，渴引水浆者，此为瘀热在里，身必发黄，茵陈蒿汤主之。”

《伤寒论·辨阳明病脉证并治》260条：“伤寒七八日，身黄如橘子色，小便不利，腹微满者，茵陈蒿汤主之。”

《金匮要略·黄疸病脉证并治》13条：“谷疸之为病，寒热不食，食即头眩，心胸不安，久久发黄为谷疸，茵陈蒿汤主之。”

【现代研究】　茵陈蒿汤可有效地抑制模型大鼠的体重和肝重的增加、降低血清谷丙转氨酶、谷草转氨酶活性及血清总胆固醇（TC）含量的作用，可显著抑制肝脏三酰甘油（TG）含量及有效减轻大鼠肝组织的脂肪变性及炎症细胞浸润，证实该方能有效防治大鼠非酒精性脂肪性肝炎。[梁惠卿，陈少东，张其清，等．茵陈蒿汤防治大鼠非酒精性脂肪性肝炎的实验研究．光明中医，2009，24（2）：212-214.]

八正散

《太平惠民和剂局方》

【组成】车前子　瞿麦　萹蓄　滑石　山栀子仁　甘草炙　木通　大黄面裹煨，去面，切，焙，各一斤（各500g）

【用法】上为散，每服二钱，水一盏，入灯心，煎至七分，去滓，温服，食后临卧。小儿量力少少与之（现代用法：散剂，每服6~10g，灯心草煎汤送服；汤剂，加灯心草，水煎服，用量根据病情酌定）。

【功用】清热泻火，利水通淋。

【主治】湿热淋证。尿频尿急，溺时涩痛，淋沥不畅，尿色混赤，甚则癃闭不通，小腹急满，口燥咽干，舌苔黄腻，脉滑数。

【方解】本方为治疗热淋的常用方，其证因湿热下注，蕴结膀胱所致。膀胱乃津液之府，湿热下注于膀胱，水道不利，故尿频尿急、尿时涩痛、淋沥不畅，甚则癃闭不通；湿热郁遏，气机不畅，则少腹急满；邪蕴下焦，津液不布，则口燥咽干。治宜清热利水通淋。方中滑石善能滑利窍道，清热渗湿，利水通淋，《药品化义》谓之“体滑主利窍，味淡主渗热”；木通上清心火，下利湿热，使湿热之邪从小便而去，二者为君药。萹蓄、瞿麦、车前子，为清热利水通淋之常用品，三者均为臣药。佐以山栀子仁清泻三焦，通利水道，以增强君、臣药清热利水通淋之功；大黄荡涤邪热，并能使湿热从大便而去，二者合用，使湿热从前后分消，为佐药。甘草调和诸药，兼能清热、缓急止痛，是为佐使之用。煎加少量灯心草以增利水通淋之力。诸药合用，可使湿除热清，小便通利，热淋自愈。

本方配伍特点：清利与清泻合法；组方用药侧重于苦寒通利。

《太平惠民和剂局方》原用本方“治大人、小儿心经邪热，一切蕴毒……”乃取方中木通、山栀子仁、大黄、车前子、灯心草诸药，皆入心经，俱有清心泻火解毒之功。同时，还能通利小肠，导湿热下行，合滑石、萹蓄、瞿麦以增利水通淋之效，故又云：“治小便亦涩，或癃闭不通，及热淋、血淋。”

【运用】

（1）辨证要点：本方为主治湿热淋证之常用方。临床应用以尿频尿急，尿时涩痛，舌苔黄腻，脉滑数为辨证要点。

（2）加减变化：本方苦寒清利，凡淋证属湿热下注者均可用之。若属血淋者，宜加生地黄、小蓟、白茅根以凉血止血；石淋，可加金钱草、海金沙、石韦等以化石通淋；膏淋，宜加萆薢、菖蒲以分清化浊。热甚，可加入金银花、蒲公英、连翘以清热解毒。

（3）现代运用：常用于膀胱炎、尿道炎、急性前列腺炎、泌尿系结石、肾盂肾炎、术后或产后尿潴留等属湿热下注者。

（4）使用注意：孕妇及淋证虚寒病者忌用。

【附方】

1. 五淋散（《太平惠民和剂局方》） 赤茯苓六两（9g） 当归去芦 甘草生用，各五两（各7g） 赤芍 山栀各二十两（15g） 上为细末，每服二钱（6g），水一盏，煎至八分，空心食前服。功用：清热凉血，利水通淋。主治：湿热血淋，尿如豆汁，尿时涩痛，或溲如砂石，脐腹急痛。

2. 大分清饮（《景岳全书》） 茯苓 泽泻 木通各二钱（各6g） 猪苓 栀子 枳壳 车前子各一钱（各3g） 水煎服。功用：清热除湿，利水通淋。主治：积热闭结，小便不利，或致腰腹下部极痛；或湿热下利，黄疸，尿血，邪热蓄血，腹痛淋闭。耳鸣属火盛者。

八正散与五淋散、大分清饮均用清热之栀子，所治之证，均属湿热蕴结膀胱之证。八正散虽用栀子，但用量较轻，且与木通、滑石等诸多通利之品相伍，意在清热通淋，故以治湿热蕴结膀胱之热淋为佳；五淋散中重用栀子、赤芍，意在清热凉血，故以治湿热蕴结膀胱之血淋为主；大分清饮亦用栀子，但用量较轻，且与泽泻、茯苓、猪苓、木通、车前子相伍，意在利水渗湿，并能清热泻火，主治湿热蕴结之小便不利。

【原书主治】

《太平惠民和剂局方》：“治大人小儿心经邪热。一切蕴毒，咽干口燥，大渴引饮，心忪闷热，烦热不宁，目赤睛疼，唇焦鼻衄，口舌生疮，咽喉肿痛。又治小便赤涩，或癃闭不通，及热淋，血淋，并宜服之。”

三仁汤

《温病条辨》

【组成】杏仁五钱（15g） 飞滑石六钱（18g） 白通草二钱（6g） 白蔻仁二钱（6g） 竹叶二钱（6g） 厚朴二钱（6g） 生薏苡仁六钱（18g） 半夏五钱（15g）

【用法】甘澜水八碗，煮取三碗，每服一碗，日三服（现代用法：水煎服）。

【功用】宣畅气机，清利湿热。

【主治】湿温初起，邪在气分及暑温挟湿之湿重于热证。头痛恶寒，身重疼痛，肢体倦怠，面色淡黄，胸闷不饥，午后身热，苔白不渴，脉弦细而濡。

【方解】本方证为湿热之邪留恋气分，湿重于热，郁蒸不解所致。如外感时令湿热之邪，或者湿饮内停，再感外邪，内外合邪，酿成湿温。湿邪遏阻卫阳，则见头痛恶寒；湿热蕴于脾胃，运化失司，气机不畅，则见胸闷不饥；湿为阴邪，旺于申酉，邪正交争，故午后身热；身重疼痛、肢体倦怠、苔白不渴，脉弦细而濡，均为湿重之象。湿温初起，其证颇多疑似，每易误治，故吴瑭于《温病条辨》中明示“三戒”：一者，不可见其头痛恶寒，以为伤寒而汗之，汗伤心阳，则神昏耳聋，甚则目瞑不欲言；二者，不可见其中满不饥，以为停滞而下之，下伤脾胃，湿邪乘势下注，则为洞泄；三

者，不可见其午后身热，以为阴虚而用柔药润之，湿为胶滞阴邪，再加柔润阴药，两阴相合，则有锢结不解之势。本证病机为湿热之邪，郁阻三焦气机，湿重于热，故治疗之法，唯宜宣畅气机、清热利湿。方中杏仁入肺经，提壶揭盖，宣利上焦肺气，肺主一身之气，气化则湿化，此即宣上；白豆蔻辛温，芳香化湿，行气宽中，宣畅脾胃，转枢中焦，振复运化水湿之机，此即畅中；薏苡仁甘淡性寒，利湿清热而健脾，疏导下焦，使湿热从小便而去，此即渗下。三仁合用，三焦分消，是为君药。治湿不利小便，非其治也，故配以滑石、通草、竹叶甘寒淡渗，利湿清热，疏导下焦，使湿有出路，其中滑石兼能解暑，竹叶轻灵透发，既可利湿，又能清透湿邪所化之热，使热透于外，湿渗于下，三药共为臣药。半夏、厚朴辛苦性温，行气化湿，散结除满，既助行气化湿之功，又使寒凉而不碍湿，是为佐药。诸药合用，共奏宣畅气机，清利湿热之功，使气畅湿行，暑解热清，三焦通畅，诸症自除。本方选用轻灵宣畅利窍之品，集芳香化湿、淡渗利湿、苦温燥湿于一体，更兼以宣展气机，体现了以除湿为主，清热为辅的立方宗旨。

本方的配伍特点：本方选用轻灵宣畅利窍之品，集芳香化湿、淡渗利湿、苦温燥湿于一体，全方药性平和，无湿燥辛散太过之弊，药用辛开苦降淡渗以宣上、畅中、渗下，使湿热之邪从三焦分消，调畅三焦气机。体现了“分消走泄”法。

【运用】

（1）辨证要点：本方主治属湿温初起，湿重于热之证。临床应用以头痛恶寒，身重疼痛，午后身热，苔白不渴为辨证要点。

（2）加减变化：若湿温初起，卫分症状较明显者，可加藿香、香薷以解表化湿；若寒热往来者，可加青蒿、草果以和解化湿。

（3）现代运用：本方常用于肠伤寒、胃肠炎、肾盂肾炎、布鲁杆菌病、肾小球肾炎以及关节炎等属湿重于热者。

（4）使用注意：舌苔黄腻，热重于湿者则不宜使用。

【附方】

1. 甘露消毒丹（《医效秘传》）　飞滑石十五两（450g）　淡黄芩十两（300g）　绵茵陈十一两（330g）　石菖蒲六两（180g）　川贝母　木通各五两（各150g）　藿香　连翘　白蔻仁　薄荷　射干各四两（各120g）　散剂，每服6~9g；丸剂，每服9~12g；汤剂，水煎服，用量按原方比例酌定。功用：利湿化浊，清热解毒。主治：湿温时疫，邪在气分，湿热并重证。发热倦怠，胸闷腹胀，肢酸咽痛，身目发黄，颐肿口渴，小便短赤，泄泻淋浊，舌苔白或厚腻或干黄，脉濡数或滑数。

2. 藿朴夏苓汤（《感证辑要》引《医原》）　藿香二钱（6g）　厚朴一钱（3g）　半夏钱半（4.5g）　赤苓三钱（9g）　杏仁三钱（9g）　生薏苡仁四钱（12g）　白蔻仁一钱（3g）　猪苓三钱（9g）　通草一钱（3g）　泽泻钱半（4.5g）　淡豆豉三钱（9g）　水煎服。功用：解表化湿。主治：湿温初起。身热恶寒，肢体倦息，胸闷口腻，舌苔薄白，脉濡缓。

3. 黄芩滑石汤（《温病条辨》）　黄芩三钱（9g）　滑石三钱（9g）　茯苓皮三钱（9g）　大腹皮二钱（6g）　白蔻仁一钱（3g）　通草一钱（3g）　猪苓三钱（9g）　水煎服。功用：清热利湿。主治：湿温邪在中焦，发热身痛，汗出热解，继而复热，渴不多饮，或竟不渴，舌苔淡黄而滑，脉缓。

三仁汤与甘露消毒丹、藿朴夏苓汤、黄芩滑石汤皆为治疗湿温之常用方。其中三仁汤以三仁配伍滑石、淡竹叶于化气利湿之中佐以祛暑清热，适用于湿温初起，湿重热轻证；甘露消毒丹重用滑石、茵陈、黄芩，配伍悦脾和中、清热解毒之品，清热利湿并重，兼可化浊解毒，故宜于湿热并重，疫毒上攻之证；藿朴夏苓汤以三仁、二苓配伍藿香、淡豆豉化气利湿兼以疏表，适用于湿温初起，表证较明显者；黄芩滑石汤以黄芩配伍滑石、二苓，清热与利湿并用，适用于湿温邪在中焦，湿热并重之证。

【原书主治】

《温病条辨》："头痛恶寒，身重疼痛；舌白不渴，脉弦细而濡，面色淡黄，胸闷不饥，午后身热，状如阴虚，病难速已，名曰湿温。汗之则神昏耳聋，甚则目瞑不欲言，下之则洞泄，润之则病深不解，长夏深秋冬日同法，三仁汤主之。"

【现代研究】研究表明，三仁汤能对抗湿热证大鼠模型血浆胃动素的升高作用，亦具有调节湿热证大鼠模型血浆胃泌素低下的功用。三仁汤对湿热证血浆内毒素的廓清作用可能与以下凡方面有关：抑制细菌繁殖；使细菌释放内毒素的总量降低；恢复肠道黏膜屏障功能，减少肠源性内毒素入血；恢复肠道正常菌群保护屏障，减少内毒素肠源性入血；加快肝脏功能恢复，缓解肝脏损害，增强机体对内毒素的清除能力。[常淑，萧照岑，陈爽白，等．三仁汤对温病湿热证大鼠血浆内毒素廓清作用机制研究．四川中医，2003，21（1）：21-23.]

宣痹汤

《温病条辨》

【组成】防己五钱（15g）　杏仁五钱（15g）　滑石五钱（15g）　连翘三钱（9g）　山栀三钱（9g）　薏苡仁五钱（15g）　半夏醋炒，三钱（9g）　晚蚕沙三钱（9g）　赤小豆皮取五谷中之赤小豆，凉水浸，取皮用　三钱（9g）

【用法】水八杯，煮取三杯，分温三服（现代用法：水煎服）。

【功用】清化湿热，宣痹通络。

【主治】湿热痹证。寒战发热，骨节烦疼，小便短赤，面目萎黄，苔黄腻或灰滞，脉滑数或濡数。

【方解】本方主治痹证是由湿热阻于经络所致。湿聚热蒸，蕴于经络，气血运行不畅，则见骨节烦疼；病尚未入里，在经络肌肉，属于痹证，故不但骨节烦痛，还见寒战发热；湿热下注，故小便短赤；舌灰目黄、脉濡数为湿中生热。吴鞠通认为"寒痹势重，而治反易；热痹势缓，而治反难"。本病邪浅，属实易治，热则难治。治宜清化湿热，宣痹通络。湿热为痹，其邪循经入络，非一般祛风胜湿药可治；经络之邪，非宣散畅达不能出。方中防己入经络而祛经络之湿，通痹止痛，为君药。配伍杏仁开宣肺气、通调水道，助水湿下行；滑石利湿清热；赤小豆，薏苡仁淡渗利湿，引湿热从小便而解，使湿行热去；半夏、蚕沙和胃化浊，制湿于中，蚕沙尚能祛风除湿、行痹止痛；薏苡仁还有行痹止痛之功；以上共为臣药。更用山栀、连翘泻火、清热解毒，助解骨节热炽烦痛，为佐药。全方用药，通络、祛湿、清热俱备，分消走泄，使湿热

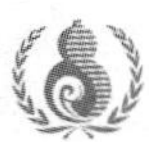

得宣而痹痛自止。正如《温病条辨》所示："痹证总以宣气为主，郁则癖，宣则通也。"本方功专宣通湿热之痹，故名"宣痹汤"。

对于痹症的病因，《黄帝内经》最早提出痹证的病因为风、寒、湿邪，有"风寒湿三气杂至，合而为痹"之说。吴鞠通认为，这样的论述是不够全面的，而《金匮要略》中提出的"经热则痹"的观点，是对《黄帝内经》痹证理论的有益补充。因此，吴鞠通从风湿热的病因入手，配伍而成宣痹汤，是对痹症认识与治疗的补充和发挥。

从组成上分析，宣痹汤应为加减木防己汤和三仁汤的合方。加减木防己汤是吴鞠通所推崇的"治痹"祖方，其中木防己祛风除湿、通络止痛，在方中发挥最重要的作用。在风湿热痹的治疗中，病位的核心在于介于肌表和脏腑之间的经络，单纯采用祛在表之风和利脏腑之湿的治法，均不能有效去除羁留于经络的病邪。因此，本方在运用其利湿化湿的同时，更加突出防己入经络而祛湿的功效，增强除痹之力。至于湿热交织为病，三仁汤就是利湿清热的典范，宣痹汤中宣上、畅中、渗下的配伍思想，与三仁汤一脉相承。

【运用】

(1) 辨证要点：本方治疗湿热痹证代表方。临床应用以关节红肿疼痛，发热，恶寒，舌苔黄腻或灰滞，脉滑数或濡数为辨证要点。

(2) 加减变化：痛甚者，加片姜黄、海桐皮宣络止痛；热甚可酌加黄柏、苍术以清热燥湿；皮肤有红斑者，加牡丹皮、地肤子、赤芍凉血散瘀；化火伤阴者，加生地黄、玄参、麦冬以滋阴泻火。

(3) 现代运用：本方常用于痛风性关节炎、骨关节炎、类风湿性关节炎、强直性脊柱炎等证属湿聚热蒸，阻于经络者。

(4) 使用注意：风寒湿痹证慎用。

【附方】

1. 三妙丸（《医学正传》）　黄柏酒拌略炒，切片，四两（12g）　苍术米泔浸一二宿，细切焙干，六两（18g）　川牛膝去芦，二两（6g）　上为细末，面糊为丸，如梧桐子大，每服五七十丸，空心，姜、盐汤下，忌鱼腥、荞麦、热面、煎炒等物。功用：清热燥湿。主治：湿热下注之痿痹。两脚麻木或肿痛，或如火烙之热，痿软无力。

2. 四妙丸（《成方便读》）　黄柏　苍术　牛膝　薏苡仁（各12g）　功用：清热利湿，舒筋壮骨。主治：湿热痿证。两足麻木，痿软，肿痛。

三妙丸即二妙散加牛膝，牛膝能补肝肾，祛风湿，引药下行，故三妙丸专治下焦湿热之两脚麻木，痿软无力。四妙丸又加薏苡仁，薏苡仁能利湿，且能舒筋缓急，故适用于湿热下注定痿证。

【原书主治】

《温病条辨》："太阴湿温，气分痹郁而哕者（俗名为呃），宣痹汤主之。"

【现代研究】宣痹汤对从大鼠关节炎症有一定的抑制作用，并能降低滑膜组织中血管内皮生长因子（VEGF）表达水平，其作用机制可能与免疫调节有关。[刘成德，王振宇，李淑莲．宣痹汤对佐剂性关节炎（AA）大鼠模型滑膜组织病理改变的影响．中医药信息，2007，24（1）：60-62.]

第二节 温化水饮

温化水饮剂，适用于阳虚不能化水或湿从寒化所致的痰饮、水肿、痹证、脚气等证。常用温阳药如干姜、桂枝、附子与利湿药如茯苓、泽泻等为主组方。代表方如苓桂术甘汤、五苓散、真武汤、苓甘五味姜辛汤等。

茯苓桂枝白术甘草汤

《伤寒论》

【组成】茯苓四两（12g） 桂枝去皮，三两（9g） 白术二两（6g） 甘草炙，二两（6g）

【用法】上四味，以水六升，煮取三升，去滓，分温三服（现代用法：水煎服）。

【功用】温阳化饮，健脾利湿。

【主治】

（1）伤寒误吐、下后，脾阳不足，饮停中焦证。心下逆满、气上冲胸，起则眩晕，脉沉紧。

（2）脾阳虚之痰饮证。胸胁支满，目眩心悸，短气而咳，舌苔白滑，脉弦滑或沉紧。

【方解】本方所治痰饮乃中阳素虚，脾失健运，水湿内停所致。若伤寒误施吐、下后，损伤脾胃之阳，脾阳不足，健运失职，则水湿停滞而为痰饮。而痰饮随气升降，无处不到，水饮上冲，则心下逆满，气上冲胸；饮停胸胁，则胸胁支满；饮滞中焦，清阳不升，则头晕目眩；饮凌于心，则心悸；上犯于肺，则短气而咳；舌苔白滑，脉沉滑或沉紧皆为内有痰饮之征。仲景云："病痰饮者，当以温药和之。""夫短气有微饮，当从小便去之。"（《金匮要略》）故治当温阳化饮，健脾利水。方中茯苓甘淡之性，健脾利水，渗湿化饮，既能消除已聚之痰饮，又善平饮邪之上逆，故重用为君药。桂枝甘苦温，功用温阳化气，平冲降逆，并助茯苓气化以行水，用之为臣。苓、桂相合，一利一温，有温中阳，健脾运，祛水湿，化痰饮之效，为温阳化气，利水平冲之常用组合。白术功用健脾燥湿，利水以助茯苓渗湿治饮，为佐药；苓、术相须，为健脾祛湿的常用组合，在此体现了治生痰之源以治本之意；桂、术同用，也是温阳健脾的常用组合。炙甘草用于本方，其用有三：一可合白术益气健脾，培土以制水；二可合桂枝以辛甘化阳，以增温补中阳之力；三可调和诸药，功兼佐使之用。四药合用，温阳健脾以治其本，淡渗利湿以治其标。全方温而不燥，利而不峻，标本兼顾，配伍严谨，为治疗痰饮病之和剂。

此方服后，当小便增多，是饮从小便而去之征，故原方用法之后有"小便当利"之说。此亦即《金匮要略》"夫短气有微饮者，当从小便去之"之意。

【运用】

（1）辨证要点：本方为治疗脾阳不足痰饮病的主方。临床应用以胸胁支满，目眩心悸，舌苔白滑为辨证要点。

（2）加减变化：倦怠乏力者，加党参、黄芪以益气健脾；咳嗽痰多者，加半夏、陈皮以燥湿化痰；心下痞或腹中有水声者，可加枳实、生姜以消痰散水；若眩晕者，加天麻、泽泻、白蒺藜。

（3）现代运用：本方适用于慢性支气管炎、支气管哮喘、心源性水肿、慢性肾小球肾炎水肿、耳源性眩晕、神经官能症等属脾阳虚弱，痰饮内停者。

（4）使用注意：若饮邪化热，咳痰黏稠者，非本方所宜。

【附方】

1. 茯苓甘草汤（《伤寒论》）　茯苓二两（6g）　桂枝去皮，二两（6g）　生姜三两（9g）　甘草一两（3g）　上四味，以水四升，煮取二升，去滓。分温三服。功用：温胃阳，散水饮。主治：胃阳不足，水停中焦证。心下悸，口不渴，四肢不温，或小便不利，舌苔白滑，脉弦。

2. 甘草干姜茯苓白术汤（又名肾着汤）（《金匮要略》）　甘草　白术各二两（各6g）　干姜　茯苓各四两（各12g）　上四味，以水五升，煮取三升，分温三服（现代用法：水煎服）。功用：温脾胜湿。主治：寒湿下侵之肾著。身重腰下冷痛，腰重如带五千钱，饮食如故，口不渴，小便自利，舌淡苔白，脉沉迟或沉缓。

3. 防己茯苓汤（《金匮要略》）　防己　黄芪　桂枝各三两（9g）　茯苓六两（18g）　甘草二两（6g）　上五味，以水六升，煮取三升，分温三服。功用：益气通阳，化气利水。主治：气虚阳郁之皮水。四肢肿，聂聂动，小便不利，口不渴，不恶风，或腹如鼓。

4. 春泽汤（《奇效良方》）　泽泻三钱（9g）　猪苓二钱（6g）　茯苓二钱（6g）　白术二钱（6g）　桂心一钱（3g）　人参一钱半（4.5g）　柴胡一钱（3g）　麦冬一钱半（4.5g）　用法：每服七钱（21g），水一钟半，灯心二十茎，煎至一钟，食远服。功用：益气养阴，化气利水。主治：治伏暑发热，烦渴引饮，小便不利。

苓桂术甘汤、茯苓甘草汤、甘草干姜茯苓白术汤、防己茯苓汤有温阳化湿之效，治疗寒湿病证。但苓桂术甘汤用茯苓为君，桂枝为臣，以渗湿化饮去主，温复中阳为辅，主治中阳不足，饮停心下之痰饮病；甘草干姜茯苓白术汤用干姜为君，茯苓为臣，以温阳散寒为主，祛湿为辅，主治寒湿下侵所致之肾著病；茯苓甘草汤用茯苓、生姜为君，桂枝为臣，以温胃阳为主，散水饮为辅，主治胃阳不足，水停中焦证；防己茯苓汤重用茯苓，配伍防己、黄芪、桂枝，益气通阳，化气利水，利水消肿之力较强，故用于气虚阳郁所致浮肿较重之皮水病。

【原书主治】

《金匮要略·痰饮咳嗽病脉证并治》16条：“心下有痰饮，胸胁支满，目眩，苓桂术甘汤主之。”

《金匮要略·痰饮咳嗽病脉证并治》17条：“夫短气有微饮，当从小便去之，苓桂术甘汤主之。”

《伤寒论·辨太阳病脉证并治》67条：“伤寒，若吐若下后，心下逆满，气上冲胸，起则头眩，脉沉紧，发汗则动经，身为振振摇者，茯苓桂枝白术甘草汤主之。”

【现代研究】本方联合短期禁食可以明显降低单纯性肥胖患者体重、腰围、甘油三酯，5天的短期禁食对人体具有良好的安全性和可行性。[柯斌，师林，张俊杰，等．加味苓桂术甘汤联合短期禁食治疗单纯性肥胖患者的安全性研究．中国中医药科技，2013，20（2）：112-114.]

五苓散

《伤寒论》

【组成】猪苓去皮，十八铢（9g）　泽泻一两六铢（15g）　白术十八铢（9g）　茯苓十八铢（9g）　桂枝去皮，半两（6g）

【用法】捣为散，以白饮和服方寸匕，日三服，多饮暖水，汗出愈，如法将息（现代用法：散剂，每服6~10g；汤剂，水煎服，多饮热水，取微汗，用量按原方比例酌定）。

【功用】利水渗湿，温阳化气。

【主治】

（1）蓄水证。小便不利，头痛微热，烦渴欲饮，甚则水入即吐，苦里急，舌苔白，脉浮。

（2）水湿内停。水肿，泄泻，小便不利，以及霍乱吐泻等。

（3）痰饮。脐下动悸，吐涎沫而头眩，或短气而咳者。

【方解】本方主治病证虽多，但其病机均为水湿内盛，膀胱气化不利所致。在《伤寒论》中原治蓄水证，乃由太阳表邪未解，内传太阳膀胱腑，导致膀胱气化不利，水蓄下焦，而成太阳经腑同病。外有太阳表邪未解，故头痛发热脉浮；内传太阳腑以致膀胱气化不利，故小便不利；水蓄下焦，气机阻滞，故见小腹急迫胀满；水液蓄而不行，气不化津，津不上承，则烦渴引饮；饮入之水不得输布而上逆，则水入即吐，而成“水逆证”。小便不利，则水湿内停，外溢肌肤，则为水肿；水湿下注大肠，则为泄泻；水湿稽留肠胃，升降失常，清浊相干，则为霍乱吐泻；湿停为饮，饮停下焦，水气内动，则脐下动悸；水饮上犯，阻遏清阳，则吐涎沫而头眩；水饮凌心射肺，则短气而咳。治宜利水渗湿为主，兼以温阳化气之法。方中重用泽泻为君，以其甘淡性寒，直达肾与膀胱，利水渗湿而泻热。臣以茯苓、猪苓之淡渗，利水蠲饮，增强君药利水渗湿之力。佐以白术健脾燥湿，苓、术相配，健脾以运化水湿。《素问·灵兰秘典论》谓：“膀胱者，州都之官，津液藏焉，气化则能出矣。”膀胱的气化有赖于阳气的蒸腾，故方中又佐以桂枝辛温通阳，温阳化气以助利水，解表散邪以祛表邪。诸药相伍，甘淡渗利为主，佐以温阳化气，使水行气化，表解脾健，则蓄水、痰饮所致诸证自除。《伤寒论》示人服后当饮暖水，微微发汗，以助气化，则水道通利，水湿自除，也可使表邪从汗而解。

本方与苓桂术甘汤均为温阳化饮之常用方，组成中同有茯苓、桂枝、白术。但本方以泽泻为君，臣以茯苓、猪苓，直达下焦，利水渗湿为主，主治饮停下焦之蓄水证、痰饮、水肿、泄泻等；苓桂术甘汤以茯苓为君，臣以桂枝温阳化饮为主，四药皆入中焦脾胃，主治脾阳不足，饮停心下之痰饮病。

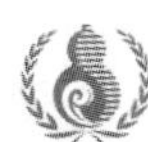

【运用】

(1) 辨证要点：本方为利水化气之剂，有“逐内外水饮之首剂”之称。临床应用以小便不利，舌苔白，脉浮或缓为辨证要点。

(2) 加减变化：若水肿兼有表证者，可与越婢汤合用；水湿壅盛者，可与五皮散合用；泄泻偏于热者，须去桂枝，可加车前子、木通以利水清热；兼气滞者，可加陈皮、大腹皮以疏理气机。

(3) 现代运用：本方常用于急慢性肾炎、水肿、肝硬化腹水、心源性水肿、急性肠炎、尿潴留、脑积水等属水湿内停者。

【附方】

茯苓桂枝甘草大枣汤（《伤寒论》）茯苓半斤（24g）　桂枝去皮，四两（12g）　甘草炙，二两（6g）　大枣十五枚（5枚）　上四味，以甘澜水一斗，先煮茯苓，减二升，纳诸药，煮取三升，去滓，温服一升，日三服。功用：温通心阳，化气行水。主治：心阳不足，痰饮内停之欲作奔豚证。伤寒发汗后，其人脐下悸，欲作奔豚，小便不利者。

五苓散与茯苓桂枝甘草大枣汤均能利水渗湿，温阳化气，治疗水湿内停之痰饮证。五苓散以泽泻为君，茯苓、猪苓为臣，桂枝为佐，以利水渗湿为主，温阳化气为辅，主治膀胱气化不利之蓄水证、痰饮、水肿、泄泻等。茯苓桂枝甘草大枣汤用桂枝为君，茯苓为臣，药量增加，以温通心阳，平冲降逆为主，利水渗湿为辅，主治心阳不振，痰饮内停之欲作奔豚证。

【原书主治】

《伤寒论·辨太阳病脉证并治》71条：“太阳病，发汗后，大汗出，胃中干，烦躁不得眠，欲得饮水者，少少与饮之，令胃气和则愈。若脉浮，小便不利，微热消渴者，五苓散主之。”

《伤寒论·辨太阳病脉证并治》72条：“发汗已，脉浮数、烦渴者，五苓散主之。”

《伤寒论·辨太阳病脉证并治》73条：“伤寒，汗出而渴者，五苓散主之，不渴者，茯苓甘草汤主之。”

《伤寒论·辨太阳病脉证并治》74条：“中风发热，六七日不解而烦，有表里证，渴欲饮水，水入则吐者，名曰水逆，五苓散主之。”

《伤寒论·辨太阳病脉证并治》127条：“太阳病，小便利者，以饮水多，必心下悸；小便少者，必苦里急也。”

《伤寒论·辨太阳病脉证并治》156条：“本以下之，故心下痞，与泻心汤，痞不解，其人渴而口燥烦，小便不利者，五苓散主之。”

《伤寒论·辨阳明病脉证并治》244条::“太阳病，寸缓关浮尺弱，其人发热，汗出，复恶寒，不呕，但心下痞者，此以医下之也。如其不下者，病人不恶寒而渴者，此转属阳明也。小便数者，大便必硬，不更衣十日，无所苦也，渴欲饮水，少少与之，但以法救之。渴者，宜五苓散。”

《伤寒论·辨霍乱病脉证并治》386条：“霍乱，头痛、发热、身疼痛、热多欲饮水者，五苓散主之。寒多不用水者，理中丸主之。”

《金匮要略·痰饮咳嗽病脉证并治》31条：“假令瘦人脐下有悸，吐涎沫而癫眩，此水也，五苓散主之。”

【现代研究】实验研究表明，五苓散水煎剂有明显利尿作用，与呋喃苯胺做比较，其利尿作用缓和，维持时间长。本方对正常小鼠血浆心钠素有明显升高作用，由于血浆心钠素具有明显的排钠利尿作用，故推测血浆心钠素是五苓散利尿作用的物质基础。该方对酒精性肝损伤有保护作用，并可使实验性急性肾型高血压大鼠的血压明显地降低。[熊曼琪．伤寒学．北京：中国中医药出版社，2003.]

真武汤

《伤寒论》

【组成】茯苓三两（9g）　芍药三两（9g）　白术二两（6g）　生姜切，三两（9g）　附子炮，去皮，破八片，一枚（9g）

【用法】以水八升，煮取三升，去滓，温服七合，日三服（现代用法：水煎服）。

【功用】温阳利水。

【主治】

（1）少阴阳虚，水气内停证。畏寒肢厥，小便不利，四肢沉重疼痛，或肢体浮肿，腰以下为甚，或腹痛，下利泄泻；或咳喘呕逆。舌质淡胖，边有齿痕，舌苔白滑，脉沉细。

（2）太阳病发汗过多，阳虚水泛。汗出不解，其人仍发热，心下悸，头眩，身瞤动，振振欲擗地。

【方解】本方证为少阴病，肾阳亏虚，气化不行，水湿泛溢所致。人体水液代谢，与脾肾关系最为密切，脾为制水之脏，肾为主水之脏，肾阳虚则水不化气，脾阳虚则水湿不运而致水湿内停。肾与膀胱相表里，肾阳虚衰，寒水内停，则小便不利；水湿泛溢于四肢，则沉重疼痛，或肢体浮肿；水湿流于肠间，则腹痛泄泻；上逆肺胃，则或咳或呕；水气凌心，则心悸；水湿中阻，清阳不升，则头眩。若由太阳病发汗太过，耗阴伤阳，阳失温煦，津失濡润，加之水渍筋肉，则身体筋肉瞤动、站立不稳。舌质淡胖，边有齿痕，舌苔白滑，脉沉细，均为阳虚水停之象。治宜温阳利水。本方以附子为君药，本品辛甘大热，用之温肾助阳，兼暖脾土，使肾阳得复，气化得行，水湿得化。水为阴邪，“阴得阳助则化”，此即“壮元阳以消阴翳”。臣以茯苓利水渗湿，使水邪从小便去；白术甘苦而温，燥湿健脾，颇合“脾喜燥恶湿”之性。佐以生姜之温散，走而不守，既助附子温阳散寒，又合苓、术宣散水湿。白芍亦为佐药，其义有四：一则柔肝以止腹痛；二则敛阴舒筋以解筋肉瞤动；三则制约附子、生姜温燥之性，引附子入阴散寒，防白术、茯苓祛湿伤阴之弊，益阴以和阳，可使阳药更好地发挥作用。体现了张景岳之“善补阳者，必于阴中求阳，阳得阴助，则生化无穷”的配伍原则。四则利小便以行水气，《神农本草经》言其能“利小便”，《名医别录》亦谓之“去水气，利膀胱”。诸药合用，温脾肾以助阳气，利小便以祛水邪，共奏温阳利水之功。

本方配伍特点：一是温阳药与利水药配伍，温补脾肾之阳以治其本，利水祛湿以治其标，标本兼顾，扶正祛邪；二是补阳药与养阴药同用，使阳得阴助，则生化无穷。

【运用】

(1) 辨证要点：本方为温阳利水之代表方剂。临床应用以小便不利，肢体沉重或浮肿，舌质淡胖，苔白脉沉为辨证要点。

(2) 加减变化：若水寒射肺而咳者，加干姜、细辛温肺化饮，五味子敛肺止咳；阴盛阳衰而下利甚者，去芍药之阴柔，加干姜以助温里散寒；水寒犯胃而呕者，加重生姜用量以和胃降逆，可更加吴茱萸、半夏以助温胃止呕；肢体浮肿较重者，加防己、猪苓以增利水消肿之功。

(3) 现代运用：本方常用于慢性肾小球肾炎、心源性水肿、甲状腺功用低下、慢性支气管炎、慢性肠炎、肠结核等属脾肾阳虚，水湿内停者。

【附方】

实脾散（《重订严氏济生方》）　厚朴去皮，姜制，炒　白术　木瓜去瓤　木香不见火　草果仁　大腹子　附子炮，去皮脐　白茯苓去皮　干姜炮，各一两（各 30g）　甘草炙，半两（15g）　上㕮咀，每服四钱（12g），水一盏半，生姜五片，大枣一枚，煎至七分，去滓，温服，不拘时服。功用：温阳健脾，行气利水。主治：脾肾阳虚，水气内停之阴水。身半以下肿甚，手足不温，口中不渴，胸腹胀满，大便溏薄，舌苔白腻，脉沉弦而迟者。

真武汤与实脾散均具温补脾肾，利水渗湿之功，治阳虚阴水证。真武汤以附子为君，不用干姜，故偏于温肾，温阳利水之中又佐以芍药敛阴柔筋，缓急止痛，故其主治阳虚水肿见腹痛下利、四肢沉重疼痛等；实脾散以附子、干姜共为君药，故温脾之力胜于真武汤，且佐入木香、厚朴、槟榔、草果等行气导滞之品，主治阳虚水肿兼有胸腹胀满等气滞见症者。

【原书主治】

《伤寒论·辨太阳病脉证并治》82 条："太阳病发汗，汗出不解，其人仍发热，心下悸，头眩，身瞤动，振振欲擗地者，真武汤主之。"

《伤寒论·辨少阴病脉证并治》316 条："少阴病，二三日不已，至四五日，腹痛，小便不利，四肢沉重疼痛，自下利者，此为有水气，其人或咳，或小便不利，或下利，或呕者，真武汤主之。"

【现代研究】现代药理研究证实，本方具有强心、利尿、降血脂、抗动脉硬化作用，能改善肾功能、促进残留肾单位代偿功能及肾小球、肾小管重吸收功能，对肾上腺皮质醇有调节作用。[熊曼琪．伤寒学．北京：中国中医药出版社，2003.]

萆薢分清散

《杨氏家藏方》

【组成】益智　川萆薢　石菖蒲　乌药各等分（各 9g）

【用法】上为细末，每服三钱（9g），水一盏半，入盐一捻（0.5g），同煎至七分，食前温服（现代用法：水煎服，加入食盐少许）。

【功用】温肾利湿，分清化浊。

【主治】下焦虚寒之膏淋、白浊。小便频数，混浊不清，白如米泔，凝如膏糊，舌淡苔白，脉沉。

【方解】本方证由肾气不足，下焦虚寒，湿浊不化所致。肾气不足，肾失封藏，膀胱失约，故小便频数；下焦虚寒，气化不利，清浊不分，故尿浊如米泔，或如脂膏。治宜温暖下元，利湿化浊。方中萆薢利湿而分清化浊，为治白浊之要药，故以为君。石菖蒲辛香苦温，化湿浊以助萆薢之力，兼可祛膀胱虚寒，用以为臣，《本草求真》谓石菖蒲能温肠胃，“肠胃既温，则膀胱之虚寒小便不禁自止”。二药相伍，总以祛湿浊为主，故佐入益智仁、乌药温肾散寒。益智仁能补肾助阳，且性兼收涩，故用之温暖脾肾，缩泉止遗；乌药温肾散寒，除膀胱冷气，治小便频数。入盐煎服，取其咸以入肾，引药直达下焦，用以为使。原书方后云：“一方加茯苓、甘草”，则其利湿分清之力益佳。综观全方，利湿化浊以治其标，温暖下元以顾其本。

本方出自南宋医家杨倓的《杨氏家藏方》，原名“萆薢分清散”，及至元代《丹溪心法》亦引用此方，并改名为“萆薢分清饮”。

【运用】

（1）辨证要点：本方为主治下焦虚寒淋浊的常用方。临床应用以小便混浊频数，舌淡苔白，脉沉为辨证要点。

（2）加减变化：若兼虚寒腹痛者，可加肉桂、盐茴以温中祛寒；久病气虚者，可加黄芪、白术以益气祛湿。

（3）现代运用：本方适用于乳糜尿、慢性前列腺炎、慢性肾盂肾炎、慢性肾炎、慢性盆腔炎等下焦虚寒，湿浊不化者。

（4）使用注意：湿热白浊则非本方所宜。

【附方】

萆薢分清饮（《医学心悟》） 川萆薢二钱（9g） 黄柏炒褐色 石菖蒲各五分（各2g） 茯苓 白术各二钱（各6g） 莲子心七分（4g） 丹参 车前子各一钱五分（各9g） 水煎服。功用：清热利湿，分清化浊。主治：下焦湿热之白浊、膏淋。小便混浊，尿有余沥，舌苔黄腻等。

以上两方组成申都有萆薢、石菖蒲，均有分清别浊、利湿之功，均能治疗白浊、膏淋。但前者配伍益智、乌药，其药性偏温，而有温暖下元作用，故主治白浊、膏淋属下焦虚寒之证；后者配伍黄柏、车前子等，其药性偏凉而有清热泻火作用，故主治白浊、膏淋属下焦湿热之证。

【原书主治】

《杨氏家藏方》：“治真元不足，下焦虚寒，小便白浊，频数无度，游白如油，光彩不定，游脚澄下，凝如膏糊。或小便频数，虽不白浊。”

【现代研究】田氏采用程氏萆薢分清饮加减治疗乳糜尿41例，基本方：萆薢、车前子、茯苓各15g，石菖蒲、黄柏、炒白术、炒杜仲各12g，莲子心、甘草各6g，丹参、熟地黄、炒山药各20g，煅龙骨、煅牡蛎各30g。加减：小便稠厚、如脂如膏或有凝块者，加芡实、益智仁；小便出血者，加小蓟、白茅根或三七；伴头晕乏力或形体日渐消瘦者，加党参、黄芪。每天1剂，水煎服。1个月为1个疗程，根据病情可连服

1~2 个疗程。服药期间忌酒、忌食油腻厚味及辛辣刺激之物。结果：治愈（症状消失，尿常规正常，尿乳糜试验连续 3 次阴性）29 例，好转（症状基本控制，实验室检查有好转）8 例，未愈（症状及实验室检查无变化）4 例。总有效率 90.24%。［田献忠．萆薢分清饮加减治疗乳糜尿 41 例，新中医，2003，35（9）：46.］

苓甘五味姜辛汤

《金匮要略》

【组成】茯苓四两（12g）　甘草三两（9g）　干姜三两（9g）　细辛三两（5g）　五味子半升（5g）

【用法】上五味，以水八升，煮取三升，去滓，温服半升，日三服（现代用法：水煎温服）。

【功用】温肺化饮。

【主治】寒饮、寒痰咳嗽。咳痰量多，清稀色白，或喜唾涎沫，胸满不舒，舌苔白滑，脉弦滑。

【方解】本方证多因脾阳不足，湿聚成饮，上犯于肺所致。由于脾阳不振，运化失职，湿聚成痰饮，脾为生痰之源，肺为贮痰之器，寒饮停肺，宣降失和，故咳嗽痰多、清稀色白；饮阻气机，故胸满不舒；饮邪犯胃，则喜唾涎沫；舌苔白滑，脉弦滑，均为内有寒饮之象。治当温阳化饮。方中干姜辛热之性，归经脾肺，既温肺散寒以化饮，又温运脾阳以化湿，为君药。配以细辛，取其辛散之性，温肺散寒，助干姜温肺散寒化饮之力；复以茯苓健脾渗湿，化饮利水，一者治内停之寒饮，使饮邪从小便而去，一者健脾补中，以绝生饮之源，合干姜温化渗利，健脾助运，共为臣药。五味子敛肺止咳，防干姜、细辛耗伤肺气，与细辛相伍，一散一敛，使散不伤正，敛不留邪，且能调节肺司开阖之职，为仲景用以温肺化饮的常用组合，为佐药。甘草和中调药，为使药。诸药合用，共奏温肺化饮之功。

本方配伍特点：温散并行、开合相济、肺脾同治、标本兼顾，堪称温化寒饮之良剂。

本方原治支饮服小青龙汤后，咳虽减，但其人冲气上逆，出现气从小腹上冲胸咽之状，继投桂苓五味甘草汤，服已，冲气虽平，而反更咳，胸满者，属小青龙汤之变法。因证无表寒，冲气已平，故不用麻黄、桂枝解表散寒；寒饮尚存，故仍用干姜、细辛温肺散寒化饮；因饮邪较重，故配茯苓健脾渗湿，以杜生痰之源。

【运用】

（1）辨证要点：本方为治寒饮、寒痰咳嗽证的常用方。临床应用以咳嗽痰多稀白，舌苔白滑，脉象弦滑为辨证要点。

（2）加减变化：若痰多欲呕者，加半夏以温化寒痰，降逆止呕；咳甚喘急者，加杏仁、厚朴以降气止咳；脾虚食少者，可加人参、白术、陈皮等以益气健脾。

（3）现代运用：本方常用于慢性支气管炎、肺气肿等属寒饮内停者。

（4）使用注意：凡肺燥有热、阴虚咳嗽、痰中带血者，忌用本方。

【附方】

桂苓五味甘草汤（《金匮要略》） 茯苓四两（12g） 桂枝去皮，四两（12g） 甘草炙，三两（9g） 五味子半升（12g） 上四味，以水八升，煮取三升，去滓，分三温服。功用：温肺化饮，平冲降逆。主治：寒饮郁肺气冲证。多唾口干，手足逆冷，气冲少腹上冲胸咽，手足麻木不仁，小便不利，时有头目眩晕，其面翕热如饮酒醉状，寸脉沉、尺脉数。

苓甘五味姜辛汤与桂苓五味甘草汤均可温肺化饮，治疗肺有寒饮证。但苓甘五味姜辛汤主治寒饮停肺，肺气失宣，气逆乱于胸中以呈胸满证，故治在温肺化饮，宣气制逆；而桂苓五味甘草汤主治寒饮郁肺，肺气失降，下焦之气不得肺气之降而上冲，故治在温肺化饮，下气平冲。可见，苓甘五味姜辛汤功在宣，桂苓五味甘草汤功重在降。

【原书主治】

《金匮要略·痰饮咳嗽病脉证并治》36、37 条："咳逆倚息不得卧，小青龙汤主之。青龙汤下已，多唾口燥，寸脉沉，尺脉微，手足厥逆，气从小腹上冲胸咽，手足痹，其面翕热如醉状，因复下流阴股，小便难，时复冒者，与茯苓桂枝五味甘草汤，治其气冲。冲气即低，而反更咳，胸满者，用桂苓五味甘草汤去桂，加干姜、细辛，以治其咳满。"

【现代研究】张富强等以苓甘五味姜辛汤加味治疗哮喘 53 例，取得较理想效果，基本方药：茯苓 10~15g，甘草 5g，干姜 5~10g，细辛 3~6g，五味子 5~10g，麻黄 5~10g，半夏 10~15g，杏仁 5~10g，桔梗 5~10g。每日 1 剂，水煎至 300~500mL，早晚分服。寒哮合小青龙汤；热哮合桑白皮汤；兼阴虚者合六味地黄汤；兼气虚者合补肺汤；患儿加神曲、莱菔子等消食药；老年患者加麦冬、沙参等滋阴药。结果：53 例患者中，临床控制 39 例，减轻 11 例，无效 3 例，总有效率 94.4%。[张富强，范议，刘尊秀. 苓甘五味姜辛汤加味治疗哮喘 53 例. 山东中医杂志，1996，15（9）：395.]

第三节　芳香燥湿

芳香燥湿剂，适用于湿阻中焦，脾胃失和证。症见脘腹痞满，呕吐泄泻，食少体倦，舌苔厚腻等。常以苦温燥湿与芳香化湿药如苍术、藿香、厚朴、白豆蔻等为主，配伍砂仁、陈皮等理气和中之品组成方剂。代表方如平胃散、藿香正气散等。

平胃散

《简要济众方》

【组成】苍术去黑皮，捣为粗末，炒黄色，四两（120g） 厚朴去粗皮，涂生姜汁，炙令香熟，三两（90g） 陈皮洗令净，焙干，二两（60g） 甘草炙黄，一两（30g）

【用法】上为散。每服二钱（6g），水一中盏，加生姜二片，大枣二枚，同煎至六分，去滓，食前温服（现代用法：共为细末，每服 4~6g，姜枣煎汤送下；或作汤剂，水煎服，用量按原方比例酌减）。

【功用】燥湿运脾，行气和胃。

【主治】湿滞脾胃证。脘腹胀满，不思饮食，口淡无味，恶心呕吐，嗳气吞酸，肢体沉重，怠惰嗜卧，常多自利，舌苔白腻而厚，脉缓。

【方解】本方证为湿滞中焦，脾胃升运和降失常所致。脾主运化，其性喜燥恶湿，湿邪滞于中焦，则纳运失职，且气机受阻，故见脘腹胀满、食少无味；胃失和降，上逆而为呕吐恶心、嗳气吞酸，脾不升清，加之湿浊下注肠道，则为泄泻；湿为阴邪，其性重着黏腻，故为肢体沉重、怠惰嗜卧；舌苔白腻而厚，脉缓为湿滞中焦之象。治当燥湿运脾为主，兼以行气和胃，使气行则湿化。方中苍术苦辛温燥，最善燥湿健脾，使湿去则脾运有权，脾健则湿邪得化，故重用为君药。厚朴苦温芳香，长于行气除满，且可化湿，助苍术除湿运脾，是为臣药。且气行则湿化，与苍术相伍，行气以除湿，燥湿以运脾，使滞气得行，湿浊得去。陈皮理气和胃，燥湿醒脾，为佐药，合厚朴以复脾胃之升降，合苍术燥湿以运脾。甘草调和诸药，且能益气健脾和中。煎加姜、枣，以生姜温散水湿且能和胃降逆，大枣补脾益气以助甘草培土制水之功，姜、枣相合尚能调和脾胃，均为佐使药。全方主用芳香之品，药味从辛、从燥、从苦，能散、能消、能化，集化湿、行气、健脾和胃于一方，诸药相配，共奏燥湿运脾，行气和胃之功。

本方的配伍特点：燥湿与行气并用，而以燥湿为主。燥湿以健脾，行气以祛湿，使湿去脾健，气机调畅，脾胃自和，对中焦有湿而气机阻滞者，确有良效，故被称为治脾胃之圣剂。

【运用】

(1) 辨证要点：本方功专燥湿和胃，为治疗脾胃不和的基本方剂。临床应用以脘腹胀满，舌苔厚腻为辨证要点。

(2) 加减变化：证属湿热者，宜加黄连、黄芩以清热燥湿；属寒湿者，宜加干姜、草豆蔻以温化寒湿；湿盛泄泻者，宜加茯苓、泽泻以利湿止泻。

(3) 现代运用：本方常用于慢性胃炎、消化道功能紊乱、胃及十二指肠溃疡等属湿滞脾胃者。

(4) 使用注意：因本方辛苦温燥，阴虚气滞，脾胃虚弱者，不宜使用。

【附方】

不换金正气散（《易简方》）　广藿香　厚朴　苍术　陈皮　半夏　甘草各等分（各10g）　上为散，每服四钱（12g），水一盏，加生姜三片，煎至六分，去滓熟服。功用：解表化湿，和胃止呕。主治：湿浊内停，兼有表寒证。呕吐腹胀，恶寒发热，或霍乱吐泻，或不服水土，舌苔白腻等。

不换金正气散与平胃散均有燥湿运脾，理气和胃之功，主治湿滞中焦脾胃证。但不换金正气散较平胃散多藿香、半夏两味药，其燥湿和胃、降逆止呕之力益佳，且有解表之功，主治湿浊内停，兼有表寒证者。

【原书主治】

《简要济众方》："胃气不和。"

【现代研究】平胃散具有促进大鼠胃运动功能的作用。对单味中药的研究表明，厚朴能增加胃液分泌量改善消化吸收功能，有促进小肠蠕动功能的作用。陈皮所含的挥发油有利于胃肠积气的排泄，促进胃酸分泌，有助于消化，同时其含的橙皮苷有维生素P样作用，能降低毛细血管通透性，防止出血且有抗炎作用，能调节胃肠运动功能。研究还表明平胃散能拮抗阿托品对大鼠胃排空的抑制作用，提示平胃散可能通过胆碱能受体而发挥作用。[胡久略．方剂学．北京：中医古籍出版社，2009.]

藿香正气散

《太平惠民和剂局方》

【组成】大腹皮　白芷　紫苏　茯苓去皮，各一两（各30g）　半夏曲　白术　陈皮去白　厚朴去粗皮，姜汁炙　苦桔梗各二两（各60g）　藿香去土，三两（90g）　甘草炙，二两半（75g）

【用法】上为细末，每服二钱，水一盏，姜三片，枣一枚，同煎至七分，热服，如欲出汗，衣被盖，再煎并服（现代用法：散剂，每服9g，生姜、大枣煎汤送服；或作汤剂，加生姜、大枣，水煎服，用量按原方比例酌定）。

【功用】解表化湿，理气和中。

【主治】外感风寒，内伤湿滞证。恶寒发热，头痛，胸膈满闷，脘腹疼痛，霍乱吐泻，舌苔白腻，以及山岚瘴疟等。

【方解】本方证为夏月常见病证，是由外感风寒，内伤湿滞所致。风寒外束，卫阳郁遏，故见恶寒发热等表证；内伤湿滞，湿浊中阻，脾胃升降失常，则见霍乱吐泻；湿阻气滞，则胸膈满闷、脘腹疼痛。治宜外散风寒，内化湿浊，兼以理气和中之法。方中藿香辛温芳香之品，既辛散在表之风寒，又芳化在里之湿浊，且可辟秽和中，升清降浊，实为治霍乱吐泻之要药，重用为君药。半夏曲、陈皮理气燥湿，和胃降逆以止呕；白术、茯苓健脾运湿以止泻，共助藿香内化湿浊而止吐泻，俱为臣药。大腹皮、厚朴行气化湿，畅中行滞，二者既散无形之气滞，又行有形之水湿，且寓气行则湿化之义；紫苏味辛气香，醒脾宽中，行气止呕，白芷芳香走窜，辛散温通，化湿醒浊；二者皆辛香发散之品，以增强藿香外解风寒之功，同时也兼以芳化湿浊；桔梗宣肺利膈，既益解表，又助化湿；煎用生姜、大枣，内调脾胃，外和营卫。以上均为佐药。使以甘草调和药性，并协姜、枣以和中。诸药合用，各药合用，使风寒得解而寒热除，气机通畅则胸膈舒，脾胃调和则吐泻止。对于感受山岚瘴气及水土不服者，亦可以本方辟秽化浊，和中悦脾而治之。

本方的配伍特点：一是标本兼顾，扶正祛邪，既疏散表寒，芳化湿浊以祛邪；又健脾补中以扶正，使祛邪不伤正，扶正以助祛邪。二是解表与疏理同施，升清与降浊互用。

【运用】

（1）辨证要点：藿香正气散主治外感风寒，内伤湿滞证。临床应用以恶寒发热，上吐下泻，舌苔白腻为辨证要点。

（2）加减变化：若表邪偏重，寒热无汗者，可加重紫苏叶用量或加香薷以助解表；兼气滞脘腹胀痛者，可加木香、延胡索以行气止痛；如兼食滞，胸闷腹胀，可加神曲、莱菔子、鸡内金以消积导滞；如湿偏重可以苍术易白术以增强化湿作用；腹泻较甚者，

可加炒扁豆、炒薏苡仁以祛湿健脾止泻；小便短少，加木通、泽泻，以祛湿利水。

（3）现代运用：本方常用于急性胃肠炎或四时感冒属湿滞脾胃，外感风寒者。

（4）使用注意：本方重在化湿和胃，解表散寒之力较弱，故服后宜温覆以助解表。湿热霍乱之吐泻，则不宜用本方。

【原书主治】

《太平惠民和剂局方》："治伤寒头痛，憎寒壮热，上喘咳嗽，五劳七伤，八般风痰，五般膈气，心腹冷痛，反胃呕吐，气泻霍乱，脏腑虚鸣，山岚瘴疟，遍身浮肿，妇人产前产后，血气刺痛，小儿痛伤，并宜治之。"

【现代研究】藿香正气丸（水）能抑制家兔离体十二指肠平滑肌的自发收缩，对水杨酸毒扁豆碱和氯化钡所引起的离体平滑肌的紧张收缩，有显著的解痉作用。对水杨酸毒扁豆碱所引起的狗及家兔在体肠管的痉挛有抑制作用，其抑制作用并非通过受体。对离体豚鼠十二指肠自主收缩及对组胺、乙酰胆碱、氯化钡所致回肠收缩均有良好的解痉作用。对家兔离体小肠段运动具有双向调节作用。用藿香正气水 0.1mL/10g 灌肠给药，能明显影响在体小鼠胃肠的输送功能。用 11.64%藿香正气水、胶囊溶液给家鸽灌服，可以显著减少呕吐次数；10mL/kg 给小鼠灌服，能明显抑制 0.7%醋酸腹腔注射引起的内脏躯体反射性扭体反应，使扭体次数明显减少。藿香正气胶囊对酒石酸锑钾的致痛也有对抗作用；可以显著提高热板法实验中小鼠 90min 痛阈值。另外，藿香正气水、胶囊对金黄色葡萄球菌、甲乙型副伤寒杆菌、痢疾杆菌均有明显的抑制作用。[胡久略．方剂学．北京：中医古籍出版社，2009.]

第四节　利水渗湿

利水渗湿剂，适用于水湿内停所致的水肿、小便不利、泄泻等病证。常以利水消肿药如茯苓、猪苓、泽泻等为主组方，代表方如茵陈五苓散、猪苓汤、茯苓泽泻汤。

茵陈五苓散

《金匮要略》

【组成】茵陈蒿末十分（30g）　五苓散五分（15g）

【用法】上二物合，先食，饮方寸匕，日三服（现代用法：共为细末，每日 6g，每日 2 次，饭前冲服；亦可作汤剂）。

【功用】利湿退黄。

【主治】湿热黄疸，湿重于热证。症见身目发黄如橘，无发热或身热不扬，右肋疼痛，脘闷腹胀，头重身困，嗜卧乏力，纳呆便溏，厌食油腻，恶心呕吐，口黏不渴，小便不利，舌苔厚腻微黄，脉濡缓或弦滑。

【方解】本方证为湿热内停，蕴于脾胃肝胆所致。湿热郁蒸，故身目发黄如橘；湿性黏滞，阻碍气机，则右肋疼痛，脘闷腹胀，脾胃升降失常，故纳呆便溏，厌食油腻，恶心呕吐，口黏不渴，小便不利；因湿重于热，故发热不重。治宜利湿退黄为主，兼顾清热。方中茵陈蒿清热、利湿、退黄，为治疗湿热黄疸要药，以之为君；五苓散淡渗化气利水，以增强除湿之功。诸药合用，湿邪去，热邪清，气机自畅，黄疸自除。

【运用】

（1）辨证要点：本方为治疗湿热黄疸，湿重于热证的常用方剂。以身目发黄如橘，右肋疼痛，脘闷腹胀，小便不利，舌苔厚腻微黄，脉濡缓或弦滑为证治要点。

（2）加减变化：若热邪较重者，可配伍栀子柏皮汤以加强清热祛湿之功；若湿邪较重者，配平胃散化湿除滞；伴肝气郁结者，加四逆散以疏肝利胆；兼瘀血内停者，可配大黄䗪虫丸活血化瘀。

（3）现代运用：本方常用治疗黄疸、传染性肝炎等属湿重于热者。

（4）使用注意：寒湿黄疸者忌用。

【附方】

栀子大黄汤（《金匮要略》） 栀子十四枚（9g） 大黄一两（3g） 枳实五枚（12g） 香豉一升（10g） 上四味，以水六升，煮取三升，分温三服（现代用法：水煎服）。功用：解郁除烦，利胆退黄。主治：湿热黄疸。一身尽黄，身热口渴，心中热痛，懊憹不宁，不思饮食，时时欲吐，小便短赤，苔黄，质红，脉沉数。

【原书主治】

《金匮要略·黄疸病脉证并治》18条："黄疸病，茵陈五苓散主之。"

【现代研究】加味茵陈五苓散能显著降低肝细胞损伤血清升高的丙氨酸转氨酶（ALT）、天门冬氨酸转氨酶（AST），与保肝降酶药物五脂片效果相当，甚至较优。组织病理观察的结果表明：加味茵陈五苓散高剂量可明显减轻肝细胞的病理性损伤，减轻肝细胞的变形、坏死及炎性细胞浸润，说明本方能够对抗卡介苗和脂多糖所致的肝损伤。[马小娟，颉东升，何国梁．加味茵陈五苓散对免疫性肝损伤保护作用及其机理研究．时珍国医国药，2009，20（9）：2315-2318.]

茵陈五苓散可通过调节自由基代谢和提高抗氧化能力增强学习记忆，这可能是其防治阿尔茨海默病作用机制之一。[张静，史宏，刘美莲，等．茵陈五苓散对阿尔茨海默病模型小鼠学习记忆及脑组织抗氧化能力的影响．贵阳中医学院学报，2009，31（2）：31-33.]

猪苓汤

《伤寒论》

【组成】猪苓去皮 茯苓 泽泻 阿胶 滑石碎，各一两（各3g）

【用法】上五味，以水四升，先煮四味，取二升，去滓；纳阿胶烊消。温服七合，日三服（现代用法：水煎服，阿胶烊化）。

【功用】利水，清热，养阴。

【主治】

（1）阴伤水热互结证。症见发热，渴欲引水，小便不利，或下利，或咳嗽，或呕恶，或心烦不得眠，舌红苔白或微黄，脉细数。

（2）淋证。小便涩痛，点滴难出，小腹满痛，伴发热，渴欲饮水，舌红苔微黄，脉细数。

【方解】本方证为热入下焦，邪热与水相结，而成阴伤水热互结之证。热盛伤津，故发热、渴欲饮水；水热结于下焦，气化不利，故小便不利或涩痛，点滴难出，小腹满痛；水热泛滥，伤及肺则咳嗽，伤及胃则呕恶，流注大肠则下利；扰乱心神，则心烦不得眠；舌红苔微黄，脉细数为阴虚水停之征。治宜利水，清热，养阴。方中以猪苓、茯苓渗湿利水为君；滑石、泽泻通利小便，泻热于下为臣，君臣相配，既能分消水气，又可疏泄热邪，使水热不致互结；更以阿胶滋阴为佐，滋养内亏之阴液。五药共合，利水而不伤阴，滋阴而不敛邪，成利水清热养阴之方，使水气去，邪热清，阴液复而诸症自除。

【运用】

（1）辨证要点：本方以利水为主，兼以清热养阴，主治阴伤水热互结证。以小便不利，口渴，身热，舌红，脉细数为证治要点。

（2）加减变化：治热淋，宜加栀子、车前子以清热利水通淋；血淋者，宜加白茅根、大蓟、小蓟以凉血止血。

（3）现代运用：本方常用于泌尿系感染、肾炎，见小便不利兼阴虚有热者。

（4）使用注意：若内热盛，阴津大亏者忌用。

【附方】

1. 五皮散（《华氏中藏经》）　生姜皮　桑白皮　陈皮　大腹皮　茯苓皮各等分（各9g）　上为粗末，每服三钱，水一盏半，煎至八分，去滓，不计时候温服（现代用法：水煎服）。功用：利水消肿，理气健脾。主治：皮水。症见面目四肢浮肿，心腹胀满，小便不利，脉虚而大，以及妊娠水肿等。

2. 猪苓散（《金匮要略》）　猪苓　茯苓　白术各等分（各9g）　上三味，杵为散，饮服方寸匕，日三服（现代用法：研末冲服，每次3g，每日3次。亦可水煎服）。功用：健脾利水。主治：呕吐后思水饮，小便短少，舌苔白腻，或苔薄少津，脉象虚缓。

【原书主治】

《伤寒论·辨阳明病脉证并治》223条："若脉浮、发热、渴欲饮水、小便不利者，猪苓汤主之。"

《伤寒论·辨少阴病脉证并治》319条："少阴病，下利六七日，咳而呕、渴，心烦、不得眠者，猪苓汤主之。"

《金匮要略·脏腑经络先后病脉证》17条："夫诸病在脏欲攻之，当随其所得而攻之，如渴者与猪苓汤。"

《金匮要略·消渴小便利淋病脉证并治》13条："脉浮发热，渴欲饮水，小便不利者，猪苓汤主之。"

【现代研究】全世建等通过实验发现猪苓汤能有效地抑制系膜细胞增生，降低血肌酐、尿素氮，减轻血尿和蛋白尿症状，减缓肾功能的损害。通过抑制IL-1、IL-6、TNF-α三种细胞因子的活性可能是它作用的靶点之一。进一步研究发现，猪苓汤可以显著抑制IL-6mRNA的表达，提示其可能是通过基因调控层次发挥作用。即抑制相关细胞因子的基因表达，从而达到抑制细胞因子活性的目的。肝素与猪苓汤效果相似，但它对细胞因子作用机制与猪苓汤有所不同。［全世建，熊曼琪，陈瑞春．猪苓汤对Thy-1大鼠肾炎模型相关细胞因子及其基因表达作用的研究．中国实验方剂学杂志，2001，7（4）：44-46.］

陈明等通过实验发现加味猪苓汤能有效地保护肾功能，提高肾小球滤过率，防氮质血症的发生，有抗脂质过氧化作用，从而间接保护肾小球功能。系膜增殖性肾炎其形态学特征为肾小球系膜细胞增生和因系膜基质分泌增加致系膜区增宽，这也是引起肾小球硬化的必经途径。实验观察到加味猪苓汤能有效地抑制这种病理变化，说明本方能明显减轻系膜增生性肾小球肾炎（MsPGN）大鼠肾小球病变，从而阻止或延续肾小球硬化的进程。［陈明，王玫．加味猪苓汤治疗系膜增殖性肾炎的实验研究．北京中医药大学学报，1998，21（4）：31-39.］

茯苓泽泻汤

《金匮要略》

【组成】茯苓半升（25g）　泽泻四两（12g）　甘草二两（6g）　桂枝二两（6g）　白术三两（9g）　生姜四两（12g）

【用法】上六味，以水一斗，煮取三升，纳泽泻，再煮取二升半，温服八合，日三服（现代用法：水煎服）。

【功用】健脾渗湿，温阳化饮，降逆止呕。

【主治】胃反。朝食暮吐或暮食朝吐，渴欲饮水，或心悸，或水肿，或便溏，舌苔白滑，舌质淡红，脉沉弦滑。

【方解】本证是由脾胃虚寒，水湿阻格中焦，胃气不降所致。由于水湿阻格中焦，脾胃升降失常，故朝食暮吐或暮食朝吐；水湿内停，津液不布，故渴欲饮水；然饮水愈多，停水愈多，而呕吐愈甚，渴亦终不能止。若水湿加重并泛滥全身，则可见心悸、水肿、便溏等症；舌苔白滑，脉沉弦滑均为水湿内停之征。治法应利水止呕，水去呕吐止，而渴自愈。方中用重用茯苓健脾渗湿为君；白术健脾燥湿、泽泻利水渗湿，助茯苓使得湿邪去、脾气充，共为臣药；桂枝平冲降逆，合茯苓、白术则温补脾阳，生姜和胃降逆，并能去胃中水气，为佐药；甘草益气健脾、调和诸药，兼为佐使。诸药合用，共奏健脾渗湿，温阳化饮，降逆止呕之功。

本方与五苓散药物组成近似，五苓散重用泽泻，辅以猪苓、茯苓专于利下焦水湿，而用桂枝兼能发汗，为治太阳病蓄水证之主方；本方则重用茯苓祛中焦水湿，配伍泽泻加强利水，而用白术、甘草兼补脾胃，桂枝、甘草降逆止呕，为治中焦水湿所致呕吐的代表方。

【运用】

（1）辨证要点：本方为治脾胃虚寒，水湿阻格中焦所致胃反的代表方。以反胃呕吐，渴欲饮水，舌苔白滑，舌质淡红，脉沉弦滑为辨证要点。

（2）加减变化：呕吐较甚者，加砂仁、半夏，以理气降逆止呕；呕吐清水不止者，

加吴茱萸，以温中降逆止呕；脘腹胀满苔厚者，去白术，加苍术、陈皮、厚朴，以行气除满；脘闷不食者，加白蔻仁、砂仁，以化浊开胃。

（3）现代运用：在临床中本方多用于水停中焦，小便不利，而引起呕吐水饮。

（4）使用注意：胃热、食积等原因所致呕吐者禁用本方。

【附方】

1. 泽泻汤（《金匮要略》）泽泻五两（15g）　白术二两（6g）　上二味，以水二升，煮取一升，分温再服。功用：益气健脾、利水化饮。主治：饮停中焦所致眩晕。症见心下有支饮，其人苦冒眩。

2. 木防己汤（《兰台轨范》）木防己三两（9g）　石膏十二枚，鸡子大（12g）　桂枝二两（6g）　人参四两（12g）　上四味，以水六升，煮取二升，分温再服。功用：行水散结，补虚清热。主治：治膈间支饮，喘满，心下痞坚，面色黧黑，脉沉紧，得之数十日，吐下不愈者。

【原书主治】

《金匮要略·呕吐哕下利病脉证治》18 条："胃反，吐而渴欲饮水者，茯苓泽泻汤主之。"

【现代研究】王加锋等观察茯苓泽泻加大黄山楂汤对高脂血症早期大鼠血脂的影响，发现本方中剂量组、高剂量组使高脂血症模型大鼠 TC、TG 水平明显下降，本方高剂量组较血脂康能更好地降低模型大鼠的肾系数，具有保护高脂血症对肾损害的功用。[王加锋，郭炜，展照双，等．茯苓泽泻加大黄山楂汤对高脂血症大鼠血脂的影响．杏林中医药，2012，32（4）：395-397.]

展照双等观察茯苓泽泻加山楂汤对高脂血症模型大鼠发病早期的治疗作用，发现该方对高脂血症早期有较好的降脂及降低血液黏稠度作用。[展照双，王加锋．茯苓泽泻加山楂汤对高脂血症早期干预的实验研究．山东中医杂志，2006，25（10）：693-695.]

第五节　祛风除湿

祛风除湿剂，适用于风湿在表所致的头身沉重疼痛，或风湿痹阻经络、肢体、关节所致的腰膝顽麻痛痹等病证。常以祛风湿药如羌活、独活、秦艽、桑寄生等为主组方，根据风寒湿邪轻重，以及正气强弱情况，常配伍祛风药如防风、藁本，祛湿药如茯苓、薏苡仁，温里药如附子、乌头，补虚药如人参、当归等。代表方如桂枝附子汤、麻黄杏仁薏苡甘草汤、附子汤、羌活胜湿汤、独活寄生汤。

桂枝附子汤

《伤寒论》

【组成】桂枝去皮，四两（12g）　附子炮，去皮，破，三枚（9g）　生姜切，三两（9g）　大枣擘，十二枚（4 枚）　甘草炙，二两（6g）

【用法】上五味，以水六升，煮取二升，去滓，分温三服（现代用法：水煎服）。

【功用】祛风温经，助阳化湿。

【主治】阳虚外感风湿证。症见身体疼烦、不能自转侧，关节屈伸不利、转动痛剧，甚则知觉障碍，肌肉拘挛、疼痛，不呕，不渴，或见心悸、畏风、小便不利等，舌质淡红，苔白滑润、脉浮虚而涩。

【方解】素体阳虚，见心悸、畏风、小便不利等证；复外感风湿，风湿相搏，阻于经络，则身体疼烦、不能自转侧；阻于关节，则屈伸不利、转动痛剧；阻于肌肉，则知觉障碍、肌肉拘挛、疼痛；不呕、不渴，为邪在太阳肌表而未入少阳、阳明的明证。治宜外散风湿，内温阳气。方中桂枝散风寒，通经络，附子祛风除湿，温经散寒，二药相配重用，散风寒湿邪而止痹痛，为君药；生姜、大枣调和营卫，为臣药；甘草补脾和中、调和诸药，兼为佐使。五味合用，共奏祛风除湿，温经散寒之功。

本方与桂枝去芍药加附子汤药物组成相同，但本方桂枝、附子用量增加，由于附子除湿痹，桂枝利关节，增此二味用量为治风湿关节痛而设，因亦易名桂枝附子汤，以示区别。

【运用】

（1）辨证要点：本方为治阳虚外感风湿证的常用方剂。以身体疼烦、不能自转侧，关节屈伸不利，舌质淡红，苔白滑润、脉浮虚而涩为证治要点。

（2）加减变化：肢体沉重者，加苍术、泽泻等，以胜湿止痛；形寒肢冷者，加干姜、肉桂，以温阳散寒；疼痛时轻时重，游走不定者，加羌活、独活、秦艽，以祛风除湿。

（3）现代运用：本方常用于治疗关节、肌肉的风湿性、劳损性、退行性病变，如风湿性关节炎、类风湿性关节炎、急性膝关节炎并关节腔积液、颈椎病、慢性腰肌劳损等属阳虚外感风湿证者。

（4）使用注意：热痹所致疼痛者禁用。

【附方】

1. 白术附子汤（《金匮要略》）白术二两（6g）　附子炮，去皮，一枚半（5g）　甘草炙，一两（3g）　生姜切，一两半（4g）　大枣六枚（2枚）　上五味，以水三升，煮取一升，去滓，分温三服（现代用法：水煎服）。功用：祛风温经，助阳化湿。主治：风湿相搏，身体疼烦，不能自转侧，不呕不渴，脉浮虚而涩，大便坚，小便自利者。

2. 甘草附子汤（《金匮要略》）甘草炙，二两（6g）　附子炮，去皮，一枚（3g）　白术二两（6g）　桂枝去皮，四两（12g）　上四味，以水六升，煮取三升，去滓，温服一升，日三服（现代用法：水煎服）。功用：祛风温经，助阳化湿。主治：风湿相搏，骨节疼烦，掣痛不得屈伸，近之则痛剧，汗出短气，小便不利，恶风不欲去衣，或身微肿者。

【原书主治】

《伤寒论·辨太阳病脉证并治下》174条："伤寒八九日，风湿相搏，身体疼烦，不能自转侧，不呕、不渴、脉浮虚而涩者，桂枝附子汤主之。"

《金匮要略·痉湿暍病脉证治》23条："伤寒八九日，风湿相搏，身体疼烦，不能自转侧，不呕、不渴、脉浮虚而涩者，桂枝附子汤主之。"

【现代研究】张啸环通过动物实验发现，桂枝附子汤对各炎证模型均有一定的抑制作用，对热刺激致痛、醋酸致病有明显的镇痛作用。[张啸环．桂枝附子汤的抗炎镇痛作用试验研究．长春中医药大学学报，2007，23（5）：17-18.]

何江媛等发现桂枝附子汤能有效地降低 RA 模型组大鼠体内的肿瘤坏死因子水平，可用于治疗类风湿性关节炎。其作用机制是通过降低肿瘤坏死因子水平，来抑制滑膜炎症和血管翳的形成。[何江媛，谷松．桂枝附子汤对类风湿性关节炎大鼠血清肿瘤坏死因子水平影响的研究．实用中医内科杂志，2008，22（12）：48-49.]

麻黄杏仁薏苡甘草汤

《金匮要略》

【组成】麻黄去节，汤泡，半两（6g）　甘草炙，一两（3g）　薏苡仁半两（12g）　杏仁去皮尖，炒，十个（6g）

【用法】上锉麻豆大，每服四钱，水一盏半，煮八分，去滓，温服，有微汗避风（现代用法：水煎服）。

【功用】解表祛湿。

【主治】风湿在表，湿郁化热证。风湿一身尽疼，发热，日晡所剧，舌淡苔白微腻，脉浮数。

【方解】汗出当风，风湿之邪乘虚而入，或经脉久有劳伤，复感风湿之邪，使得风湿相搏，滞留肌表，阻滞经络，气血运行不利，故一身尽疼。风湿化热，故日晡发热，治宜轻清宣化，祛风除湿。方中薏苡仁除湿祛风，兼能运脾化湿，为君药；麻黄疏风散邪，配伍薏苡仁则使风湿之邪从上而解，杏仁降逆肺气，配伍薏苡仁则使风湿之邪从下而除，二者共为臣药；甘草益气健脾、调和诸药，兼为佐使。四药合用，则风湿去，肺气宣，郁热自除。

【运用】

（1）辨证要点：本方为治风湿在表证的基础方。临床以身体疼痛、日晡微热，恶风，舌淡苔白微腻，脉浮数为证治要点。

（2）加减变化：若风湿甚，疼痛剧烈，加威灵仙、防己、苍术祛风除湿止痛；若邪热壅肺，咳喘气粗，加大青叶、金银花清热解毒；若见水肿，加五苓散利尿消肿。

（3）现代运用：本方常用于治疗感冒、病毒性肺炎、风湿性关节炎、急性肾炎、百日咳等属风湿在表者。

（4）使用注意：外感证无湿者不宜应用。

【原书主治】

《金匮要略·痉湿暍病脉证治》21 条："病者一身尽疼，发热，日晡所剧者，名风湿。此病伤于汗出当风，或久伤取冷所致也。可与麻黄杏仁薏苡甘草汤。"

附子汤

《伤寒论》

【组成】附子炮，去皮，破八片，二枚（15g） 茯苓三两（9g） 人参二两（6g） 白术四两（12g） 芍药三两（9g）

【用法】上五味，以水八升。煮取三升，去滓，温服一升，日三服（现代用法：水煎服）。

【功用】温阳化湿，散寒止痛。

【主治】

（1）少阴阳虚，寒湿内盛之恶寒。口中和，背恶寒，脉沉。

（2）少阴阳虚，寒湿内盛之疼痛。身体痛，手足寒，骨节痛，脉沉。

（3）妊娠阳虚寒盛腹痛证。妊娠腹痛，恶寒，少腹如扇，或见发热，脉沉弦。

【方解】本方证为少阴阳虚，寒湿阻滞所致。因督脉循行于背，总督阳气、四肢，为诸阳之本。今阳气虚衰，不能温煦全身，故背恶寒，手足寒；寒湿留着于经络关节，阻碍气血，故身体、骨节痛；口中和，脉沉均为阳虚寒湿内盛之象。

本方亦治妊娠期间肾阳亏虚，阴寒内盛腹痛证。阳虚阴盛，寒凝气滞，故腹痛；肾阳虚衰不能温煦，胞宫失于温摄，故恶寒，少腹如被冷风所扇；沉弦亦见于里寒证、痛证；若病程稍长，寒邪郁久，亦可出现发热之症。

方中重用附子温肾阳、散寒湿，通经脉，止疼痛，为君药；人参大补元气，配伍附子则温补并施，振奋阳气以驱内外寒湿，为臣药；白术健脾益气燥湿，茯苓健脾益气渗湿，两药合用，既助君臣以补阳气，又散寒湿之邪，为佐药；白芍和营血，止痹痛，一则制约附子之温燥，二则消除疼痛以为治标，为佐药。诸药合用，共奏温阳化湿，散寒止痛之功。

【运用】

（1）辨证要点：本方为治疗少阴阳虚，寒湿内盛证的基础方。以背恶寒，身体痛，手足寒，骨节痛，脉沉为证治要点。

（2）加减变化：伴胸阳不振，心胸疼痛者，加桂枝、甘草；伴胃阳不足，胃脘疼痛者，加吴茱萸、生姜；寒湿痹阻经络，肢体关节反复疼痛者，加羌活、独活、川乌；阳虚水停，肢体浮肿者，加泽泻、生姜。

（3）现代运用：本方临床常用于用于心绞痛、充血性心力衰竭、风湿性关节炎、类风湿性关节炎、慢性肾炎、妊娠腹痛、痛经、急慢性胃炎等疾病见阳虚寒湿内盛证者。

（4）使用注意：真热假寒者禁用。

【原书主治】

《伤寒论·辨少阴病脉证并治》304 条："少阴病，得之一二日，口中和，其背恶寒者，当灸之，附子汤主之。"

《伤寒论·辨少阴病脉证并治》305 条："少阴病，身体痛，手足寒，骨节痛，脉

沉者，附子汤主之。”

《金匮要略·妇人妊娠病脉证并治》3条：“妇人怀娠六七月，脉弦发热，其胎愈胀，腹痛恶寒者，少腹如扇。所以然者，子脏开故也，当以附子汤温其脏。”

【现代研究】韩涛等研究发现附子汤对垂体后叶素所致的家兔心肌缺血有明显对抗作用，可以显著提高小鼠心肌营养性血流量，并且增强小鼠心肌抗缺氧能力，表明附子汤可显著增加心肌营养血流量，有非常明显的抗心肌缺血、缺氧作用。[韩涛，滕佳林.《伤寒论》附予汤抗心肌缺血的实验研究及组方机理探讨.中医药动态，1994（1）：1.]

韩涛等还通过实验发现，附子汤可以非常显著地提高小鼠心肌细胞内环核苷酸含量水平，其中对环磷酸腺苷（cAMP）的影响比对环鸟苷酸（cGMP）更加明显。[韩涛，滕佳林.附子汤对小鼠心肌细胞环核苷酸的影响.中国中医药科技，1994：1（4）：32.]

李睿明等发现附子汤具有良好的镇痛抗炎作用，与芍药甘草汤合用效果更明显，是较理想的镇痛抗炎方剂。[李睿明，王明亮，雷朝霞，等.附子汤合芍药甘草汤镇痛抗炎作用研究.现代中西医结合杂志，2002，11（10）：899.]

羌活胜湿汤

《脾胃论》

【组成】羌活　独活各一钱（各6g）　藁本　防风　甘草炙，各五分（各3g）　蔓荆子三分（2g）　川芎二分（1.5g）

【用法】上㕮咀，都作一服；水二盏，煎至一盏，去滓，食后温服（现代用法：水煎服）。

【功用】祛风，胜湿，止痛。

【主治】风湿在表之痹证。肩背痛不可回顾，头痛身重，或腰脊疼痛，难以转侧，苔白，脉浮。

【方解】本方证为风湿之邪侵袭肌表所致。汗出当风，或久居湿地，风湿之邪遂由表而入。邪犯太阳经脉，经气不畅，故头痛身重，或腰脊疼痛、难以转侧。因邪在太阳，故当以汗法而解。方中羌活、独活为辛苦温燥之品，其中羌活善祛上部风湿，独活善祛下部风湿，两药相合，散全身上下之风湿，同时二者兼能通利关节而止痹痛，故共为君药；防风、藁本入太阳经，祛风胜湿，且善止头痛，为臣药；川芎活血行气、祛风止痛，蔓荆子祛风止痛，共为佐药；甘草调和诸药，为使药。诸药合用，共奏祛风、胜湿、止痛之效，使客于肌表之风湿邪气随汗而解。

本方与九味羌活汤均可祛风胜湿止痛，为治疗外感风湿的常用方。但九味羌活汤中有细辛、白芷等药物，解表之力较本方为著，且止痛之力多在头部，同时方中于辛散温燥之中佐以寒凉清热之品，故主治外感风寒湿邪兼有里热之证，以恶寒发热、头身疼痛为主，兼口苦微渴；本方则重用独活，配合羌活善祛一身上下之风湿，而解表之力较弱，故主治风湿客表之证，以头身腰脊重痛为主，表证不显。

【运用】

（1）辨证要点：本方为治疗风湿在表之痹证的常用方。临床应用以头痛身重，或腰脊疼痛，苔白脉浮为辨证要点。

（2）加减变化：若湿邪较重，肢体酸楚甚者，可加汉防己、苍术以助祛湿通络；若兼有寒邪，肢体关节冷痛者，可加附子、乌头以散寒止痛；若郁久化热者，舌红、口渴者，宜加黄芩、黄柏、知母等清里热。

（3）现代运用：本方常用于风湿性关节炎、类风湿性关节炎、骨质增生症、强直性脊柱炎等属风湿在表者。

（4）使用注意：若外感风寒头身疼痛，无明显湿邪者，非其所宜。

【附方】

蠲痹汤（《杨氏家藏方》） 当归去土，酒浸一宿 羌活去芦头 姜黄 白芍 黄芪蜜炙 防风去芦头，各一两半（各45克） 甘草炙，半两（15克） 上㕮咀，每服半两，水二盏，加生姜五片，同煎至一盏，去滓温服，不拘时候（现代用法：加生姜水煎服）。功用：益气和营，祛风胜湿。主治：风寒湿痹证。症见身体烦疼，项臂痛重，举动艰难，及手足冷痹，腰腿沉重，筋脉无力。

【原书主治】

《脾胃论》："如肩背痛，不可回顾，此手太阳气郁而不行，以风药散之。如背痛项强，腰似折，项似拔，上冲头者，乃足太阳经之不行也，以羌活胜湿汤主之。"

桂枝芍药知母汤

《金匮要略》

【组成】桂枝四两（12g） 芍药三两（9g） 甘草二两（6g） 麻黄二两（6g） 生姜五两（15g） 白术五两（15g） 知母四两（12g） 防风二两（6g） 附子炮，二枚（15g）

【用法】上九味，以水七升，煮取二升，温服七合，日三服（现代用法：水煎服）。

【功用】通阳行痹，祛风逐湿，和营止痛。

【主治】外感风寒湿，正气不足之痹证。症见肢节疼痛，身体虚羸，脚肿如脱，头眩短气，温温欲吐。

【方解】《素问·痹论》："风寒湿三气杂至，合而为痹也。"外感风寒湿之邪，邪气痹阻经络、肢体、关节，故肢节疼痛；湿邪上犯，清窍不利，则头眩，湿邪中阻，升降失常，则温温欲吐；湿邪下注，停于下肢，则脚肿如脱；痹症日久，损伤阳气，故短气，身体虚羸。治宜通阳行痹，祛风逐湿，和营止痛。方中桂枝辛温，祛风散寒，温通经脉，为君药；麻黄、防风配伍桂枝温散寒湿于表，白芍、知母养血和阴行痹于里，白术、附子温阳除湿，补正气之不足，共为臣药；生姜宣散水湿，降逆止呕，为佐药；甘草和胃调中，为使药。诸药合用，有温散而不伤阴，养阴而不碍阳之妙。

【运用】

（1）辨证要点：本方为治疗外感风寒湿，正气不足之痹证的常用方。临床应用以肢节疼痛，身体虚羸为辨证要点。

（2）加减变化：身体虚羸、短气者，加党参、黄芪补中益气，下肢肿胀者，加防己、车前子利水消肿，呕吐较重者加半夏。

（3）现代运用：本方常用于类风湿性关节炎、肩周炎、梨状肌综合征、颞下颌关节紊乱综合征等属外感风寒湿，正气不足者。

（4）使用注意：风湿热痹头身疼痛者禁用。

【附方】

黄芪芍药桂枝苦酒汤（《金匮要略》）黄芪五两（15g）　芍药三两（9g）　桂枝去皮，二两（6g）　右（上）三味，以苦酒一升，水七升，和合，煮取三升，去滓，温服一升，日三服（现代用法：加米醋，水煎服）。功用：益气祛湿，和营泻热。主治：黄汗。症见身体肿，发热汗出而渴，状如风水，汗出沾衣，色正黄如柏汁，脉沉。

【原书主治】

《金匮要略·中风历节病脉证并治》8条："诸肢节疼痛，身体尪羸，脚肿如脱，头眩短气，温温欲吐，桂枝芍药知母汤主之。"

【现代研究】许家骝等研究发现，桂枝芍药知母汤能明显抑制醋酸所致小鼠扭体反应和大鼠棉球肉芽肿组织增生，降低小鼠腹腔毛细血管通透性，显著抑制AA大鼠原发性足肿胀及继发性关节炎，机制研究表明桂枝芍药知母汤可明显降低从大鼠炎性组织中PGE_2的含量，同时还显著抑制炎症反应时的白细胞游走。[许家骝，罗霄山，张诚光．桂枝芍药知母汤抗风湿的药效学研究．中药材，2003，26（9）：662.]

谢斌等对桂枝芍药知母汤加减治疗类风湿性关节炎临床观察研究中发现，经桂枝芍药知母汤治疗后，患者多项指标均有明显改善，提示该方可有效改善血液高凝状态。[谢斌，田雪飞．桂枝芍药知母汤加减治疗类风湿性关节炎60例临床观察．湖南中医学院学报，2003，23（5）：18.]

独活寄生汤

《备急千金要方》

【组成】独活三两（9g）　桑寄生　杜仲　牛膝　细辛　秦艽　茯苓　肉桂心　防风　川芎　人参　甘草　当归　芍药　干地黄各二两（各6g）

【用法】上㕮咀，以水一斗，煮取三升，分三服，温身勿冷也（现代用法：水煎服）。

【功用】祛风湿，止痹痛，补肝肾，益气血。

【主治】肝肾两虚，气血不足之痹证。腰膝疼痛、痿软，肢节屈伸不利，或麻木不仁，伴畏寒喜温，心悸气短，舌淡苔白，脉细弱。

【方解】本方证为痹证日久而致肝肾两虚、气血不足。外感风寒湿邪而成，故腰膝疼痛，肢节屈伸不利；肝主筋，肾主骨，痹证日久，必累及肝肾，故见腰膝痿软；"邪之所凑，其气必虚"，痹证日久耗伤气血，故畏寒喜温，心悸气短。舌淡苔白，脉细弱亦为肝肾气血不足之征。治宜祛风散寒除湿以祛邪，兼补益肝肾气血以扶正。方中用独活、桑寄生祛风除湿，养血和营，活络通痹为君药；牛膝、杜仲、熟地黄补益肝肾，强壮筋骨为臣药；川芎、当归、芍药补血活血；人参、茯苓、甘草益气扶脾，均为佐药，使气血旺盛，有助于祛除风湿；又佐以细辛以搜风治风痹，肉桂祛寒止痛，使以秦艽、防风祛周身风寒湿邪。诸药合用，共奏标本兼顾，扶正祛邪之效。

【运用】

（1）辨证要点：本方为治疗久痹而致肝肾两虚，气血不足证之常用方。临床应用以腰膝冷痛，肢节屈伸不利，心悸气短，脉细弱为辨证要点。

（2）加减变化：痹证疼痛较剧者，可酌加制川乌、制草乌、白花蛇等以助搜风通络，活血止痛；寒邪偏盛者，酌加附子、干姜以温阳散寒；湿邪偏盛者，去地黄，酌加防己、薏苡仁、苍术以祛湿消肿；正虚不甚者，可减地黄、人参。

（3）现代运用：本方常用于慢性关节炎、类风湿性关节炎、风湿性坐骨神经痛、腰肌劳损、骨质增生症、小儿麻痹等属风寒湿痹日久，正气不足者。

（4）使用注意：风湿热痹者禁用。

【附方】

三痹汤（《校注妇人良方》）川续断　杜仲去皮，切　姜汁炒　防风　桂心　华阴细辛　人参　白茯苓　当归　白芍　甘草各一两（各30g）　秦艽　生地黄　川芎　川独活各半两（各15g）　黄芪　川牛膝各一两（各30g）　上为末，每服五钱（15g），水二盏，加姜三片，大枣一枚，煎至一盏，去滓热服（现代用法：水煎服）。功用：益气活血，祛风除湿。主治：气血不足之痹症。症见手足拘挛，或关节屈伸不利，或麻木不仁，舌淡苔白，脉细或涩。

【原书主治】

《备急千金要方》："治腰背痛，独活寄生汤。夫腰背痛者，皆犹肾气虚弱，卧冷湿地当风所得也，不时速治，喜流入脚膝，为偏枯冷痹缓弱疼重，或腰痛挛脚重痹，宜急服此方。"

【现代研究】独活寄生汤可明显抑制佐剂性关节炎大鼠原发性和继发性足跖肿胀，抑制毛细血管通透性增加，减轻小鼠耳郭肿胀度，减少小鼠扭体反应次数及福尔马林致痛实验的第二时相的疼痛强度，表明本方具有较好的镇痛、抗炎和抗佐剂性关节炎的作用。[王爱武，刘娅，雒琪，等．独活寄生汤抗炎、镇痛作用的药效学研究．中国实验方剂学杂志，2008，14（12）：61-64.]

小　结

祛湿剂共选正方20首，附方31首。按其功效不同，分为清热祛湿、温化水湿、燥湿和胃、利水渗湿、祛风除湿五类。

1. 清热祛湿　本类方剂均有清热祛湿的作用，主治湿热病证。其中茵陈蒿汤清热利湿退黄，治疗一身面目俱黄，黄色鲜明，身热脉数的湿热黄疸（阳黄）。八正散清热利水，长于通淋，主治溲中涩痛，小便浑赤，甚则癃闭不通之热淋。三仁汤可用治湿温，利湿之力大于清热，适用于湿温初起，邪在气分，湿重于热及暑温挟湿之证，症见头痛恶寒，身重疼痛，胸闷不饥，午后身热，苔白不渴；宣痹汤清化湿热，宣痹通

络，主治湿热阻于经络所致骨节烦疼，寒战高热之湿热痹证。

2. 温化水湿　本类方剂均有温阳化湿的作用，适用于阳虚气不化水所致的水肿、痰饮等证。其中苓桂术甘汤温阳化饮，是治疗痰饮病的主方，主治中阳不足、水饮内停之证，以胸胁支满，目眩心悸，舌苔白滑为证治要点。五苓散为淡渗利水之剂，治小便不利，以化气利水为主，兼以解表，适用于太阳经腑同病，膀胱气化不行，水湿内停所致的小便不利（蓄水证），又因其利水作用较强，故还可用于水肿、泄泻、霍乱、痰饮等证。真武汤与实脾散皆能温暖脾肾，助阳利水，为治阳虚水肿（阴水）的常用方。但真武汤偏于温肾，兼能敛阴缓急，柔肝止痛，故主治阳虚水肿，兼见腹痛下利，或发汗太过而见身瞤动之证；实脾散重在温脾，兼能行气化滞，故主治阳虚水肿而有胸腹胀满之证。苓甘五味姜辛汤为温阳化饮的主要方剂，主治寒饮内停，咳嗽痰多，清稀色白之证。萆薢分清饮温暖下元，利湿化浊，专治肾阳不足，湿浊下注之膏淋、白浊。

3. 燥湿和胃　本类方剂均有芳香化湿、行气和胃的作用，适用于湿阻中焦证，病位在脾胃，病邪为湿盛。其中藿香正气散解表化湿，理气和中，适用于外感风寒、内伤湿滞所致的寒热头痛，霍乱吐泻等症，尤为夏秋之季外感于寒，内伤于湿的常用方。平胃散燥湿健脾，行气和胃，主要用于湿困脾胃，气机阻滞，脘腹胀满，恶心呕吐，不思饮食等症，是治疗湿滞脾胃的基础方。

4. 利水渗湿　本类方剂适用于水湿内停所致的水肿、小便不利、泄泻等病证。其中茵陈五苓散利湿退黄，为治疗湿热黄疸、湿重于热证的常用方剂；猪苓汤利水、清热、养阴，用于热入下焦，邪热与水相结所致的阴伤水热互结之证；茯苓泽泻汤健脾渗湿、温阳化饮、降逆止呕，用于脾胃虚寒、水湿阻格中焦、胃气不降所致胃反。

5. 祛风除湿　本类方剂适用于风湿在表所致的头身沉重疼痛，或风湿痹阻经络、肢体、关节所致的腰膝顽麻痛痹等病证。其中桂枝附子汤祛风温经、助阳化湿，为治阳虚外感风湿所致身体疼烦、关节屈伸不利、转动痛剧、肌肉拘挛疼痛等的常用方剂；麻黄杏仁薏苡甘草汤解表祛湿，为治风湿在表证而偏于热证的基础方；附子汤温阳化湿、散寒止痛，常用于少阴阳虚，寒湿内盛之恶寒、疼痛，以及妊娠阳虚寒盛腹痛证；羌活胜湿汤祛风、胜湿、止痛，为治疗风湿之邪侵袭肌表所致痹证的常用方；桂枝芍药知母汤通阳行痹、祛风逐湿、和营止痛，为治疗外感风寒湿，正气不足之痹证的常用方；独活寄生汤祛风湿、止痹痛、补肝肾、益气血，为治疗久痹而致肝肾两虚，气血不足证之常用方。

第十章 祛暑剂

凡以祛暑药为主组成，具有祛除暑邪的作用，治疗夏月暑病的方剂，统称祛暑剂。祛暑剂属于“八法”中“清法”的范畴。

暑邪为外感六淫之一，其致病有明显的季节性。《素问·热论》云：“先夏至日者为病温，后夏至日者为病暑。”暑邪伤人发病急，传变快，兼证复杂。凡夏天感受暑邪而发生的多种疾病，统称为暑病。

祛暑剂适用于夏月暑热证。临床症状为身热、面赤、心烦、小便短赤、舌红、脉数或洪大等。暑病常有多种兼证：暑性升散，易耗气伤津，常可见口渴喜饮、体倦少气等症状；夏月天暑下迫，地湿上蒸，人处湿热交蒸之中，故暑病又多挟湿，常兼胸闷泛恶、苔白腻等湿阻气机证；夏令人多贪凉露卧，不避风寒，加之腠理疏松，阳气外泄，故暑多兼表寒。

治暑之法，论述颇多。张凤逵《临证指南医案》卷10云：“暑病首用辛凉，继用甘寒，终用甘酸敛津，不必用下。”王纶《明医杂著》卷3说：“治暑之法，清心利小便最好。”王士雄《温热经纬》中说：“暑伤气阴，以清暑热而益元气，无不应手而效。”总之，清暑泻热是暑病最基本的治法，故祛暑剂常以辛凉性寒之清热祛暑药为主组成。但由于暑病多兼表寒、湿邪及气阴两伤，故其治法又应随证而异。或属单感暑邪而病者，治宜祛暑清热；兼表寒者，治宜祛暑解表；兼湿邪者，治宜清暑利湿；暑伤气津者，又当清暑热而益气津。治疗暑热证，常以西瓜翠衣、鲜荷叶、鲜扁豆花、金银花等清热祛暑药为主成方；兼表寒者，可加香薷、紫苏叶等解表之品；兼湿邪者，配伍滑石、茯苓、泽泻等利湿之品；气津两伤者，可加西洋参、麦冬、石斛等益气生津。代表方如清络饮、香薷散、六一散、桂苓甘露散、清暑益气汤等。

运用祛暑剂，应注意辨别暑病的本证、兼证及主次轻重。暑病病情各异，兼证不同，治法用方差异较大。对于单纯冒暑受热，治宜清热祛暑。暑多挟湿，祛暑剂中每多配伍祛湿之品，是为常法，但须注意暑湿主次轻重。如暑重湿轻者，则湿易从火化，祛湿之品不宜过于温燥，以免耗伤气津；若湿重暑轻，则暑为湿遏，甘寒之品又当慎用，以免阴柔碍湿。

第一节 祛暑清热

祛暑清热剂，适用于夏月暑热证，症见身热口渴、汗多心烦等。常用西瓜翠衣、鲜荷叶、鲜扁豆花、金银花等清热祛暑药为主组方。代表方如清络饮。

清络饮

《温病条辨》

【组成】鲜荷叶边二钱（6克）　鲜金银花二钱（6克）　西瓜翠衣二钱（6克）　鲜扁豆花一枝　丝瓜皮二钱（6克）　鲜竹叶心二钱（6克）

【用法】以水二杯，煮取一杯，日二服（现代用法：用水400mL，煮取200mL，日二服。上六味，加水后，先用武火煎沸，再用文火煎煮5~10min即可）。

【功用】清透暑热。

【主治】暑伤肺经气分之轻证。症见身热口渴不甚，但头目不清，昏眩微胀，舌淡红，苔薄白。

【方解】本方为治暑伤肺经气分，暑热轻微，津伤未甚而设，邪浅病轻，故用诸辛凉轻清之鲜品，以清解其邪。“络”，即络脉，这里是指细小而浅表的脉络。本方善清肺络中无形之热邪，故名“清络饮”。因病浅邪轻，故见身热口渴不甚；暑热上扰清窍，故见头目不清，昏眩微胀；舌淡红、脉薄白乃病浅邪轻之征象。微暑伤人，不必重剂，故治宜辛凉轻清，清透暑热。方中鲜金银花、辛凉芳香，清解暑热；鲜扁豆花芳香清散，解暑化湿，共为君药。西瓜翠衣甘凉，清热解暑，生津止渴，利尿祛湿；丝瓜皮清肺透络，祛暑化湿，共为臣药；鲜荷叶用边，取其清热祛暑之中而有舒散之意；鲜竹叶清心利尿，导热下行，共为佐药。诸药配伍，清热而无耗伤津液、损伤脾胃之弊，祛暑亦顾护正气。全方辛凉芳香，清透暑热，可以清透肺络中的余邪。原方诸药皆采用鲜品，旨在取其清新之气，以增强清暑生津之效用。本方可煎汤代茶，预防暑病。

【运用】

(1) 辨证要点：身热口渴不甚，头目不清，昏眩微胀，舌苔薄白。本方是治疗暑热伤肺气分轻证的常用方剂。

(2) 加减变化：手太阴暑湿，但咳无痰，咳声清高者，加甘草3g，桔梗6g，甜杏仁6g，麦冬9g，名清络饮加甘桔甜杏仁麦冬汤，以清肺热，利肺气，保肺阴。身热较甚者，可加石膏以清热。

(3) 现代运用：主要用于夏月中暑、小儿夏季热等属于暑伤气分轻证者。

(4) 使用注意：本方甘凉气清走上，对暑热挟湿，暑湿下注，暑温表寒较重或热渴大汗者，均不宜使用。本方不可久煎。

【原书主治】

《温病条辨》：“手太阴暑温，发汗后，暑证悉减，但头微胀，目不了了，余邪未解者，清络饮主之。”“凡暑伤气分之轻证皆可用之。”

香薷散

《太平惠民和剂局方》

【组成】香薷去土，一斤（15g）　白扁豆微炒　厚朴去粗皮姜制，各半斤（各12g）

【用法】上为粗末，每服三钱（9g），水一盏，入酒一分，煎七分，去滓，水中沉冷。连吃二服，立有神效，随病不拘时（现代用法：水煎服，或加酒少量同煎，用量按原方比例酌减）。

【功用】祛暑解表，化湿和中。

【主治】阴暑证。恶寒发热，头重身痛，无汗，腹痛吐泻，胸脘痞闷，舌苔白腻，脉浮。

【方解】本方证为夏月乘凉饮冷，外感于寒，内伤于湿所致。《景岳全书》："阴暑者，因暑而受寒者也，……夏月受寒，故名阴暑，即伤寒也。"夏月气候炎热，人多喜贪凉饮冷，易感受寒湿之气。寒湿外束，腠理闭塞，卫阳被郁，故见恶寒发热无汗，头重身痛，脉浮；湿困脾胃，升降失职，胃气上逆，则见呕吐，脾不生清，湿浊下注，则见泄泻；湿伤脾胃，气机失畅，故见胸闷不舒、腹痛；舌苔白腻，乃寒湿之征象。治当外解肌表之寒，内化脾胃之湿。方中香薷辛温芳香，解表散寒，祛暑化湿，是夏月解表之要药，李时珍称其"犹冬月之麻黄"，为君药；厚朴苦辛而温，行气除满，燥湿行滞，为臣药；更用甘平之白扁豆以消暑和中，兼能化湿，为佐药；入酒少许为使，温散以助药力。诸药合用，既能解表寒、祛暑邪，又能化内湿、和脾胃，实为祛暑解表，化湿和中之良方。

阳暑与阴暑的区别：阳暑见高热，大汗淋漓，心烦，口渴，甚则忽然昏倒；而阴暑则是阳被阴遏所表现出的暑证。

【运用】

（1）辨证要点：临床应用以恶寒发热，头重身痛，无汗，胸闷，苔白腻，脉浮为辨证要点。本方是夏月乘凉饮冷，感寒伤湿所致阴暑证的常用方剂，后人亦称"三物香薷饮"。

（2）加减变化：若表证明显者，加紫苏叶、生姜，以辛温解表散寒；若兼内热者，加黄连、黄芩以清热燥湿；湿盛于里者，加茯苓、白术、甘草以利湿和中；素体脾虚，中气不足者，可再加人参、黄芪、白术、橘红以益气健脾燥湿。本方通称三物香薷饮，若热盛心烦口渴，加黄连叫四物香薷饮。若本方加茯苓、甘草又叫五物香薷饮，用于治疗兼有腹胀泄泻和兼有小腿转筋等证，若再加木瓜，就叫六物香薷饮。由于香薷属辛温解表药物，因此，凡外感风寒，内有湿邪者，虽病不在暑月，亦可应用。其时若表寒甚者，可合葱白、豆豉以加强解表散寒的作用。

（3）现代运用：呼吸系统如夏季感冒、空调综合征，消化系统如急性胃肠炎等疾病。凡属外感风寒挟湿者，均可使用。

（4）使用注意：本方冷服可免药入作吐。服药后要透汗，从头到脚特别是手足心微微有汗。夏月伤暑见发热汗出、心烦口渴等暑热病证者，则不可使用。若属表虚有汗者，亦不可使用。阴虚者慎用本方。

【附方】

新加香薷饮（《温病条辨》） 香薷二钱（6g） 金银花三钱（9g） 鲜扁豆花三钱（9g） 厚朴二钱（6g） 连翘二钱（6g） 水五杯，煮取二杯，先服一杯，得汗止后服，不汗再服，服尽不汗，更作服（现代用法：日1剂，水煎分2~3次服，不宜久煎。使

用本方，除有呕吐症状需冷服外，一般宜温服）。功用：解表散寒，清热祛湿。主治：暑温初起，复感于寒。发热恶寒，无汗头痛，口渴面赤，心烦，胸闷不舒，或腹痛，或上吐下泻，舌红苔白腻，脉浮数。

【原书主治】

《太平惠民和剂局方》："治脏腑冷热不调，饮食不节，或食腥脍、生冷过度，或起居不节，或路卧湿地，或当风取凉，而风冷之气，归于三焦，传于脾胃，脾胃得冷，不能消化水谷，致令真邪相干，肠胃虚弱，因饮食变乱于肠胃之间，便致吐利，心腹疼痛，霍乱气逆。有心痛而先吐者，有腹痛而先利者，有吐利俱发者，有发热头痛，体疼而复吐利虚烦者，或但吐利心腹刺痛者，或转筋拘急疼痛，或但呕而无物出，或四肢逆冷而脉欲绝，或烦闷昏塞而欲死者，此药悉能主之。"

【现代研究】采用煎煮、蒸馏、沉淀、浓缩等方法将香薷饮制成口服液，并观察其对小鼠消化道的药理作用，结果表明，该制剂能促进胃排空和肠道运动，而对腹泻具有抑制作用。［王文魁，张盛，聂红，等．香薷饮药理作用初探．四川生理学杂志，2001，22（01）：13］

六一散

《黄帝素问宣明论方》

【组成】滑石粉六两（18g）　甘草一两（3g）

【用法】共为细末，每服三钱（9g），加蜜少许，温水调下，或无蜜亦可，每日三次（现代用法：为细末，每次6~9g，日2~3次调服或包煎服；外用，扑撒患处）。

【功用】清暑利湿。

【主治】暑湿证。症见暑月身热，心烦口渴，小便不利，或泄泻。外治痱子刺痒。

【方解】本品为治疗暑湿证常用方，两味药用量之比例为6∶1，研细末为散，故名"六一散"。暑乃夏季之气，暑为阳邪，暑气通于心，故见身热心烦；暑热伤津，故见口渴；暑多挟湿，湿阻于里，膀胱气化不利，则见小便不利；湿走肠间，则见泄泻。"治暑之法，清心利小便最好"，暑湿为患，治宜清暑利湿。方中滑石粉甘淡性寒，质重体滑，既能清热解暑，又能利尿通淋，使暑湿之邪从小便而去，为君药。甘草生用，甘平而凉，既可清热和中，又可缓和滑石寒滑之性，合滑石甘寒生津止渴之力倍增，为佐使药。本方药仅二味，药少力专，清暑利湿，使内蕴之暑湿从下而除，清热而不留湿，利水而不伤正，从而热、渴、淋、泻诸症自愈。

六一散还可外用，可治痱子，除湿止痒效果颇佳，尤其适合婴幼儿使用。

本方原名天水散、益元散，后统称六一散。既取"天一生水，地六成之"之义；又明示方药比例，以便区别加辰砂之益元散。

【运用】

（1）辨证要点：以身热，心烦口渴，小便不利为辨证要点。本方为治疗暑湿证的常用方。

（2）加减变化：暑湿重者，可合五苓散、石膏、寒水石，以清暑热、生津液、化气行水，组成方剂桂苓甘露饮；暑湿泄泻者，可加白术、扁豆、茯苓等健脾化湿止泻；暑重湿轻者，可加西瓜翠衣、竹叶心等以清解暑热；伤津而口渴舌红者，可加石斛、麦冬、沙参等养阴生津止渴；小便赤涩疼痛或有砂石诸淋者，可加车前子、栀子、海金沙、金钱草等利尿通淋。

（3）现代运用：泌尿系统如膀胱炎、尿道炎等疾病，凡属湿热者，均可使用。

（4）使用注意：若阴虚，内无湿热，或小便清长者不宜使用。孕妇忌服。外用时用毕洗手，切勿接触眼睛，皮肤破溃处禁用（不良反应为本品中滑石粉在皮肤内、阴道内如积聚，可引起肉芽肿）。

本方药少力薄，对暑湿重证，需同其他方药配合使用。本方非治暑专剂，凡是湿热内蕴或湿热下注之证均可使用。

【附方】

1. 益元散（《伤寒直格》）　六一散加辰砂，灯心汤调服。功用：清心解暑，兼以安神。主治：暑湿证兼心悸怔忡，失眠多梦者。

2. 碧玉散（《伤寒直格》）　六一散加青黛，令如浅碧色。功用：清热祛暑。主治：暑湿证兼有肝火，目赤，咽喉肿痛，口舌生疮者。

3. 鸡苏散（《伤寒直格》）　六一散加薄荷。功用：疏风祛暑。主治：暑湿证兼微恶风寒，头痛头胀，咳嗽不爽者。

【原书主治】

《黄帝素问宣明论方》："治身热，吐痢泄泻，肠澼下痢赤白，癃闭淋痛，利小便，偏主石淋（久服金石热药，而结为砂石，从小便淋出者也），肠胃中积聚寒热，宣积气，通九窍六腑，生津液，去留结，消蓄水，止渴宽中，除烦热心躁，腹胀痛闷，补益五脏，大养胃肾之气（此肾水之脏，非为主之府也），理内伤阴痿，定魂定魄，补五劳七伤，一切虚损，主痫痉，惊悸健忘，烦满短气，藏伤咳嗽，饮食不下，肌肉疼痛，并口疮牙齿疳蚀，明耳目，壮筋骨，通经脉，和血气，消水谷，保元真，解百药酒食邪毒，耐劳役饥渴，宣热，辟中外诸邪所伤，久服强志，轻肩驻颜延寿，及解中暑伤寒疫疠，饥饱劳损，忧愁思虑，恚怒惊恐传染，并汗后遗热劳复诸疾，并解两感伤寒，能令遍身结滞宣通，气和而愈，及妇人下乳催生，产后损益血衰，阴虚热甚，一切热证，兼吹奶乳痈，此神验之仙药也。唯孕妇不宜服，滑胎也。"

【现代研究】现代药理研究表明：本方中滑石具有抗菌作用，对伤寒、副伤寒杆菌等均有很好的抑制作用；甘草具有抗炎、调节免疫、抗消化性溃疡、解痉、解毒、解热镇痛、镇咳、祛痰、降脂、抗肿瘤、抗菌等作用。［张民庆．现代临床方剂学．北京：人民卫生出版社，2004：179.］

桂苓甘露散

《宣明论方》

【组成】茯苓一两（15g）　甘草二两（6g）　白术炙，半两（12g）　泽泻一两（15g）　官桂去皮，二两（3g）　石膏二两（30g）　寒水石二两（30g）　滑石四两（30g）　猪苓半两（15g）

【用法】为末，每服三钱（9g），温汤调，新汲水亦得，生姜汤尤良。小儿每服一钱，用如上法（现代用法：上药研末。每服9g，温水调下，生姜汤尤宜。小儿每服3g。每日早晚各一次）。

【功用】清暑解热，化暑利湿。

【主治】暑湿证。发热头痛，烦渴引饮，小便不利，及霍乱吐下，小儿吐泻惊风等。

【方解】本方主治既受暑热，又有水湿内停之证。暑热伤人，则见发热头痛；热盛伤津，则见烦渴引饮；湿盛于里，阻滞气机，则见小便短少；暑湿俱盛，内伤脾胃，升降失司，清浊相干，故见霍乱吐下。外有暑热当清暑解热，有水湿当内化气利湿，故治宜清暑解热，化气利湿。方中滑石甘淡性寒，清解暑热，并利水湿，为君药。石膏、寒水石性寒，既可加强清暑解热之功，有能除烦止渴，为臣药。猪苓、茯苓、泽泻甘淡利水祛湿；白术甘苦温益气健脾燥湿；官桂辛热既能助下焦气化，使湿从小便而去，又可兼制君、臣药之寒凉重坠，使其寒而不遏，诸药共为佐药。甘草合苓、术以健脾，清利而不伤正，调和诸药，为佐使药。全方配合，共奏清暑解热，化气利湿之功，使升降之机得以恢复，则暑消湿祛，诸证自愈。

本方乃六一散合五苓散再加石膏、寒水石而成，清暑利湿力较大，对暑湿俱盛，证情较重者适宜。本方清暑利湿，一若新秋甘露降，而暑气潜消，故名桂苓甘露散。又名桂苓白术散。

本方用温水调服，生姜汤尤为适宜，因生姜辛散宣肺，有助于祛水湿之邪。

【运用】

（1）辨证要点：以发热头胀重痛，烦渴引饮，小便不利为辨证要点。本方清暑利湿之功较强，多用于暑湿俱盛，证情较者。

（2）加减变化：暑热稍轻者，可减石膏、寒水石的用量，或以西瓜翠衣、竹叶、芦根代之；水湿内阻，恶呕腹胀者，可加佩兰、藿香以芳香化湿；水泻暴注者，可减三石用量，加葛根、木香、藿香、人参等。

（3）现代运用：神经系统如中暑、小儿惊风；消化系统如急性胃肠炎、痢疾等疾病；泌尿系统如尿路感染；皮肤病如晒斑及皮肤光敏反应症。凡属暑湿重证均可用之。

（4）使用注意：一般的伤暑轻证，或汗泻过多，气津大伤者均不适宜用本方。

【原书主治】

《黄帝素问宣明方论》："治伤寒中暑，冒风饮食，内外一切所伤，传受湿热内甚，头痛口干，吐泻烦渴，下利间小便赤涩，大便急痛，湿热霍乱吐下，腹满痛闷，及小儿吐泻惊风。"

"此药下补金丸，止泻痢无不验也，并解内外诸邪所伤湿热。又一方却不用猪苓。或日三服，不计时候。"

【现代研究】本方具有解热、消炎及利尿等作用。［张民庆．现代临床方剂学．北京：人民卫生出版社，2004：181.］

清暑益气汤

《温热经纬》

【组成】西洋参（5g） 石斛（15g） 麦冬（9g） 黄连（3g） 竹叶（6g） 荷梗（15g） 知母（6g） 甘草（3g） 粳米（15g） 西瓜翠衣（30g）（原书无用量）

【用法】水煎服。

【功用】清暑益气，养阴生津。

【主治】暑热气津两伤证。身热汗多，口渴心烦，小便短赤，体倦少气，精神不振，脉虚数。

【方解】本方证乃暑热耗伤气津所致。夏季暑热当令，暑为阳邪，暑热内侵，则见身热；暑气通于心，暑热扰及心神，则见心烦；暑性升散，致使腠理开泄，则见汗多；热伤津液，故见口渴、尿少而黄；暑热耗气，故见体倦少气、精神不振、脉虚。本证因有暑热仍盛，气津已伤的特点，治疗时不但要清其暑热，还须益气生津，方能达到治疗目的。故治宜清热祛暑，益气生津。正如王士雄所言："暑伤气阴，以清暑热而益元气，无不应手取效。"方中西瓜翠衣甘凉，清热解暑，生津止渴，利尿；西洋参甘寒，益气养阴，生津清热，共为君药。荷梗助西瓜翠衣清热解暑；石斛、麦冬助西洋参养阴生津，共为臣药。黄连苦寒泻火清心，以助清热祛暑之力；知母苦寒质润，泻火滋阴；竹叶甘淡，清热除烦；甘草、粳米益胃和中，以防诸药寒凉伤胃，均为佐药。甘草调和诸药，为使药。综观全方，药物分为两组，一组为西瓜翠衣、荷梗、黄连、知母、竹叶，能清热解暑；另一组为西洋参、石斛、麦冬、粳米，能益气生津，两组配合，共成清暑益气、养阴生津之用，使暑热得清，气津得复，诸症自除。王孟英用本方治"暑伤气阴，以清暑热而益元气，无不应手而取效也"。

本方配伍特点是：清暑热，益气阴，标本兼治。

【运用】

（1）辨证要点：以体倦少气，口渴汗多，脉虚数为辨证要点。本方用于夏月伤暑，气津两伤之证。

（2）加减变化：若暑热较高，可加石膏、金银花、连翘以清热解暑；暑热挟湿、苔白腻者，可去阴柔之麦冬、石斛、知母，加藿香、六一散等，以增强祛湿之功；若津气损伤较重者，可去黄连；用于小儿夏季发热者，可去黄连、知母，加白薇、地骨皮等。

（3）现代运用：本方可用于小儿夏季热、中暑等属气津不足者。

（4）使用注意：本方因有滋腻之品，故暑病挟湿者不宜使用。

【附方】

清暑益气汤（《脾胃论》） 黄芪 苍术 升麻各6g 人参 炒神曲 陈皮 白术各3g 麦冬 当归身 甘草炙，各2g 青皮1.5g 黄柏2g 功用：清暑益气，除湿健脾。主治：平素气虚，又受暑湿，身热头痛，口渴自汗，四肢困倦，不思饮食，胸满身重，大便溏薄，小便短赤，苔腻，脉虚者。

【原书主治】

《温热经纬》："湿热证，湿热伤气，四肢困倦，精神减少，身热气高，心烦溺黄，口渴自汗，脉虚者。"

【现代研究】本方有抗疲劳作用。对在高温条件下饲养后，消化道运动功用下降，血液中水分减少而组织间含水量增加，白细胞的吞噬功能降低的小鼠给予清暑益气汤后，各项指标均恢复到正常水平。同时用本方对主诉疲劳、倦怠的门诊患者进行治疗，用药后，疲劳、倦怠感明显改善，尿液检查与疲劳度测定值也得到了改善。

现代药理研究表明，清暑益气汤具有较强的抗病原微生物作用，且能增强机体的免疫力，并有解热、镇痛、健胃、利尿等作用和一定的补益效力。[马有度．医方新解．上海：上海科学技术出版社，1980：94.]

小　结

祛暑剂共选正方 5 首，附方 5 首。按其功效不同，分为祛暑清热、祛暑解表、祛暑利湿、祛暑益气四类。

1. 祛暑清热　清络饮有清透暑热之功，用药清凉芳香，清轻走上，为治疗暑伤肺经气分、邪轻病浅的常用方。

2. 祛暑解表　香薷散功用祛暑解表，化湿和中，为治疗外感风寒，内伤湿滞之阴暑证之代表方剂。

3. 祛暑利湿　六一散与桂苓甘露散同具清暑利湿之功，均可治疗暑湿为病。但六一散药少力薄，只宜于暑湿轻证；桂苓甘露散清暑利湿之力较大，对暑湿俱盛，病情较重者适宜。

4. 祛暑益气　清暑益气汤既清解暑热，又益气养阴，主治暑热内侵，伤耗气津之证。

第十一章　治风剂

凡以辛散祛风药或熄风止痉药为主配伍组成，具有疏散外风或平熄内风等作用，治疗风病的方剂，统称治风剂。

风邪可由外感引起，也可由脏腑功用失调所致。本章所述外风指风邪侵犯人体肌肤、筋骨、关节、经络所致之证。风邪上犯头目，可有头痛反复发作，日久不愈；风邪中于经络，可有口眼㖞斜，手足不能运动；风邪与湿热相搏于肌肤可有皮肤瘙痒、湿疹；风邪与痰湿瘀阻于肌肉、筋骨、关节，可有肢体挛痛，麻木，屈伸不利；风邪中于经络，可有口眼㖞斜等。内风为肝肾功用失常所致。肝经邪热炽盛，热极动风，可引起高热抽搐、痉厥；肝肾阴虚，阳亢化风，气血上逆，可引起眩晕头痛，中风昏倒，半身不遂；肝肾阴血亏虚、虚风内动，可引起瘛疭神疲，脉气虚弱等。由于风邪有内外之分，故本章方剂可分为疏散外风和平肝熄风两大类。

治风之法，首辨风病的类型，外风宜疏散，内风宜平熄。其次要辨别病邪的兼夹及病性的虚实，配伍相应的药物，可与祛寒、清热、燥湿、化痰、活血祛瘀等法配合。若外风与内风兼夹者，立法用方，应该分清主次，全面照顾。

第一节　疏散外风

疏散外风剂，适用于外风所致病证。常以辛散祛风药如羌活、独活、荆芥、防风、川芎、白芷、白附子等为主组方，同时根据患者体质强弱、感邪轻重以及病邪兼夹等因素，分别配伍祛寒、清热、燥湿、化痰、养血、活血等药物。代表方如侯氏黑散、川芎茶调散、大秦艽汤、小活络丹、牵正散、消风散。

侯氏黑散

《金匮要略》

【组成】菊花四十分（30g）　白术十分（10g）　细辛三分（3g）　茯苓三分（3g）　牡蛎三分（3g）　桔梗八分（6g）　防风十分（10g）　人参三分（3g）　矾石三分（3g）　黄芩五分（5g）　当归三分（3g）　干姜三分（3g）　川芎三分（3g）　桂枝三分（3g）

【用法】上十四味，杵为散，酒服方寸匕，日一服，初服二十日，温酒调服，禁一切鱼肉大蒜，常宜冷食，六十日止，即药积在腹中不下也。热食即下矣，冷食自能助药力（现代用法：作散剂，每服3g，每日2次，黄酒送下；也可作汤剂，日1剂，分2

次温服)。

【功用】养血祛风，清肝化痰。

【主治】中风夹寒证。症见中风四肢烦重，或半身不遂，心中恶寒，伴面红，眩晕，甚则昏迷不省人事。舌淡苔白，脉弦细。

【方解】本方为治疗中风风中脏腑轻证之剂。真中风者，常见于中年以上之人，多为本虚标实证。因患者素体气血亏损，虚阳上越，阳热炼液为痰，蒙弊清窍，故见眩晕、昏迷、面红。又外感风寒之邪，阻滞经脉阳气，故见四肢烦重，半身不遂。素体阳气不足，风寒邪气凌心，故心中恶寒。舌淡、苔白，脉弦细，亦为气血不足之体兼肝旺之征。治当清肝化痰，养血祛风。方中菊花质轻性寒，生于秋天，得金水之精，能制火而平木，木平则风熄，可清肝散邪，重用为君。防风、桂枝、细辛助菊花外散风寒之邪，又能温通阳气、畅利血脉；牡蛎、黄芩助菊花清肝、敛阴潜阳。共为臣药。桔梗理气、化痰，矾石燥湿化痰、祛除痰垢；人参、茯苓、当归、川芎、白术、干姜温补脾胃，补气养血，活血通络。共为佐药。诸药合用，使虚弱之体得补，直中之风邪得除，痰祛络通，标本同治，则诸症自愈。

【运用】

(1) 辨证要点：本方为治疗中风风中脏腑轻证的常用方。对于风阳挟痰上犯，而体质属气虚血瘀之中风先征兆或中风后遗症、癫证均可应用。临证以四肢沉重，或半身不遂，心中恶寒，面红，眩晕，甚则昏迷为辨证要点。

(2) 加减变化：肢倦气虚甚者，加黄芪以益气；四肢沉重、顽麻不仁者，加秦艽、全蝎、地龙以除湿、通络；癫痫者，加胆南星、石菖蒲以化痰开窍。

(3) 现代运用：本方现常用于治疗高血压病、高脂血症、颈椎病、类风湿性关节炎、梅尼埃病等属素体气血亏虚伴风痰内扰者。

(4) 使用注意：服药期间，禁一切鱼、肉、大蒜，常宜冷食。

【原书主治】

《金匮要略·中风历节病脉证并治》2 条：“侯氏黑散，治大风，四肢烦重，心中恶寒不足者。”

【现代研究】本方对缺血性脑中风大鼠模型的保护作用。实验证明，侯氏黑散可降低组织匀浆液脂质氧化物的含量，与生理盐水组比较有显著差异，提示本品有较强抑制脂质过氧化反应的作用，故可减轻组织缺血造成的损伤，这可能是其治疗脑缺血病的机制之一。[罗陆一．侯氏黑散抑制脂质过氧化物实验研究．山西中医，1991 (5)：29.]

川芎茶调散

《太平惠民和剂局方》

【组成】薄荷叶不见火，八两 (240g)　川芎　荆芥去梗，各四两 (各 120g)　细辛去芦，一两 (30g)　防风去芦，一两半 (45g)　白芷　羌活　甘草炙，各二两 (各 60g)

【用法】上为细末。每服二钱 (6g)，食后，茶清调下 (现代用法：共为细末，每次6g，每日2次，饭后清茶调服；亦可作汤剂，用量按原方比例酌减）。

【功用】疏风止痛。

【主治】外感风邪头痛。症见偏正头痛，或颠顶作痛，目眩鼻塞，或恶风发热，舌苔薄白，脉浮。

【方解】本方证多因起居不慎，坐卧当风，受感风寒湿热等外邪，而以风邪为主所致。所谓“伤于风者，上先受之”，“巅高之上，惟风可到”。故外邪自表侵袭经络，上犯颠顶，清阳之气受阻，气血不畅，阻遏络道，而致头痛、目眩；鼻为肺窍，风邪侵袭，肺气不利，故鼻塞；风邪犯表，则见恶风发热、舌苔薄白、脉浮等表证。方中川芎辛温香窜，为血中气药，上行头目，为治诸经头痛之要药，善于祛风活血而止头痛，长于治少阳、厥阴经头痛，为方中君药。薄荷、荆芥辛散上行，以助君药疏风止痛之功，并能清利头目，共为臣药。其中薄荷用量独重，以其之凉，可制诸风药之温燥，又能兼顾风为阳邪，易于化热化燥之特点。羌活、白芷疏风止痛，其中羌活长于治太阳经头痛，白芷长于治阳明经头痛，细辛祛风止痛，善治少阴经头痛，并能宣通鼻窍；防风宣散上部风邪。上述诸药，协助君、臣药以增强疏风止痛之功，共为方中佐药。甘草益气和中，调和诸药为使。服时以茶清调下，取其苦凉轻清，清上降下，既可清利头目，又能制诸风药之过于温燥与升散，使升中有降，亦为佐药之用。综观本方，集众多辛散疏风药于一方，升散中寓有清降，既有疏风止痛之功，又无温燥伤津之弊。

【运用】

（1）辨证要点：本方为主治风邪头痛的常用方剂。以头痛，鼻塞，脉浮为证治要点。

（2）加减变化：若头痛属风寒者，可重用川芎，并酌加紫苏叶、生姜等以加强祛风散寒之功；若头痛属风热者，去羌活、细辛，加蔓荆子、菊花以散风热；若头痛久而不愈者，可配全蝎、僵蚕、桃仁、红花等以搜风活血止痛。

（3）现代运用：本方常用偏头痛、血管神经性头痛、慢性鼻炎所引起的头痛，属风邪为患者。

（4）使用注意：对于气虚、血虚或因肝肾阴亏、肝阳上亢、肝风内动引起的头痛，均非所宜。

【附方】

菊花茶调散（《丹溪心法附余》） 菊花 川芎 荆芥穗 羌活 甘草 白芷各二两（各60g） 细辛洗净，一两（30g） 防风一两半（45g） 蝉蜕 僵蚕 薄荷各五钱（各15g） 上为细末，每服二钱（6g），食后茶清调服（现代用法：水煎服）。功用：疏风止痛，清利头目。主治：风热上扰头目。偏正头痛，或颠顶痛，头晕目眩。

【原书主治】

《太平惠民和剂局方》：“治丈夫、妇人诸风上攻，头目昏重，偏正头痛，鼻塞声重。伤风壮热，肢体烦疼，肌肉蠕动，膈热痰盛，妇人血风攻疰，太阳穴疼。但感风气，悉皆治之。”

【现代研究】张天琪等以2，4-二硝基氟苯诱发建立小鼠湿疹模型，通过内服外用不同浓度川芎茶调散汤剂，测定小鼠耳肿胀度、小鼠胸腺、脾指数以及小鼠降钙素基

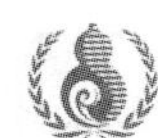

因相关肽（CGRP）含量等指标，对川芎茶调散治疗湿疹的疗效进行观察，发现川芎茶调散能降低小鼠耳肿胀度，提高胸腺、脾指数，升高 CGRP 浓度，且不同浓度川芎茶调散超声浸出液用药后疗效有一定差异，证实川芎茶调散能提高小鼠自身免疫力，对于急性湿疹具有一定疗效。［张天琪，王明燕，崔赛男，等．川芎茶调散对急性湿疹疗效的初步研究．内蒙古中医药，2004，1（1）：105-107.］

大秦艽汤

《素问病机气宜保命集》

【组成】秦艽三两（90g）　甘草二两（60g）　川芎二两（60g）　当归二两（60g）　白芍药二两（60g）　细辛半两（15g）　川羌活　防风　黄芩各一两（各 30g）　石膏二两（60g）　吴白芷一两（30g）　白术一两（30g）　生地黄一两（30g）　熟地黄一两（30g）　白茯苓一两（30g）　川独活二两（60g）

【用法】上十六味，锉。每服一两（30g），水煎，去滓，温服（现代用法：上药用量按比例酌减，水煎，温服，不拘时服）。

【功用】疏风清热，养血活血。

【主治】血弱不能养筋，风邪初中经络证。症见口眼㖞斜，舌强不能言语，手足不能运动，或恶寒发热，苔白或黄，脉浮数或弦细。

【方解】本方所治乃因正气不足，营血虚弱，脉络空虚，风邪乘虚入中，中于经络所致。本身“血弱不能养筋”，加之风邪痹阻经络，故口眼㖞斜、手足不能运动、舌强不能言语；风邪外袭，邪正相争，故可见恶寒发热、脉浮等。治以祛风散邪为主，兼以养血、活血、通络之法。方中重用秦艽祛风通络，为君药。更以羌活、独活、防风、白芷、细辛等辛散之品，祛风散邪，加强君药祛风之力，并为臣药。语言与手足运动障碍，除经络痹阻外，与血虚不能养筋相关，且风药多燥，易伤阴血，故伍以熟地黄、当归、白芍、川芎养血活血，使血足而筋自荣，络通则风易散，寓有“治风先治血，血行风自灭”之意，并能制诸风药之温燥；脾为气血生化之源，故配白术、茯苓、甘草益气健脾，以化生气血；生地黄、石膏、黄芩清热，是为风邪郁而化热者设，以上共为方中佐药。甘草调和诸药，兼使药之用。本方用药，以祛风散邪为主，配伍补血、活血、益气、清热之品，疏养结合，邪正兼顾，共奏祛风清热，养血通络之效。

【运用】

（1）辨证要点：本方组成以辛温发散之品较多，故宜于风邪初中经络之证。以口眼㖞斜，舌强不语，手足不能运动，病程较短，并兼有表证者为证治要点。

（2）加减变化：若无内热者，可去黄芩、石膏、生地黄等清热之品，专以祛风养血通络为治。肢体沉重，加生姜；心下痞，加枳实。

（3）现代运用：本方常用于颜面神经麻痹，以及脑血管痉挛、脑血栓形成而致的语言謇涩、半身不遂等。风湿热痹亦可斟酌加减用之。

（4）使用注意：若属内风所致者，不宜应用本方。

【原书主治】

《素问病机气宜保命集》："中风外无六经之形证，内无便尿之阻格，知血弱不能养筋，故手足不能运动，舌强不能言语，宜养血而筋自荣，大秦艽汤主之。"

【现代研究】大秦艽汤能显著改善小鼠耳郭微循环状态，明显降低正常及肾上腺素造模大鼠全血黏度、红细胞压积，说明大秦艽汤具有改善耳郭微循环的作用，并能有效改善血液流变性。[赵勤，赵娴，孙涛．大秦艽汤治疗中风的实验研究．陕西中医，2004，25（7）：659-660.]

大秦艽汤可以通过抗凝、促纤溶和抗血小板聚集和黏附保护缺血的脑组织，避免脑血栓的形成，改善脑部血流；能明显减轻实验动物的急性炎症和慢性炎症，具有明显的抗炎作用。[王玮，邓庚，陈利达，等．大秦艽汤对脑缺血大鼠凝血及血小板黏附、聚集功用的影响．中国中医药科技，2010，17（2）：116-117.][赵勤，胡锐，葛明娟，等．大秦艽汤抗炎作用研究．中药药理与临床，2012，28（3）：21-22.]

小活络丹

《太平惠民和剂局方》

【组成】川乌炮，去皮、脐　草乌炮，去皮、脐　地龙去土　天南星炮，各六两（各180g）　乳香研　没药研，各二两二钱（各60g）

【用法】上为细末，入研药和匀，酒面糊为丸，如梧桐子大，每服二十丸，空心，日午冷酒送下，荆芥茶下亦得（现代用法：炼蜜为丸。每丸重3g。口服，用陈酒或温开水送服，一次1丸，一日2次）。

【功用】祛风除湿，化痰通络，活血止痛。

【主治】风寒湿痹。症见肌肉关节疼痛，肢体屈伸不利，或肢体沉重、麻木不仁；或半身不遂，肢体麻木，口眼㖞斜，语言謇涩等，舌淡紫，苔白，脉沉涩。

【方解】风寒湿三气杂合而为痹。风寒湿邪侵袭人体，闭阻经络，气血运行不畅，导致肌肉关节疼痛，肢体屈伸不利，或肢体沉重、麻木不仁；气血运行不畅，使得痰湿瘀血阻于经络，又可导致半身不遂，肢体麻木，口眼㖞斜，语言謇涩等。方中川乌、草乌祛风胜湿，散寒止痛，为君药。天南星燥湿化痰，熄风定惊为臣药。乳香、没药行气活血止痛，地龙活血通络，共为佐使之药。诸药合用，共奏祛风湿，通经络，活血止痛的作用。本方作丸剂使用，因"丸者，缓也"。虽然此证为寒湿痰瘀阻于经络之实证，但病程往往较长，若过于峻猛则伤正，只宜缓消。

【运用】

（1）辨证要点：本方为治疗风寒湿痰瘀血留滞经络的常用方。临床应用以肢体筋脉挛痛，关节屈伸不利，舌淡紫，苔白，脉沉涩为辨证要点。

（2）现代运用：本方常用于治疗颈椎病、腰椎间盘突出症、梨状肌损伤、坐骨神经痛、风湿性关节炎、类风湿性关节炎、骨性关节炎等病而属风寒湿证者。

（3）使用注意：若属风湿热痹，关节红肿疼痛者不宜使用。药中含川乌、草乌，在服药时不可与含有贝母、半夏、瓜蒌、白及、白蔹、犀角等成分的药物合用，以免

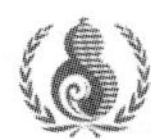

中毒。此药辛热燥烈，且有活血之效，有损胎气，孕妇忌服。

【附方】

大活络丹（《兰台轨范》）　白花蛇　乌梢蛇　威灵仙　两头尖俱酒浸　草乌　天麻煨　全蝎去毒　何首乌　黑豆水浸　龟甲炙　麻黄　贯众　甘草炙　羌活　肉桂　藿香　乌药　黄连　熟地黄　大黄蒸　木香　沉香用心，各二两（各60g）　细辛　赤芍去油　没药去油　丁香　乳香去油　僵蚕　天南星姜制　青皮　骨碎补　白豆蔻仁　安息香酒熬　附子制　黄芩蒸　茯苓　香附酒浸，焙　玄参　白术各一两（各30g）　防风二两半（75g）　葛根　虎胫骨炙当归各一两半（各45g）　血竭七钱（21g）　地龙炙　犀角　麝香　松脂各五钱（各15g）　牛黄冰片各一钱五分（4.5g）　人参三两（90g）　上共五十味为末，蜜丸如桂圆核大，金箔为衣，每服一丸（5g），陈酒送下。功用：祛风湿，益气血，活络止痛。主治：气血亏虚、肝肾不足、内蕴痰热、外受风邪所致中风瘫痪，痿痹痰厥，拘挛疼痛，痈疽流注，跌仆损伤，小儿惊痫，妇人停经。

【原书主治】

《太平惠民和剂局方》："治丈夫元脏虚气，妇人脾血久冷，诸般风邪湿毒之气，留滞经络，流注脚手，筋脉挛拳，或发赤肿，行步艰辛，腰腿沉重，脚心吊痛，及上冲腹胁膨胀，胸膈痞闷，不思饮食，冲心闷乱，及一切痛风走注，浑身疼痛。"

【现代研究】潘竞锵等通过观察小活络丸对小鼠再次免疫应答、特异性免疫、非特异性免疫和自由基损伤，以及对疼痛及多种炎症模型的药理作用，证实小活络丸既有免疫抑制的药理作用，又有抗增殖性炎症、镇痛、抗氧化药效学效应。[潘竞锵，肖柳英，张丹，等．小活络丸的免疫抑制、抗氧化及抗炎镇痛作用．中国临床康复，2006，10（47）：187-188.]

牵正散

《杨氏家藏方》

【组成】白附子　白僵蚕　全蝎去毒，各等分（各5g），生用

【用法】上为细末。每服一钱，热酒调下，不拘时候（现代用法：共为细末，每次服3g，日服2~3次，温水或酒送服；亦可作汤剂，用量按原方比例酌定）。

【功用】祛风化痰，通络止痉。

【主治】风中头面经络。症见口眼㖞斜，或面肌抽动，舌淡红，苔白。

【方解】本方所治之证，为风痰阻于头面经络所致。足阳明之脉夹口环唇，布于头面；足太阳之脉起于目内眦。太阳经外感风邪，阳明经内蓄痰浊，外风引动内痰，风痰之邪阻于半侧头面经络，使得经络气血不利，半侧筋肉弛缓不用，故口眼㖞斜。治宜祛风，化痰，通络。方中白附子辛温燥烈，入阳明经而走头面，以祛风化痰，尤其善散头面之风为君。全蝎、僵蚕均能祛风止痉，其中全蝎长于通络，僵蚕且能化痰，合用既助君药祛风化痰之力，又能通络止痉，共为臣药。用热酒调服，以助宣通血脉，并能引药入络，直达病所，以为佐使。药虽三味，合而用之，力专而效著。风邪得散，痰浊得化，经络通畅，则㖞斜之口眼得以复正，是名"牵正"。

【运用】

(1) 辨证要点：本方是治疗风痰阻于头面经络之常用方。临床应用以猝然口眼㖞斜，舌淡苔白为辨证要点。

(2) 加减变化：初起风邪重者，可加羌活、防风、白芷等以辛散风邪；病久不愈者，酌加桃仁、红花、蜈蚣、地龙等化瘀通络。

(3) 现代运用：本方常用于颜面神经麻痹、三叉神经痛、偏头痛等属于风痰阻络者。

(4) 使用注意：口眼㖞斜、半身不遂属肝风内动、气虚血瘀证者不宜使用。方中白附子和全蝎有一定的毒性，用量宜慎。

【附方】

1. 止痉散（《流行性乙型脑炎中医治疗法》） 全蝎、蜈蚣各等分（各1g） 上为细末，温开水送下。功用：搜风通络，镇痉止痛。主治：乙脑抽搐不止。四肢抽搐，痉厥，以及顽固性头痛、偏头痛、关节痛。

2. 玉真散（《外科正宗》） 南星 防风 白芷 天麻 羌活 白附子各等分 上为细末，每服二钱（6g），用热酒一盅（200mL）调服，更敷患处；若牙关紧急，腰背反张者，每服三钱（9g），用热童便调服。功用：祛风化痰，解痉止痛。主治：破伤风。牙关紧急，角弓反张，甚则咬牙缩舌；亦治疯犬咬伤，外治跌打损伤、金疮出血。

【原书主治】

《杨氏家藏方》："治口眼㖞斜。"

消风散

《外科正宗》

【组成】当归 生地黄 防风 蝉蜕 知母 苦参 胡麻 荆芥 苍术 牛蒡子 石膏各一钱（各6g） 甘草 木通各五分（各3g）

【用法】水二盅，煎至八分，食远服（现代用法：水煎服）。

【功用】疏风养血，清热除湿。

【主治】风湿热证之风疹、湿疹。皮肤瘙痒，疹出色红，或遍身云片斑点，抓破后渗出津水，苔白或黄，脉浮数。

【方解】风热或风湿之邪外袭体表，浸淫血脉，阻碍气机，不能向内外宣散透达，郁于肌肤腠理之间，故见皮肤瘙痒不绝；疹出色红为热；抓破后渗出津水为湿；苔白或黄、脉浮数为外感风热之征。治宜疏风、清热、除湿。方中荆芥味辛性温，善去血中之风；防风能发表祛风，胜湿，长于祛一切风，二药相伍，疏风以止痒，共为君药；苦参性寒，善能清热燥湿、止痒，苍术燥湿、辟秽、发汗、健脾，两者相配，燥性尤强，既燥湿止痒，又散风除热，共为臣药；牛蒡子疏散风热、透疹、解毒，蝉蜕散风热、透疹，此二味不仅可增荆芥、防风祛风之力，更能疏散风热透疹，为佐药；石膏、知母清热泻火，木通利湿热，胡麻仁、生地黄、当归滋阴养血润燥，亦为佐药；生地黄善清血中之热，与清气分热之石膏、知母共除内热，当归兼可活血，有"治风先治

血，血行风自灭”之理。甘草清热解毒，又可调和诸药，用为佐使。诸药合用，于祛风之中伍以除湿、清热、养血之品，使风邪去，湿热除，血脉和，则瘙痒自止。

【运用】

（1）辨证要点：本方是治疗风疹、湿疹的常用方。临床应用以皮肤瘙痒，疹出色红，脉浮为辨证要点。

（2）加减变化：若风热偏盛而身热、口渴者，加金银花、连翘以疏风清热解毒；湿热偏盛、胸脘痞满、身重乏力、舌苔黄厚而腻者，加地肤子、车前子、栀子等以清热利湿；血分热甚、五心烦热、舌红或绛者，加赤芍、牡丹皮、紫草以清热凉血。

（3）现代运用：本方常用于荨麻疹、过敏性皮炎、稻田性皮炎、药物性皮炎、神经性皮炎等属风湿热邪为患者。

（4）使用注意：因方中疏风药、祛湿药易伤阴血，故气血虚弱者不宜。服本方时不宜食辛辣、油腻、鱼腥、烟酒、浓茶等，以免影响疗效或复发。

【原书主治】

《外科正宗》：“治风湿浸淫血脉，致生疥疮，瘙痒不绝，及大人小儿风热瘾疹，遍身云片斑点，乍有乍无并效。”

【现代研究】郑咏秋等对消风散颗粒抗炎作用及其机制进行了研究，发现消风散颗粒抑制角叉菜胶致大鼠足肿胀及二甲苯致小鼠耳肿胀，增高急性炎症组织灌洗液 SOD-1 活性、降低血栓素（TAX_2）水平，降低 TAX_2/PGI_2（前列环素）比值，消风散颗粒对急性炎症模型具有抗炎作用，该效应与提高 SOD 活性，恢复 TAX_2/PGI_2 平衡有关。[郑咏秋，陈光亮，戴敏，等．消风散颗粒抗炎作用的实验研究．基层中药杂志，2002，16（5）：6-8.]

梁秀宇等研究发现消风散组及强的松组小鼠皮肤镜下观察示毛发、毛囊细胞、皮下组织中白细胞介素 10（IL-10）的表达明显增强，且表皮、真皮组织中出现 IL-10 表达，虽然消风散的作用不及强的松，但经统计学处理后并无明显差异，说明消风散具有较强促进 IL-10 分泌的作用。[梁秀宇，关洪全．消风散对Ⅳ型变态反应中白细胞介素 10 的影响．中国实验方剂学杂志，2007，2（2）：70-71.]

李国忠等发现消风散颗粒可降低 DTH 小鼠异常增高的耳肿胀度、脾指数和胸腺指数；抑制丝裂原诱导的脾 T、B 淋巴细胞增殖；抑制炎症组织细胞因子白细胞介素 1（IL-1）、白细胞介素 2（IL-2）和白细胞介素 4（IL-4）的活性，所以消风散颗粒的免疫抑制作用主要是调节 T、B 淋巴细胞功用和抑制炎性细胞因子的活性。[李国忠，郑咏秋．消风散颗粒免疫调节作用机理研究．中国实验方剂学杂志，2004，8（4）：39-42.]

肖洪彬等研究证实，本方具有明显的止痒和抗实验性荨麻疹作用。对磷酸组胺所致的豚鼠皮肤瘙痒，对二甲亚砜（DMSO）引起的豚鼠耳肿胀抑制作用及小鼠同种被动皮肤过敏反应等实验结果显示，本方原方及 4 种不同方式的配伍组合，均有不同程度的抑制作用。作用强度依次为疏风+祛湿药组、疏风药组、消风散原方组和疏风+养血药组，而祛湿+养血药组作用最弱。[肖洪彬，夏晓晖，朴赞斗，等．消风散主要药效学及拆方研究．中国实验方剂学杂志，1999，5（4）：21-24.]

第二节 平肝熄风

平肝熄风剂，适用于内风所致的眩晕、昏厥、抽搐、震颤、麻木、口眼㖞斜等病证。常以平抑肝阳药如羚羊角、天麻、钩藤、石决明、生龙骨、生牡蛎、代赭石等为主组方，同时根据患者体内阴阳盛衰不同，分别配伍清热、滋阴、养血等药物。代表方如风引汤、羚角钩藤汤、镇肝熄风汤、大定风珠。

风引汤

《金匮要略》

【组成】大黄　干姜　龙骨各四两（12g）　桂枝三两（9g）　甘草　牡蛎各二两（各6g）　寒水石　滑石　赤石脂　白石脂　紫石英　石膏各六两（各18g）

【用法】上十二味，杵，粗筛。以苇囊盛之。取三指撮，井花水三升，煮三沸。温服一升（现代用法：水煎服）。

【功用】清热化痰，镇惊熄风。

【主治】癫痫、风瘫。症见突然仆卧倒地，筋脉拘急，两目上视，喉中痰鸣，神志不清，舌红苔黄腻，脉滑。

【方解】本方证多由于风火内生，痰热亢盛所致。邪气逆塞清窍，故昏倒而不省人事，痰阻经络，则筋脉拘急，两目上视，喉中痰鸣，舌红苔黄腻，脉滑皆为痰热壅盛之征。方中以龙骨潜镇安神，牡蛎潜志敛神为君药；桂枝通阳气，甘草缓急迫，配合君药安定心神为臣药；内风发动必挟肝木之势侮其脾土，脾气不行，则湿停液聚，又受风火相煽而湿热生痰，可致风痰上犯之证，故以大黄荡涤湿热风火之邪，活血祛瘀，推陈致新，以杜痰火阻塞之源，为臣药；干姜温脾燥湿，并防寒药伤中；赤、白石脂燥湿健脾；滑石利湿健脾，石膏清肺以制肝，为佐药；重用寒水石之寒，以壮肾水制火之阴气，紫石英之甘温以镇补已虚之心神，为佐药。诸药相配，使五脏得安，故上述诸症皆除。

【运用】

（1）辨证要点：本方为治风火内生，痰热亢盛所致癫痫、风瘫的常用方剂。以突然仆卧倒地，筋脉拘急，舌红苔黄腻，脉滑为证治要点。

（2）加减变化：伴肝气郁结者，加香附、郁金，热证较重者，减干姜、桂枝用量，加山羊角、牡丹皮；神昏者，合安宫牛黄丸或紫雪丹。

（3）现代运用：本方常用于治疗血压高、体盛便秘、中风后遗症等属痰热壅盛者。

（4）使用注意：对于肝阳上亢、阴虚动风等引起的癫痫、风瘫均非所宜。

【原书主治】

《金匮要略·中风历节病脉证并治》3条："除热瘫痫。"

羚角钩藤汤

《通俗伤寒论》

【组成】羚角片钱半（4.5g），先煎　霜桑叶二钱（6g）　京川贝去心，四钱（12g）　鲜生地五钱（15g）　双钩藤三钱（9g），后入　滁菊花三钱（9g）　茯神木三钱（9g）　生白芍三钱（9g）　生甘草八分（2.4g）　淡竹茹五钱（15g），鲜刮，与羚角先煎代水

【用法】水煎服。

【功用】凉肝熄风，增液舒筋。

【主治】热盛动风证。高热不退，烦闷躁扰，手足抽搐，发为痉厥，甚则神昏，舌绛而干，或舌焦起刺，脉弦而数；以及肝热风阳上逆，头晕胀痛，耳鸣心悸，面红如醉，或手足躁扰，甚则瘛疭，舌红，脉弦数。

【方解】本方证为温热病邪传入厥阴，肝经热盛，热极动风所致。肝经热盛，故高热不退；热扰心神，则烦闷躁扰，甚则神昏；热极动风，且风火相煽，灼伤津液，筋脉失养，以致手足抽搐，发为痉厥。肝热风阳上逆所致的头晕胀痛、手足躁扰等，机制亦同。治宜清热凉肝熄风为主，佐以养阴增液舒筋为法。方中以羚羊角、钩藤清热凉肝，熄风止痉，共为君药；桑叶、菊花清热熄风，为臣药；白芍、生地黄、甘草养阴增液以柔肝舒筋，竹茹、贝母清热除痰，茯神宁心安神，均为佐药；甘草调和诸药，兼以为使。诸药合用，共奏平肝熄风，清热止痉之效。

【运用】

（1）辨证要点：本方为治肝经热盛动风证的代表方。以高热，手足抽搐，脉弦数为证治要点。

（2）加减变化：高热不退者，加水牛角、牡丹皮；邪热内闭，神志昏迷者，配合紫雪丹、安宫牛黄丸使用；神昏痰鸣者，加天竺黄、姜汁；抽搐甚者，可配合止痉散以加强熄风止痉之效；便秘者，加大黄、芒硝通腑泻热。

（3）现代运用：本方常用于治疗流行性乙型脑炎、流行性脑脊髓膜炎、原发性高血压、脑出血、休克型肺炎、小儿脐风等属肝经热盛，热极生风者。

（4）使用注意：若温病后期，热势已衰，阴液大亏，虚风内动者，不宜应用。

【附方】

1. 天麻钩藤饮（《中医内科杂病证治新义》）　天麻（90g）　钩藤（12g）　生决明（18g）　山栀　黄芩（各9g）　川牛膝（12g）　杜仲　益母草　桑寄生　夜交藤　朱茯神（各9g）　水煎，分2~3次服。功用：平肝熄风，清热活血，补益肝肾。主治：风热上扰头目。偏正头痛，或颠顶痛，头晕目眩。

2. 钩藤饮（《医宗金鉴》）　人参（3g）　全蝎去毒（1g）　羚羊角（0.5g）　天麻（6g）　甘草炙，（1.5g）　钩藤（9g）　水煎服。功用：清热熄风，益气解痉。主治：小儿天钓证。痰热壅盛，惊悸壮热，眼目上翻，手足瘛疭，爪甲青色，证似惊风，但目多仰视者。

【原书主治】

《通俗伤寒论》："凉肝熄风法。"

镇肝熄风汤

《医学衷中参西录》

【组成】怀牛膝一两（30g） 生赭石轧细，一两（30g） 生龙骨捣碎，五钱（15g） 生牡蛎捣碎，五钱（15g） 生龟板捣碎，五钱（15g） 生杭芍五钱（15g） 玄参五钱（15g） 天冬五钱（15g） 川楝子捣碎，二钱（6g） 生麦芽二钱（6g） 茵陈二钱（6g） 甘草钱半（4.5g）

【用法】水煎服。

【功用】镇肝熄风，滋阴潜阳。

【主治】类中风。头目眩晕，目胀耳鸣，脑部热痛，面色如醉，心中烦热，或时常噫气，或肢体渐觉不利，口眼渐形㖞斜；甚或眩晕颠仆，昏不知人，移时始醒，或醒后不能复元，脉弦长有力。

【方解】本方证由肝肾阴虚，肝阳化风所致。肝体阴而用阳，肝肾阴虚，肝阳偏亢，阳亢化风，风阳上扰，故见头目眩晕、目胀耳鸣、脑部热痛、面红如醉；肝肾阴虚，水火失济，心火亢盛，则心中烦热；肝阳偏亢，气血随之逆乱，遂致卒中。轻则风中经络，肢体渐觉不利，口眼渐形㖞斜；重则风中脏腑，眩晕颠仆，不知人事等，即《素问·调经论》所谓"血之与气，并走于上，则为大厥，厥则暴死。气复反则生，不反则死。"本证以肝肾阴虚为本，肝阳上亢，气血逆乱为标，但以标实为主。治以镇肝熄风为主，佐以滋养肝肾。方中重用牛膝、代赭石为君。牛膝最善引血下行，重用牛膝，可以将随风上逆的血引而下行，令血不致瘀阻于上。代赭石色赤而入血，石体质重而下行，善于平定上逆之挟血肝风。二药相伍，一刚一柔，主治血逆之标实。龙骨、牡蛎、龟板三药，最善滋阴潜阳。龙龟牡蛎皆水中之物，而入药皆用其骨，故善将浮越之阳潜降于水中。白芍养血柔肝而缓肝风之急，玄参、天冬善养阴而清热，六药共用为臣。肝为刚脏，性喜条达而恶抑郁，过用重镇之品，势必影响其条达之性，故又以茵陈、川楝子、生麦芽清泻肝热，疏肝理气，以遂其性，为佐药。甘草调和诸药，合生麦芽能和胃安中，以防金石、介类药物碍胃为使。全方重用潜镇诸药，配伍滋阴、疏肝之品，共成标本兼治，而以治标为主的良方。

【运用】

（1）辨证要点：本方为治疗类中风的常用方剂。无论中风前后，如辨证为阴亏阳亢，肝风内动者，均可应用。以头目眩晕，脑部胀痛，面色如醉，心中烦热，脉弦长有力为证治要点。

（2）加减变化：若心中热甚者，加生石膏以清热；痰多者，加胆星以清热化痰；尺脉重按虚者，加熟地黄、山萸肉以补益肝肾。中风后遗有半身不遂、口眼㖞斜等不能复元者，可加桃仁、红花、丹参、地龙等活血通络。

（3）现代运用：本方常用于治疗高血压、血管性头痛等属肝肾阴亏、肝阳上亢者。

（4）使用注意：因血虚、气虚、肾虚、痰湿所致的眩晕及肾阴阳俱虚的高血压不

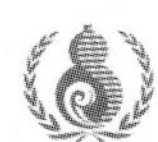

宜用。

【附方】

建瓴汤（《医学衷中参西录》）　生龙骨　生地黄　生牡蛎捣细，各六钱（各 18g）　怀牛膝　生怀山药各一两（各 30g）　生赭石轧细，八钱（24g）　生杭芍　柏子仁各四钱（各 12g）　磨取铁锈浓水，以之煎药（现代用法：水煎服）。功用：镇肝熄风，滋阴潜阳。主治：肝阳上亢证。症见头目眩晕，目胀耳鸣，心悸，多梦失眠，脉弦硬而长。

【原书主治】

《医学衷中参西录》："治内中风证（亦名类中风，即西人所谓脑充血证），其脉弦长有力（西医所谓血压过高），或上盛下虚，头目时常眩晕，或脑中时常作疼发热，或目胀耳鸣，或心中烦热，或时常噫气，或肢体渐觉不利，或口眼渐形㖞斜，或面色如醉，甚或眩晕，至于颠仆，昏不知人，移时始醒，或醒后不能复元，精神短少，或肢体痿废，或成偏枯。"

【现代研究】赵智强等用降血压药理指标探讨了镇肝熄风汤等平肝熄风 3 方的体内药物动力学过程与参数，发现 3 方对内分泌型高血压大鼠模型均有一定的降压作用，并呈量效关系。天麻钩藤饮的最低起效剂量为 0.61g/kg，相当于临床等效剂量的效应消退半衰期为 1.55h，效应维持时间为 5.34h，体存血药浓度达峰时间为 2.04h；镇肝熄风汤相应为 0.24g/kg、1.69h、12.05h、2.05h；建瓴汤相应为 0.15g/kg、1.76h、13.20h、2.15h。[赵智强，陆跃鸣，周仲英．天麻钩藤饮等三方对高血压大鼠模型降压作用的药效动力学研究．中药药理与临床，1999，15（4）：12-13.]

俞晶华等观察了镇肝熄风汤与建瓴汤对小鼠自发活动及阈下戊巴比妥钠的影响，结果前者 2 实验组分别与对照组相比及给药前后自身相比，均有极为显著差异（$P<0.01$），后者 2 实验组与对照组相比，有显著差异（$P<0.05$，$P<0.01$）。提示：镇肝熄风汤与建瓴汤确具有镇静、催眠作用。[俞晶华，赵智强，陆跃鸣．镇肝熄风汤与建瓴汤的镇静及催眠作用的实验研究．中医药信息杂志，1999，16（4）：44-45.]

党全伟等研究镇肝熄风汤对急性脑出血大鼠的抗脑水肿作用，发现镇肝熄风汤可显著降低脑出血大鼠的神经缺损症状积分、脑含水量和脑指数、脑组织中 MDA 含量，提高 SOD 活性，说明镇肝熄风汤可缓解急性脑出血大鼠的脑水肿症状，作用机制可能与提高机体抗氧自由基及缓解脑血管痉挛有关。[党全伟，王晓丽，马秀霞．镇肝熄风汤对急性脑出血大鼠模型抗脑水肿作用研究．中医研究，2010，23（10）：21-24.]

大定风珠

《温病条辨》

【组成】生白芍六钱（18g）　阿胶三钱（9g）　生龟板四钱（12g）　干地黄六钱（18g）　麻仁二钱（6g）　五味子二钱（6g）　生牡蛎四钱（12g）　麦冬连心，六钱（18g）　甘草炙，四钱（12g）　鸡子黄生，二枚（2 个）　鳖甲生，四钱（12g）

【用法】水八杯，煮取三杯，去滓，再入鸡子黄，搅令相得，分三次服（现代用法：水煎，去滓，入阿胶烊化，再入鸡子黄，搅匀，分三次温服）。

【功用】滋阴熄风。

【主治】阴虚风动证。手足瘈疭，形消神倦，舌绛少苔，脉气虚弱，时时欲脱者。

【方解】本方证乃温病后期，邪热久羁，灼伤真阴；或因误汗、妄攻，重伤阴液所致。肝脏阴液亏损，水不涵木，虚风内动，故见手足瘈疭；真阴欲竭，故形瘦神倦，舌绛少苔，脉气虚弱，有时时欲脱之势。此时邪热已去八九，真阴仅存一二。治当滋阴养液，以填补欲竭之真阴，平熄内动之虚风。方用血肉有情之品鸡子黄、阿胶为君，吴鞠通自释鸡子黄“为血肉有情，生生不已，乃奠安中焦之圣品，……能上通心气，下达肾气……其气焦臭，故上补心，其味咸寒，故下补肾”，阿胶甘平滋润，入肝补血，入肾滋阴。二药合用，为滋阴熄风的主要配伍。臣以麦冬、生地黄、白芍滋阴增液，养血柔肝；生龟板、生鳖甲、生牡蛎益阴潜阳，平肝熄风，六者共助君药滋阴熄风之效。佐以麻子仁养阴润燥，五味子酸收，收敛欲脱之阴。甘草调和诸药，与白芍配伍，酸甘化阴。诸药合用，峻补真阴，潜阳熄风，使阴液得复，筋脉得养，则虚风自熄，病症可痊。

【运用】

（1）辨证要点：本方是治疗温病后期，真阴大亏，虚风内动之常用方。以神倦瘈疭，舌绛苔少，脉虚弱为证治要点。

（2）加减变化：若兼气虚喘急，加人参补气定喘；气虚自汗，加人参、龙骨、小麦补气敛汗；气虚心悸，加人参、小麦、茯神补气宁神定悸；若低热不退，加地骨皮、白薇以退虚热。

（3）现代运用：本方常用于乙脑后遗症、眩晕、甲亢、甲亢术后手足搐搦症、神经性震颤等属于阴虚风动者。

（4）使用注意：若阴液虽亏而邪热犹盛者，非其所宜。

【附方】

三甲复脉汤（《温病条辨》） 甘草炙，六钱（18g） 干地黄六钱（18g） 生白芍六钱（18g） 麦冬不去心，五钱（15g） 阿胶三钱（9g） 麻仁三钱（9g） 生牡蛎五钱（15g） 生鳖甲八钱（24g） 生龟板一两（30g） 水八杯，煮取三杯，分三次服（现代用法：水煎服）。功用：滋阴潜阳。主治：温邪深入下焦，热深厥甚，心中憺憺大动，甚或心胸疼痛，脉象细促者。

【原书主治】

《温病条辨》：“热邪久羁，吸烁真阴，或因误表，或因妄攻，神倦瘈疭，脉气虚弱，舌绛苔少，时时欲脱者，大定风珠主之。”

小　结

治风剂共选正方10首，附方8首，按其功效不同，分为疏散外风、平肝熄风两类。

1. 疏散外风　本类方剂适用于外风所致病证。其中侯氏黑散能养血祛风、清肝化痰，用治素体气血亏虚、虚阳炼液为痰、痰蒙清窍又外感风寒之中风夹寒证；川芎茶调散疏散上部风邪而止头痛，常用于外感风邪所致偏正头痛、颠顶作痛；大秦艽汤疏

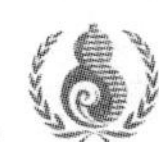

风清热、养血活血，多用于风邪初中经络之以口眼㖞斜、舌强不语、手足不能运动；小活络丹祛风除湿、化痰通络、活血止痛，为治疗风寒湿痰瘀血留滞经络所致痹证的常用方；牵正散祛风化痰、通络止痉，是治疗风痰阻于头面经络之常用方，临床应用以猝然口眼㖞斜，舌淡苔白为辨证要点；消风散疏风养血、清热除湿，是治疗风疹、湿疹偏于热证的常用方。

2. 平肝熄风 本类方剂适用于内风所致诸证。风引汤清热化痰、镇惊熄风，多用于风火内生，痰热亢盛所致癫痫、风瘫；羚角钩藤汤凉肝熄风、增液舒筋，为治高热，手足抽搐，脉弦数等肝经热盛动风证的代表方；镇肝熄风汤镇肝熄风、滋阴潜阳，为治疗阴亏阳亢，肝风内动类中风的常用方剂，无论中风前后，均可应用；大定风珠滋阴熄风，是治疗温病后期，真阴大亏，虚风内动之常用方。

第十二章 治燥剂

凡以轻宣辛散或甘凉滋润的药物为主组成，具有轻宣外燥或滋润内燥等作用，用以治疗燥证的方剂，统称治燥剂。

燥证有外燥与内燥之分。外燥指感受秋令燥邪所发生的病证，其病常始于肺卫。由于秋令气候温凉有异，因而外燥又有凉燥、温燥之分。凉燥是因深秋气凉，感受凉燥，肺气不宣，津液凝聚不布所致，症见头痛恶寒，咳嗽痰稀，鼻塞咽干，舌苔薄白；温燥是由初秋燥热，燥热伤肺，肺失清肃所致，症见头痛身热，干咳少痰，口渴鼻燥，舌边尖红，苔薄白而燥或薄黄。内燥是属于脏腑津亏液耗所致的病证，发病部位有上燥、中燥、下燥之别。燥在上者，多责之于肺，症见干咳、少痰、咽燥、咯血；燥在中者，多责之于胃，症见肌肉消瘦、干呕食少；燥在下者，多责之于肾，症见消渴或津枯便秘等。在治疗上，外燥宜轻宣，内燥宜滋润，故本章方剂可分为轻宣外燥、滋阴润燥两类。

治疗燥证首先应辨明内燥、外燥，外燥应分清凉燥还是温燥，内燥应注意上燥、中燥、下燥之别，分别选用相应方剂治疗。燥易化热，伤津耗气，故治燥剂中多配伍清热泻火、益气生津之品。滋润内燥之剂多为寒凉滋润之品，易助湿碍气，凡素体多痰湿或脾虚便溏者慎用。

第一节 轻宣外燥

轻宣外燥剂，适用于外感凉燥或温燥之证。外感凉燥治宜轻宣温润，常用杏仁、紫苏叶等药物为主，代表方如杏苏散；温燥治宜清宣润肺，常用桑叶、杏仁、沙参、淡豆豉等药物，代表方如清燥救肺汤。

杏苏散

《温病条辨》

【组成】紫苏叶（9g） 半夏（9g） 茯苓（9g） 前胡（9g） 苦桔梗（6g） 枳壳（6g） 甘草（3g） 大枣（3枚） 杏仁（9g） 陈皮（6g）（原书无用量）

【用法】水煎温服。

【功用】轻宣凉燥，理肺化痰。

【主治】外感凉燥证。恶寒无汗，头微痛，咳嗽痰稀，鼻塞咽干，苔白脉弦。

【方解】本方证为凉燥外袭，肺失宣降，痰湿内阻所致。凉燥袭表，故有恶寒无汗、头微痛之表证，因凉燥乃秋令“小寒”，故症状不重；凉燥伤肺，肺失宣降，津液不布，一则不能滋润而鼻塞咽干，一则聚而为痰出现咳嗽痰稀；苔白脉弦为凉燥兼痰湿佐证。遵《素问·至真要大论》“燥淫于内，治以苦温，佐以甘辛”之旨，治当轻宣凉燥为主，辅以理肺化痰。方中杏仁苦辛温润，宣肺降气，紫苏叶辛苦芳香，解肌发表，并为君药；桔梗、枳壳一升一降，调理气机，前胡降气化痰，宣肺散风，同为臣药；半夏、陈皮、茯苓健脾燥湿、理气化痰为佐；生姜、大枣调和营卫，甘草调和诸药，是为使药。合用共奏轻宣凉燥，化痰止咳之功。

【运用】

(1) 辨证要点：本方为轻宣凉燥的代表方，亦是治疗风寒咳嗽的常用方。临床应用以恶寒无汗，咳嗽痰稀，咽干，苔白，脉弦为辨证要点。

(2) 加减变化：若表证较重，加防风、荆芥、羌活；咳嗽痰多者可合二陈汤使用；喘息者，可加紫苏子、葶苈子；伴呕吐，可加藿香、竹茹、神曲；发热较重者可加柴胡、黄芩；头痛甚可加藁本、葛根、羌活等。

(3) 现代运用：适用于感冒、流行性感冒引起之咳嗽、鼻塞；急慢性支气管炎、支气管扩张、肺气肿之咳嗽，属凉燥痰湿者。

(4) 使用注意：温燥伤肺或风热咳嗽者不宜使用。

【附方】

桑杏汤（《温病条辨》）　桑叶一钱（3g）　杏仁一钱五分（4.5g）　沙参二钱（6g）　象贝一钱（3g）　香豉一钱（3g）　栀皮一钱（3g）　梨皮一钱（3g）　水二杯，煮取一杯，顿服之，重者再作服（现代用法：水煎服）。功用：清宣温燥，润肺止咳。主治：外感温燥证。身热不甚，口渴，咽干鼻燥，干咳无痰或痰少而黏，舌红，苔薄白而干，脉浮数而右脉大者。

【原书主治】

《温病条辨》：“燥伤本脏，头微痛，恶寒，咳嗽稀痰，鼻塞，嗌塞，脉弦，无汗，杏苏散主之。”

【现代研究】丁建中等通过动物实验研究证实凉燥可致小鼠肺津生成减少，气管上皮纤毛运动加快，凉燥之凉可伤肺阳致气机不畅与御邪能力障碍，杏苏散可通过散寒解表、温肺化饮、益气补中促进肺津生成、调节肠道分清泌浊生理功能，达到治疗之效。[丁建中，龚权，张六通，等．杏苏散对凉燥小鼠肺与肠道功能的影响．中药药理与临床，2006，21：20-21.]

清燥救肺汤

《医门法律》

【组成】桑叶经霜者，去枝、梗，净叶，三钱（9g）　石膏煅，二钱五分（8g）　甘草一钱（3g）　人参七分（2g）　胡麻仁炒，研，一钱（3g）　真阿胶八分（3g）　麦冬去心，一钱二分（4g）　杏仁泡，去皮尖，炒黄，七分（2g）　枇杷叶一片，刷去毛，蜜涂，炙黄（3g）

【用法】水一碗，煎六分，频频二三次，滚热服（现代用法：水煎，频频热服）。

【功用】清燥润肺，养阴益气。

【主治】温燥伤肺，气阴两伤证。身热头痛，干咳无痰，气逆而喘，咽喉干燥，鼻燥，心烦口渴，胸满胁痛，舌干少苔，脉虚大而数。

【方解】本方所主系燥热伤肺之重证。秋令气候干燥，燥热伤肺，肺合皮毛，故头痛身热，肺为热灼，气阴两伤，失其清肃润降之常，故干咳无痰，气逆而喘，咽喉干燥，口渴鼻燥；《素问·至真要大论》说“诸气贲郁，皆属于肺”，肺气不降，故胸膈满闷。治宜清燥热，养气阴，以清金保肺立法。方中重用桑叶质轻性寒，清透肺中燥热之邪，为君药。温燥犯肺，温者属热宜清，燥胜则干宜润，故用石膏辛甘而寒，清泻肺热；麦冬甘寒，养阴润肺，共为臣药。《难经·第十四难》说“损其肺者益其气”，而胃土又为肺金之母，故用甘草培土生金，人参益胃津，养肺气；麻仁、阿胶养阴润肺，肺得滋润，则治节有权；《素问·藏气法时论》说“肺苦气上逆，急食苦以泄之”，故用杏仁、枇杷叶之苦，降泄肺气，以上均为佐药。甘草兼能调和诸药，以为使。如此，则肺金之燥热得以清宣，肺气之上逆得以肃降，则燥热伤肺诸证自除，故名之曰“清燥救肺”。

【运用】

（1）辨证要点：本方为治燥热伤肺重证之主方。以身热，干咳少痰，气逆而喘，舌红少苔，脉虚大而数为证治要点。

（2）加减变化：若痰多，加川贝、瓜蒌以润燥化痰；热甚者，加羚羊角、水牛角以清热凉血。若胸闷不畅，加入枳壳、桔梗以宣降肺气；若干咳痰中带血，加白及、侧柏叶、生地黄凉血止血。

（3）现代运用：本方常用于肺炎、支气管哮喘、急慢性支气管炎、肺气肿、肺癌等，属燥热壅肺，气阴两伤者。

（4）使用注意：外感凉燥者不宜应用本方。

【原书主治】

《医门法律》：“治诸气膹郁，诸痿喘呕。”

【现代研究】吴振起等观察清燥救肺汤对肺炎支原体（MP）感染大鼠肺组织病理炎症及肺泡灌洗液（BALF）MP含量的影响，探讨清燥救肺汤的作用机制，发现在改善肺部炎症方面，清燥救肺汤高剂量组与罗红霉素组疗效显著，清燥救肺汤中剂量组在造模第10、第14天表现较好的疗效，清燥救肺汤低剂量组则作用不明显；在降低BALF中MP-DNA方面，清燥救肺汤高剂量组与罗红霉素组均疗效显著，清燥救肺汤中剂量组在MP感染后第7天作用不明显，而在第10、第14天也具有一定作用，且第7天与第14天比较有一定差异；清燥救肺汤低剂量组作用不明显，说明清燥救肺汤具有抗MP作用，可能存在一定的量效关系和时效关系。[吴振起，刘光华，岳志军，等.清燥救肺汤抗肺炎支原体感染大鼠作用的实验研究.中国中西医结合儿科学，2013，5（1）：1-5.]

沈伟生等观察清燥救肺汤对局部中晚期胸部肿瘤放射治疗的肺保护作用及对结缔组织生长因子（CTGF）、血小板源性生长因子（PDGF）在体内水平的影响，发现清燥

救肺汤能抑制放射治疗后血浆 CTGF 和 PDGF 的过度释放，降低放射治疗后弥散功用的恶化。[沈伟生，夏德洪，奚蕾，等．清燥救肺汤对放射性肺损伤干预作用及对细胞生长因子-CTGF、PDGF 影响的研究．中国实验方剂学杂志，2009，15（11）：95-98.]

卢红蓉观察清燥救肺汤对流感病毒 FM1 感染复制的病毒性肺炎小鼠肺组织匀浆液中 TNF-α、单核细胞趋化因子（MCP-1）和 NO 含量的影响，研究清燥救肺汤保护肺组织的作用机制，发现清燥救肺汤对流感病毒 FM1 感染小鼠有保护作用，能减轻肺组织免疫损伤，其保护肺组织的机制可能与减少肺组织中免疫细胞的浸润，减少肺毒性炎症因子 TNF-α、趋化因子 MCP-1 及炎症介质 NO 的水平有关。[卢红蓉．清燥救肺汤对流感病毒 FM1 感染小鼠肺组织匀浆液中 TNF-α、MCP-1 和 NO 含量的影响．世界中医药，2007，2（4）：238-240.]

第二节　滋阴润燥

滋阴润燥剂，适用于脏腑津液亏损所致的内燥证。常以滋阴润燥药如生地黄、熟地黄、沙参、天冬、麦冬、玄参等为主组方，分别配伍清热、益气等药物。代表方麦门冬汤、百合固金汤、养胃汤。

麦门冬汤

《金匮要略》

【组成】麦冬七升（42g）　半夏一升（6g）　人参三两（9g）　甘草二两（3g）　粳米三合（3g）　大枣十二枚（4 枚）

【用法】上六味，以水一斗二升，煮取六升，温服一升，日三夜一服（现代用法：水煎服）。

【功用】清养肺胃，降逆下气。

【主治】肺胃阴虚证。咳嗽气喘，咽喉不利，咯痰不爽，或咳唾涎沫，口干咽燥，手足心热；或呕吐，纳少，呃逆，口渴咽干，舌红少苔，脉虚数。

【方解】本方证虽见证于肺，而其源实本于胃。胃阴不足，则肺津不继，终成肺胃阴虚之证。肺阴不足，则口干咽燥；虚火上炎，灼津成痰，则咯痰不爽，或咳唾涎沫；宣肃失司，则咳嗽气喘，咽喉不利；胃阴不足，胃气上逆，则呕吐，纳少，呃逆；手足心热，舌红少苔，脉虚数等均为阴虚火旺之征。此时不宜苦寒直折，徒伤胃气，只宜甘寒清润之品，清养肺胃，降逆下气。方中重用麦冬滋养肺胃，清降虚火为君药；人参益气生津为臣药；半夏虽属温燥之品，但用量很轻，与大剂麦冬配伍，则其燥性减而降逆之用存，且能开胃行津以润肺，又使麦冬滋而不腻，相反相成，为佐药；甘草、大枣、粳米益胃气，生津液为使药。诸药合用，使肺胃气阴得复，则虚火平，逆气降，痰涎清，咽喉利，咳喘自愈。

本方配伍特点有二：一是体现“培土生金”法，补胃阴而滋肺阴；二是麦冬配半夏，于大量甘润剂中少佐辛燥之品，主从有序，润燥得宜，使得滋而不腻，燥不伤津。

【运用】

（1）辨证要点：本方为治疗肺胃阴虚，气机上逆所致咳嗽或呕吐之常用方。临床应用以咳唾涎沫，短气喘促，或口干呕逆，舌干红少苔，脉虚数为辨证要点。

（2）加减变化：阴伤甚者，可加北沙参、玉竹以养阴液。胃阴不足，胃脘灼热而痛，可加白芍、川楝子等。

（3）现代运用：本方常用于治疗慢性支气管炎、支气管扩张、慢性咽喉炎、矽肺、肺结核等属肺胃阴虚，气火上逆者。亦治胃及十二指肠溃疡、慢性萎缩性胃炎等属胃阴不足，气逆呕吐者。

（4）使用注意：肺痿属于虚寒者不宜用。

【附方】

琼玉膏（《洪氏集验方》） 人参二十四两（750g） 生地黄十六斤（8kg） 白茯苓四十八两（1.5kg） 白蜜十斤（5kg） 上药人参、茯苓为细末，蜜用生绢滤过，地黄取自然汁，捣时不用铁器，取汁尽，去滓，用药一处，拌和匀，入银、石器或好瓷器内封闭留用，如器物小，分二处盛，用净纸二三十重封闭，入汤内，以桑木柴火煮六日，如连夜火，即三日夜，取出，用蜡纸数重包瓶口，入井口，去火毒，一伏时取出，再入旧汤内，煮一日，出水气，取出（现代用法：膏剂，口服，一次 15 克，一日 2 次）。功用：滋阴润肺，益气补脾。主治：肺痨。干咳少痰，咽燥咯血，肌肉消瘦，气短乏力，舌红少苔，脉细数。

【原书主治】

《金匮要略·肺痿肺痈咳嗽上气病脉证并治》10 条："大逆上气，咽喉不利，止逆下气者，麦门冬汤主之。"

【现代研究】宋建平等通过动物实验发现麦门冬汤有减轻肺纤维化早期阶段肺部病理损害的作用，抑制肺组织肿瘤坏死因子过度表达可能是其作用机制。[宋建平，李伟，李瑞琴，等.《金匮要略》不同方药对肺纤维化大鼠模型早期阶段（1~14d）的影响. 中国中医基础医学杂志，2009，15（6）：432-434.]

李晶等以加减麦门冬汤煎液浓缩灌胃 SD 大鼠 4 周后，用放射性核素法检测其胃的排空率，发现该方促进胃排空的作用接近吗丁啉，且小剂量组（10g/kg）与大剂量组（20g/kg）之间差异无显著性（$P>0.05$）。[李晶，刘亚娴，王建方. 等. 加减麦门冬汤对大鼠胃排空的影响. 中国自然医学杂志，2000，2（1）：5-7.]

同心用豚鼠实验证实，臭氧可导致豚鼠明显的呼吸道过敏和血管通透性增加，麦门冬汤 400mg/kg 口服对呼吸道过敏有明显的抑制作用，但对中性粒细胞浸润和血管通透性增加完全无影响。其改善作用可能是由炎症介质游离等所致。[同心. 麦门冬汤对呼吸道过敏的药理作用新发现. 国外医学：中医药分册，2001，23（2）：124.]

孙备用人中性细胞弹性蛋白酶（HNE）和 DNA，将雄性鹌鹑分别制作两种气管病理模型，探讨麦门冬汤对其气道表面液体的流变学及气道清除作用，结果表明，可通过抑制 HNE 所致的黏蛋白分泌过多以及降低气道表面液体流动性（减少蛋白质、DNA 等含量）来提高气管黏膜纤毛转运速率，从而起到改善阻塞性肺部疾病的作用。[孙备. 麦门冬汤对气道清除及分泌的影响. 国外医学：中医药分册，2000，22（2）：

101.]

百合固金汤

《慎斋遗书》

【组成】熟地黄　生地黄　当归身各三钱（9g）　白芍　甘草各一钱（各3g）　桔梗　玄参各八分（各2g）　贝母　麦冬　百合各一钱半（各4.5g）

【用法】水煎服。

【功用】滋养肺肾，止咳化痰。

【主治】肺肾阴亏，虚火上炎证。咳嗽气喘，痰中带血，咽喉燥痛，头晕目眩，午后潮热，舌红少苔，脉细数。

【方解】本方证由肺肾阴亏所致。肺乃肾之母，肺虚及肾，病久则肺肾阴虚，阴虚生内热，虚火上炎，肺失肃降，则咳嗽气喘；虚火煎灼津液，则咽喉燥痛、午后潮热，甚者灼伤肺络，以致痰中带血。治宜滋养肺肾之阴血，兼以清热化痰止咳，以图标本兼顾。方中百合、生地黄、熟地黄滋养肺肾阴液，并为君药；麦冬助百合以养肺阴，清肺热，玄参助生地黄、熟地黄以益肾阴，降虚火，共为臣药；当归、芍药养血和营，贝母、桔梗化痰止咳为佐；甘草调和诸药为使。诸药合用，使阴液恢复，肺金得固，则咳嗽、吐血诸证自愈。

【运用】

（1）辨证要点：本方为治疗肺肾阴亏，虚火上炎而致咳嗽痰血证的常用方。以咳嗽，咽喉燥痛，舌红少苔，脉细数为证治要点。

（2）加减变化：若痰稠难咯，加瓜蒌仁、桑白皮、天花粉以清润化痰；若咳喘甚者，可加杏仁、五味子、款冬花以止咳平喘；若咳血甚者，加侧柏叶、仙鹤草、白茅根以凉血止血。

（3）现代运用：本方常用于治疗肺结核、慢性支气管炎、支气管扩张、慢性咽炎、自发性气胸等属于肺肾阴虚者。

（4）使用注意：若温病后期，热势已衰，阴液大亏，虚风内动者，不宜应用。

【附方】

1. 养阴清肺汤（《重楼玉钥》）　大生地二钱（6g）　麦冬一钱二分（4g）　生甘草五分（2g）　玄参一钱半（5g）　贝母去心，八分（3g）　牡丹皮八分（3g）　薄荷炒，五分（2g）　白芍八分（3g）水煎，分2~3次服（现代用法：水煎服）。功用：养阴润燥，清肺利咽。主治：白喉。喉间起白如腐，不易拔去，咽喉肿痛，初起发热，或不发热，鼻干唇燥，或咳或不咳，呼吸有声，似喘非喘，脉细数。

2. 补肺阿胶汤（《小儿药证直诀》）　阿胶麸炒，一两五钱（9克）　牛蒡子炒香，二钱五分（3克）　甘草炙，二钱五分（1.5克）　马兜铃焙，五钱（6克）　杏仁去皮尖，七个（6克）　糯米炒，一两（6克）　水煎，食后温服（现代用法：水煎服）。功用：养阴补肺，清热止血。主治：小儿肺虚有热证。咳嗽气喘，咽喉干燥，咯痰不多，或痰中带血，舌红少苔，脉细数。

【原书主治】

《慎斋遗书》："手太阴肺病，有因悲哀伤肺，患背心前胸肺募间热，咳嗽咽痛，咯血，恶寒，手大拇指循白肉际间上肩背，至胸前如火烙，宜百合固金汤。"

【现代研究】吴清河等采用小鼠氨水引咳法、大鼠气管毛细管引流法证实百合固金汤对小白鼠、豚鼠氨水引咳均具有明显的镇咳功用，还能明显增加小白鼠气管酚红排泌量和大白鼠气管的排痰量，表明其有明显的化痰作用。［吴清河，吴山，李育浩，等. 百合固金汤的药效学研究. 广东药学院学报，1998，14（1）：23-26.］

刘月辉等观察百合固金汤加减口服液对辐射所致豚鼠鼻黏膜的损伤的保护作用及其机制。实验研究观察发现百合固金汤加减口服液能加速清除氧自由基，增加 SOD 活性，降低 MDA 值，同时观察到在中药保护下照射豚鼠，早期能减轻炎症反应及黏膜坏死脱落，中期加快受损鼻腔黏膜的修复，减少鼻腔黏膜的鳞状上皮化生现象，使修复后豚鼠鼻腔黏膜基本保持了正常鼻腔黏膜的结构特点。［刘月辉，肖芒，李车英. 辐射对豚鼠鼻黏膜结构的损伤及中药保护作用实验研究. 中国中西医结合耳鼻咽喉科杂志，2006，14（1）：7-11.］

郝月琴等通过建立肺结核小鼠模型，对加味百合固金汤的抗结核疗效及机制进行了探讨，并采用衡量补体依赖性细胞实验法检测 T 淋巴细胞及其亚群。结果表明，本方对实验性肺结核小鼠有良好治疗效果，其综合疗效优于乙胺丁醇，且能提高小鼠 $Thy\text{-}1^+$、$L3T4^+$ 细胞的百分率及 $L3T4^+/Lyt2^+$ 比值，具有较好的免疫调节作用。［郝月琴，肖景文，张腾. 加味百合固金汤治疗肺结核的实验研究. 中医药信息，2000，17（3）：61-62.］

益胃汤

《温病条辨》

【组成】细生地五钱（15g）　麦冬五钱（15g）　沙参三钱（9g）　玉竹炒香，一钱五分（5g）　冰糖一钱（3g）

【用法】水五杯，煮取二杯，分二次服，滓再煎一杯服（现代用法：水煎服）。

【功用】益胃养阴。

【主治】胃阴损伤证。胃脘灼热隐痛，饥不能食，口干咽燥，或呃逆、干呕，小便短赤、大便干结，舌红少苔，脉细数者。

【方解】本方证由热病损耗胃阴，或胃病迁延不愈发展而来。胃阴不足，胃体失养，则胃脘灼热隐痛；受纳失常，则饥不能食；胃气上逆，则呃逆、干呕，津液亏损，则口干咽燥、小便短赤、大便干结；舌红少苔，脉细数均为阴虚之征。治宜益胃养阴。方中重用生地黄、麦冬为君，二者味甘性寒，为甘凉益胃之上品，功能养阴清热，生津润燥；臣以北沙参、玉竹，养阴生津，以加强生地黄、麦冬益胃养阴之力；冰糖濡养肺胃，调和诸药，为佐使。诸药合用，共奏益胃养阴之功。

【运用】

（1）辨证要点：本方为滋养胃阴的代表方剂。以食欲不振，口干咽燥，舌红少苔，

脉细数为证治要点。

(2) 加减变化：若伴气虚者，加西洋参、五味子以益气养阴；食后脘胀者，加陈皮、神曲以理气消食。

(3) 现代运用：慢性胃炎、糖尿病、小儿厌食症等属胃阴亏损者，均可加减应用。

(4) 使用注意：胃痛属实证、热证者忌用。

【附方】

玉液汤（《医学衷中参西录》）　生山药一两（30g）　生黄芪五钱（15g）　知母六钱（18g）　生鸡内金捣细，二钱（6g）　葛根一钱半（5g）　五味子三钱（9g）　天花粉三钱（9g）水煎服。功用：益气生津，润燥止渴。主治：气不布津，肾虚胃燥之消渴。症见口渴引饮，小便频数量多，困倦气短，舌嫩红而干，脉虚细无力。

【原书主治】

《温病条辨》："阳明温病，下后汗出，当复其阴，益胃汤主之。"

【现代研究】赵琼等发现加减益胃汤能显著促进小鼠胃排空和小肠推进功能，明显提高厌食模型大鼠胃蛋白酶活性，调节胃酸分泌；改善厌食模型大鼠 MTL、NT 紊乱状态，从而达到治疗小儿脾胃阴虚厌食症的目的。[赵琼，徐世军，霍敏俐．加减益胃汤治疗小儿脾胃阴虚厌食症的实验研究．成都中医药大学学报，2005，28（3）：15-17.]

小　结

治燥剂共选正方 5 首，附方 5 首，按其功效不同，分为轻宣外燥、滋阴润燥两类。

1. 轻宣外燥　本类方剂适用于外感凉燥或温燥之证。杏苏散轻宣凉燥、理肺化痰，为轻宣凉燥的代表方，亦是治疗风寒咳嗽的常用方；清燥救肺汤清燥润肺、养阴益气，用于身热，干咳少痰，气逆而喘，舌红少苔，脉虚大而数等温燥伤肺，气阴两伤证。

2. 滋阴润燥　本类方剂适用于脏腑津液亏损所致的内燥证。麦门冬汤清养肺胃、降逆下气，为治疗肺胃阴虚，气机上逆所致咳嗽或呕吐之常用方；百合固金汤滋养肺肾、止咳化痰，为治疗肺肾阴亏，虚火上炎而致咳嗽痰血证的常用方；益胃汤益胃养阴，为滋养胃阴的代表方剂，常用于治疗胃脘灼热隐痛、饥不能食、口干咽燥、呃逆、干呕等胃阴损伤证。

第十三章　祛痰剂

凡以祛痰药为主组成，具有消除痰涎作用，治疗各种痰病的方剂，统称祛痰剂。属于“八法”之中的“消法”。

痰病的范围很广，古有百病多为痰作祟的说法。痰病临床表现多样，“在肺则咳，在胃则呕，在头则眩晕，在心则心悸，在背则冷，在协则胀，其变不可胜穷也。”（《医方集解》）常见的病证有咳嗽、喘促、眩晕、头痛、胸痹、呕吐、痰厥、中风、惊痫、癫狂、痰核及瘰疬等。

痰病的种类较多，就其性质而言，可分为湿痰、热痰、燥痰、风痰等。所以本章祛痰剂分为四类，即燥湿化痰剂、清热化痰剂、润燥化痰剂和化痰熄风剂。

治疗痰病不仅要消除已生之痰，而且要注意杜绝生痰之源。《景岳全书》云：“五脏之病，虽俱能生痰，然无不由乎脾肾。盖脾主湿，湿动则为痰，肾主水，水泛亦为痰，故痰之化，无不在脾，而痰之本，无不在肾。”因此，治痰剂中多配伍健脾祛湿药，有时酌配益肾之品，以求标本同治，张介宾曾说：“善治痰者，唯能使其不生，方是补天之手。”

祛痰剂中又常配伍理气药，因气滞则痰聚，气顺则痰消，正如庞安常所说：“善治痰者，不治痰而治气，气顺则一身之津液亦随气而顺矣。”对痰流经络、肌腠而见痰核、瘰疬者，需配伍软坚散结之法。

使用注意：应用祛痰剂时，首先应辨别痰病的性质，分清寒热燥湿的不同；同时应注意病情，辨清标本缓急。有咳血倾向这，不宜使用燥热之剂，以免热伤血络，引起大量出血；表邪未解或痰多者，慎用滋润之品，以防留邪，病久不愈。

第一节　清热化痰

清热化痰剂，适用于热痰证。热痰多因邪热内盛，灼津为痰；或痰郁生热化火，痰浊与火热互结而成。症见咳吐黄痰，咯吐不利，舌红苔黄腻，脉滑数；以及由痰热所导致的胸痛、眩晕、惊痫等。常用瓜蒌、胆南星等清热化痰药为主，配伍枳实、陈皮等理气药组成方剂。代表方如小陷胸汤、清气化痰丸。

小陷胸汤

《伤寒论》

【组成】黄连一两（6g）　半夏洗，半升（12g）　瓜蒌实大者一枚（20g）

【用法】上三味，以水六升，先煮瓜蒌，取三升，去滓，纳诸药，煮取二升，去滓，分温三服（现代用法：先煮瓜蒌，后纳他药，水煎温服）。

【功用】清热化痰，宽胸散结。

【主治】痰热互结证。胸脘痞闷，按之则痛，或心胸闷痛，或咳痰黄稠，舌红苔黄腻，脉滑数。

【方解】本方原治伤寒表证误下，邪热内陷，与痰浊结于心下的小结胸病。痰热互结心下或胸膈，气郁不通，故胃脘或心胸痞闷，按之则痛。治宜清热涤痰，宽胸散结。方中全瓜蒌甘寒，清热涤痰，宽胸散结，用时先煮，意在“以缓治上”；而通胸膈之痹。臣以黄连苦寒泻热除痞，半夏辛温化痰散结。两者合用，一苦一辛，体现辛开苦降之法；与瓜蒌相伍，润燥相得，是为清热化痰，散结开痞的常用组合。

本方与大陷胸汤虽皆主治热实结胸，但病因、病位、病情、病势不尽相同，故方有大、小陷胸之分。大陷胸汤证为水热互结心下，涉及胸腹，病情较重，病势较急，可见心下痛、按之石硬，甚则从心下至少腹硬满而痛不可近、脉象沉紧，故用大黄、芒硝与甘遂配伍，泻热逐水破结；本方证为痰热互结心下，病位局限，病情相对较轻，病势较缓，仅见胸脘痞闷、按之始痛、脉象浮滑，故用瓜蒌与黄连、半夏相伍，清热涤痰散结。

【运用】

（1）辨证要点：本方为治疗痰热结胸的常用方。临床应用以胸脘痞闷，按之则痛，舌红苔黄腻，脉滑数为辨证要点。

（2）加减变化：方中加入破气除痞之枳实，可提高疗效。若心胸闷痛者，加柴胡、桔梗、郁金、赤芍等以行气活血止痛；咳痰黄稠难咯者，可减半夏用量，加胆南星、杏仁、贝母等以清润化痰。

（3）现代运用：本方常用于急性胃炎、胆囊炎、肝炎、冠心病、肺心病、急性支气管炎、胸膜炎、胸膜粘连等属痰热互结心下或胸膈者。

【附方】

柴胡陷胸汤（《重订通俗伤寒论》）　柴胡（3g）　姜半夏（9g）　小川连（2.4g）　苦桔梗（3g）　黄芩（4.5g）　瓜蒌仁杵，（15g）　枳实（4.5g）　生姜汁冲服，（4滴）　用法：水煎服。功用：和解兼开降达膜。主治：主少阳结胸，症见少阳证胸膈痞满，按之痛，用柴胡枳桔汤未效者。

【原书主治】

《伤寒论·辨太阳病脉证并治》138条：“小结胸病，正在心下，按之则痛，脉浮滑者，小陷胸汤主之。”

清气化痰丸

《医方考》

【组成】陈皮去白　杏仁去皮尖　枳实麸炒　黄芩酒炒　瓜蒌仁去油　茯苓各一两（各30g）　胆南星　制半夏各一两半（各45g）

【用法】姜汁为丸。每服6g，温开水送下（现代用法：以上8味，除瓜蒌仁霜外，其余黄芩等7味药粉碎成细粉，与瓜蒌仁霜混匀，过筛。另取生姜100g，捣碎加水适量，压榨取汁，与上述粉末泛丸，干燥即得。每服6~9g，1日2次，小儿酌减；亦可作汤剂，加生姜水煎服，用量按原方比例酌减）。

【功用】清热化痰，理气止咳。

【主治】痰热咳嗽。咳嗽气喘，咯痰黄稠，胸膈痞闷，甚则气急呕恶，烦躁不宁，舌质红，苔黄腻，脉滑数。

【方解】本方证因痰阻气滞，气郁化火，痰热互结所致。痰热为患，壅肺则肺失清肃，故见咳嗽气喘、咯痰黄稠；阻碍气机，则胸膈痞闷，甚则气逆于上，发为气急呕恶；痰热扰乱心神，可见烦躁不宁。治宜清热化痰，理气止咳。方中胆南星苦凉、瓜蒌仁甘寒，均长于清热化痰，瓜蒌仁尚能导痰热从大便而下，二者共为君药。制半夏虽属辛温之品，但与苦寒之黄芩相配，一化痰散结，一清热降火，既相辅相成，又相制相成，共为臣药。治痰者当须降其火，治火者必须顺其气，故佐以杏仁降利肺气以宣上，陈皮理气化痰以畅中，枳实破气化痰以宽胸，并佐茯苓健脾渗湿以杜生痰之源。使以姜汁为丸，用为开痰之先导。诸药合用，化痰与清热、理气并进，俾气顺则火降，火清则痰消，痰消则火无所附，诸症悉除。

【运用】

（1）辨证要点：本方为治疗痰热咳嗽的常用方。临床应用以咯痰黄稠，胸膈痞闷，舌红苔黄腻，脉滑数为辨证要点。

（2）加减变化：若痰多气急者，可加鱼腥草、桑白皮；痰稠胶黏难咯者，可减半夏用量，加青黛、蛤粉；恶心呕吐明显者，加竹茹；烦躁不眠者，可去黄芩，加清热除烦之黄连、山栀，并酌加琥珀粉、远志等宁心安神之品。

（3）现代运用：本方常用于肺炎、急性支气管炎、慢性支气管炎急性发作等属痰热内结者。

【原书主治】

《医方考》："此痰火通用之方也。"

礞石滚痰丸

《泰定养生主论》，摘录自《玉机微义》

【组成】大黄酒蒸　片黄芩酒洗净，各八两（各240g）　礞石一两（30g），捶碎，同焰硝一两，投入小砂罐内盖之，铁线缚定，盐泥固济，晒干，火煅红，候冷取出　沉香半两（15g）

【用法】上为细末，水丸如梧桐子大。每服四五十丸，量虚实加减服，清茶、温水送下，临卧食后服（现代用法：水泛小丸，每服8~10g，日1次或2次，温开水送服）。

【功用】泻火逐痰。

【主治】实热老痰证。癫狂昏迷，或惊悸怔忡，或不寐怪梦，或咳喘痰稠，或胸脘痞闷，或眩晕耳鸣，大便秘结，舌苔黄厚腻，脉滑数有力。

【方解】本方主治实热老痰，久积不去所致的怪病。若上蒙清窍，则发为癫狂、昏迷；扰乱心神，则为或惊悸怔忡或不寐怪梦；内壅于肺，则咳喘痰稠；阻塞气机，则胸脘痞闷；痰火上蒙，清阳不升，则发眩晕耳鸣；痰火胶结，无下行之道，则大便秘结；舌苔黄厚腻，脉滑数有力，为实火顽痰的佐证。治疗当泻火逐痰。方中礞石为君药，取其咸能软坚，质重沉坠，功专下气坠痰，兼可平肝镇惊，为治疗顽痰之要药。臣药是苦寒之酒蒸大黄，荡涤实热，开痰火下行之路。佐以酒黄芩苦寒泻火，消除痰火之源；沉香降逆下气，体现治痰必先顺气之法。方中大黄、黄芩用量独重，一清上部火热，一开下行之路，有正本清源的作用，四药合用，确为泻火逐痰之峻剂。

礞石入药须用火硝煅制，《本草问答》谓："礞石，必用火硝煅过，性能始发，乃能坠痰，不煅者，石质不化，药性不发，又青不散，故必用煅。"在服法上要求临睡用温开水送过咽，令药在咽膈间徐徐而下，使药力缓缓而发，是为峻药缓用之法。

【运用】

(1) 辨证要点：本方为治疗实热老痰证的常用方。临床应用以癫狂惊悸，大便干燥，舌苔黄厚腻，脉滑数有力为辨证要点。

(2) 加减变化：临床应用可根据病情轻重、病势缓急以及药后反应而增减药量：急重病，每次服9~12g；慢性病，每次服6~9g，均临卧服。次夜剂量根据腹泻次数及症状缓解程度而进行调整。本方虽药力峻猛，但药后除有腹泻外，副作用较少。

(3) 现代运用：本方常用于中风、精神分裂症、癫狂、偏头痛、神经官能症等属实火顽痰胶固者。

(4) 使用注意：本方药力峻猛，体虚之人及孕妇均不可轻用，以免损伤正气。

【附方】

涤痰汤（《奇效良方》）　南星姜制　半夏汤洗七次，各二钱半（各7.5g）　橘红一钱半（4.5g）　茯苓二钱（6g）　枳实麦麸炒，二钱（6g）　石菖蒲一钱（3g）　人参一钱（3g）　竹茹七分（2g）　甘草炙，半钱（1.5g）　用法：上作一服。水二盅，生姜五片，煎至一盅，食后服（现代用法：加生姜3片，水煎温服）。功用：涤痰开窍。主治：中风痰迷心窍证。症见舌强不能言，喉中痰鸣，辘辘有声，舌苔白腻，脉沉滑或沉缓。

【原书主治】

《玉机微义》卷4录《泰定养生主论》："千般怪证。"

第二节　燥湿化痰

燥湿化痰剂，适用于湿痰证。湿痰多由脾失健运，湿郁气滞所致。症见咳嗽痰多，质稠，色白，痰滑易咯，恶心呕吐，胸膈痞闷，肢体困重，或头眩心悸，食少口腻，舌苔白滑或腻，脉滑或缓等。常用燥湿化痰药如半夏、天南星等为主，配伍健脾祛湿及理气药等组成方剂。代表方如半夏散及汤、二陈汤、温胆汤、干姜人参半夏丸。

半夏散及汤

《伤寒论》

【组成】半夏洗　桂枝去皮　甘草炙

【用法】上三味，等分，各别捣筛已，合治之。白饮和服方寸匕，日三服。若不能散服者，以水一升，煎七沸，纳散两方寸匕，更煮三沸，下火令小冷，少少咽之。半夏有毒，不当散服（现代用法：三药为末，每次 3~9g，一日 3 次；也可取散剂入水煎服。本方服法为少少含咽，或频频含咽、徐徐咽下等，其旨在于使药力持久作用于患处）。

【功用】通阳散寒，涤痰开结，止咽痛。

【主治】少阴病，咽中痛。

【方解】本方治疗少阴感寒咽痛。依据“咽中痛”一症，难辨寒热虚实，然以方测证，当为寒邪客于咽喉，邪气闭郁，痰湿阻滞所致。因属寒邪痰湿客阻咽喉，故咽部一般不见红肿，同时或可伴见恶寒、痰涎多、气逆欲呕，舌淡苔润等。治宜通阳散寒，涤痰开结，止咽痛。半夏散及汤由半夏、桂枝、炙甘草组成。方中半夏涤痰开结，桂枝、甘草通阳散寒，缓急止痛，三药合用，共奏通阳散寒、涤痰开结、止咽痛之功。

【运用】

（1）辨证要点：咽痛，但咽部一般不红肿，或伴见恶寒，舌淡苔白等。

（2）加减变化：若伴见咽中如有物阻，咯吐不出，吞咽不下，加厚朴、紫苏叶。

（3）现代运用：慢性咽炎、咽部淋巴细胞增生辨证属少阴证者。

（4）使用注意：咽炎属虚火上炎证或实热证均不宜用。

【附方】

苦酒汤（《伤寒论》）　半夏洗，破如枣核，十四枚　鸡子去黄，纳上苦酒，着鸡子壳中，一枚　上二味，纳半夏，着苦酒（即米酒）中，以鸡子壳置刀环中，安火上，令三沸，去滓。少少含咽之；不瘥，更作三剂。功用：消肿解毒，化痰润燥，敛疮止痛。主治：少阴病，咽中伤，生疮（咽部受到损伤，局部肿胀或溃烂）。咽部溃烂，有阻塞感，声音嘶哑，甚或不能言语。

【原书主治】

《伤寒论·辨少阴病脉证并治》313 条：“少阴病，咽中痛，半夏散及汤主之。”

二陈汤

《太平惠民和剂局方》

【组成】半夏汤洗七次　橘红各五两（各 15g）　白茯苓三两（9g）　甘草炙，一两半（4.5g）

【用法】上药㕮咀，每服四钱（12g），用水一盏，生姜七片，乌梅一个，同煎六分，去滓，热服，不拘时候（现代用法：加生姜 7 片，乌梅 1 个，水煎温服）。

【功用】燥湿化痰，理气和中。

【主治】湿痰证。咳嗽痰多，色白易咯，恶心呕吐，胸膈痞闷，肢体困重，或头眩

心悸，舌苔白滑或腻，脉滑。

【方解】本方证多由脾失健运，湿无以化，湿聚成痰，郁积而成。湿痰为病，犯肺致肺失宣降，则咳嗽痰多；停胃令胃失和降，则恶心呕吐；阻于胸膈，气机不畅，则感痞闷不舒；留注肌肉，则肢体困重；阻遏清阳，则头目眩晕；痰浊凌心，则为心悸。治宜燥湿化痰，理气和中。方中半夏辛温性燥，善能燥湿化痰，且又和胃降逆，为君药。橘红为臣，既可理气行滞，又能燥湿化痰。君臣相配，寓意有二：一为等量合用，不仅相辅相成，增强燥湿化痰之力，而且体现治痰先理气，气顺则痰消之意；二为半夏、橘红皆以陈久者良，而无过燥之弊，故方名“二陈”。此为本方燥湿化痰的基本结构。佐以茯苓健脾渗湿，渗湿以助化痰之力，健脾以杜生痰之源。鉴于橘红、茯苓是针对痰因气滞和生痰之源而设，故二药为祛痰剂中理气化痰、健脾渗湿的常用组合。煎加生姜，既能制半夏之毒，又能协助半夏化痰降逆、和胃止呕；复用少许乌梅，收敛肺气，与半夏、橘红相伍，散中兼收，防其燥散伤正之虞，均为佐药。以甘草为佐使，健脾和中，调和诸药。综合本方，结构严谨，散收相合，标本兼顾，燥湿理气祛已生之痰，健脾渗湿杜生痰之源，共奏燥湿化痰，理气和中之功。

【运用】

（1）辨证要点：本方为燥湿化痰的基础方。临床应用以咳嗽，呕恶，痰多色白易咯，舌苔白腻，脉滑为辨证要点。

（2）加减变化：本方加减化裁，可用于多种痰证。治湿痰，可加苍术、厚朴以增燥湿化痰之力；治热痰，可加胆星、瓜蒌以清热化痰；治寒痰，可加干姜、细辛以温化寒痰；治风痰眩晕，可加天麻、僵蚕以化痰熄风；治食痰，可加莱菔子、麦芽以消食化痰；治郁痰，可加香附、青皮、郁金以解郁化痰；治痰流经络之瘰疬、痰核，可加海藻、昆布、牡蛎以软坚化痰。

（3）现代运用：本方常用于慢性支气管炎、慢性胃炎、梅尼埃病、神经性呕吐等属湿痰者。

（4）使用注意：因本方性燥，故燥痰者慎用；吐血、消渴、阴虚、血虚者忌用本方。

【附方】

1. 导痰汤（《传言适用方》引皇甫坦方）　半夏汤洗七次，四两（120g）　天南星切细，姜汁浸，一两（30g）　橘红一两（30g）　枳实一两（30g）　赤茯苓一两（30g）　上为粗末。每服三钱（9g），用水二盏，生姜十片，同煎至一盏，去滓，食后温服（现代用法：加生姜4片，水煎温服，用量按原方比例酌减）。功用：燥湿祛痰，行气开郁。主治：痰厥证。头目眩晕，或痰饮壅盛，胸膈痞满，胁肋胀满，头痛呕逆，喘急痰嗽，涕唾稠黏，舌苔厚腻，脉滑。

2. 三子养亲汤（《皆效方》，录自《杂病广要》）　紫苏子（9g）　白芥子（9g）　莱菔子（9g）　上药各洗净，微炒，击碎。看何证多，则以所主者为君，余次之。每剂不过三钱（9g），用生姜小袋盛之，煮作汤饮，代茶水啜用，不宜煎熬太过（现代用法：三药微炒，捣碎，布包微煮，频服）。功用：温肺化痰，降气消食。主治：痰壅气逆食滞证。咳嗽喘逆，痰多胸痞，食少难消，舌苔白腻，脉滑。

3. 半夏干姜散（《金匮要略》） 半夏 干姜等分 上二味，杵为散，取方寸匕，浆水一升半，煮取七合，顿服之。功用：温胃降逆，和中止呕。主治：干呕、呕吐、吐涎末。

4. 生姜半夏汤（《金匮要略》） 半夏半升 生姜汁一升 上二味，以水三升，煮半夏取二升，纳生姜汁，煮取一升半，小冷，分四服，日三夜一服。止，停后服。功用：散寒化饮，和胃止呕。主治：患者胸中似喘不喘，似呕不呕，似哕不哕，彻心中愦愦然无奈者。

【原书主治】

《太平惠民和剂局方》："治痰饮为患，或呕吐恶心，或头眩心悸，或中脘不快，或发为寒热，或因食生冷，脾胃不和。"

温胆汤

《三因极一病证方论》

【组成】半夏汤洗七次 竹茹 枳实麸炒，去瓤，各二两（各60g） 陈皮三两（90g） 甘草炙，一两（30g） 茯苓一两半（45g）

【用法】上锉为散。每服四大钱（12g），水一盏半，加生姜五片，大枣一枚，煎七分，去滓，食前服（现代用法：加生姜5片，大枣1枚，水煎服，用量按原方比例酌减）。

【功用】理气化痰，和胃利胆。

【主治】胆郁痰扰证。胆怯易惊，头眩心悸，心烦不眠，夜多异梦；或呕恶呃逆，眩晕，癫痫。苔白腻，脉弦滑。

【方解】本方证多因素体胆气不足，复由情志不遂，胆失疏泄，气郁生痰，痰浊内扰，胆胃不和所致。胆为清净之府，性喜宁谧而恶烦扰。若胆为邪扰，失其宁谧，则胆怯易惊、心烦不眠、夜多异梦、惊悸不安；胆胃不和，胃失和降，则呕吐痰涎或呃逆、心悸；痰蒙清窍，则可发为眩晕，甚至癫痫。治宜理气化痰，和胃利胆。方中半夏辛温，燥湿化痰，和胃止呕，为君药。臣以竹茹，取其甘而微寒，清热化痰，除烦止呕。半夏与竹茹相伍，一温一凉，化痰和胃，止呕除烦之功备；陈皮辛苦温，理气行滞，燥湿化痰；枳实辛苦微寒，降气导滞，消痰除痞。陈皮与枳实相合，亦为一温一凉，而理气化痰之力增。佐以茯苓，健脾渗湿，以杜生痰之源；煎加生姜、大枣调和脾胃，且生姜兼制半夏毒性。以甘草为使，调和诸药。综合全方，半夏、陈皮、生姜偏温，竹茹、枳实偏凉，温凉兼进，令全方不寒不燥，理气化痰以和胃，胃气和降则胆郁得舒，痰浊得去则胆无邪扰，如是则复其宁谧，诸症自愈。

温胆汤最早见于《外台秘要》卷17引《集验方》，方中生姜四两，半夏二两（洗），陈皮三两，竹茹二两，枳实二枚（炙），甘草一两（炙），治"大病后，虚烦不得眠，此胆寒故也"，全方药性以温为主。至《三因极一病证方论》中所载3首同名温胆汤中有两方组成完全相同，均在《集验方》原方基础上加茯苓一两半、大枣一枚，生姜减为五片，全方药性即由偏温而归于平和，其主治在"虚烦证治"仍沿袭《外台

秘要》之治，在“惊悸证治”项下则为“心胆虚怯，触事易惊，气郁生涎”变生的诸证，但仍沿袭温胆汤。后世医家又在此基础上进行化裁，如加黄连名黄连温胆汤（《六因条辨》卷上）；去姜、枣，易枳实、茯苓为枳壳、赤茯苓，更加青蒿、青子芩、碧玉散，方名蒿芩清胆汤（《重订通俗伤寒论》），功用方向亦随之转为以清胆和胃为主。

【运用】

（1）辨证要点：本方为治疗胆郁痰扰所致不眠、惊悸、呕吐以及眩晕、癫痫证的常用方。临床应用以心烦不寐，眩悸呕恶，苔白腻，脉弦滑为辨证要点。

（2）加减变化：若心热烦甚者，加黄连、山栀、豆豉以清热除烦；失眠者，加琥珀粉、远志以宁心安神；惊悸者，加珍珠母、生牡蛎、生龙齿以重镇定惊；呕吐呃逆者，酌加紫苏叶或梗、枇杷叶、旋覆花以降逆止呕；眩晕，可加天麻、钩藤以平肝熄风；癫痫抽搐，可加胆星、钩藤、全蝎以熄风止痉。

（3）现代运用：本方常用于神经官能症、急慢性胃炎、消化性溃疡、慢性支气管炎、梅尼埃病、更年期综合征、癫痫等属胆郁痰扰者。

【附方】

1. 十味温胆汤（《世医得效方》）　半夏汤洗七次　枳实麸炒，去瓤　陈皮各三两（各90g）　茯苓一两半（45g）　酸枣仁微炒　远志各一两（各30g）　北五味子　熟地黄　条参各一两（各30g）　粉草五钱（15g）　用法：上锉为散。每服四大钱（12g），水一盏半，加生姜五片，大枣一枚，煎，去滓，不以时服（现代用法：加生姜5片，大枣1枚，水煎服，用量按原方比例酌减）。功用：益气养血，化痰宁心。主治：心胆虚怯，痰浊内扰证。触事易惊，惊悸不眠，夜多恶梦，自汗出，短气，耳鸣，目眩，四肢浮肿，饮食无味，胸中烦闷，坐卧不安，舌淡苔腻，脉沉缓。

2. 黄连温胆汤（《六因条辨》）　半夏（6g）　陈皮（9g）　竹茹（6g）　枳实（6g）　茯苓（5g）　炙甘草（3g）　大枣（1枚）　黄连（5g）。用法：水煎服。功用：清热燥湿，理气化痰，和胃利胆。主治：伤暑汗出，身不大热，烦闭欲呕，舌黄腻。

【原书主治】

《三因极一病证方论》：“治大病后虚烦不得眠，此胆寒故也，此药主治。又治惊悸。”

《三因极一病证方论》：“治心胆虚怯，触事易惊，或梦寐不详，或异象或，遂致心惊胆慑，气郁生涎，涎与气搏，变生诸证，或短气悸乏，或复自汗，四肢浮肿，饮食无味，心虚烦闷，坐卧不安。”

干姜人参半夏丸

《金匮要略》

【组成】干姜　人参各一两（各30g）　半夏二两（60g）

【用法】上三味，末之，以生姜汁糊为丸，如梧桐子大，饮服十丸，日三服（现代用法：按原方比例为丸，每次9g，一日三次）。

【功用】温补中阳，蠲饮降逆。

【主治】妊娠呕吐不止。

【方解】妊娠"呕吐不止"，可知呕吐较重，伤及正气。此乃胃气虚寒，兼有停饮，痰阻上逆所致。故用干姜人参半夏丸主之。方中干姜温中散寒，人参扶正益气，半夏、姜汁蠲饮降逆，使中阳得振，寒饮蠲化，胃气得降，则呕吐自止。

【运用】

(1) 辨证要点：妊娠呕吐不止（妊娠反应重，而且持续时间长），呕吐清水或涎沫，并伴有口淡无味，不渴或渴喜热饮，倦怠嗜卧，舌淡苔白滑，脉弦或细滑。

(2) 加减变化：气虚不甚，可用党参代替人参。

(3) 现代运用：①治疗妊娠呕吐痰涎，或吐出清涎沫宿食，头眩晕。②治疗脘腹绵绵隐痛，呕吐痰沫，食少乏力。③治疗眩晕，恶心呕吐涎沫。

(4) 使用注意：胃热伤阴者禁用。

【附方】

温胃化痰丸（《御药院方》） 半夏（90g） 陈皮去白 干姜炮 白术（各60g） 用法：上为细末，生姜汁面糊为丸，如梧桐子大。每服20丸，用温生姜汤送下，不拘时候。功用：温胃化痰。主治：寒饮停留脾胃，胸膈不快，痰涎不尽者。

【原书主治】

《金匮要略·妇人妊娠病脉证并治》6条："妊娠呕吐不止，干姜人参半夏丸主之。"

第三节 润燥化痰

润燥化痰剂，适用于燥痰证。燥痰多由燥邪灼津，炼液为痰所致。症见咳嗽甚或呛咳，咯痰不爽，或痰黏成块，或痰中带血，胸闷胸痛，口鼻干燥，舌干少津，舌苔干，脉涩等。常用润肺化痰药如瓜蒌、贝母等为主，配伍生津润燥药如天花粉及宣利肺气药如桔梗等组成方剂。代表方如贝母瓜蒌散。

贝母瓜蒌散

《医学心悟》

【组成】贝母一钱五分（4.5g） 瓜蒌一钱（3g） 花粉 茯苓 橘红 桔梗各八分（各2.5g）

【用法】水煎服。

【主治】燥痰咳嗽。咳嗽呛急，咯痰不爽，涩而难出，咽喉干燥哽痛，苔白而干。

【方解】本方证多由燥热伤肺，灼津成痰所致。燥痰不化，清肃无权，以致肺气上逆，咳嗽呛急；"燥胜则干"（《素问·阴阳应象大论》），燥伤津液，故咯痰不爽、涩而难出、咽喉干燥哽痛；苔白而干为燥痰之佐证。治宜润肺清热，理气化痰。方中贝母苦甘微寒，润肺清热，化痰止咳；瓜蒌甘寒微苦，清肺润燥，开结涤痰，与贝母相须为用，是为润肺清热化痰的常用组合，共为君药。臣以天花粉，既清降肺热，又生津润燥，可助君药之力。痰因湿聚，湿自脾来，痰又易阻滞气机，无论湿痰抑或燥痰，

皆须配伍橘红理气化痰、茯苓健脾渗湿，此乃祛痰剂配伍通则，但橘红温燥、茯苓渗利，故用量颇轻，少佐贝母、瓜蒌、天花粉于寒性药中，则可去性存用，并能加强脾运，输津以润肺燥。桔梗宣肺化痰，且引诸药入肺经，为佐使药。全方清润宣化并用，肺脾同调，而以润肺化痰为主，且润肺而不留痰，化痰又不伤津，如此则肺得清润而燥痰自化，宣降有权而咳逆自平。

本方与清燥救肺汤、麦门冬汤同治燥咳，但主治病机不尽相同，因而立法、用药亦随之而异。本方证为燥热伤肺，灼津为痰所致，故方中以贝母、瓜蒌为主，旨在润燥化痰，主治燥痰咳嗽、痰稠难咯；清燥救肺汤证为新感温燥，耗气伤阴，故方中以桑叶宣肺，配伍石膏清热、麦冬润燥、人参益气，旨在清宣燥热，主治温燥伤肺、身热头痛、干咳少痰、口渴等；麦门冬汤证为肺胃阴虚，气火上逆，故方中以大量麦冬配伍半夏、人参，旨在滋阴润肺，降逆下气，主治虚热肺痿、咳唾涎沫等。

《医学心悟》卷3类中风篇另有一贝母瓜蒌散，较本方少天花粉、茯苓、桔梗，多胆南星、黄芩、黄连、黑山栀、甘草，主治痰火壅肺的类中风证，其证虽亦猝然昏倒、喉中痰鸣，但无㖞斜偏废之候。

【运用】

(1) 辨证要点：本方为治疗燥痰证的常用方。临床应用以咳嗽呛急，咯痰难出，咽喉干燥，苔白而干为辨证要点。

(2) 加减变化：如兼感风邪，咽痒而咳，微恶风者，可加桑叶、杏仁、蝉蜕、牛蒡子等宣肺散邪；燥热较甚，咽喉干涩哽痛明显者，可加麦冬、玄参、生石膏等清燥润肺；声音嘶哑、痰中带血者，可去橘红，加南沙参、阿胶、白及等养阴清肺，化痰止血。

(3) 现代运用：本方可用于肺结核、肺炎等属燥痰证者。

(4) 使用注意：对于肺肾阴虚，虚火上炎之咳嗽，则非所宜。

【原书主治】

《医学心悟》："燥痰涩而难出，多生于肺，肺燥则润之，贝母瓜蒌散。"

第四节　化痰熄风

化痰熄风剂，适用于内风挟痰证。多由于素有痰浊，肝风内动，挟痰上扰所致。症见眩晕，头痛，或发癫痫，甚则昏厥，不省人事，胸膈痞闷，恶心呕吐，舌苔白腻，脉弦滑。常用平肝熄风药与化痰药如半夏、天南星、天麻、僵蚕等为主，配伍健脾祛湿药入茯苓、白术等组成方剂。代表方如半夏白术天麻汤。

半夏白术天麻汤

《医学心悟》

【组成】半夏一钱五分（4.5g）　天麻　茯苓　橘红各一钱（各3g）　白术三钱（9g）　甘草五分（1.5g）

【用法】生姜一片，大枣二枚，水煎服（现代用法：加生姜 1 片，大枣 2 枚，水煎服）。

【功用】化痰熄风，健脾祛湿。

【主治】风痰上扰证。眩晕，头痛，胸膈痞闷，恶心呕吐，舌苔白腻，脉弦滑。

【方解】本方证缘于脾湿生痰，湿痰壅遏，引动肝风，风痰上扰清窍所致。风痰上扰，蒙蔽清阳，故眩晕、头痛；痰阻气滞，升降失司，故胸膈痞闷、恶心呕吐；内有痰浊，则舌苔白腻；脉来弦滑，主风主痰。治当化痰熄风，健脾祛湿。方中半夏燥湿化痰，降逆止呕；天麻平肝熄风，而止头眩，两者合用，为治风痰眩晕头痛之要药。李东垣在《脾胃论》中说："足太阴痰厥头痛，非半夏不能疗；眼黑头眩，风虚内作，非天麻不能除。"故以两味为君药。以白术、茯苓为臣，健脾祛湿，能治生痰之源。佐以橘红理气化痰，俾气顺则痰消。使以甘草和中调药；煎加姜、枣调和脾胃，生姜兼制半夏之毒。综观全方，风痰并治，标本兼顾，但以化痰熄风治标为主，健脾祛湿治本为辅。

本方亦系二陈汤加味而成，在原燥湿化痰的基础上，加入健脾燥湿之白术、平肝熄风之天麻，而组成化痰熄风之剂。

《医学心悟·头痛》中另有一半夏白术天麻汤，较本方多蔓荆子三钱，白术减为一钱，治痰厥头痛、胸膈多痰，动则眩晕之证。

【运用】

（1）辨证要点：本方为治风痰眩晕、头痛的常用方。临床应用以眩晕头痛，舌苔白腻，脉弦滑为辨证要点。

（2）加减变化：若眩晕较甚者，可加僵蚕、胆南星等以加强化痰熄风之力；头痛甚者，加蔓荆子、白蒺藜等以祛风止痛；呕吐甚者，可加代赭石、旋覆花以镇逆止呕；兼气虚者，可加党参、生黄芪以益气；湿痰偏盛，舌苔白滑者，可加泽泻、桂枝以渗湿化饮。

（3）现代运用：本方常用于耳源性眩晕、高血压病、神经性眩晕、癫痫、面神经瘫痪等属风痰上扰者。

（4）使用注意：阴虚阳亢，气血不足所致之眩晕，不宜使用。

【原书主治】

《医学心悟》："眩，谓眼黑，晕者，头旋也，故称头旋眼花是也。其中有肝火内动者，经云'诸风掉眩，皆属肝木是也，逍遥散主之。'有湿痰壅遏者，书云'头旋眼花，非天麻、半夏不除是也，半夏白术天麻汤主之。'有气虚夹痰者，书曰'清阳不升，浊阴不降，则上重下轻也，六君子汤主之。'亦有肾水不足，虚火上炎者，六味汤。亦有命门火衰，真阳上泛者，八味汤。此治眩之大法也。"

定痫丸

《医学心悟》

【组成】明天麻　川贝母　半夏姜汁炒　茯苓蒸　茯神去木，蒸（各 30g）　胆南星九制者

石菖蒲杵碎，取粉　全蝎去尾，甘草水洗　僵蚕甘草水洗，炒　真琥珀腐煮，灯草研（各15g）　陈皮洗，去白　远志去心，甘草水洗（各20g）　丹参酒蒸　麦冬去心（各60g）　辰砂细研，水飞，（9g）

【用法】现代用法：共为细末，用甘草120g煮膏，加竹沥汁100mL与生姜汁50mL，和均为丸，每服6g早晚各一次，温开水送下。

【功用】涤痰熄风，清热开窍。

【主治】风痰蕴热之痫证。忽然发作，眩仆倒地，甚或手足抽搐，目斜口㖞，痰涎直流，或叫喊如畜声，舌苔白腻微黄，脉弦滑略数。亦可用于癫狂。

【方解】本方证由风痰蕴热，上蒙脑窍所致。痫证之由，每因脏腑失调，痰涎内结，或因饮食不节，劳力过度，或情志失调，惊恐恚怒，气机逆乱，阳亢化风，风痰上逆，壅塞经络，蒙闭清窍，以致突然发作。治当涤痰熄风，清热开窍。方中竹沥、胆南星为君，清热化痰，其中竹沥甘寒滑利，还可能镇惊利窍，胆南星又能熄风解痉。半夏、陈皮、贝母、茯苓为臣，降逆化痰，理气和中。全蝎、僵蚕、天麻为臣功专平肝熄风，以增君药定搐之功。佐以石菖蒲、远志、茯神祛痰开窍，宁心安神；丹参、麦冬偏凉清心养阴，活血利窍；琥珀、朱砂镇心安神，以上七味，共助清热开窍，醒神定搐之功。甘草为佐使补中缓肝，调和诸药。姜汁为佐使意在温开以助化痰利窍，并防竹沥、胆星、贝母寒凉有碍痰之消散。诸药相配，涤痰利窍以醒神，清热熄风以定痫。

【运用】

（1）辨证要点：本方为治风痰蕴热痫证发作的常用方。临床应用以突然昏倒，抽搐吐涎，目斜口㖞，苔腻微黄，脉弦滑略数为辨证要点。

（2）加减变化：对久病频发者，须调补正气，于"方内加人参三钱尤佳"。

（3）现代运用：本方现常用于癫痫病发作期、多发性梗塞性痴呆、精神分裂症等属风痰蕴热者。

（4）使用注意：因本方属治标之剂，待其癫痫病缓解，则需化痰熄风和培本扶正兼顾，并应注意饮食调摄精神，以收全功。尤其对久病复发者，更须注意调理正气。

【原书主治】

《医学心悟》："痫者，忽然发作，眩仆倒地，不省高下，甚则瘛疭抽搐，目斜口㖞，痰涎直流，叫喊作畜声，医家听其五声，分为五脏。如犬吠者，肺也；羊嘶者，肝也；马鸣者，心也；牛吼者，脾也；猪叫着，肾也。虽有五脏之殊，而为痰涎则一，定痫丸主治。既愈之后，则用河车丸以断其根。"

小　结

祛痰剂主治各种痰证。本章共选正方10首，附方10首。根据功效及所治痰证的不同性质，分为清热化痰、燥湿化痰、润燥化痰、化痰熄风四类。

1. 清热化痰　本类方剂适用于热痰证。其中小陷胸汤功用清热化痰，宽胸散结。主治痰热互结证。胸脘痞闷，按之则痛，或心胸闷痛，或咳痰黄稠，舌红苔黄腻，脉

滑数。清气化痰丸功用清热化痰，理气止咳。主治痰热咳嗽。咳嗽气喘，咯痰黄稠，胸膈痞闷，甚则气急呕恶，烦躁不宁，舌质红，苔黄腻，脉滑数。礞石滚痰丸功用泻火逐痰，主治实热老痰证。癫狂昏迷，或惊悸怔忡，或不寐怪梦，或咳喘痰稠，或胸脘痞闷，或眩晕耳鸣，大便秘结，舌苔黄厚腻，脉滑数有力。

2. 燥湿化痰 本类方剂适用于湿痰证。其中半夏散及汤功用通阳散寒，涤痰开结，止咽痛，主治少阴病，咽中痛。本方治疗少阴感寒咽痛。依据“咽中痛”一症，难辨寒热虚实，然以方测证，当为寒邪客于咽喉，邪气闭郁，痰湿阻滞所致。因属寒邪痰湿客阻咽喉，故咽部一般不见红肿，同时或可伴见恶寒、痰涎多、气逆欲呕，舌淡苔润等。二陈汤具有燥湿化痰，理气和中之功，既是治湿痰证的主方，也是治疗各种痰证的基础方。温胆汤化痰清胆作用较佳，主治胆胃不和，痰热内扰的虚烦不眠，呕吐呃逆，以及惊恐癫痫等证。

3. 润燥化痰 本类方剂适用于燥痰证。代表方为贝母瓜蒌散。该方功用润肺化痰，主治肺经燥热所致的咳嗽痰稠难咯，咽喉干燥之证，为治燥痰之主方。

4. 化痰熄风 本类方剂适用于风痰证。代表方为半夏白术天麻汤。该方燥湿化痰与平肝熄风并用，善治风痰上扰的眩晕呕吐，为治风痰眩晕之专方。定痫丸功用涤痰熄风，清热开窍。主治风痰蕴热之痫证。患者忽然发作，眩仆倒地，甚或手足抽搐，目斜口㖞，痰涎直流，或叫喊如畜声，舌苔白腻微黄，脉弦滑略数。亦可用于癫狂。

第十四章　安神剂

凡以安神药物为主组成，具有安神定悸的作用，用于治疗失眠、健忘、心悸等心神不安之证的方剂，称为安神剂。

心神不安之证，病变主要在于心、肝、肾三脏，重点在于心。多因外受惊恐肝郁化火，内扰心神或阴血不足，心神失养，故有虚、实之分。实证多见惊狂善怒，烦躁不安，治宜重镇安神；虚证多见心悸健忘，虚烦不眠，治宜补养安神。故本章方剂按其作用不同，分为重镇安神剂与滋养安神剂两类。

重镇安神剂多由金石、贝壳之类药物为主组成，易伤脾胃，故只宜暂服，不可久用。对素体脾胃虚弱患者尤应注意，必要时可配伍神曲、麦芽等消食和胃之品。另外，某些安神药物如朱砂等具有一定的毒性，久服能引起慢性中毒，故应注意其使用剂量和使用时间。方中质地坚硬的药物宜打碎先煎，使药味尽出以提高疗效。在服用安神方剂时，应配合适当的心理疗法，并注意鼓励患者加强体育锻炼。

第一节　重镇安神

重镇安神剂，适用于心阳偏亢、火热扰心引起的心神烦乱、失眠、惊悸、怔忡等属于实证者。常用重镇安神药物如朱砂、磁石、龙骨等，酌情配伍清热泻火药、滋阴养血药、化痰药等组成方剂，如黄连、生地、当归、竹茹等。代表如方朱砂安神丸。

朱砂安神丸

《内外伤辨惑论》

【组成】朱砂水飞为衣，另研，五钱（15g）　黄连炙，去须，净，酒洗，六钱（18g）　甘草五钱半（16.5g）　生地黄一钱半（4.5g）　当归二钱半（7.5g）

【用法】上药除朱砂外，四味共为细末，汤浸蒸饼为丸，如黍米大。以朱砂为衣，每服十五丸或二十丸（3~4g），津唾咽之，食后（现代用法：上药研末，炼蜜为丸，每次 6~9g，临睡前温开水送服；亦可作汤剂，用量按原方比例酌减，朱砂研细末水飞，以药汤送服）。

【功用】镇心安神，清热养血。

【主治】心火亢盛，阴血不足证。失眠多梦，惊悸怔忡，心烦神乱，或胸中懊憹，舌尖红，脉细数。

【方解】本方证乃因心火亢盛，灼伤阴血所致。心火亢盛则心神被扰，阴血不足则心神失养，故见失眠多梦、惊悸怔忡、心烦等症；舌红，脉细数是心火盛而阴血虚之征。治当泻其亢盛之火，补其阴血之虚而安神。方中朱砂甘寒质重，专入心经，寒能清热，重可镇怯，既能重镇安神，又可清心火，治标之中兼能治本，是为君药。黄连苦寒，入心经，清心泻火，以除烦热为臣。君、臣相伍，重镇以安神，清心以除烦，以收泻火安神之功。佐以生地黄之甘苦寒，以滋阴清热；当归之辛甘温润，以补血，合生地黄滋补阴血以养心。使以炙甘草调药和中，以防黄连之苦寒、朱砂之质重碍胃。合而用之，标本兼治，清中有养，使心火得清，阴血得充，心神得养，则神志安定，是以“安神”名之。

【运用】

（1）辨证要点：本方是治疗心火亢盛，阴血不足而致神志不安的常用方。临床应用以失眠，惊悸，舌红，脉细数为辨证要点。

（2）加减变化：若胸中烦热较甚，加山栀仁、莲子心以增强清心除烦之力；兼惊恐，宜加生龙骨、生牡蛎以镇惊安神；失眠多梦者，可加酸枣仁、柏子仁以养心安神。

（3）现代运用：本方常用于神经衰弱所致的失眠、心悸、健忘，精神忧郁症引起的神志恍惚，以及心脏早搏所致的心悸、怔忡等属于心火亢盛，阴血不足者。

（4）使用注意：方中朱砂含硫化汞，不宜多服、久服，以防汞中毒；阴虚或脾弱者不宜服。

【附方】

猪肤汤（《伤寒论》） 猪肤一斤（500g） 上一味以水一斗，煮取五升，去滓；加白蜜一升、白粉五合，熬香和令相得，温分六服（现代用法：将猪皮去尽油脂，洗净，置水中文火慢熬，待其皮烂能嚼之时，或调入鸡蛋清，徐徐呷服，或加白蜜、熟米粉调和，分温服之）。功用：滋阴养血。主治：少阴病，下利，咽痛，胸满，心烦。

【原书主治】

《内外伤辨惑论》：“如心浮气乱，以朱砂安神丸镇固之。”

【现代研究】本方主要有镇静催眠，抗心律失常，抗惊厥，解热，镇痛等作用。

（1）镇静催眠：应用多导描记法记录猫睡眠时间，朱砂安神丸 1 丸（9g）溶于水灌胃给药能明显缩短清醒期（W）、延长慢波睡眠 1 期（SWSⅠ）及总睡眠时间，且能缩短 SWSⅠ、SWSⅡ及异相睡眠（PS）的潜伏期，翻转对氯苯丙氨酸的睡眠剥夺效应，表明其有易于引起睡眠，加快入睡过程，促进睡眠作用，其作用与提高脑内 5-HT 含量有关；孙氏采用戊巴比妥钠麻醉后开颅安放 EOG、EEG 及 EMG 电极，在丘脑外侧膝状体部插入双极电极记录其放电。用多道仪连续记录 6h 内 EOG、EEG、EMG 及 PGO 变化。用 Kothtschaffen 目测法，将猫睡眠期分为清醒期（W），慢波睡眠Ⅰ期、Ⅱ期（SWSⅠ、SWSⅡ）和 REM，药前记录 6h，共 4 次，取均值为正常值；朱砂安神丸日 1 丸灌胃，共 4 日。自身 t 测验检查给药前后差异显著性。其总睡眠时间为 134. 5min，SWSⅠ为 72. 0min，SWSⅡ为 47. 0min，REM 为 13. 5min，与药前比，SWSⅠ明显延长，表明朱砂安神丸有促进入睡作用；朱砂、黄连、甘草、地黄、当归均有镇静催眠作用。

（2）抗心律失常：朱砂安神丸灌胃给药，连续 5d，对氯仿-肾上腺素和草乌诱发

心律失常家兔，能明显缩短其心律失常持续时间，减少其异常搏动次数。

（3）抗惊厥：有降低中枢神经兴奋性；甘草、当归有抗惊厥作用。

（4）解热、镇痛、解毒：黄连、甘草、当归均有解热镇痛，地黄有养阴清热，黄连、甘草均有解毒作用。

（5）其他：黄连有增加血淋巴细胞及单核细胞，降血糖，抗贫血作用；甘草有补脾益气，缓急养心作用；地黄有滋阴凉血作用；当归有补血活血，甘润养血，抗贫血、血小板聚集及抗血栓作用，促进带氧血红蛋白功用。

第二节　滋养安神

养心安神剂，适用于阴血不足、虚阳偏亢或心虚肝郁引起的心神不安之证，症见虚烦少寐、心悸盗汗、梦遗健忘，或心神恍惚、舌红少苔等。常以养心安神药物如酸枣仁、柏子仁、小麦等组成。由于心神不安，日久常致心血耗伤，故常配伍益心气、敛心神之药物如人参、甘草、五味子等。代表方有酸枣仁汤、黄连阿胶汤、天王补心丹。

酸枣仁汤

《金匮要略》

【组成】酸枣仁炒，二升（15g）　甘草一两（3g）　知母二两（6g）　茯苓二两（6g）　川芎二两（6g）

【用法】上五味，以水八升，煮酸枣仁得六升，纳诸药，煮取三升，分温三服（现代用法：水煎，分3次温服）。

【功用】养血安神，清热除烦。

【主治】肝血不足，虚热内扰证。虚烦失眠，心悸不安，头目眩晕，咽干口燥，舌红，脉弦细。

【方解】本方证皆由肝血不足、阴虚内热而致。肝藏血，血舍魂；心藏神，血养心。肝血不足，则魂不守舍；心失所养，加之阴虚生内热，虚热内扰，故虚烦失眠、心悸不安。血虚无以荣润于上，每多伴见头目眩晕、咽干口燥。舌红，脉弦细乃血虚肝旺之征。治宜养血以安神，清热以除烦。方中重用酸枣仁为君，以其甘酸质润，入心、肝之经，养血补肝，宁心安神。茯苓宁心安神；知母苦寒质润，滋阴润燥，清热除烦，共为臣药。与君药相伍，以助安神除烦之功。佐以川芎之辛散，调肝血而疏肝气，与大量之酸枣仁相伍，辛散与酸收并用，补血与行血结合，具有养血调肝之妙。甘草和中缓急，调和诸药为使。诸药相伍，标本兼治，养中兼清，补中有行，共奏养血安神、清热除烦之效。

本方与天王补心丹均以滋阴补血、养心安神药物为主，配伍清虚热之品组方，以治阴血不足，虚热内扰之虚烦失眠。前者重用酸枣仁养血安神，配伍调气行血之川芎，有养血调肝之妙，主治肝血不足之虚烦失眠伴头目眩晕、脉弦细等；后者重用生地黄，并与麦冬、天冬、玄参等滋阴清热为伍，更与大队养血安神之品相配，主治心肾阴亏血少，虚火内扰之虚烦失眠伴手足心热、舌红少苔、脉细数者。

【运用】

（1）辨证要点：本方是治心肝血虚而致虚烦失眠之常用方。临床应用以虚烦失眠，咽干口燥，舌红，脉弦细为辨证要点。

（2）加减变化：血虚甚而头目眩晕重者，加当归、白芍、枸杞子增强养血补肝之功；虚火重而咽干口燥甚者，加麦冬、生地黄以养阴清热；若寐而易惊，加龙齿、珍珠母镇惊安神；兼见盗汗，加五味子、牡蛎安神敛汗。

（3）现代运用：本方常用于神经衰弱、心脏神经官能症、更年期综合征等属于心肝血虚，虚热内扰者。

（4）使用注意：心烦、失眠属实证者不宜使用本方。

【附方】

甘麦大枣汤（《金匮要略》） 甘草三两（9g），小麦一升（15~30g），大枣十枚（5枚）上三味，以水六升，煮取三升，温分三服。功用：养心安神，和中缓急。主治：脏躁。精神恍惚，常悲伤欲哭，不能自主，心中烦乱，睡眠不安，甚则言行失常，呵欠频作，舌淡红苔少，脉细微数。

【原书主治】

《金匮要略·血痹虚劳病脉证并治》："虚劳虚烦不得眠，酸枣仁汤主之。"

【现代研究】酸枣仁汤能显著减少小鼠自主运动次数，增长阈下剂量戊巴比妥钠所致小鼠睡眠只数，延伸阈上剂量戊巴比妥钠所致小鼠睡眠时间，且其平静、催眠作用浮现必定的剂量依靠性。谢伟等报道，由酸枣仁汤加减所得的眠得安煎剂可显明克制小鼠自主运动，具有较强的沉着作用而单用无显著的催眠后果，1/40 LD_{50}（0.58g/kg）腹腔注射可显著延伸小鼠戊巴比妥钠的睡眠时间，但加大剂量并不能增强此种作用，与传统沉着剂有所不同。沈鸿等研究成果表明，酸枣仁汤可使失血性贫血模型及甲亢型阴虚模型小鼠的自发活动次数减少，戊巴比妥钠引诱的睡眠埋伏期缩短，睡眠时间延长，协同阈下剂量戊巴比妥钠引诱睡眠。李哲用放射免疫分析（RIA）法检测灌服酸枣仁汤后小鼠脑组织内啡肽的含量，结果提醒其镇静催眠作用可能与β-内啡肽（β-EP）和强啡肽A1-13（DynA1-13）的升高有关。王欣等采取国际通用的高架十字迷宫焦虑动物模型对酸枣仁汤的抗焦虑作用研究表明，酸枣仁汤在7.5~15g/kg剂量范畴内，确有抗焦虑作用，以7.5g/kg剂量后果最优，但此效应不随给药剂量的增添而加强，并以为该方抗焦虑作用可能与影响血中NO浓度，调节IL-1β、TNF-α等细胞因子程度等有关。

黄连阿胶汤

《伤寒论》

【组成】黄连四两（9g） 黄芩二两（6g） 芍药二两（6g） 鸡子黄二枚（2枚） 阿胶三两（9g）

【用法】上五味，以水六升，先煮三物，取二升，去滓；内胶烊尽，小冷。内鸡子

黄，搅令相得，温服七合，日三服（现代用法：水煎，阿胶烊化兑入药汤，待药汁稍凉时，兑入鸡子黄）。

【功用】滋阴降火安神。

【主治】少阴病，心中烦，不得卧。

【方解】本证为少阴热化证。少阴包括心、肾两脏，心属火在上，肾主水在下。生理情况下，心火下温，使肾水不寒；肾水上滋，使心火不亢。谓之水火既济，心肾相交。如少阴阴虚，心火无制而上炎，就会导致心肾不交，水火失济的病理状态。其证以心烦、不得卧寐为特征。舌脉特点是：舌质红绛少苔或光绛无苔，甚则舌尖红赤起刺；状如杨梅，脉细数或弦数。本方以芩、连清心火，以胶、芍、鸡子黄滋肾水，待水火既济，心肾相交，诸证可愈。运用本方时，要注意煎服方法：一是阿胶烊化后入汤药中；二是鸡子黄不可与药同煎，待药汁稍凉时纳入汤中，搅合相得令服。

【运用】

（1）辨证要点：本方主治心肾不交之心烦失眠。以心烦、不得卧寐、舌质红绛少苔或光绛无苔，甚则舌尖红赤起刺，状如杨梅，脉细数或弦数为辨证要点。

（2）加减变化：心气虚者加人参，心血虚者加生地黄，肾阴虚甚者加黄精、墨旱莲。

（3）现代运用：现代常用于顽固性失眠、产后失眠、更年期失眠、神经衰弱、精神分裂症、抑郁症、焦虑症、紧张性头痛、神经性晕厥、脑动脉硬化、老年性痴呆等属心肾不交者。

（4）使用注意：心烦、失眠属实证者不宜使用本方。

【附方】

安神补脑液　鹿茸　制何首乌　淫羊藿　干姜　甘草　大枣　维生素 B_1　辅料为苯甲酸钠、蔗糖、羟苯乙酯。本品为黄色或棕黄色的液体；气芳香，味甜、辛。功用：健脑安神，生精补髓，益气养血。主治：神经衰弱、失眠，健忘，头晕，乏力。

【原书主治】

《伤寒论·辨少阴病脉证并治》303 条："少阴病得之二三日以上，心中烦，不得卧，黄连阿胶汤主之。"

【现代研究】主要有镇静，抗菌，补血等作用。

（1）镇静：方中黄连能降低小鼠自发活动，并延长戊巴比妥钠睡眠时间。

（2）抗菌：方中黄连、黄芩均对金黄色葡萄球菌、链球菌、肺炎球菌等致病菌均有抗菌作用。

（3）补血：方中阿胶有补血作用。

天王补心丹

《校注妇人良方》

【组成】人参去芦　茯苓　玄参　丹参　桔梗　远志各五钱（各 15g）　当归酒浸　五味　麦冬去心　天冬　柏子仁　酸枣仁炒，各一两（各 30g）　生地黄四两（120g）

【用法】上为末，炼蜜为丸，如梧桐子大，用朱砂为衣，每服二三十丸（6~9g），临卧，竹叶煎汤送下（现代用法：上药共为细末，炼蜜为小丸，用朱砂水飞 9~15g 为衣，每服 6~9g，温开水送下，或用桂圆肉煎汤送服；亦可改为汤剂，用量按原方比例酌减）。

【功用】滋阴清热，养血安神。

【主治】阴虚血少，神志不安证。心悸怔忡，虚烦失眠，神疲健忘，或梦遗，手足心热，口舌生疮，大便干结，舌红少苔，脉细数。

【方解】本方证多由忧愁思虑太过，暗耗阴血，使心肾两亏，阴虚血少，虚火内扰所致。阴虚血少，心失所养，故心悸失眠、神疲健忘；阴虚生内热，虚火内扰，则手足心热、虚烦、遗精、口舌生疮；舌红少苔，脉细数是阴虚内热之征。治当滋阴清热，养血安神。方中重用甘寒之生地黄，入心能养血，入肾能滋阴，故能滋阴养血，壮水以制虚火，为君药。天冬、麦冬滋阴清热，酸枣仁、柏子仁养心安神，当归补血润燥，共助生地黄滋阴补血，并养心安神，俱为臣药。玄参滋阴降火；茯苓、远志养心安神；人参补气以生血，并能安神益智；五味子之酸以敛心气，安心神；丹参清心活血，合补血药使补而不滞，则心血易生；朱砂镇心安神，以治其标，以上共为佐药。桔梗为舟楫，载药上行以使药力缓留于上部心经，为使药。本方配伍，滋阴补血以治本，养心安神以治标，标本兼治，心肾两顾，但以补心治本为主，共奏滋阴养血、补心安神之功。

【运用】

（1）辨证要点：本方为治疗心肾阴血亏虚所致神志不安的常用方。临床应用以心悸失眠，手足心热，舌红少苔，脉细数为辨证要点。

（2）加减变化：失眠重者，可酌加龙骨、磁石以重镇安神；心悸怔忡甚者，可酌加龙眼肉、首乌藤以增强养心安神之功；遗精者，可酌加金樱子、煅牡蛎以固肾涩精。

（3）现代运用：本方常用于神经衰弱、冠心病、精神分裂症、甲状腺功能亢进等所致的失眠、心悸，以及复发性口疮等属于心肾阴虚血少者。

（4）使用注意：本方滋阴之品较多，脾胃虚弱、纳食欠佳、大便不实者，不宜长期服用。

【附方】

柏子养心丸（《体仁汇编》） 柏子仁四两（120g） 枸杞子三两（90g） 麦冬 当归 石菖蒲 茯神各一两（各 30g） 玄参 熟地黄各二两（各 60g） 甘草五钱（15g） 本品为棕色的水蜜丸；味先甜而后苦，微麻。功用：补气，养血，安神。主治：用于心气虚寒，心悸不宁，失眠多梦，健忘。

【原书主治】

《校注妇人良方》：“妇人热劳，心经血虚，心神烦躁，颊赤头痛，眼涩唇干，口舌生疮，神思昏倦，四肢壮热，食饮无味，肢体酸疼，心怔盗汗，肌肤日瘦，或寒热往来。”

【现代研究】对心肌梗死的保护作用：补心丹加味（人参 15g，麦冬、五味子各 30g，玄参、炮附子、远志、公丁香、甘草各 15g，丹参、茯神、枣仁、天冬、柏子仁、

红花、当归各30g，生地黄120g，蒲黄18g）对由异丙肾上腺素所致的实验性心肌梗死有满意的拮抗作用，不仅能防止缺血性心电图改变和心肌病理学损害，而且对缺血心肌的生化代谢有良好影响，如通过对心肌琥珀酸脱氢酶、腺苷三磷酸酶活化作用来改善细胞线粒体呼吸和电子传递系统，促使线粒体能量转换，并使心肌兴奋-收缩耦联机制正常化。实验显著降低心肌梗死的发生率，提高了动物的存活率。此外，本方还能改善动物的非特异性防御功能和应激状态。实验提示，本方加味适宜治疗心绞痛、心肌梗死伴有心脏泵和电衰竭者，尤其适宜治疗“梗死前综合征”。

小　结

安神剂共选正方4首，附方4首。按其功用分重镇安神和滋养安神两类。

1. 重镇安神　朱砂安神丸重镇安神，泻火养阴，主治心火亢盛，阴血不足之失眠、心悸。

2. 滋养安神　酸枣仁汤、黄连阿胶汤、天王补心丹均有养心安神，滋阴补血之功，以治阴血不足，虚热内扰之心悸、虚烦失眠等。酸枣仁汤重在养血调肝，清热除烦，主治肝血不足之虚烦失眠证；黄连阿胶汤重在滋阴降火安神，用于心肾不足，阴虚火旺较重的心烦失眠；天王补心丹长于滋阴补血，主治心肾阴亏血少之心悸、失眠证。

第十五章　开窍剂

凡以芳香开窍药为主组成，具有开窍醒神作用，治疗神昏窍闭之证的方剂，统称开窍剂。

神昏之证有虚实之分。属于实证者，称为闭证；属于虚证者，称为脱证。开窍剂适用于实证，多由邪气壅盛、蒙蔽心包所致，症见不省人事、口噤、两手握固、声息粗鼾、脉象有力等。闭证根据其临床表现，可分为热闭与寒闭两种。热闭由温热之邪内陷心包所致，治宜清热开窍；寒闭由中风、中寒或气郁、痰浊蒙蔽心窍引起，治宜温通开窍。本类方剂，据此分为凉开和温开两类。

开窍剂的运用，首先，应辨别病证的虚实，如邪盛气实而见口噤、两手握固、脉象有力者，属于闭证，可用开窍之剂。对于汗出肢冷、呼吸气微、手撒遗尿、口开目合的脱证，即使神志昏迷，也不可使用。其次，对于阳明腑实证而见神昏谵语者，治宜寒下，不宜应用开窍剂。至于阳明腑实而兼邪陷心包之证，应根据病情的缓急轻重，或先投寒下，或开窍与泻下并用，才能切合病情。再次，开窍剂多为芳香药物，其性辛散走窜，久服则易伤元气，故临床多用于急救，中病即止，不可久服。另外，此类方剂的麝香等药，有碍胎元，孕妇慎用。最后，本类方剂多制成散剂、丸剂或注射剂应用，尤以散剂较丸剂为优，宜温开水化服或鼻饲，不宜加热煎煮，以免药性挥发，影响疗效。

第一节　凉　开

凉开剂，适用于温热之邪内陷心包的热闭证。症见高热烦躁，神昏谵语，甚或痉厥等。其他如中风、气郁、痰厥及感受秽浊之气，以致猝然昏倒，不省人事，证有热象者，亦可选用。常用芳香开窍药，如麝香、冰片、郁金、石菖蒲等配伍清热泻火、凉血解毒药为主组成方剂。由于热入心包，引起神志不安，故常配镇心安神药，如朱砂、磁石、琥珀、珍珠等；邪热内陷，每易灼液为痰，故宜适当配伍清化痰热之品，如胆星、川贝母、天竺黄、雄黄等。安宫牛黄丸、紫雪丹、至宝丹合称“三宝”，是凉开剂中的常用代表方剂，均用于热闭之证，但具体应用，略有区别。

安宫牛黄丸

《温病条辨》

【组成】牛黄一两（30g）　郁金一两（30g）　犀角（水牛角代）一两（30g）　黄连一两

(30g) 朱砂一两(30g) 梅片二钱五分(7.5g) 麝香二钱五分(7.5g) 珍珠五钱(15g) 山栀一两(30g) 雄黄一两(30g) 黄芩一两(30g)

【用法】上为极细末，炼老蜜为丸，每丸一钱(3g)，金箔为衣，蜡护。脉虚者人参汤下，脉实者金银花、薄荷汤下，每服一丸。大人病重体实者，日再服，甚至日三服；小儿服半丸，不知，再服半丸(现代用法：以水牛角浓缩粉 50g 替代犀角。以上 11 味，珍珠水飞或粉碎成极细粉，朱砂、雄黄分别水飞成极细粉；黄连、黄芩、栀子、郁金粉碎成细粉；将牛黄、水牛角浓缩粉及麝香、冰片研细，与上述粉末配研、过筛、混匀，加适量炼蜜制成大蜜丸。每服 1 丸，每日 1 次；小儿 3 岁以内 1 次 1/4 丸，4~6 岁 1 次 1/2 丸，每日 1 次；或遵医嘱。亦作散剂：按上法制得，每瓶装 1.6g。每服 1.6g，1 日 1 次；小儿 3 岁以内 1 次 0.4g，4~6 岁 1 次 0.8g，1 日 1 次；或遵医嘱)。

【功用】清热解毒，开窍醒神。

【主治】邪热内陷心包证。高热烦躁，神昏谵语，舌謇肢厥，舌红或绛，脉数有力。亦治中风昏迷，小儿惊厥属邪热内闭者。

【方解】本方证因温热邪毒内闭心包所致。热闭心包，必扰神明，故高热烦躁、神昏谵语；“温邪内陷之证，必有黏腻秽浊之气留恋于膈间”(《成方便读》)，邪热挟秽浊蒙蔽清窍，势必加重神昏；舌为心窍，热闭窍机，则舌謇不语；热闭心包，热深厥亦深，故伴见手足厥冷，是为热厥。所治中风昏迷、小儿高热惊厥，当属热闭心包之证。治以清热解毒、开窍醒神为法，并配辟秽安神之品。方中牛黄苦凉，清心解毒，辟秽开窍；水牛角咸寒，清心凉血解毒；麝香芳香开窍醒神。三药相配，是为清心开窍、凉血解毒的常用组合，共为君药。臣以大苦大寒之黄连、黄芩、山栀清热泻火解毒，合牛黄、犀角则清解心包热毒之力颇强；冰片、郁金芳香辟秽，化浊通窍，以增麝香开窍醒神之功。佐以雄黄助牛黄辟秽解毒；朱砂、珍珠镇心安神，以除烦躁不安。用炼蜜为丸，和胃调中为使药。原方以金箔为衣，取其重镇安神之效。本方清热泻火、凉血解毒与芳香开窍并用，但以清热解毒为主，意“使邪火随诸香一齐俱散也”(《温病条辨》)。

【运用】

(1) 辨证要点：本方为治疗热陷心包证的常用方，亦是凉开法的代表方。凡神昏谵语属邪热内陷心包者，均可应用。临床应用以高热烦躁，神昏谵语，舌红或绛，苔黄燥，脉数有力为辨证要点。

(2) 加减变化：用《温病条辨》清宫汤煎汤送服本方，可加强清心解毒之力；若温病初起，邪在肺卫，迅即逆传心包者，可用金银花、薄荷或银翘散加减煎汤送服本方，以增强清热透解作用；若邪陷心包，兼有腑实，症见神昏舌短、大便秘结、饮不解渴者，宜开窍与攻下并用，以安宫牛黄丸 2 粒化开，调生大黄末 9g 内服，先服一半，不效再服；热闭证见脉虚，有内闭外脱之势者，急宜人参煎汤送服本方。

(3) 现代运用：本方常用于流行性乙型脑炎、流行性脑脊髓膜炎、中毒性痢疾、尿毒症、肝昏迷、急性脑血管病、肺性脑病、颅脑外伤、小儿高热惊厥以及感染或中毒引起的高热神昏等属热闭心包者。

(4) 使用注意：本方孕妇慎用。

【附方】

牛黄清心丸（《痘疹世医心法》） 人工牛黄 当归 川芎 甘草 山药 黄芩 苦杏仁（炒） 大豆黄卷 大枣（去核） 白术（炒） 茯苓 桔梗 防风 柴胡 阿胶 干姜 白芍 人参 六神曲（炒） 肉桂 麦冬 白蔹 蒲黄（炒） 人工麝香 冰片 水牛角浓缩粉 羚羊角 朱砂 雄黄 功用：益气养血，镇静安神，化痰熄风。适用于气血不足，痰热上扰引起胸中郁热，惊悸虚烦，头目眩晕，中风不语，口眼㖞斜，半身不遂，言语不清，神志昏迷，痰涎壅盛。

【原书主治】

《温病条辨》："邪入心包，舌謇肢厥，牛黄安宫丸主之，紫雪丹亦主之。温毒神昏谵语者，先与安宫牛黄丸、紫雪丹之属，继以清宫汤。"

【现代研究】

（1）抗惊厥作用：本方能对抗苯巴胺对小鼠的兴奋作用，明显延缓小鼠戊四氮性阵挛发作，降低惊厥和死亡率。说明对大脑皮层有抑制作用，对生命中枢有一定保护作用。此外尚有抗士的宁惊厥作用。

（2）解热作用：本方对细菌毒素引起的家兔发热有明显解热作用，给药后 1h 与对照组相比有显著性差异。

紫雪

《外台秘要》

【组成】黄金百两（3.1kg） 寒水石三斤（1.5kg） 石膏三斤（1.5kg） 磁石三斤（1.5kg） 滑石三斤（1.5kg） 玄参一斤（500g） 羚羊角屑，五两（150g） 犀角（水牛角代）屑，五两（150g） 升麻一斤（500g） 沉香五两（150g） 丁香一两（30g） 青木香五两（150g） 甘草炙，八两（240g）

【用法】上十三味，以水一斛，先煮五种金石药，得四斗，去滓后纳八物，煮取一斗五升，去滓。取硝石四升（2kg），芒硝亦可，用朴硝精者十斤（5kg）投汁中，微火上煮，柳木篦搅，勿住手，有七升，投入木盆中，半日欲凝，纳成研朱砂三两（90g），细研麝香五分（1.5g），纳中搅调，寒之二日成霜雪紫色。患者强壮者，一服二分（0.6g），当利热毒；老弱人或热毒微者，一服一分（0.3g），以意节之（现代用法：不用黄金，先用石膏、寒水石、滑石、磁石砸成小块，加水煎煮 3 次。再将玄参、木香、沉香、升麻、甘草、丁香用石膏等煎液煎煮 3 次，合并煎液，滤过，滤液浓缩成膏，芒硝、硝石粉碎，兑入膏中，混匀，干燥，粉碎成中粉或细粉；羚羊角锉研成细粉；朱砂水飞成极细粉；将水牛角浓缩粉、麝香研细，与上述粉末配研、过筛、混匀即得，每瓶装 1.5g。口服，每次 1.5~3g，每日 2 次；周岁小儿每次 0.3g，5 岁以内小儿每增 1 岁，递增 0.3g，每日 1 次；5 岁以上小儿酌情服用）。

【功用】清热开窍，熄风止痉。

【主治】温热病，热闭心包及热盛动风证。高热烦躁，神昏谵语，痉厥，口渴唇焦，尿赤便闭，舌质红绛，苔黄燥，脉数有力或弦数；以及小儿热盛惊厥。

【方解】本方证因温病邪热炽盛，内闭心包，引动肝风所致。邪热炽盛，心神被

扰，故神昏谵语、高热烦躁；热极动风，故痉厥抽搐；热盛伤津，故口渴唇焦、尿赤、便闭；小儿热盛惊厥亦属邪热内闭，肝风内动之候。本方证既有热闭心包，又见热盛动风，故以清热开窍、熄风镇痉为治。方中犀角功专清心凉血解毒，羚羊角长于凉肝熄风止痉，麝香芳香开窍醒神，三药合用，是为清心凉肝，开窍熄风的常用组合，针对高热、神昏、痉厥等主证而设，共为君药。生石膏、寒水石、滑石清热泻火，滑石且可导热从小便而出；玄参、升麻清热解毒，其中玄参尚能养阴生津，升麻又可清热透邪，俱为臣药。方中清热药选用甘寒、咸寒之品，而不用苦寒直折，不仅避免苦燥伤阴，而且兼具生津护液之用，对热盛津伤之证，寓有深意。佐以木香、丁香、沉香行气通窍，与麝香配伍，增强开窍醒神之功；朱砂、磁石重镇安神，朱砂并能清心解毒，磁石又能潜镇肝阳，与君药配合以加强除烦止痉之效；更用朴硝、硝石泻热散结以“釜底抽薪”，可使邪热从肠腑下泄，原书指出服后“当利热毒”。炙甘草益气安中，调和诸药，并防寒凉伤胃之弊，为佐使药。原方应用黄金，乃取镇心安神之功。诸药合用，心肝并治，于清热开窍之中兼具熄风止痉之效，既开上窍，又通下窍，是为本方配伍特点。

【运用】

(1) 辨证要点：本方为治疗热闭心包，热盛动风证的常用方。临床应用以高热烦躁，神昏谵语，痉厥，舌红绛，脉数实为辨证要点。

(2) 加减变化：伴见气阴两伤者，宜以生脉散煎汤送服本方，或本方与生脉注射液同用，以防其内闭外脱。

(3) 现代运用：本方常用于治疗各种发热性感染性疾病，如流行性脑脊髓膜炎、乙型脑炎的极期、重症肺炎、猩红热、化脓性感染等疾患的败血症期，肝昏迷以及小儿高热惊厥、小儿麻疹热毒炽盛所致的高热神昏抽搐。

(4) 使用注意：本方服用过量有损伤元气之弊，甚者可出现大汗、肢冷、心悸、气促等症，故应中病即止。孕妇禁用。

【附方】

小儿回春丹（《敬修堂药说》）　川贝母　陈皮　木香　白豆蔻　枳壳　法半夏　沉香　天竺黄　僵蚕　全蝎　檀香（各 37.5g）　牛黄　麝香（各 12g）　胆南星（60g）　钩藤（24g）　大黄（60g）　天麻（37.5g）　甘草（26g）　朱砂（适量）　功用：开窍定惊，清热化痰。主治：小儿急惊风，痰热蒙蔽，发热烦躁，神昏惊厥，或反胃呕吐，夜啼吐乳，痰嗽哮喘，腹痛泄泻。

【原书主治】

《外台秘要》卷 18 引自“苏恭方”：“疗脚气毒遍内外，烦热，口中生疮，狂易叫走，及解诸石草热药毒发，邪热卒黄灯。瘴疫毒疠，卒死温疟，五尸五注，心腹诸疾，绞刺切痛，蛊毒鬼魅，野道热毒，小儿惊痫，百病最良方。”

【现代研究】本方主要有解热，镇静，抗惊厥，抗炎等作用。

(1) 解热：给家兔灌服紫雪散 2g/kg，能对抗静脉注射伤寒、副伤寒甲乙三联疫苗引起的体温升高，且作用快而持久。另一实验证明，紫雪口服液和紫雪散一样，对 2，4–二硝基酚所致家兔发热、啤酒酵母致大鼠发热均有明显的解热作用。对五联疫苗造型大耳兔的体温，2h 与复方阿司匹林比较无明显差异。4h 后降温效果明显优于复方阿司匹林，体温下降幅度 4h 后下降 1℃，6 小时后逐渐回升。

（2）抗惊厥：给小鼠灌服紫雪散 0.1g/20g，能显著对抗戊四氮及硝酸士的宁引起的惊厥。延长小鼠惊厥发生时间，降低惊厥率和死亡率。实验表明：紫雪口服液对士的宁引起小鼠惊厥有明显的拮抗作用；但对戊巴比妥钠的中枢抑制作用无明显影响。

（3）镇静：紫雪散及组成单味玄参和羚羊角等均有明显镇静催眠作用，对 BALB/c 系纯种小鼠的活动有明显的抑制作用，抑制率为 56.6%，与三溴合剂比较无明显差异，但比三溴合剂的镇静作用持续时间较长。

（4）抗菌、抗炎：方中单味麝香、玄参、升麻、甘草、丁香等对金黄色葡萄球菌、大肠杆菌等有抑制作用。麝香、玄参等均有抗炎作用。

至宝丹

《苏沈良方》卷五引《灵苑方》

【组成】生乌犀（水牛角代）　生玳瑁　琥珀　朱砂　雄黄各一两（各 30g）　牛黄一分（0.3g）　龙脑一分（0.3g）　麝香一分（0.3g）　安息香一两半（45g），酒浸，重汤煮令化，滤过滓，约取一两净（30g）　金银箔各五十片

【用法】上丸如皂角子大，人参汤下一丸，小儿量减（现代用法：水牛角、玳瑁、安息香、琥珀分别粉碎成细粉；朱砂、雄黄分别水飞成极细粉；将牛黄、麝香、冰片研细，与上述粉末配研、过筛、混匀。加适量炼蜜制成大蜜丸，每丸重 3g。口服，每次 1 丸，每日 1 次，小儿减量。本方改为散剂，用水牛角浓缩粉，不用金银箔，名“局方至宝散”。每瓶装 2g，每服 2g，每日 1 次；小儿 3 岁以内每次 0.5g，4~6 岁每次 1g；或遵医嘱）。

【功用】化浊开窍，清热解毒。

【主治】痰热内闭心包证。神昏谵语，身热烦躁，痰盛气粗，舌绛苔黄垢腻，脉滑数。亦治中风、中暑、小儿惊厥属于痰热内闭者。

【方解】本方证因痰热内闭，瘀阻心窍所致。痰热扰乱神明，则神昏谵语、身热烦躁；痰涎壅盛，阻塞气道，故喉中痰鸣、辘辘有声、气息粗大；舌绛苔黄垢腻，脉滑数为痰热内闭之象。至于中风、中暑、小儿惊厥，皆可因痰热内闭，而见身热烦躁、痰盛气粗，甚至时作惊搐等症。邪热固宜清解，然痰盛而神昏较重，尤当豁痰化浊开窍，故治以化浊开窍、清热解毒为法。叶天士所谓“舌绛而苔黄垢腻，中夹秽浊之气，急加芳香逐之”即是此义。方中麝香芳香开窍醒神；牛黄豁痰开窍，合犀角清心凉血解毒，共为君药。臣以安息香、冰片（龙脑）辟秽化浊，芳香开窍，与麝香同用，为治窍闭神昏之要品；玳瑁清热解毒，镇惊安神，可增强牛黄、犀角清热解毒之力。由于痰热瘀结，痰瘀不去则热邪难清，心神不安，故佐以雄黄助牛黄豁痰解毒；琥珀助麝香通络散瘀而通心窍之瘀阻，并合朱砂镇心安神。原方用金银二箔，意在加强琥珀、朱砂重镇安神之力。

本方配伍特点：一是于化浊开窍，清热解毒之中兼能通络散瘀，镇心安神；二是

化浊开窍为主，清热解毒为辅。因清热之力相对不足，故《绛雪园古方选注》云：“热入心包络，舌绛神昏者，以此丹入寒凉汤药中用之……”

原书用人参汤送服，意在借人参益气养心之功，以助诸药却邪开窍，适用于病情较重，正气虚弱者。另有“血病，生姜、小便化下”一法，意取童便滋阴降火行瘀、生姜辛散祛痰止呕之功，二者为引，既可加强全方清热开窍之功，又可行瘀散结、通行血脉，适用于热闭而脉实者。

本方与安宫牛黄丸、紫雪均可清热开窍，治疗热闭证，合称凉开“三宝”。就寒凉之性而言，吴瑭指出“安宫牛黄丸最凉，紫雪次之，至宝又次之”，但从功用、主治两方面分析，则各有所长。其中安宫牛黄丸长于清热解毒，适用于邪热偏盛而身热较重者；紫雪长于熄风止痉，适用于兼有热动肝风而痉厥抽搐者；至宝丹长于芳香开窍，化浊辟秽，适用于痰浊偏盛而昏迷较重者。

【运用】

(1) 辨证要点：本方是治疗痰热内闭心包证的常用方。临床应用以神昏谵语，身热烦躁，痰盛气粗，舌绛苔黄垢腻，脉滑数为辨证要点。

(2) 加减变化：本方清热之力相对不足，可用《温病条辨》清宫汤送服本方，以加强清心解毒之功；若湿热酿痰，蒙蔽心包，热邪与痰浊并重，症见身热不退、朝轻暮重、神识昏蒙、舌绛上有黄浊苔垢者，可用《温病全书》菖蒲郁金汤（石菖蒲、炒栀子、鲜竹叶、牡丹皮、郁金、连翘、灯心草、木通、淡竹茹、紫金片）煎汤送服本方，以清热利湿、化痰开窍；如营分受热，瘀阻血络，瘀热交阻心包，症见身热夜甚、谵语昏狂、舌绛无苔或紫暗而润、脉沉涩者，则当通瘀泻热与开窍透络并进，可用《重订通俗伤寒论》犀地清络饮（水牛角汁、牡丹皮、连翘、淡竹沥、鲜生地黄、生赤芍、桃仁、生姜汁、鲜石菖蒲汁、鲜茅根、灯心草）煎汤送服本方；如本方证有内闭外脱之势，急宜人参煎汤送服本方。

(3) 现代运用：本方常用于急性脑血管病、脑震荡、流行性乙型脑炎、流行性脑脊髓膜炎、肝昏迷、冠心病心绞痛、尿毒症、中暑、癫痫等证属痰热内闭者。

(4) 使用注意：本方芳香辛燥之品较多，有耗阴劫液之弊，故神昏谵语由阳盛阴虚所致者忌用；孕妇慎用。

【附方】

行军散（《随息居霍乱论》）　西牛黄　当门子　珍珠　梅片　硼砂各一钱（各3g）　明雄黄飞净，八钱（24g）　硝石三分（0.9g）　飞金（20页）　功用：开窍，辟秽，解毒。主治：霍乱痧胀，山岚瘴疠，及暑热秽恶诸邪，直干包络，头目昏晕，不省人事等危急证。并治口疮喉痛；点目，去风热障翳；搐鼻，辟时疫之气。

【原书主治】

《苏沈良方》：“卒中急风不语，中恶气绝，中诸物毒暗风，中热疫毒，阴阳二毒，山岚瘴气毒，蛊毒水毒，产后血晕，口鼻血出，恶血攻心，烦躁气喘，吐逆，难产闷乱，死胎不下。又疗心肺积热，伏热呕吐，邪气攻心，大肠风秘，神魂恍惚，头目昏眩，睡眠不安，唇口干燥，伤寒狂语。又疗小儿诸痫，急惊心热，卒中客忤，不得眠睡，烦躁风涎搐搦。”

【现代研究】

（1）抗病原微生物作用：对金黄色葡萄球菌、变形杆菌、铜绿假单胞杆菌、结核杆菌及多种皮肤真菌均有抑制作用，对疟原虫及日本血吸虫均有杀灭作用，对多种皮肤真菌有抑制作用。

（2）微量元素的综合作用：对神经、内分泌功能、免疫功能、心血管功能及细胞代谢功能的调控、恢复平衡发挥重要的作用。

（3）对神经、内分泌系统功能的影响：对中枢既具镇静、抗惊厥、解热、解毒作用，又具有降低脑水肿、改善脑微循环、刺激意识清醒之作用。同时对神经、内分泌系统有调控平衡的作用。

（4）对心脏、血管、血液流变学的影响：对多种重症感染性疾病以及脑血管意外、尿毒症时血管、血流变学障碍等具有积极调控作用。

（5）抗炎、抗氧化作用：抑制环氧化酶、脂氧化酶活性，抑制前列腺素（PG）合成，减少白细胞三烯 B_4（LTB_4）等致炎物质的产生，抑制中性粒细胞生成血小板活化因子，抑制溶酶体释放而发挥抗炎作用。

第二节　温　开

温开剂，适用于中风、中寒、气郁、痰厥等属于寒闭之证，症见猝然昏倒，牙关紧闭，神昏不语，苔白脉迟等。常用芳香开窍药如麝香、苏合香、冰片等为主，配伍温里、行气之品组成方剂。苏合香丸是温开剂中的常用代表方剂，治疗寒闭之证，既优于开窍辟秽，并长于行气温中止痛，故对气滞寒凝所致的心腹疼痛有较好疗效。

苏合香丸

《太平惠民和剂局方》

【组成】吃力伽（白术）　光明砂研　麝香　诃梨勒皮　香附子中白　沉香重者　青木香　丁子香　安息香　白檀香　荜茇上者　犀角（水牛角代）各一两（各 30g）　薰陆香　苏合香　龙脑香各半两（各 15g）

【用法】上为极细末，炼蜜为丸，如梧桐子大。腊月合之，藏于密器中，勿令泄气。每朝用四丸，取井花水于净器中研破服。老小每碎一丸服之，另取一丸如弹丸，蜡纸裹，绯袋盛，当心带之。冷水暖水，临时斟量（现代用法：以上 15 味，除苏合香、麝香、冰片、水牛角浓缩粉代犀角外，朱砂水飞成极细粉；其余安息香等十味粉碎成细粉；将麝香、冰片、水牛角浓缩粉研细，与上述粉末配研、过筛、混匀。再将苏合香炖化，加适量炼蜜与水制成蜜丸，低温干燥；或加适量炼蜜制成大蜜丸。口服，每次 1 丸，小儿酌减，每日 1~2 次，温开水送服。昏迷不能口服者，可鼻饲给药）。

【功用】芳香开窍，行气止痛。

【主治】寒闭证。突然昏倒，牙关紧闭，不省人事，苔白，脉迟。亦治心腹猝痛，甚则昏厥，属寒凝气滞者。

【方解】本方证因寒邪秽浊，闭阻机窍所致。寒痰秽浊，阻滞气机，蒙蔽清窍，故突然昏倒、牙关紧闭、不省人事；阴寒内盛，故苔白脉迟；若寒凝胸中，气血瘀滞，则心胸疼痛；邪壅中焦，气滞不通，故脘腹胀痛难忍。闭者宜开，治宜芳香开窍为主，对于寒邪、气郁及秽浊所致者，又须配合温里散寒、行气活血、辟秽化浊之法。方中苏合香、麝香、冰片、安息香芳香开窍，辟秽化浊，共为君药。臣以木香、香附、丁香、沉香、白檀香、乳香以行气解郁，散寒止痛，理气活血。佐以辛热之荜茇，温中散寒，助诸香药以增强驱寒止痛开郁之力；水牛角清心解毒，朱砂重镇安神，二者药性虽寒，但与大队温热之品相伍，则不悖温通开窍之旨；白术益气健脾、燥湿化浊，诃子收涩敛气，二药一补一敛，以防诸香辛散走窜太过，耗散真气。本方配伍特点是集诸芳香药于一方，既长于辟秽开窍，又可行气温中止痛，且散收兼顾，补敛并施。

【运用】

（1）辨证要点：本方为温开法的代表方，又是治疗寒闭证以及心腹疼痛属于寒凝气滞证的常用方。临床应用以突然昏倒，不省人事，牙关紧闭，苔白，脉迟为辨证要点。

（2）加减变化：经常便秘者，配大黄汤送服之。

（3）现代运用：本方常用于急性脑血管病、癔症性昏厥、癫痫、有毒气体中毒、老年痴呆症、流行性乙型脑炎、肝昏迷、冠心病心绞痛、心肌梗死等证属寒闭或寒凝气滞者。

（4）使用注意：本方药物辛香走窜，有损胎气，孕妇慎用；脱证禁用。

【附方】

紫金锭（《丹溪心法附余》）　山慈菇三两　红大戟一两半　千金子霜一两　五倍子三两　麝香三钱　朱砂一两　雄黄一两　口服。一次 0.6~1.5g，一日 2 次。外用，醋磨调敷患处。功用：辟瘟解毒，消肿止痛。主治：中暑，脘腹胀痛，恶心呕吐，痢疾泄泻，小儿痰厥；外治疔疮疖肿，痄腮，丹毒，喉风。

【原书主治】

《太平惠民和剂局方》：“治一切冷气，心腹疼痛，胸膈噎塞，胁肋膨胀，心下坚痞，腹中虚鸣，哕逆恶心，噫气吞酸，胃中冷逆，呕吐不止，宿饮不消，胸膈刺痛，时吐清水，不思饮食，并皆治之。”

【现代研究】本方主要有抗血小板凝集，保护心肌，抑制血管收缩作用。

（1）抗血小板凝集作用：体外实验用本方有效成分苏合香脂 1.2mg/kg、顺式桂皮醛 0.6mg/kg，以胶原为诱导剂，观察对家兔、大鼠血小板的影响。结果对兔抑制率为 33%、52%，对大鼠抑制率分别为 24%、42%。以腺苷二磷酸（ADP）为诱导剂，对家兔抑制率分别为 32%和 72%，对大鼠为 35%和 77%。

（2）对心脏的保护作用：本方单味药对心肌细胞出现急性缺血性亚微结构改变有显著的保护作用，亦能提高心肌炎 86Rb 摄取率，增加心肌营养性血流量；药理实验表明，本品有效成分苏合香脂和冰片能延长小鼠耐缺氧的时间；能使心肌梗死狗的冠状血流量（CSF）回升；减少心率和心脏动-静脉血氧差（$MA-VO_2$），对非心肌梗死狗不能提高 CSF，但亦能减少心率和 $MA-VO_2$。另外水牛角亦有强心作用。

（3）抗炎镇痛：本方单味药水牛角、麝香、乳香等均有抗炎镇痛作用。

小　结

开窍剂共选正方4首，附方4首。按其功用分为凉开和温开两类。

1. 凉开　安宫牛黄丸、紫雪、至宝丹合称凉开“三宝”，由芳香开窍药和清热凉血解毒药为主组成，是凉开法的常用方剂。三方均有清热开窍之功，均可治疗热陷心包之证。但安宫牛黄丸长于清热解毒，适用于热盛之证；至宝丹长于开窍醒神，化浊辟秽，适用于痰浊偏盛、神昏较重之证；紫雪清热解毒之力不及安宫牛黄丸，开窍之功逊于至宝丹，但长于熄风止痉，故对热闭心包及热盛动风，神昏而有痉厥者，较为适合。

2. 温开　苏合香丸是温开法的代表方，由芳香开窍药为主配伍行气解郁、辟秽化浊、温中止痛之品组成，主治寒闭之证。因其长于行气温中止痛，故对寒凝气滞所致的心腹疼痛也有较好疗效。

第十六章　固涩剂

凡以固涩药物为主，具有固涩作用，用于治疗气、血、精、津液耗散滑脱等证的方药，称为固涩剂。

固涩剂适用于脏腑功能失调，正气亏虚所致的气、血、精、津耗散滑脱之证。气、血、精、津是营养人体的宝贵物质，一旦滑脱不禁，散失不收，轻则有碍健康，重则可危及生命，因此，必须采用收敛固涩的方法进行治疗。由于发病原因、发病部位和散失物质的不同，其临床表现常见自汗、盗汗、久咳不止、久泻久痢、遗精滑泄、小便失禁、崩漏带下等，所以，固涩剂分为固表止汗、敛肺止咳、涩肠固脱、涩精止遗、固崩止带五类。

固涩剂治疗正气内虚、耗散滑脱之证，故在运用时应根据气、血、津液、精的耗散程度不同和物质不同，需配伍相应的补益药，使之标本兼顾。若元气大虚，亡阳欲脱之证，不是单纯的固涩剂所能治疗的，急需大剂量人参、附子之类回阳固脱。本剂为正虚无邪者设立，若邪实未去，使用固涩剂，有“闭门留寇之弊”，常转生他病。

第一节　固表止汗

固表止汗剂，适用于肌表疏松的自汗证，可兼见面色㿠白、心悸气短、烦倦、舌质淡红、脉虚弱等症；或用于阴虚有火的盗汗证，可兼见潮热、手足心热、舌红少苔、脉细数等症。常用麻黄根、浮小麦、煅牡蛎等收敛止汗药，配伍益气固表的黄芪、白术等药物为主组成方剂。代表方如玉屏风散。

玉屏风散

《医方类聚》

【组成】防风一两（15g）　黄芪蜜炙，二两（30g）　白术二两（30g）

【用法】上㕮咀。每服三钱（9g），用水一盏半，加大枣一枚，煎至七分，去滓，食后热服（现代用法：研末，每日2次，每次6~9g，大枣煎汤送服；亦可作汤剂，水煎服，用量按原方比例酌减）。

【功用】补脾实卫，益气固表止汗。

【主治】表虚自汗，易感风邪；风雨寒湿伤形，皮肤枯槁。汗出恶风，面色㿠白，舌淡苔薄白，脉浮虚。亦治虚人腠理不固，易感风邪。本方常用于过敏性鼻炎、上呼吸道感染属表虚不固而外感风邪者，以及肾小球肾炎易于伤风感冒而诱致病情反复者。

【方解】方中黄芪益气固表止汗为君；白术补气健脾为臣；佐以防风走表而散风邪，合黄芪、白术以益气祛邪。且黄芪得防风，固表而不致留邪；防风得黄芪，祛邪而不伤正，有补中寓疏，散中寓补之意。

【运用】

（1）辨证要点：本方为治疗表虚自汗的常用方剂。临床应用以自汗恶风，面色㿠白，舌淡脉虚为辨证要点。

（2）加减变化：自汗较重者，可加浮小麦、煅牡蛎、麻黄根，以加强固表止汗之效。

（3）现代运用：本方常用于过敏性鼻炎、上呼吸道感染属表虚不固而外感风邪者，以及肾小球肾炎易于伤风感冒而诱致病情反复者。

（4）使用注意：若属外感自汗或阴虚盗汗，则不宜使用。

【附方】

牡蛎散 （《太平惠民和剂局方》） 黄芪去苗土 麻黄根洗 牡蛎米泔浸，刷去土，火烧通赤，各一两（各 30g） 用法：上三味为粗散。每服三钱（9g），水一盏半，小麦百余粒（30g），同煎至八分，去滓热服，日二服，不拘时候（现代用法：为粗散，每服 9g，加小麦 30g，水煎温服；亦作汤剂，用量按原方比例酌减，加小麦 30g，水煎温服）。功用：敛阴止汗，益气固表。主治：体虚自汗、盗汗证。常自汗出，夜卧更甚，心悸惊惕，短气烦倦，舌淡红，脉细弱。

【原书主治】

《医方类聚》："腠理不密，易于感冒。"

【现代研究】本方具有调节机体免疫功能的作用。

在溶血空斑试验（简称 PFC）中，玉屏风散能使 SRBC（致敏红细胞）致敏小鼠脾脏 PFC 基础水平偏低的增高，使偏高的降低，而呈双向调节作用。［易宁育，姚渭珍，尹忠铭，等．中医扶正方剂玉屏风散的药理研究——Ⅱ．对免疫功能双向调节作用有效组分的探讨．上海免疫学杂志，1983，（2）：82-85.］

对兔用 Vassali 氏改良法造成的实验性肾炎模型使用玉屏风散，对肾炎的病理修复有明显作用，服药组病理好转率达 83.33%，而对照组为 33.33%，服药组治疗后与对照组相比，病理改善有显著差异（$P<0.01$）。同时肾功能方面内生肌酐清除率回升较快。玉屏风散在同时使用免疫抑制剂的情况下，能使各类肾小球肾炎患者的低于正常或高于正常的 CH50（血清总补体）、C3（血清补体 C3）、RFC（玫瑰花结形成细胞）、IgG（免疫球蛋白 G）、IgA（免疫球蛋白 A）、IgM（免疫球蛋白 M）恢复正常。其治疗机制亦与调节机体免疫功能有关。［陈梅芳，张庆怡，吴志英，等．玉屏风散治疗实验性肾炎的研究．中西医结合杂志，1986，（4）：229.］

第二节　敛肺止咳

敛肺止咳剂，适用于气阴耗伤之证，症见咳嗽、气喘、自汗、脉虚数等。常用敛

肺止咳药如罂粟壳、五味子、乌梅等，配伍益气养阴药如人参、阿胶等为主组成方剂。代表方如九仙散。

九仙散

《卫生宝鉴》

【组成】人参　款冬花　桑白皮　桔梗　五味子　阿胶　乌梅各一两（各 30g）　贝母半两（15g）　罂粟壳去顶，蜜炒黄，八两（240g）

【用法】上为末，每服三钱（9g），白汤点服，嗽住止后服。

【功用】敛肺止咳，益气养阴。

【主治】久咳肺虚证。久咳不已，咳甚则气喘自汗，痰少而黏，脉虚数。

【方解】本方证为久咳不愈，气阴两虚所致。肺主气，久咳必耗伤肺气，累及肺阴。肺虚不敛，则咳嗽不愈，甚则气喘。肺合皮毛，肺气不足，卫外不固，故见自汗。痰少而黏，脉虚数均为气阴不足之征。治宜敛肺止咳，益气养阴。方中重用罂粟壳，其味酸涩，功专敛肺止咳，为君药。五味子、乌梅亦酸涩之品，助君药敛肺止咳，以防肺之气阴耗散，为臣药。君臣相合，体现了急则治其标。人参补益肺气；阿胶滋养肺阴；款冬花、桑白皮、贝母降气平喘，止咳化痰，皆为佐药。桔梗止咳化痰，并载诸药上行入肺，为使药。诸药合用，敛降与滋补同施，但重在敛肺以止咳，是治疗久咳肺虚之良方。

【运用】

（1）辨证要点：本方主治气阴两虚之久咳不止。以久咳不止、气喘自汗、脉虚数为辨证要点。

（2）加减变化：若气虚明显者，可加黄芪、西洋参以补益脾肺之气；若阴虚明显者，可加麦冬、沙参、百合以养阴润肺。

（3）现代运用：慢性气管炎、肺气肿、百日咳属久咳肺虚、气阴两虚者。

（4）使用注意：若虽久咳而内多痰涎，或咳嗽而外有表证者，忌用本方，以免留邪为患；且方中罂粟壳有毒，久服成瘾，故不宜多服、久服。

【原书主治】

《卫生宝鉴》："治一切咳嗽。"

第三节　涩肠固脱

涩肠止脱剂，适用于久泻久痢、肠滑不禁等脾肾阳虚之证。代表方有赤石脂禹余粮汤、桃花汤、真人养脏汤、四神丸。

赤石脂禹余粮汤

《伤寒论》

【组成】赤石脂一斤（碎）（30g）　禹余粮一斤（碎）（30g）

【用法】上二味，以水六升，煮取二升，去滓，分温三服（现代用法：久煎取汁）。

【功用】收敛固脱，涩肠止泻。

【主治】久泻、久痢，肠滑不能收摄者。久泻，久痢，便血，脱肛，遗精，崩漏，带下，溃疡不敛，湿疹，外伤出血。

【方解】赤石脂甘温酸涩，重镇固脱，涩肠止泻、止痢；禹余粮甘平无毒，敛涩固下。

【运用】

（1）辨证要点：本方是治疗肠滑不能收摄之久泻、久痢。临床以下元不固之久泻、久痢、便血、脱肛、遗精、崩漏、带下、舌淡、脉细虚为辨证要点。

（2）加减变化：若久痢偏寒者加党参、白术、肉豆蔻、制附子；气虚脱肛者，加补中益气丸汤。

（3）现代运用：本方常用于慢性肠炎、慢性结肠炎、肠结核、慢性痢疾、痢疾综合征等日久不愈属下元不固者。

（4）使用注意：若泻痢虽久，但湿热积滞未去者，忌用本方。

【原书主治】

《伤寒论·辨太阳病脉证并治》159 条：“下利不止，心下痞硬。”

【现代研究】赤石脂内服能吸着消化道内有毒物质及食品非常发酵的产品等。对发炎的胃肠黏膜有部分保护作用，并对胃肠道出血有止血作用。赤石脂 20g/kg、40g/kg 灌胃，可缩短小鼠（毛细管法）凝血时间和大鼠血浆复钙时间，对 ADP（腺苷二磷酸）引诱的兔、大鼠血小板堆积和小鼠体内 ADP 引诱的血小板血栓构成均有抑制作用。

桃花汤

《伤寒论》

【组成】赤石脂一斤（30g，一半全用，一半筛末）　干姜一两（9g）　粳米一斤（30 克）

【用法】上三味，以水 700mL，煮米令熟，去滓，温服 150mL，纳赤石脂末 5g，日三服。若一服愈，余勿服。

【功用】温中涩肠止痢。

【主治】久痢不愈，便脓血，色暗不鲜，腹痛喜温喜按，舌质淡苔白，脉迟弱，或微细。

【方解】本方所治久痢，属于脾肾阳气衰微所致。方中赤石脂涩肠固脱为君；干姜温中祛寒为臣；粳米养胃和中为佐使，助赤石脂、干姜以厚肠胃。诸药合用，共奏温中涩肠之效。

【运用】

（1）辨证要点：本方常用于脾阳虚衰，肠失固摄之证。临床以久痢不愈，腹痛喜温喜按，舌淡苔白，脉迟弱为辨证要点。

（2）加减变化：若阳虚阴寒较盛者，加附子、肉桂温肾暖脾以散阴寒；腹痛甚者，

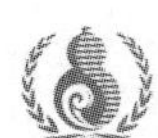

加当归、白芍养血柔肝以止痛；久泻溃脱不禁者，加党参、煨肉豆蔻以益气涩肠固脱。

（3）现代运用：现常用于痢疾后期、伤寒肠出血、慢性肠炎、溃疡病、带下病等属脾肾阳虚者。

（4）使用注意：热痢便脓血，里急后重，肛门灼热者，禁用本方。

【原书主治】

《伤寒论·辨太阳病脉证并治》306 条："少阴病，下利，便脓血者，桃花汤主之。"

《伤寒论·辨太阳病脉证并治》307 条："腹痛，小便不利，下利不止，便脓血者，桃花汤主之。"

【现代研究】主要有抑菌，收敛、止血，镇痛、镇静、镇吐等作用。

（1）抑菌：生姜对伤寒杆菌、霍乱弧菌有明显的抑制作用，生姜水浸剂对堇色毛癣菌有抑制作用，对阴道滴虫有不同程度的杀灭作用。

（2）收敛、止血：赤石脂具有收敛、止血作用。

（3）镇痛、镇静、镇吐：生姜有明显的镇痛、镇静、镇吐作用。此外，生姜还有利胆作用，促进胆汁分泌，或促进消化液分泌。

（4）其他：粳米能维持心脏、神经及消化系统的正常功能，促进碳水化合物在人体内的代谢。

真人养脏汤

《太平惠民和剂局方》

【组成】人参　当归去芦　白术焙，各六钱（各 18g）　肉豆蔻面裹，煨，半两（15g）　肉桂去粗皮　甘草炙，各八钱（各 24g）　白芍一两六钱（48g）　木香不见火，一两四钱（42g）　诃子去核，一两二钱（36g）　罂粟壳去蒂萼，蜜炙，三两六钱（108g）

【用法】上锉为粗末。每服二大钱（6g），水一盏半，煎至八分，去滓，食前温服。忌酒、面、生、冷、鱼腥、油腻（现代用法：共为粗末，每服 6g，水煎去滓，饭前温服；亦作汤剂，水煎去滓，饭前温服，用量按原方比例酌减）。

【功用】涩肠固脱，温补脾肾。

【主治】久泻久痢，脾肾虚寒证。泻痢无度，滑脱不禁，甚至脱肛坠下，脐腹疼痛，喜温喜按，倦怠食少，舌淡苔白，脉迟细。

【方解】久泻久痢，积滞虽去，但脾肾虚寒、肠失固摄，以致大便滑脱不禁，甚至中气下陷，脱肛坠下；脾肾虚寒，气血不和，故腹痛喜温喜按；脾虚气弱，运化失司，则倦怠食少。病虽以脾肾虚寒为本，但已至滑脱失禁，非固涩则泻痢不能止，治当涩肠固脱治标为主，温补脾肾治本为辅。方中重用罂粟壳涩肠止泻，为君药。臣以肉豆蔻温中涩肠；诃子苦酸温涩，功专涩肠止泻。君臣相须为用，体现"急则治标""滑者涩之"之法。然固涩之品仅能治标塞流，不能治本，故佐以肉桂温肾暖脾，人参、白术补气健脾，三药合用温补脾肾以治本。泻痢日久，每伤阴血，甘温固涩之品，易壅滞气机，故又佐以当归、白芍养血和血，木香调气醒脾，共成调气和血，既治下痢腹痛后重，又使全方涩补不滞。甘草益气和中，调和诸药，且合参、术补中益气，合白芍缓急止痛，为佐使药。综观全方，具有标本兼治，重在治标；脾肾兼顾，补脾为主；涩中寓通，补而不滞等的配伍特点。诚为治疗虚寒泻痢、滑脱不禁之良方，故费伯雄言其“于久病正虚者尤宜”。

【运用】

（1）辨证要点：本方为治泻痢日久，脾肾虚寒的常用方。临床应用以大便滑脱不禁，腹痛喜温喜按，食少神疲，舌淡苔白，脉迟细为辨证要点。

（2）加减变化：脾肾虚寒、手足不温者，可加附子以温肾暖脾；脱肛坠下者，加升麻、黄芪以益气升陷。

（3）现代运用：本方常用于慢性肠炎、慢性结肠炎、肠结核、慢性痢疾、痢疾综合征等日久不愈属脾肾虚寒者。

（4）使用注意：若泻痢虽久，但湿热积滞未去者，忌用本方。

【原书主治】

《太平惠民和剂局方》：“治大人小儿肠胃虚弱，冷热不调，脏腑受寒，下痢赤白，或便脓血，有如鱼脑，里急后重，脐腹绞痛，日夜无度，胸膈痞闭，胁肋胀痛，全不思食，及治脱肛坠下，酒毒便血。诸药不效者，并皆治之。”

【现代研究】本方主要有中和胃酸、抗溃疡、抑制胃蛋白酶活性、抗炎、镇痛等作用。

（1）中和胃酸：向100mL人工胃液内加入5g真人养脏汤，10min后测pH值，结果由原来的1.5变为3.5，表明该方有中和胃酸作用。

（2）抗实验性胃溃疡：①小鼠灌胃5.0g/kg真人养脏汤和腹腔注射2.5g/kg真人养脏汤，对小鼠应激性溃疡的发生均有显著抑制作用。②真人养脏汤2.5g/kg腹腔注射可降低幽门结扎性溃疡发生率，减少溃疡指数，降低胃液量和胃酸pH值。③真人养脏汤2.5g/kg、5.0g/kg腹腔注射对消炎痛溃疡和5.0g/kg腹腔注射对醋酸性溃疡有显著的抑制作用。

（3）抑制胃蛋白酶活性：真人养脏汤对胃蛋白酶有明显的吸附作用，抑制人工胃液消化蛋白质。

（4）抗炎、镇痛：人参、当归、甘草、白芍、罂粟壳，均有抗炎、镇痛作用。

四神丸

《内科摘要》

【组成】肉豆蔻二两（60g）　补骨脂四两（120g）　五味子二两（60g）　吴茱萸浸炒，一两（30g）

【用法】上为末，用水一碗，煮生姜四两（120g），红枣五十枚，水干，取枣肉为丸，如桐子大。每服五七十丸（6~9g），空心食前服（现代用法：以上5味，粉碎成细粉，过筛，混匀。另取生姜200g，捣碎，加水适量压榨取汁，与上述粉末泛丸，干燥即得。每服9g，每日1~2次，临睡用淡盐汤或温开水送服；亦作汤剂，加姜、枣水煎，临睡温服，用量按原方比例酌减）。

【功用】温肾暖脾，固肠止泻。

【主治】脾肾阳虚之肾泄证。五更泄泻，不思饮食，食不消化，或久泻不愈，腹痛喜温，腰酸肢冷，神疲乏力，舌淡，苔薄白，脉沉迟无力。

【方解】肾泄，又称五更泄、鸡鸣泻，多由命门火衰，火不暖土，脾失健运所致。《素问·金匮真言论》说："鸡鸣至平旦，天之阴，阴中之阳也，故人亦应之。"五更正是阴气极盛，阳气萌发之际，命门火衰者应于此时，因阴寒内盛，命门之火不能上温脾土，脾阳不升而水谷下趋，故令五更泄泻。正如《医方集解》所云"久泻皆由肾命火衰，不能专责脾胃"；脾失健运，故不思饮食、食不消化；脾肾阳虚，阴寒凝聚，则腹痛、腰酸肢冷。《素问·生气通天论》曰："阳气者，精则养神。"脾肾阳虚，阳气不能化精微以养神，以致神疲乏力。治宜温肾暖脾，固涩止泻。方中重用补骨脂辛苦性温，补命门之火以温养脾土，《本草纲目》谓其"治肾泄"，故为君药。臣以肉豆蔻温中涩肠，与补骨脂相伍，既可增温肾暖脾之力，又能涩肠止泻。吴茱萸温脾暖胃以散阴寒；五味子酸温，固肾涩肠，合吴茱萸以助君、臣药温涩止泻之力，为佐药。用法中姜、枣同煮，枣肉为丸，意在温补脾胃，鼓舞运化。诸药合用，脾火旺土强，肾泄自愈。方名"四神"，正如《绛雪园古方选注》所说："四种之药，治肾泄有神功也。"

本方由《普济本事方》的二神丸与五味子散两方组合而成。二神丸（肉豆蔻、补骨脂）主治"脾肾虚弱，全不进食"；五味子散（五味子、吴茱萸）专治"肾泄"。两方相合，则温补脾肾、固涩止泻之功益佳。原方肉豆蔻、补骨脂、五味子、吴茱萸均未标剂量，后世方书多参照《证治准绳》卷 6 之四神丸而补。《医方集解》记载本方服法宜在"临睡时淡盐汤或白开水送下"，颇为有理，正如汪昂所云："若平旦服之，至夜药力已尽，不能敌一夜之阴寒故也。"故应嘱患者于临睡时服药，更为奏效。

本方与真人养脏汤同为固涩止泻之剂，但所治不尽相同。本方重用补骨脂为君药，以温肾为主，兼以暖脾涩肠，主治命门火衰、火不暖土所致的肾泄；真人养脏汤重用罂粟壳为君药，以固涩为主，兼以温补脾肾，主治泻痢日久、脾肾虚寒而以脾虚为主的大便失禁。

【运用】

（1）辨证要点：本方为治命门火衰，火不暖土所致五更泄泻或久泻的常用方。临床应用以五更泄泻，不思饮食，舌淡苔白，脉沉迟无力为辨证要点。

（2）加减变化：本方合理中丸，可增强温中止泻之力。若腰酸肢冷较甚者，加附子、肉桂以增强温阳补肾之功。

（3）现代运用：本方常用于慢性结肠炎、肠结核、肠道易激综合征等属脾肾虚寒者。

（4）使用注意：泄泻属实证者不宜使用本方。

【原书主治】

《内科摘要》："治脾肾虚弱，大便不实，饮食不思。"

【现代研究】四神丸及其拆方二神丸、五味子散，以及单味药五味子、吴茱萸对家兔离体肠管的自发活动有明显抑制作用，并能对抗乙酰胆碱和氯化钡引起的肠痉挛。四神丸与肾上腺素抑制肠管作用的比较表明，本方的抑制作用并非通过 α 受体而起作

用。[胡隐恒，胡月娟，周京滋，等．四神丸及其组成对家兔离体小肠运动的影响．中成药研究，1981，(9)：31.]

第四节　涩精止遗

涩精止遗剂，适用于肾虚封藏失职、精关不固的遗精滑泄；或肾虚不固、膀胱失约的遗尿、尿频等症。常用补肾涩精止遗的药物如沙苑蒺藜、莲须、芡实、桑螵蛸、益智仁、金樱子等为主组成方剂。代表方有金锁固精丸、桑螵蛸散。

金锁固精丸

《医方集解》

【组成】沙苑蒺藜炒，二两（60g）　芡实蒸，二两（60g）　莲须二两（60g）　龙骨酥炙，一两（30g）　牡蛎盐水煮1日1夜，煅粉，一两（30g）

【用法】空腹用淡盐水或温开水送服。以莲子粉糊丸，每丸0.6g，一次15丸，一日3次。

【功用】固肾涩精。

【主治】用于肾虚不固、遗精滑泄、神疲乏力、四肢酸软、腰痛耳鸣。

【方解】方中沙苑蒺藜甘温，补肾固精，《本草纲目》谓其“补肾，治腰痛泄精，虚损劳气”，《本经逢原》谓其“为泄精虚劳要药，最能固精”，此药为君药。芡实、莲须甘涩而平，俱为益精固肾，且补脾气，莲须并能交通心肾，共为臣药。佐以龙骨甘涩而平，牡蛎咸平微寒，俱能固涩止遗，莲须甘平，尤为收敛固精之妙品。诸药合用，既能补肾，又能固精，实为标本兼顾，以治标为主的良方。因其能秘肾气，固精关，专为肾虚滑精者而设，故名曰金锁固精丸。

【运用】

（1）辨证要点：本方主治盛肾关不固之遗精滑泄，以遗精滑泄、腰酸耳鸣、四肢无力、脉细弱为辨证要点。

（2）加减变化：本方所致遗精证，如见腰酸、尿频、舌淡、苔白、脉沉弱偏于肾阳虚者，可加补骨脂，山芋肉以温补肾阳；若有梦而遗，心烦不眠，舌红少津，脉细数偏于肾阴虚者，可加龟板、女贞子等滋养肾阴；若肾阴虚有火，可加知母，黄柏以滋阴降火。

（3）现代运用：本方可用于神经衰弱的梦遗、滑精、遗尿、失眠等，加入五味子效果更好。

（4）使用注意：本方多为收涩之品，以固肾涩精为主。如属湿热下注所致者，宜用龙胆泻肝汤之类清热利湿，禁用本方。

【原书主治】

《医方集解》：“治精滑不禁。精滑者，火炎上而水趋下，心肾不交也。”

【现代研究】本方主要有降脂和降酶，抗炎，收敛、止泻等作用。

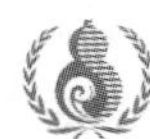

（1）降脂和降酶：沙苑子及其有效部位总黄酮对实验性高脂血症大鼠能降低血清胆固醇、三酰甘油，升高高密度脂蛋白-胆固醇，改善血液流变学各种异常变化。沙苑子还有明显降谷丙转氨酶的作用。

（2）抗炎：实验结果表明，金锁固精丸中主药沙苑子能明显抑制大鼠甲醛性关节肿的产生，能抑制角叉菜胶、甲醛、组胺胺引起的关节肿和炎性肉芽肿的形成，且能直接对抗组胺兴奋离体豚鼠肠肌的作用，并能明显抑制由组胺引起的毛细血管通透性增高，但不影响去肾上腺大鼠的存活时间和幼龄小鼠胸腺和脾腺的重量。说明沙苑子的抗炎作用可能与组胺过量释放而引起的组织水肿和增加毛细血管通透性有关，与垂体-肾上腺系统关系不大。沙苑子尚能提高小鼠溶菌酶量，促进淋巴细胞转化。

（3）收敛、止泻：本方中龙骨、牡蛎含有碳酸钙和磷酸钙，钙入血后能促进血液凝固，并增加血管壁的致密性，以阻止渗出，同时又有减轻骨骼肌兴奋性作用。本方显示具有止泻、收敛的药效。

（4）对阿霉素肾病模型大鼠的治疗作用：金锁固精丸加味方能降低 24h 尿蛋白和血清总胆固醇，升高血清总蛋白和白蛋白，与模型组比较均有显著性差异（$P<0.05$ 或 $P<0.01$）。

桑螵蛸散

《本草衍义》

【组成】桑螵蛸　远志　菖蒲　龙骨　人参　茯神　当归　龟甲酥炙，以上各一两（各30g）

【用法】上为末，夜卧人参汤调下二钱（6g）（现代用法：除人参外，共研细末，每服 6g，睡前以人参汤调下；亦作汤剂，水煎，睡前服，用量按原方比例酌定）。

【功用】调补心肾，涩精止遗。

【主治】心肾两虚证。小便频数，或尿如米泔色，或遗尿，或遗精，心神恍惚，健忘，舌淡苔白，脉细弱。

【方解】本方证乃心肾两虚，水火不交所致。肾与膀胱相表里，肾气不摄则膀胱失约，以致小便频数，或尿如米泔色，甚或遗尿；肾藏精，主封藏，肾虚精关不固，而致遗精；心藏神，肾之精气不足，不能上通于心，心气不足，神失所养，故心神恍惚、健忘。治宜调补心肾，涩精止遗。方中桑螵蛸甘咸平，补肾固精止遗，为君药。臣以龙骨收敛固涩，且镇心安神；龟甲滋养肾阴，补心安神。桑螵蛸得龙骨则固涩止遗之力增，得龟甲则补肾益精之功著。佐以人参大补元气，配茯神合而益心气、宁心神；当归补心血，与人参合用，能补益气血；菖蒲、远志安神定志，交通心肾，意在补肾涩精、宁心安神的同时，促进心肾相交。诸药相合，共奏调补心肾、交通上下、补养气血、涩精止遗之功。

原方作散剂，各药用量相等，而在服用时，又以人参汤调服，说明人参用量独大，于方中寓意有二：一为益心气以安心神，一为补元气以摄津液。

本方与金锁固精丸均为涩精止遗之方，但金锁固精丸纯用补肾涩精之品组成，专治肾虚精关不固之遗精滑泄。本方以固精止遗之桑螵蛸配伍菖蒲、远志交通心肾，为调补心肾、涩精止遗兼顾之方，主治心肾两虚、水火不济所致的尿频、遗尿、遗精。

【运用】

（1）辨证要点：本方为治心肾两虚，水火不济证的常用方。临床应用以尿频或遗尿，心神恍惚，舌淡苔白，脉细弱为辨证要点。

（2）加减变化：方中加入益智仁、覆盆子等，可增强涩精缩尿止遗之力。若健忘心悸者，可加酸枣仁、五味子以养心安神；兼有遗精者，可加沙苑子、山茱萸以固肾涩精。

（3）现代运用：本方常用于小儿尿频、遗尿以及糖尿病、神经衰弱等属心肾两虚，水火不济者。

（4）使用注意：下焦湿热或相火妄动所致之尿频、遗尿或遗精滑泄，非本方所宜。

【附方】

缩泉丸（《魏氏家藏方》卷四引史越王方）　乌药　川椒（去目并合口者，出汗）　吴茱萸（九蒸九晒）　益智（炒）各等分　上药为细末，酒煮面糊为丸，如梧桐子大。每服50~60丸，临卧盐汤下。功用：补肾缩尿。主治：用于肾虚所致的小便频数、夜间遗尿。

【原书主治】

《本草衍义》："治健忘，小便数。"

第五节　固崩止带

固崩止带剂，适用于妇女月经、带下不止或淋漓等症，症见崩漏不止或带下连绵不断、面色㿠白、心悸短气、腰酸乏力、舌淡、脉虚细弱等。常用固崩止带的药物如椿根皮、煅龙骨、煅牡蛎、海螵蛸、茜草等为主组成方剂。代表方如固冲汤、易黄汤。

固冲汤

《医学衷中参西录》

【组成】白术炒，一两（30g）　生黄芪六钱（18g）　龙骨煅，捣细，八钱（24g）　牡蛎煅，捣细，八钱（24g）　萸肉去净核，八钱（24g）　生杭芍四钱（12g）　海螵蛸捣细，四钱（12g）　茜草三钱（9g）　棕边炭二钱（6g）　五倍子轧细，药汁送服，五分（1.5g）

【用法】水煎服。

【功用】固冲摄血，益气健脾。

【主治】脾肾亏虚，冲脉不固证。猝然血崩或月经过多，或漏下不止，色淡质稀，头晕肢冷，心悸气短，神疲乏力，腰膝酸软，舌淡，脉微弱。

【方解】本方为治肾虚不固，脾虚不摄，冲脉滑脱所致崩漏而设。脾为后天之本，脾气健旺，气血生化有源，则冲脉盛，血海盈；肾为先天之本，肾气健固，封藏有司，则月事能按期而来，适度而止。若脾虚而不摄，肾虚而不固，以致冲脉滑脱，则血下如崩，或漏下难止。气血既虚，故见头晕肢冷、心悸气短、神疲腰酸诸症。舌淡脉弱，亦为气血不足之象。张锡纯说"然当其血大下之后，血脱而气亦随之下脱，……此证

诚至危急之病也”（《医学衷中参西录》上册），当急治其标，固冲摄血为主，辅以健脾益气。山萸肉甘酸而温，既能补益肝肾，又能收敛固涩，故重用以为君药。龙骨味甘涩，牡蛎咸涩收敛，合用以“收敛元气，固涩滑脱”，“治女子崩带”（《医学衷中参西录》中册），龙、牡煅用，收涩之力更强，共助君药固涩滑脱，均为臣药。张锡纯每以此三药同用，或为收敛止血，或为救元气欲脱的常用配伍组合；脾主统血，气随血脱，又当益气摄血，白术补气健脾，以助健运统摄；黄芪既善补气，又善升举，尤善治流产崩漏，二药合用，令脾气旺而统摄有权，亦为臣药。生白芍味酸收敛，功用补益肝肾，养血敛阴；棕榈炭、五倍子味涩收敛，善收敛止血；海螵蛸、茜草固摄下焦，既能止血，又能化瘀，使血止而无留瘀之弊，以上共为佐药。诸药合用，共奏固冲摄血，益气健脾之功。本方的配伍特点有二：一是用众多敛涩药固涩滑脱为主，配伍补气药以助固摄为辅，意在急则治标；二是用大量收涩止血药配伍小量化瘀止血之品，使血止而不留瘀。因本方有固冲摄血作用，故名“固冲汤”。

【运用】

（1）辨证要点：本方为治脾肾亏虚，冲脉不固之血崩、月经过多的常用方。临床应用以出血量多，色淡质稀，腰膝酸软，舌淡，脉微弱为辨证要点。

（2）加减变化：若兼肢冷汗出、脉微欲绝者，为阳气虚衰欲脱之象，需加重黄芪用量，并合参附汤以益气回阳。

（3）现代运用：本方常用于功能性子宫出血、产后出血过多等属脾气虚弱，冲任不固者。

（4）使用注意：血热妄行崩漏者忌用本方。

【附方】

固经丸（《丹溪心法》）　黄芩炒　白芍炒　龟板炙，各一两（各 30g）　黄柏炒，三钱（9g）　椿树根皮七钱半（22.5g）　香附二钱半（7.5g）　上为末，酒糊丸，如梧桐子大，每服 50 丸（6g），空心温酒或白汤下（现代用法：以上 6 味，粉碎成细粉，过筛，混匀，用水泛丸干燥即得。每服 6g，每日 2 次，温开水送服；亦可作汤剂，水煎服，用量按原书比例酌定）。功用：滋阴清热，固经止血。主治：阴虚血热之崩漏。月经过多，或崩中漏下，血色深红或紫黑稠黏，手足心热，腰膝酸软，舌红，脉弦数。

【原书主治】

《医学衷中参西录》：“治妇女血崩。”

【现代研究】本方主要有抑制平滑肌，止血，镇痛，抗菌等作用。

（1）抑制平滑肌：黄芪、白芍对肠、子宫平滑肌有抑制作用。

（2）止血：白术有抗血凝作用，茜草、海螵蛸、棕榈炭均有止血作用。

（3）镇痛：白芍有镇痛作用。

（4）抗菌：茜草、山茱萸、五倍子、白芍、黄芪等均有抗菌作用。

易黄汤

《傅青主女科》

【组成】山药炒，一两（30g）　芡实炒，一两（30g）　黄柏盐水炒，二钱（6g）　车前子酒

炒，一钱（3g）　白果碎，十枚（12g）

【用法】水煎服。

【功用】固肾止带，清热祛湿。

【主治】肾虚湿热带下。带下黏稠量多，色黄如浓茶汁，其气腥秽，舌红，苔黄腻者。

【方解】肾与任脉相通，肾虚有热，损及任脉，气不化津，津液反化为湿，循经下注于前阴，故带下色黄、黏稠量多，其气腥秽。治宜固肾清热，祛湿止带。方中重用炒山药、炒芡实补脾益肾，固涩止带，《本草求真》曰："山药之补，本有过于芡实，而芡实之涩，更有胜于山药"，故共为君药。白果收涩止带，兼除湿热，为臣药。用少量黄柏苦寒入肾，清热燥湿；车前子甘寒，清热利湿，均为佐药。诸药合用，重在补涩，辅以清利，使肾虚得复，热清湿祛，则带下自愈。

【运用】

（1）辨证要点：本方为治肾虚湿热带下的常用方。临床应用以带下色黄，其气腥秽，舌苔黄腻为辨证要点。

（2）加减变化：湿甚者，加土茯苓、薏苡仁以祛湿；热甚者，可加苦参、败酱草、蒲公英以清热解毒；带下不止，再加鸡冠花、墓头回以止带。

（3）现代运用：本方常用于宫颈炎、阴道炎等属肾虚湿热下注者。

（4）使用注意：带下属寒湿者不宜使用本方。

【原书主治】

《傅青主女科》："妇人有带下而色黄者，宛如黄茶浓汁，其气腥秽，所谓黄带是也。"

《傅青主女科》："夫黄带乃任脉之湿热也。……惟有热邪存于下焦之间，则津液不能化精，而反化湿也。……法宜补任脉之虚，而清肾火之炎，则庶几矣！……此不特治黄带方也，凡有带病者，均可治之，而治带黄者，功更奇也。盖山药、芡实专补任脉之虚，又能利水，加白果引入任脉之宫，更为便捷，所以奏功之速也。至于用黄柏，清肾中之火也。肾与任脉相通以相济，解肾中之火，即解任脉之热矣。"

小　结

固涩剂共选正方10首，附方3首。按功用分为固表止汗、敛肺止咳、涩肠固脱、涩精止遗、固崩止带五类。

1. 固表止汗　玉屏风散具有益气固表止汗之功效。主治表虚自汗证。

2. 敛肺止咳　九仙散敛肺止咳，益气养阴，用治肺虚气阴两伤之久咳不止、短气自汗。

3. 涩肠止泻　赤石脂禹余粮汤、桃花汤、真人养脏汤、四神丸皆能温阳涩肠止泻，用于虚寒之泻痢不止。赤石脂禹余粮汤收敛固脱，涩肠止泻。主久泻、久痢，肠滑不能收摄者。桃花汤温中涩肠止痢之功效。主治虚寒血痢证。真人养脏汤又长于益气健脾，固涩之力亦较强；四神丸则偏重于温肾暖脾而固肠止泻。

4. 涩精止遗　金锁固精丸、桑螵蛸散都有涩精止遗的作用，以治遗精、遗尿诸症。但金锁固精丸重在固肾涩精，主要用于肾虚遗精；桑螵蛸散重在两调心肾，补益气血，主要用于心肾两虚之尿频、色如米泔而见神志恍惚、健忘之症。

5. 固崩止带　固冲汤长于益气固经止血，主治脾肾亏虚，冲脉不固之崩漏。易黄汤固肾止带，清热祛湿，主要用于肾虚湿热之带下。

第十七章 消食剂

凡以消食药物为主组成，具有消食健脾、除痞化积等作用，用于治疗食积停滞的方剂，统称为消食剂。

饮食停滞易致气机不畅，使脾胃升降功能失司，临床常见脘腹胀满、恶食呕逆、泄泻等症。食积停滞证，治宜消食导滞；食积内停易伤脾胃，而脾胃虚弱、运化乏力也可使食积内停，从而导致脾虚食滞证，治宜健脾消食，消补兼施。因此，消食剂分为消食化滞和健脾消食两类。

消食剂与泻下剂均能消除体内有形实邪，但在临床应用时二者应有区别。消食剂多属渐消缓散之剂，适用于病势较缓的食积证；而泻下剂多属攻逐之剂，适用于病势较急，积滞较重之实证。若应泻而用消，则病重药轻，其疾难瘳；若应消而用泻，则病轻药重，易伤正气，病反深痼。由于食积易阻塞气机，而气机不畅又加重食积，故消食剂中常常配伍理气药，使气利则积消。此外，消食剂虽较泻下剂缓和，但总属攻伐之品，不宜长期使用，纯虚无实者禁用。

第一节 消食化滞

消食化滞剂，具有消食化积作用，适用于食积内停之证。症见胸脘痞闷，嗳腐吞酸，恶食呕逆，腹痛泄泻等。常选用消食药物如山楂、神曲、麦芽、莱菔子等为主组成方剂。食积易阻气机，又容易生湿化热，因此常配伍理气、祛湿、清热之品。代表方剂如保和丸、枳实导滞丸、木香槟榔丸。

保和丸

《丹溪心法》

【组成】山楂六两（180g） 神曲二两（60g） 半夏 茯苓各三两（各 90g） 陈皮 连翘 莱菔子各一两（各 30g）

【用法】上为末，炊饼为丸，如梧桐子大，每服七八十丸（9g），食远白汤下（现代用法：共为末，水泛为丸，每服 6~9g，温开水送下。亦可水煎服，用量按原方比例酌减）。

【功用】消食和胃。

【主治】食滞胃脘证。脘腹痞满胀痛，嗳腐吞酸，恶食呕逆，或大便泄泻，舌苔厚

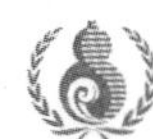

腻，脉滑。

【方解】本方证因饮食不节，暴饮暴食所致。《素问·痹论》说：“饮食自倍，肠胃乃伤。”若饮食过度，食积内停，气机不畅，则脘腹痞满胀痛；脾胃升降失职，浊阴不降，则嗳腐吞酸、恶食呕逆；清气不升，则大便泄泻等。治宜消食化滞，理气和胃。方中重用酸甘性温之山楂为君，消一切饮食积滞，长于消肉食油腻之积；神曲甘辛性温，消食健胃，长于化酒食陈腐之积；莱菔子辛甘而平，下气消食除胀，长于消谷面之积。三药同用为臣，能消各种食物积滞。食积易于阻气、生湿、化热，故以半夏、陈皮辛温，理气化湿，和胃止呕；茯苓甘淡，健脾利湿，和中止泻；连翘味苦微寒，既可散结以助消积，又可清解食积所生之热，均为佐药。诸药配伍，使食积得化，胃气得和，热清湿去，则诸症自除。

【运用】

(1) 辨证要点：本方为治疗一切食积之常用方。临床应用以脘腹胀满，嗳腐厌食，苔厚腻，脉滑为辨证要点。

(2) 加减变化：本方药力较缓，若食积较重者，可加枳实、槟榔；苔黄脉数者，可加黄连、黄芩；大便秘结者，可加大黄；兼脾虚者，可加白术。

(3) 现代运用：本方常用于急慢性胃炎、急慢性肠炎、消化不良、婴幼儿腹泻等属食积内停者。

(4) 使用注意：本方属攻伐之剂，故不宜久服。

【原书主治】

《丹溪心法》：“保和丸，治一切食积。”

【现代研究】保和丸及其无糖颗粒剂均能增强肠蠕动频率，无糖颗粒剂还能显著加速小肠推进运动，无糖颗粒剂能促进胃酸分泌，提高胃蛋白酶和胰淀粉酶活性的作用比丸剂更佳。上述结果不仅解释了保和丸的药理作用，且说明无糖颗粒剂这一新剂型较传统的丸剂优越。[宋必卫．保和无糖颗粒剂助消化作用的研究．安徽医科大学学报，1996，31 (3)：165.]

枳实导滞丸

《内外伤辨惑论》

【组成】大黄一两 (30g)　枳实麸炒　神曲炒，各五钱 (各 15g)　茯苓去皮　黄芩去腐　黄连拣净　白术各三钱 (各 9g)　泽泻二钱 (6g)

【用法】上为细末，汤浸蒸饼为丸，如梧桐子大，每服五十至七十丸，温开水送下，食远，量虚实加减服之（现代用法：共为细末，水泛小丸，每服 6~9g，温开水送下，每日 2 次）。

【功用】消导化积，清热利湿。

【主治】湿热食积证。脘腹胀痛，下痢泄泻，或大便秘结，小便短赤，舌苔黄腻，脉沉有力。

【方解】本方证因湿热食滞，内阻胃肠所致。湿热饮食积滞内停，气机壅塞，故见脘腹胀满疼痛；食积不消，湿热不化，则大便泄泻或下痢；若热壅气阻，又可见大便秘结。治宜消积导滞，清热利湿。方中以苦寒之大黄为君，攻积泻热，使积热从大便而下。以苦辛微寒之枳实为臣，行气消积，除脘腹之胀满。佐以苦寒之黄连、黄芩清热燥湿，又可厚肠止痢；茯苓、泽泻甘淡，渗利水湿而止泻；白术甘苦性温，健脾燥湿，使攻积而不伤正；神曲甘辛性温，消食化滞，使食消则脾胃和。诸药相伍，积去食消，湿去热清，诸症自解。此方用于湿热食滞之泄泻、下痢，亦属“通因通用”之法。

【运用】

(1) 辨证要点：本方为治疗湿热食积，内阻胃肠证的常用方。临床应用以脘腹胀满，大便失常，苔黄腻，脉沉有力为辨证要点。

(2) 加减变化：腹胀满较甚，里急后重者，可加木香、槟榔等以助理气导滞之功。

(3) 现代运用：本方常用于胃肠功能紊乱、慢性痢疾等属湿热积滞者。

(4) 使用注意：泄泻无积滞及孕妇均不宜使用。

【原书主治】

《内外伤辨惑论》：“治伤湿热之物，不得施化，而作痞满，闷乱不安。”

【现代研究】具有助消化，调整胃肠道功能，利胆，抑菌等作用。

(1) 助消化：神曲可催化淀粉、蔗糖、蛋白质、脂肪的分解，成为机体易于吸收的物质，神曲含有丰富的维生素 B_1，能促进消化液分泌。

(2) 调整胃肠道功能：黄芩、茯苓对肠管的运动有抑制作用，枳实、白术则与之相反。大黄、黄连对胃肠道均有兴奋抑制的双重作用。

(3) 利胆：黄芩、黄连、大黄可促进胆汁分泌，尤其是大黄能加强胆囊的收缩，使奥迪括约肌松弛，利胆作用极强。

(4) 抑菌：大黄、黄芩、黄连均有较强的广谱抗菌作用。

木香槟榔丸

《儒门事亲》

【组成】木香　槟榔　青皮　陈皮　莪术烧　黄连以上各一两（各3g）　黄柏　大黄各三两（各5g）　香附子炒　牵牛各四两（各10g）

【用法】上为细末，水丸，如小豆大，每服30丸，食后生姜汤送下（现代用法：为细末，水泛小丸，每服3~6g，温开水下，日二次）。

【功用】行气导滞，攻积泻热。

【主治】痢疾，食积。赤白痢疾，里急后重，或食积内停，脘腹胀满，大便秘结。舌苔黄腻，脉沉实。

【方解】本方用于饮食积滞内停、气机壅塞、郁而化热所致脘腹痞满胀痛、赤白痢疾、里急后重、大便不通等症。方中木香、槟榔行气化滞，消脘腹胀满，且能除里急后重。以牵牛、大黄攻积导滞、泻热通便，以陈皮、青皮行气化积，助木香、槟榔之力。以香附、莪术疏肝解郁，破血中之气。黄连、黄柏清热燥湿，且又止痢。全方行

气药与攻下药配伍，共奏行气导滞，攻积泻热之效。

【运用】

（1）辨证要点：本方为治疗湿热积滞之重证的常用方。临床以脘腹胀痛，便秘或下痢里急后重，苔黄腻，脉沉实为辨证要点。

（2）加减变化：若积滞重，大便秘结为主者，加枳壳、芒硝以导滞通便；用治湿热痢疾，去陈皮、牵牛、莪术，加秦皮、白头翁以清热解毒止痢。

（3）现代运用：细菌性痢疾、急慢性胆囊炎、急性胃肠炎等属湿热食积者，可加减用之。

（4）使用注意：本方破气攻积之力较强，宜于积滞较重而行气俱实者，老人、体弱者慎用，孕妇禁用。

【原书主治】

《儒门事亲》："湿热积滞内蕴，心胸满闷，胁肋膨胀，或泄泻痢疾，里急后重。一切冷食不消，宿食不散，亦类伤寒，身热恶寒，战栗头痛，腰背强；一切沉积，或有水，不能食，使头目昏眩，不能清利；一切虫兽所伤，及背疮肿毒，杖伤焮发，或透入里者；痔漏肿痛。男子妇人呕吐酸水，痰涎不利，头目昏眩，并一切酒毒食积，及米谷不化，或下利脓血，大便秘塞，风壅积热，口苦烦渴，涕唾黏稠，膨胀气满。一切气滞，心腹满闷，胁肋膨胀，大小便结滞不快利者。肺痰喘嗽，胸膈不利，脾湿黄疸，宿食不消，一切杂症。"

【现代研究】本品主要有抑菌，影响胃肠道平滑肌功能等作用。

（1）抑菌：大黄、黄柏、黄连、莪术、香附、木香等分别对白色葡萄球菌、枯草杆菌、大肠杆菌及伤寒杆菌、福氏痢疾杆菌等有较强的抗菌作用。

（2）影响胃肠道平滑肌功能：大黄、黄连、黄柏、莪术、牵牛子、槟榔能兴奋胃肠道平滑肌，促进胃肠运动，从而缓解胃肠气胀所致的疼痛。陈皮、青皮、香附、木香有抑制胃肠道平滑肌的作用。

第二节　健脾消食

健脾消食剂，具有消食健脾作用，适用于脾胃虚弱，食积内停之证。症见脘腹痞满，不思饮食，面黄体瘦，倦怠乏力，大便溏薄等。常选用消食药如山楂、神曲、麦芽等配伍益气健脾药如人参、白术、山药等为主组方。代表方如健脾丸、枳实消痞丸、葛花解醒汤。

健脾丸

《证治准绳》

【组成】白术炒，二两半（75g）　木香另研　黄连酒炒　甘草各七钱半（各 22g）　白茯苓去皮，二两（60g）　人参一两五钱（45g）　神曲炒　陈皮　砂仁　麦芽炒取面　山楂取肉　山药　肉豆蔻面裹煨热，纸包槌去油，各一两（各 30g）

【用法】上为细末，蒸饼为丸，如绿豆大，每服五十丸，空心服，一日二次，陈米汤下（现代用法：共为细末，糊丸或水泛小丸，每服6~9g，温开水送下，每日2次）。

【功用】健脾和胃，消食止泻。

【主治】脾虚食积证。食少难消，脘腹痞闷，大便溏薄，倦怠乏力，苔腻微黄，脉虚弱。

【方解】本方证因脾虚胃弱，运化失常，食积停滞，郁而生热所致。脾胃纳运无力，故见食少难消，大便溏薄；气血生化不足，则倦怠乏力、脉象虚弱；食积阻滞气机，生湿化热，故脘腹痞闷、苔腻微黄。治当健脾与消食并举。本方重用白术、茯苓为君，健脾祛湿以止泻。山楂、神曲、麦芽消食和胃，除已停之积；人参、山药益气补脾，以助苓、术健脾之力，是为臣药。木香、砂仁、陈皮皆芳香之品，功能理气开胃，醒脾化湿，既可解除脘腹痞闷，又使全方补而不滞；肉豆蔻温涩，合山药以涩肠止泻；黄连清热燥湿，且可清解食积所化之热，皆为佐药。甘草补中和药，是为佐使之用。诸药合用，脾健则泻止，食消则胃和，诸症自愈。本方的配伍特点：补气健脾药与消食行气药同用，为消补兼施之剂，补而不滞，消不伤正。因方中含四君子汤及山药等益气健脾之品居多，故补重于消，且食消脾自健，故方名“健脾”。

【运用】

（1）辨证要点：本方为治疗脾虚食滞之常用方。临床应用以脘腹痞闷，食少难消，大便溏薄，苔腻微黄，脉虚弱为辨证要点。

（2）加减变化：湿甚者加车前子、泽泻以利水渗湿；兼寒者去黄连，加干姜以温中祛寒。本方为消补兼施之剂，但补益之药多壅滞，消克之品易伤脾，临床应用时应权衡轻重，配伍适宜。

（3）现代运用：本方常用于慢性胃炎、消化不良属脾虚食滞者。

（4）使用注意：食积属实证者不宜使用本方。

【原书主治】

《证治准绳》：“治一应脾胃不和，饮食劳倦。”

【现代研究】

（1）健脾丸可抑制肝癌细胞的生长，与对照组比，各浓度组在24h、48h、72h均能显著抑制肝癌细胞SMMC-7721的生长。并且中药的生长抑制作用呈剂量时间依赖性。本实验结果显示，在一定浓度范围内中药健脾丸能抑制肿瘤细胞的生长。

（2）本实验显示：健脾丸低、中、高剂量组作用于肿瘤细胞后，G0/G1期细胞比例增加，S期细胞比例减少，提示可将细胞阻滞于G0/G1期，同时肿瘤细胞凋亡率也增加，与对照组相比有显著差异。且中药的凋亡率呈剂量依赖性。

（3）本实验中，健脾丸低、中、高剂量组，bcl-2基因蛋白的表达随剂量增加而降低，而bax基因蛋白的表达随剂量增加而增加。提示：健脾丸可能通过降低凋亡抑制基因bcl-2表达，增加促凋亡基因bax表达而发挥抗肝癌作用。

（4）体内实验表明：中药低、中、高剂量组与化疗组相比均能明显提高荷瘤小鼠脾指数，与化疗组相比有显著差异。说明健脾丸可能提高荷瘤小鼠机体免疫力。

 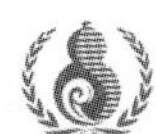

枳实消痞丸

《兰室秘藏》

【组成】干生姜一钱（3g）　甘草炙　麦芽曲　白茯苓　白术各二钱（各6g）　厚朴炙，四钱（12g）　半夏曲　人参各三钱（各9g）　枳实（15g）　黄连各五钱（6g）

【用法】为细末，汤浸蒸饼为丸，梧桐子大，每服五七十丸（6~9g），白汤下，食远服。

【功用】行气消痞，健脾和胃。

【主治】脾虚气滞，寒热互结证。心下痞满，不欲饮食，倦怠乏力，大便失调。

【方解】本方所治之证乃脾虚气滞，寒热夹杂所致。脾胃虚弱，浊气不降，则心下痞满，不欲饮食；气血亏虚，寒湿内生，脾虚不运，则倦怠乏力，腹部畏寒，大便不调；苔腻微黄，脉弦或虚，皆为脾虚气滞，寒热夹杂之象。治当健脾和胃，行气消痞。

方中枳实行气消痞，以治痞满；人参补益脾胃，以治中虚，共为君药。脾胃气滞，以厚朴下气除满，助枳实以治气滞；白术健脾益气，助人参以治中虚；气滞生热，以黄连清泻胃热，以治蕴热；气虚生寒，以干生姜温脾散寒，以治虚寒，共为臣药。脾虚生湿，以茯苓助人参、白术健脾益气，并渗利湿浊；饮食不消，以麦芽消食和胃；胃气不降，以半夏醒脾燥湿，降逆和胃，共为佐药。炙甘草益气和中，并调和诸药，为佐使药。诸药配伍，共奏健脾和胃，行气消痞之效。

【运用】

（1）辨证要点：本方主治脾虚气滞，寒热互结之心下痞满证，以心下痞满，食少倦怠，苔腻微黄为证治要点。

（2）加减变化：若偏寒者，应减黄连用量，加重干姜，或再加高良姜、肉桂等以温中散寒；脾虚甚者，应重用人参、白术以加强益气健脾之力；胀甚者，可酌加陈皮、木香等以加强行气消胀之功。

（3）现代运用：慢性胃炎、慢性支气管炎、胃肠神经官能症等，属脾虚气滞，寒热错杂者，均可用之。

（4）使用注意：食积属实证者不宜使用本方。

【附方】

失笑丸（《兰室秘藏》）　干生姜（3g）　甘草炙　麦蘖面　白茯苓　白术（各6g）　半夏曲　人参（各9g）　厚朴炙，（12g）　枳实　黄连（各15g）　上为细末，汤浸蒸饼为丸，如梧桐子大。每服50~70丸，空腹时用白汤送下。功用：行气消痞，开胃进食。主治：脾虚气滞，寒热错杂，心下虚痞，恶食懒倦，右关脉弦。

【原书主治】

《兰室秘藏》："脾虚气滞，寒热互结证。心下痞满，不欲饮食，倦怠乏力，大便失调。"

【现代研究】

（1）不同剂量枳实消痞丸对胃肠道有双相作用。

（2）枳实消痞丸能有效治疗功能性消化不良（Functional Dyspepsia，FD），可能与其改善胃动力，调节胃肠激素分泌有关。

（3）枳实消痞丸方可能通过对CCKmRNA及CCK-A受体mRNA表达水平的影响，从而起到对消化道动力的某些影响及临床上的一些治疗作用。

（4）枳实消痞丸方能显著促进大鼠胃排空及损害其血浆胃动素水平，拆方研究表明其中的消法组药物（枳实、厚朴、麦芽）可能起主要作用。

葛花解酲汤

《内外伤辨惑论》

【组成】莲花青皮，去瓤，（0.9g）　木香（1.5g）　陈皮去白　人参去芦　猪苓去黑皮　白茯苓（各4.5g）　神曲炒黄　泽泻　干生姜　白术（各6g）　白豆蔻仁　葛花　砂仁（各15g）

【用法】上药为极细末，和匀。每服10g，用白汤调下。但得微汗，酒病去除。

【功用】分消酒湿，温中健脾。

【主治】饮酒太过，呕吐痰逆，心神烦乱，胸膈痞塞，手足战摇，饮食减少，小便不利。或酒积，以致口舌生疮，牙疼，泄泻，或成饮癖。

【方解】方中葛花独入阳明，解酒醒脾；猪苓、茯苓、泽泻淡渗利湿，使酒湿之邪从小便而出；砂仁、白蔻仁、青皮、陈皮、木香、干姜温中健脾，行气和胃；人参、白术补气健脾；神曲解酒化食。诸药同用，共奏分消酒湿，温中健脾之功。

【运用】

（1）辨证要点：饮酒过量、呕吐痰逆、心神烦乱、胸膈痞塞、饮食减少、烦躁或手足战摇、小便不利。

（2）加减变化：若兼食积者，加莱菔子、山楂；脘腹胀甚者，加枳实、大腹皮；湿热较重者，加黄连、茵陈。

【原书主治】

《内外伤辨惑论》："嗜酒中虚，湿伤脾胃，头痛心烦，眩晕呕吐，胸膈痞闷，食少体倦，小便不利，大便泄泻。"

【现代研究】

加味葛花解酲汤按20mL/kg（相当于生药量40g/kg）灌胃给药40d，能明显降低四氯化碳和乙醇所致的小鼠谷丙转氨酶升高，抑制肝细胞脂质过氧化物丙二醛（MDA）的生成，提高四氯化碳所致的肝糖原降低，减轻肝脏病理改变，表明该方对肝损伤有防护作用。从而为加味葛花解酲汤应用于临床，改善肝功能，防治肝纤维化，促进受损肝细胞再生和修复提供一定的实验依据［张启华，王卫华，岳松珍，等．加味葛花解酲汤对实验性肝损伤的所护作用．中医药研究，1998，14（2）：30-31.］

小　结

消食剂共选正方6首，附方1首。按其功用分为消食化滞和健脾消食两类。

1. 消食化滞　保和丸消食和胃，是消食化积的通用方，主治一切食积之脘痞腹胀、恶食嗳腐等证。枳实导滞丸能行气攻积，泻热导滞，兼能祛湿，适用于湿热食积内阻肠胃之脘腹胀痛、下痢泄泻或大便秘结、小便短赤、舌苔黄腻、脉沉有力等证。

2. 健脾消食　健脾丸为消补兼施，以补为主之剂，主治脾虚食滞之食少难消、脘腹痞闷、大便溏薄、苔腻微黄、脉象虚弱等证。枳实消痞丸行气消痞，健脾和胃，消中有补，主治虚实相兼，寒热错杂，气壅湿聚之心下痞满、不欲饮食、倦怠乏力、大便不调等证。葛花解酲汤分消酒食，理气健脾，主治酒积伤脾所致的眩晕呕吐、胸膈痞闷、食少体倦、小便不利、大便泄泻、舌苔腻、脉滑等症。

第十八章　驱虫剂

凡以驱虫药物为主组成，具有驱杀人体内寄生虫的作用，用治人体寄生虫病的方剂，统称驱虫剂。

人体肠胃中的寄生虫，多由饮食不洁所引起。多见脐腹作痛，时发时止或面生干癣样的白色虫斑等。如迁延失治，日久则形体消瘦、不思饮食、精神萎靡、毛发枯槁、肚腹胀大、青筋暴露，成为疳积之证。组方时依据病因不同，而常配伍泻下、清热、温里、消导、补益之品。

用驱虫止痛剂治肠道寄生虫病时应忌食油腻，并以空腹服药为宜。驱虫剂多具有毒性，不可过量或长时间服用，以免损伤正气或导致药物中毒，年老体弱者及孕妇等尤当慎用或禁用。若服驱虫止痛剂后出现脾胃虚弱症状者，可适当内服调补脾胃之剂，以善其后。凡有肠道寄生虫病症状的患者，除已见排出成虫、节片者外，应先做粪便检查，发现虫卵确诊之后，再选用相应的驱虫剂加以治疗。在使用外用杀虫止痒剂治疗皮肤病时，忌食鱼腥蛋类等发物，并根据不同病因病机选择适当的内服剂配合治疗。

乌梅丸

《伤寒论》

【组成】乌梅三百枚（480g）　细辛六两（180g）　干姜十两（300g）　黄连十六两（480g）　当归四两（120g）　附子炮，去皮，六两（180g）　蜀椒炒香，四两（120g）　桂枝六两（180g）　人参六两（180g）　黄柏六两（180g）

【用法】上十味，异捣筛，合治之，以苦酒渍乌梅一宿，去核，蒸之五斗米下，饭熟捣成泥，和药令相得；纳臼中，与蜜杵二千下，丸如梧桐子大。先食饮服十丸，日三服，稍加至二十丸。禁生冷、滑物、臭食等（现代用法：乌梅用50%醋浸一宿，去核打烂，和余药打匀，烘干或晒干，研末，加蜜制丸，每服9g，日一至三次，空腹温开水送下，亦可水煎服，用量按原方比例酌减）。

【功用】温脏安蛔。

【主治】蛔厥，脘腹阵痛，烦闷呕吐，时发时止，得食则吐，甚则吐蛔，手足厥冷，或久痢不止，胃腑发咳。现用于胆道蛔虫。产后冷热痢，久下不止。肝脏正气虚弱而寒热错杂之证，久病腹痛。

【方解】本方主治胃热肠寒之蛔厥证。病者素有蛔虫史，常有吐蛔或大便排出蛔虫的表现。因上热下寒，迫使蛔虫窜动上扰，胃气因而上逆，故呕吐，心烦，甚则腹痛。

痛剧时因气血流行不畅，可发生厥逆。因“蛔得酸则静，得辛则伏，得苦能下”。故方中用乌梅，味酸制蛔；蜀椒、细辛，味辛驱蛔；并可温下寒；黄连、黄柏，味苦下蛔，并可清上热。再用姜、桂、附温脏祛寒，人参、当归补养气血。全方寒热并治，阴阳并调，邪正兼顾。服之蛔下而厥止，邪去而正安。现代常用本方治疗胆道蛔虫病，有较好疗效。因本方又有酸涩固脱之功，故还可治疗寒热错杂之久利证。此外，本方亦是治厥阴病寒热错杂之主方。

【运用】

（1）辨证要点：本方为治疗脏寒蛔厥的要方。临床以腹痛时作，烦闷呕吐，常自吐蛔，手足厥冷为辨证要点。

（2）加减变化：临证可酌加使君子、榧子、苦楝皮等药，以增加驱虫之力。

（3）现代运用：用于治疗胆道蛔虫症、慢性痢疾、慢性肠胃炎、结肠炎等属寒热错杂、气血虚弱者。

（4）使用注意：服药期间，忌生冷、滑物、臭食等。

【附方】

1. 理中安蛔汤（《伤寒全生集》）　人参（6g）　白术（9g）　茯苓（9g）　川椒（6g）　乌梅（9g）　炮姜（6g）　上作一服，用水 400mL，煎至 280mL 服。功用：温中安蛔。主治：中阳不足，脾胃虚寒，便溏溲清，腹痛肠鸣，蛔从口吐出，或从大便排出，手足不温，苔白脉虚者。

2. 连梅安蛔汤（《重订通俗伤寒论》）　胡连一钱　炒川椒十粒　白雷丸三钱　乌梅肉二枚　生川柏八分　尖槟榔磨汁，冲，二个　水煎服。功用：清肝安蛔，止痛定厥。主治：蛔厥。

【原书主治】

《伤寒论·辨厥阴病脉证并治》338 条：“伤寒，脉微而厥，至七八日肤冷，其人躁无暂安时者，此为脏厥，非蛔厥也。蛔厥者，其人当吐蛔。今病者静，而复时烦者，此为脏寒。蛔上入其膈，故烦，须臾复止，得食而呕又烦者，蛔闻食臭出，其人常自吐蛔，蛔厥者，乌梅丸主之。又主久利。”

【现代研究】

（1）治疗胆道蛔虫病：①乌梅丸有麻醉蛔虫的性能，达到了抑制蛔虫蠕动的作用；②乌梅丸能作用于肝脏，促进肝脏分泌胆汁量增加；③乌梅丸由胆汁排泄，改变胆汁的酸碱度；④服乌梅丸后能使奥迪括约肌弛缓扩张。

（2）排胆及驱蛔等作用：本方能促进胆囊收缩和排胆作用，有利于胆汁引流，减少或防止胆道感染及蛔虫卵留在胆道内形成胆石核心，减少胆石症发生。加大乌梅剂量作用更为明显。

小　结

驱虫剂共选正方 1 首，附方 2 首。三方均能安蛔，其中乌梅丸长于温脏补虚，清热安蛔，适用于寒热错杂之蛔厥证；理中安蛔汤长于温中安蛔，主治中阳不振之蛔虫腹痛；连梅安蛔汤功能清热安蛔，擅治肝胃郁热之虫积腹痛。

第十九章　涌吐剂

凡以涌吐药为主组成，具有涌吐痰涎、宿食、毒物等作用，以治疗痰厥、食积、误食毒物的方剂，统称为涌吐剂。属“八法”中的吐法。

涌吐剂的主要作用，是促使停蓄在胸膈、咽喉、胃脘部的痰涎、宿食、毒物从口中吐出，以治疗中风、癫狂、喉痹、宿食停于胃脘、毒物滞留胃中等，部位在上、病情急迫需立即急救的病证。中风、癫狂、喉痹之痰涎壅盛，阻塞咽喉，呼吸迫，痰声如锯等，使用本类方剂通关豁痰，令痰涎排出，病情往往可得到好转。宿食停滞胃脘，胸闷脘胀，时时欲吐不能者，可用涌吐剂以除宿食。误食毒物，为时不久，毒物尚留胃中者，用吐法排出毒物是一种简便易行的急救方法。干霍乱吐泻不得乃中焦气机窒塞，上下不通所致，用涌吐剂涌吐，令气机开通，则窒塞可解。

涌吐剂作用迅猛，易伤胃气，应重病即止，年老体弱、孕妇、产后均应慎用。涌吐能使胸腹腔内压发生剧烈变化，故凡有出血倾向的患者或高血压、动脉硬化、动脉瘤、肺结核等患者禁用。

使用涌吐剂后，如呕吐不止，可服生姜汁少许，或饮冷粥、冷开水等可以止吐。如仍不止的，应用特殊止吐药；服急救稀涎散或其他矿石类药呕吐不止的，可用甘草、贯众煎汤解之。涌吐之后，要注意调理胃气，宜食用易于消化吸收的食物。

瓜蒂散

《伤寒论》

【组成】瓜蒂一分（熬黄）　赤小豆一分

【用法】上二味，各别捣筛，为散已，合治之。取一钱匕，以香豉一合，用热汤七合，煮作稀糜，去滓，取汁合散，温，顿服之。不吐者，少少加，得快吐，乃止。

【功用】涌吐痰涎宿食。

【主治】痰涎宿食，壅塞上脘，胸中痞硬，烦懊不安，气上冲咽喉不得息，舌苔厚腻，寸脉浮，按之紧者；病如桂枝证，头不痛，项不强，寸脉微浮，胸中痞硬，气上冲咽喉不得息者，此为胸中有寒，当吐之；患者手足厥冷，脉乍紧者；邪结在胸中，心下满而烦，饥不能食者；宿食在上脘；胸中多痰，头痛不欲食；胸有寒痰；脉大，胸满，多痰涎，病头痛；寒痰结于膈上及湿热头重鼻塞。

【方解】本证为痰涎宿食，壅滞胸膈之证。其辨证要点为胸满烦躁，欲吐不能，气上冲咽喉不得息，舌苔白腻，脉弦滑，两寸独盛。病在上焦，当因势利导，使用吐法，

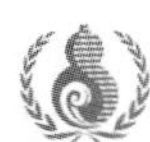

《素问·阴阳应象大论》云："其高者，因而越之。"实邪经涌吐之后，上焦得通，中焦得畅，往往取效甚捷。方中瓜蒂味极苦，赤小豆味微酸，二药相配，而有酸苦涌泻之用；豆豉轻宣辛散，载药上浮，助瓜蒂以催吐，令上焦痰食从上越出。服本方后，吐出茶叶样绿水或黄水，或稠涎黏痰则病愈。本方力猛，吐后易伤胃气，体虚及亡血之人应慎用。

【运用】

(1) 辨证要点：本方为涌吐法之首要方剂。临床应用以痰涎壅盛、宿食、胸膈痞硬，懊憹不安，气上冲喉咽不得息，或误食毒物尚在胃中为辨证要点。

(2) 加减变化：热痰壅盛者加栀子以清热化痰。

(3) 现代运用：现代常用于宿食或误食毒物尚在胃中。

(4) 使用注意：方中瓜蒂苦寒有毒，易于伤气败胃，非形气俱实者慎用。若食已离胃入肠，痰涎不在胸膈者，均须禁用。

【附方】

1. 三圣散（《儒门事亲》）　防风去芦（90g）　瓜蒂碾破，以纸卷定，连纸锉细，去纸，用粗罗子罗过，另放末，将滓炒微黄，次入末一处，同炒黄用（90g）　藜芦去苗及心（7.5g 或 1.5~30g）　各为粗末，每服约 15g，以韭汁 300mL，先用 200mL，煎三五沸，去韭汁，次入 100mL，煎至三沸，却将原煎韭汁，同一处熬二沸，去滓澄清，放温，徐徐服之。不必尽剂，以吐为度。功用：涌吐风痰。主治：中风闭证，失者闷乱，口眼㖞斜或不省人事，牙关紧闭，脉浮滑实；癫痫，浊痰壅塞胸中，上逆时发；误食毒物，停于上脘者。

2. 救急稀涎散（《圣济总录》）　猪牙皂角如猪牙，肥实不蛀者，削去黑皮，四挺（15g）　白矾一两，通莹者（30g）　上二味，为细末，再研极细为散。如有患者，可服半钱（1g），重者三字匕（1.5g），温水调灌下，不大呕吐，只有微涎稀冷而出，或一升二升，当时省觉，次缓而调治。不可使大攻之，过则伤人（现代用法：共为细末，每服 2~3g，温水调下）。功用：开关涌吐。主治：中风闭证。痰涎壅盛，喉中痰声辘辘，气闭不通，心神瞀闷，四肢不收，或倒仆不省，或口角似歪，脉滑实有力者。亦治喉痹。

【原书主治】

《伤寒论·辨太阳病脉证并治》166 条："病如桂枝证，头不痛，项不强，寸脉微浮，胸中痞硬，气上冲喉咽不得息者，此为胸有寒也，当吐之，宜瓜蒂散。"

《伤寒论·辨厥阴病脉证并治》355 条："病人手足厥冷，脉乍紧者，邪结在胸中；心下满而烦，饥不能食者，病在胸中。当须吐之，宜瓜蒂散。"

【现代研究】

研究人员根据巴甫洛夫条件反射学说，采用瓜蒂散的催吐作用，对 30 例酒依赖患者戒酒，同时以 30 例采用阿扑吗啡戒酒作对照研究。结果瓜蒂散戒酒组及阿扑吗啡戒酒组的半年戒断成功率分别为 93.3 %、90 %，两者无显著差异（$P>0.05$）。说明瓜蒂散作为纯中药制剂，充分发挥了祖国医药学的优势，患者易于接受，且具有疗效高，药源广泛，价格低廉等优点，有利于临床推广使用。

小　结

涌吐剂共选正方 1 首，附方 2 首。瓜蒂散善于涌吐痰食，主要用于痰涎宿食壅塞胸脘；三圣散的涌吐作用最强，长于涌吐风痰，主要用于中风痰涎和浊痰上壅之癫痫；救急稀涎散善于开关涌吐，主要用于中风闭证之痰涎壅盛。

第二十章　中成药

为了适应非处方药制度的实施，帮助医生和患者简明、快捷地了解中成药的组成、功用、主治、用法等信息，本教材遵照临床用药安全，有效、合理、经济、可控的原则，书中除了传统的方剂外，还选择了部分《中华人民共和国药典》《国家基本药品目录》具有代表性的，而且临床应用疗效显著而确切的中成药共 95 种，按其功用分类简要介绍。

第一节　解表剂

（一）感冒清热颗粒（胶囊）

【药物组成】荆芥穗、苦地丁各 200g，薄荷、紫苏叶、桔梗、白芷各 60g，柴胡、葛根各 100g，苦杏仁 80g，芦根 160g。

【功用主治】疏风散寒，解表清热。用于风寒感冒。头痛，发热恶寒，身痛，鼻流清涕，咳嗽，咽干。

【用法用量】开水冲服：颗粒剂，每次 1 袋，2 次/d；病情较重者，首次可加倍。胶囊剂遵医嘱。

【注意事项】风热感冒者不宜服用。

【制剂规格】颗粒剂：6g（无蔗糖）；12g；胶囊剂：见说明书。

（二）羚翘解毒丸（颗粒）

【药物组成】羚羊角粉、金银花、桔梗、淡竹叶、淡豆豉、甘草、荆芥、连翘、牛蒡子、薄荷。

【功用主治】疏风清热，解表。主治风热感冒。恶寒发热，咳嗽，头晕目眩，咽痛，两腮赤肿等。临床用于流行性感冒、伤风感冒和扁桃体炎。

【用法用量】口服；蜜丸，成年人每次 1 丸，2~3 次/d。小儿酌减；水丸，每次 5g，2~3 次/d；颗粒剂，开水冲服：每次 10g，2~3 次/d；片剂，每次 4~6 片。2 次/d，用温开水煎鲜芦根汤送服。

【不良反应】偶有过敏反应，过量中毒反应（头晕、胸闷、恶心、呕吐、四肢麻木、发热甚至呼吸急促、血压下降、昏迷、脉微欲绝等症状）。

【制剂规格】蜜丸：9g；水丸：每袋 5g；浓缩丸：每 8 丸相当于原药材 4g；颗粒剂：10g；片剂：每瓶 36 丸。

（三）抗病毒口服液

【药物组成】板蓝根、广藿香、石膏、知母、石菖蒲、连翘、生地黄、芦根、郁金。

【功用主治】清热凉血，解毒祛湿。主治时行感冒，疫毒侵袭之证，风热感冒，温病发热及上呼吸道感染、流感、流行性腮腺炎、流行性出血性结膜炎（红眼病）等病毒感染。

【用法用量】口服；口服液，每次1~2支；胶囊剂，每次4~6粒；2~3次/d，儿童酌减。颗粒用开水冲服，每次1袋，3次/d。

【制剂规格】口服液：10mL，每盒10支；胶囊剂，每盒12粒×4板，颗粒剂12g。

（四）双黄连口服液

【药物组成】黄芩、金银花、连翘。

【功用主治】辛凉解表，清热解毒。治感冒。用于风热感冒发热、咳嗽、咽痛。

【用法用量】咀嚼片，咀嚼或含化：每次3片，3次/d；口服液，口服：每次2支，3次/d；颗粒剂，口服或开水冲服：每次1.5~2g；1~3岁，每次2~2.5g，3岁以上儿童酌量。栓剂，直肠给药：小儿每次1粒，2次/d。

【注意事项】

（1）忌烟、酒及辛辣、生冷、油腻食物。

（2）不宜在服用本品期间同时服用滋补性中成药。

（3）风寒感冒者不适用，其表现为恶寒重，发热轻，无汗，鼻塞流涕，口不渴，咳吐稀白痰。

（4）高血压、心脏病、肝病、糖尿病、肾病等慢性病严重者、孕妇或正在接受其他治疗的患者，均应遵医嘱。小儿、年老体虚者应在医生指导下服用。

（5）仔细阅读说明书。

【制剂规格】咀嚼片：1g，每盒9片×2板；口服液：含有蔗糖，10mL，每盒10支；颗粒剂：5g，每盒10袋；栓剂1.5g。

（五）清开灵片

【药物组成】胆酸、珍珠母、猪去氧胆酸、栀子、水牛角、板蓝根、黄芩苷、金银花。

【功用主治】清热解毒，镇静安神。用于外感风热时毒，火毒内盛所致高热不退，烦躁不安，咽喉肿痛；舌质红绛，苔黄、脉数者；上呼吸道感染，病毒性感冒，急性化脓性扁桃炎、急性咽炎、急性气管炎、高热等病症属上述证候者。

【用法用量】口服：片剂，每次1~2片；或软胶囊剂，每次1~2粒；泡腾片在热开水中溶解后服用，每次2~4片；均3次/d。儿童酌减或遵医嘱。

【注意事项】久病体虚者如出现腹泻时慎用。

【制剂规格】片剂：0.5g（含黄芩苷20mg）；软胶囊：0.4g（含黄芩苷20mg）；0.2g（含黄芩苷10mg）；泡腾片：1g（含黄芩苷10mg）。

（六）清瘟解毒丸

【药物组成】大青叶、玄参、天花粉、牛蒡子（炒）、葛根、黄芩、淡竹叶各100g，

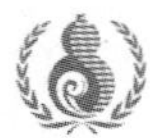

桔梗、连翘、羌活各 75g，防风、柴胡、白芷、川芎、赤芍各 50g，甘草 25g。

【功用主治】清瘟解毒。主治温病发热，无汗、头痛、口渴、咽干。用于外感时疫，憎寒壮热，头痛无汗，口渴咽干，痄腮（流行性腮腺炎），大头瘟；流感、急性扁桃体炎。

【用法用量】口服丸剂：每次 2 丸，2 次/d。小儿酌减。或片剂：每次 6 片，2~3 次/d。

【注意事项】忌生气恼怒。忌食辛辣腥味、饮酒。

【制剂规格】蜜丸：9g，片剂：0.3g。

（七）小儿热速清口服液

【药物组成】柴胡、黄芩、板蓝根、葛根、金银花、水牛角、连翘、大黄。

【功用主治】清热解毒，泻火利咽。用于小儿外感高热诸证。临床用于小儿急性呼吸道感染，外感引起的高热头痛，咽喉肿痛，鼻塞流涕，咳嗽，大便干结等。

【用法用量】口服：1 岁以内，每次 2.5~5mL；1~3 岁，每次 5~10mL；4~6 岁，每次 10~15mL；7~12 岁，每次 15~20mL；均 3~4 次/d。

【制剂规格】口服液：10mL，每盒 10 支。

（八）黄氏响声丸

【药物组成】薄荷、浙贝母、连翘、蝉蜕、胖大海、酒大黄、川芎、儿茶、桔梗、诃子肉、甘草、薄荷脑。

【功用主治】疏风清热，化痰散结，利咽开音。主治喉痹、失音。用于急、慢性喉瘖，外热内盛，声音嘶哑，咽喉肿痛，咽干灼热，咽中有痰，或寒热头痛，或便秘尿赤；急、慢性喉炎及声带小结、声带息肉初起见上述证候者。

【用法用量】口服，每次 20 丸，3 次/d，饭后服用；儿童减半。

【注意事项】胃寒便溏者慎用。

【制剂规格】丸剂：每瓶 400 丸，聚乙烯塑料瓶装。

（九）清音丸

【药物组成】桔梗、寒水石、薄荷、诃子（去核）、甘草、乌梅（去核）各 100g，青黛、硼砂（煅）、冰片各 20g。

【功用主治】清热利咽。用于肺热、胃热引起的急性咽炎、急性扁桃体炎，症见声哑失音，咽喉肿痛，口干舌燥。

【用法用量】口服或者含化：每次 1 丸，2~3 次/d。

【注意事项】服药期间忌烟、酒、辛辣食物。

【制剂规格】蜜丸：6g，每盒 10 丸；片剂：0.257g。

第二节　和解剂

（一）柴胡舒肝丸

【药物组成】茯苓 100g，柴胡、香附（醋制）、紫苏梗、槟榔（炒）各 75g，豆蔻 40g　枳壳（炒）、白芍、甘草（酒炒）、陈皮、桔梗、厚朴（姜制）、山楂（炒）、防风、六神曲

（炒）、黄芩、薄荷、三棱（醋制）、大黄（酒炒）、青皮（炒）、当归、莪术（制）各50g，木香25g。炼蜜与药粉比例为（180~190）g：100g。

【功用主治】舒肝理气，消胀止痛。用于肝气不舒，胸胁痞闷，食滞不清，呕吐酸水。

【用法用量】口服：一次1丸，2次/d，温开水送服，多饮水效果较好。

【制剂规格】大蜜丸：10g，每盒10丸。

（二）舒肝和胃丸

【药物组成】柴胡15g，香附（醋制）45g，佛手150g，郁金45g，木香45g，白芍45g，乌药45g，莱菔子45g，槟榔（炒焦）45g，陈皮75g，白术（炒）60g，广藿香30g，炙甘草15g。

【功用主治】舒肝解郁，和胃止痛。有一定促进肠运动及利胆、抗溃疡、镇痛等作用。用于肝胃不和所致的胃痛、胁痛，症见两胁胀满，胃脘疼痛，食欲不振，呃逆呕吐，大便失调；或嗳气呕恶，舌苔薄黄或腻，脉沉弦；胃炎、消化性溃疡、胆囊炎、肋间神经痛见上述证候者。

【用法用量】丸剂：水蜜丸，每次9g；或大蜜丸每次2丸；口服液：每次10mL，均2次/d，或遵医嘱。

【注意事项】

（1）肝胃郁火所致的胃痛、胁痛者忌服。

（2）妇女月经期、孕妇、哺乳期妇女当慎重。

（3）忌忧郁、恼怒，忌油腻食物。

【制剂规格】水蜜丸：每100粒重20g；大蜜丸：6g；合剂：每支10mL，每瓶120mL。

（三）胃康灵胶囊

【药物组成】白芍317.5g，白及238.1g，三七9.9g，甘草317.5g，茯苓238.1g，延胡索158.7g，海螵蛸31.7g，颠茄浸膏2.1g。

【功用主治】柔肝和胃，散瘀止血，缓急止痛，去腐生新。用于肝胃不和、瘀血阻络所致的胃脘疼痛，连及两胁，嗳气、泛酸；急、慢性胃炎，胃、十二指肠溃疡，胃出血见上述证候者。

【用法用量】口服，每次4粒，3次/d，饭后服用。

【注意事项】长期服用者应咨询医生。

【制剂规格】胶囊剂：0.4g。

（四）朴沉化郁丸

【药物组成】香附（醋制）150g，延胡索（醋制）、檀香、豆蔻、沉香、木香、柴胡、丁香、青皮（醋制）、甘草、砂仁各35g，枳壳（麸炒）50g，陈皮100g，肉桂、片姜黄15g，姜厚朴75g，高良姜、莪术（醋制）25g。

【功用主治】舒肝化郁，开胃消食。用于肝气郁滞、肝胃不和所致的胃脘刺痛、胸腹胀满或胀痛，呕吐恶心，停食停水，气滞闷郁。

【用法用量】口服：每次1丸，2次/d。

【注意事项】孕妇慎用。

【制剂规格】大蜜丸：9g。本品每丸含厚朴及厚朴酚（$C_{18}H_{18}O_2$）与和厚朴醇（$C_{18}H_{18}O_2$）的总量计，不得少于5.6mg。

第三节　清热剂

（一）鸡苏丸

【药物组成】麻黄、苦杏仁（炒）、石膏、甘草、黄芩、葶苈子、桑白皮（蜜炙）、马兜铃（蜜炙）、麦冬、北沙参、天冬、五味子（醋蒸）、白芍、知母、百合、紫菀、款冬花、瓜蒌仁（蜜炙）、桔梗、前胡、紫苏叶、紫苏子（炒）、橘红、法半夏、陈皮、远志（制）。

【功用主治】清肺平喘，润燥止咳，化痰除痞。用于肺热喘咳，气急鼻煽，燥咳痰黏，咽干鼻燥，劳嗽咳血，颧红盗汗，痰黏难咯，胸膈满闷。用于急性气管炎、肺炎、咽炎肺结核、支气管扩张。

【用法用量】口服，一次3~6g，一日2~3次；7岁以上儿童剂量减半；3~7岁儿童服1/3量。

【禁忌证】凡痰湿壅肺，寒痰停饮犯肺所引起的气喘咳嗽均应忌服。

【制剂规格】散剂：每袋18g；水丸剂：每100粒重12g。

（二）羚羊清肺丸（颗粒）

【药物组成】丸剂：羚羊角粉6g，浙贝母40g，桑白皮（蜜炙）、前胡、麦冬、天冬、天花粉、苦杏仁（炒）、金果榄、大青叶、黄芩、板蓝根、牡丹皮、薄荷、熟大黄各25g，地黄、参、桔梗、杷叶（蜜炙）、金银花、栀子各50g　甘草15g，陈皮30g。颗粒剂：羚羊角、浙贝母、熟大黄、甘草、黄芩等。

【功用主治】清肺利咽，清瘟止嗽。主治肺热咳嗽，咽喉肿痛，口干舌燥。用于肺胃热盛，感受时邪，身热头晕，四肢酸懒，咳嗽痰盛，咽喉肿痛，鼻衄出血，咯血，口干舌燥；如支气管炎、急性扁桃体炎、咽喉炎以及多种急性传染疾病见前述症状者。

【用法用量】口服：丸剂，每次1丸；颗粒剂，每次6g，均3次/d，小儿、婴儿酌减。

【禁忌证】肺寒及气虚咳嗽者忌服。

【制剂规格】蜜丸：6g；颗粒：2g，6g。

（三）乙肝清热解毒颗粒（胶囊、片）

【药物组成】白花蛇舌草、虎杖、茵陈、白茅根、茜草、土茯苓、蚕沙、野菊花、北豆根、拳参、淫羊藿、橘红、甘草。

【功用主治】清肝利胆，解毒逐瘟。主治肝胆湿热型、慢性病毒性乙型肝炎初期或活动期；乙型肝炎病毒携带者。症见：黄疸（或无黄疸）、发热或低热，舌质红、舌苔厚腻、脉弦滑数、口干或口黏臭、厌油、胃肠不适等。用于肝胆湿热型各类肝炎，酒精性肝炎等。

【用法用量】口服：颗粒剂，每次2袋，开水冲服；或胶囊剂，每次6粒；或片剂，每次4~8片；均3次/d。

【注意事项】脾虚便溏者慎用；寒湿阴黄者忌用；忌烟酒、油腻辛辣刺激性食物。

【制剂规格】颗粒：10g，每盒 10 袋；胶囊剂：0.4g；片剂 0.5g。

（四）清音丸

【药物组成】桔梗、寒水石、薄荷、诃子（去核）、甘草、乌梅（去核）各 100g，青黛、硼砂（煅）、冰片各 20g。

【功用主治】清热、利咽。用于肺热、胃热引起的急性咽炎、急性扁桃体炎，症见声哑失音，咽喉肿痛，口干舌燥。

【用法用量】口服或者含化：每次 1 丸，2~3 次/d。

【注意事项】服药期间忌烟、酒、辛辣食物。

【制剂规格】蜜丸：6g，每盒 10 丸；片剂：0.257g。

（五）六神丸

【药物组成】珍珠粉、牛黄、麝香、雄黄、冰片、蟾酥、百草霜。

【功用主治】清热解毒，消肿止痛。用于烂喉丹痧，喉风，乳蛾引起的咽喉肿痛、喉痹失音、口舌糜烂、痈疡疮疖等。用于咽喉炎、白喉等。

【用法用量】噙化或温开水送服：成人，每次 10 粒，2 次/d；小儿 1 岁服 1 粒，4~8 岁服 5 粒，9~15 岁服 8 粒。外用：取数粒用温开水或米醋少许溶成糊状，每日敷搽。

【不良反应】过量可致毒性反应，如恶心、呕吐、腹泻、小儿吐奶、冰冷，末梢发绀，心动过缓，心律失常，房室传导阻滞及循环衰竭而死亡。可见过敏反应。

【禁忌证】化脓性疮疡忌用。

【注意事项】孕妇禁用；忌烟酒及辛辣食物；勿过量服用，否则可中毒；忌与酶制剂、补血片、硫酸盐、亚硫酸盐同服。

【制剂规格】丸剂：每 10 粒重约 0.03g，每支 30 粒，每盒 10 支。

（六）锡类散（含片）

【药物组成】青黛、壁钱炭、人指甲、珍珠、冰片、牛黄。

【功用主治】清热解毒，去腐生肌。主治单双乳蛾、喉风、口疮、牙疳等病。主要用于急性扁桃体炎、急性咽炎、白喉、口腔溃疡等。兼治多种黏膜炎症、溃疡病。

【用法用量】散剂，外用时将少许药粉吹敷患处，2~3 次/d，内服每次 0.3~0.6g，1~2 次/d。片剂：含服，每隔 1 个小时含化 1~2 片，或遵医嘱。

【禁忌证】不是风热，火毒性喉痹等症忌用。

【注意事项】忌食辛辣腥物；内服不可过量。

【制剂规格】散剂：每瓶 0.3g；片剂 0.3g。

（七）清瘟解毒丸

【药物组成】大青叶、玄参、天花粉、牛蒡子（炒）、葛根、黄芩、淡竹叶各 100g，桔梗、连翘、羌活 75g，防风、柴胡、白芷、川芎、赤芍各 50g，甘草 25g。

【功用主治】清瘟解毒。主治温病发热，无汗、头痛、口渴、咽干。用于外感时疫，憎寒壮热，头痛无汗，口渴咽干，流行性腮腺炎（痄腮），大头瘟；流感、急性扁桃体炎。

【用法用量】口服丸剂：每次 2 丸，2 次/d。小儿酌减。或片剂：每次 6 片，2~3 次/d。

【注意事项】忌生气恼怒。忌食辛辣腥味、饮酒。

【制剂规格】蜜丸：9g，片剂：0.3g。

（八）珠黄吹喉散

【药物组成】黄连、黄柏、珍珠、人工牛黄、儿茶、雄黄、西瓜霜、硼砂（煅）、冰片。

【功用主治】解毒化腐生肌。用于热毒内蕴所致的咽喉口舌肿痛、糜烂；如急喉痹、口疮、舌炎等见上述证候者。

【用法用量】外用。吹于患处，3~5 次/d。

【注意事项】阴虚火旺者慎用；仔细阅读说明书。

【制剂规格】外用散剂：每支 3g，5g。

（九）千柏鼻炎丸（胶囊）

【药物组成】千里光 2424g，卷柏 404g，羌活 16g，决明子 242g，麻黄 81g，川芎、白芷各 8g。

【功用主治】清热解毒，活血祛风。主治毒邪久留、气滞血瘀性鼻炎。用于急慢性鼻炎、慢性肥厚性鼻炎、鼻窦炎、咽炎等。

【用法用量】口服：片剂，每次 3~5 片；胶囊，每次 2 粒；均 3 次/d。2 周为 1 个疗程，症状减轻后减量或遵医嘱。

【不良反应】罕见胸肩颈部疼痛、额部出汗、咽部发干，停药后消失。

【制剂规格】片剂：每瓶 100 片；胶囊剂：0.5g。

第四节　泻下剂

（一）大黄清胃丸

【药物组成】大黄 504g，木通、槟榔、芒硝各 63g，黄芩 96g，滑石粉 168g，胆南星、羌活、白芷、牵牛子（炒）42g。

【功用主治】清热解毒，通便。用于胃热便秘，胃火炽盛，口燥舌干、头痛目眩、大便燥结；口苦，牙龈肿痛，前额与眉棱骨痛，腹胀且痛，小便黄赤，口渴喜饮，纳差。

【用法用量】口服：每次 1 丸，2 次/d。

【注意事项】孕妇忌服。

【制剂规格】大蜜丸：9g。

（二）当归龙荟丸

【药物组成】当归（酒炒）、胆（酒炒）、栀子、黄连（酒炒）、黄芩（酒炒）、黄柏（盐炒）100g，芦荟、青黛、大黄（酒炒）各 50g、木香 25g、麝香 5g。

【功用主治】清肝利胆，泻火通便。用于肝胆火旺所致的头晕目眩，心烦不宁，耳鸣耳聋，胁肋疼痛，脘腹胀痛，大便秘结，小便赤涩，妇女带下，外阴瘙痒肿痛等。

用于高血压、黄疸型肝炎，梅尼埃病、急性盆腔炎、阴道炎、阴道滴虫病等。尚有人用于慢性粒细胞白血病，有效率为72.7%。

【用法用量】温开水送服：每次6g，均2次/d。

【制剂规格】水泛丸：每袋18g，每瓶120g。

（三）四消丸

【药物组成】牵牛子（炒）、五灵脂（醋炒）、香附（醋炒）、大黄（酒炒）、猪牙皂（炒）、槟榔。

【功用主治】消水消痰、消食消气，导滞通便。主治一切气食痰水，停积不化，胸脘饱闷，腹胀疼痛，大便秘结。用于有腹胀、腹水、肝脾肿大、大便秘结等症状的肝硬化、肾炎及心脏病水肿（腹水）、习惯性便秘等。

【用法用量】口服：每次30~60丸，2次/d。

【禁忌证】身体虚弱、脾虚便溏并外感者均忌服。

【注意事项】孕妇忌服。

【制剂规格】醋泛丸：每20丸重约1g。

第五节　温里剂

（一）心荣口服液

【药物组成】黄芪、地黄、麦冬、五味子、赤芍、桂枝。

【功用主治】助阳，益气，养阴。用于心阳不振，气阴两虚所致的胸痹，症见胸闷隐痛，心悸气短，头晕目眩，倦怠懒言，面色少华等；冠心病见上述证候者。

【用法用量】口服：每次20mL，3次/d；6周为1个疗程，或遵医嘱。

【注意事项】

1. 在治疗期间，心绞痛持续发作，应及时就诊。

2. 饮食宜清淡而均衡营养，低盐、低脂；食物过饱；忌食生冷、辛辣、油腻之品，忌烟酒、浓茶。

3. 本品久置可沉淀，摇匀后可服用。

【制剂规格】合剂：10mL。

（二）暖脐膏

【药物组成】当归、白芷、乌药、小茴香、八角茴香、香附各80g，木香40g，母丁香、没药、肉桂、沉香各20g，麝香3g。

【功用主治】温里散寒，行气止痛；用于寒凝气滞，少腹冷痛，脘腹痞满，大便溏泄；胃病、肠炎、疝气、老年虚衰和某些妇科疾病、婴儿秋季腹泻。

【注意事项】孕妇禁用。

【用法用量】外用：加温软化，贴于脐腹部。

【制剂规格】膏药：每贴3g，15g，30g。

第六节　补益剂

（一）龟龄集

【药物组成】人参、鹿茸、海马、枸杞子、丁香、鳖甲、雀脑、牛膝、锁阳、熟地黄、补骨脂、菟丝子、杜仲、石燕、肉苁蓉、甘草、天冬、淫羊藿、大青盐、砂仁。

【功用主治】强身补脑，固肾补气，增进食欲。用于肾亏阳弱，记忆力减退，夜梦精遗。用于老年肾虚泄泻、便秘、贫血；骨折延迟愈后；慢性呼吸道疾病；痛经、滑胎、崩漏、不孕等。症见肾亏阳弱，记忆衰退，夜梦遗精，腰酸腿软，气虚咳嗽，五更溏泄，食欲缺乏。

【用法用量】口服：胶囊剂，每次 0.6g，1 次/d，于早饭前 2h 用淡盐水送服。酒剂，每次 15~30mL，3~4 次/d。

【注意事项】孕妇禁用；伤风感冒时停服。

【制剂规格】胶囊剂：0.3g；酒剂：每瓶 750mL。

（二）生血片

【药物组成】鹿茸、黄柏、山药、白术（炒）、紫河车。

【功用主治】补肾健脾，填精补髓。主治失血血亏，放疗、化疗后全血细胞减少及再生障碍性贫血。

【用法用量】口服：每次 5g，3 次/d，小儿酌减。

【禁忌证】凡热证、实证者忌服。

【注意事项】阴虚内热，舌质红少苔，或口干舌燥者慎用。

【制剂规格】小蜜丸：每瓶 5g，每盒 10 支。

（三）复方阿胶浆

【药物组成】阿胶、人参、熟地黄、党参、山楂、蔗糖。

【功用主治】补血滋阴，益气养营，填精生髓。主治虚劳，惊悸，怔忪，不寐，健忘，眩晕，贫血等。用于白细胞减少、缺铁性贫血、血小板减少性紫癜等，亦可用于再生障碍性贫血。

【用法用量】口服：糖浆剂，每次 20mL；胶囊剂，每次 6 粒；颗粒剂：每次 6 粒；颗粒剂，每次 4g；均 3 次/d。

【不良反应】偶有泛酸、恶心、纳差及上腹烧灼感等不适情况。

【注意事项】糖尿病及温病发热者慎用；儿童酌减。

【制剂规格】糖浆剂：每瓶 20mL，200mL，250mL；胶囊剂：0.45g；颗粒剂：4g。

（四）八珍益母丸

【药物组成】益母草、党参、白术（炒）、茯苓、甘草、当归、白芍（酒炒）、川芎、熟地黄。

【功用主治】补气养血，调月经。主治月经不调，痛经。表现为妇女气血两虚之体弱无力，月经不调，行经腹痛，白带过多，腰酸倦怠，不思饮食等。

【用法用量】口服：水蜜丸，每次 6g；小蜜丸，每次 9g，大蜜丸，每次 1 丸，均 2

次/d。或胶囊剂每次 3 粒，3 次/d。均温开水送服。

【不良反应】偶见大小不一的紫红色皮疹，服抗过敏药数日后消失。

【禁忌证】月经量多者忌服。

【注意事项】孕妇禁用。

【制剂规格】大蜜丸：9g，每盒 10 丸；小蜜丸：每 100 粒重 10g。

（五）乌鸡白凤丸

【药物组成】乌鸡（去毛、爪、肠）640g，鹿角胶、白芍、人参、香附（醋制）、丹参、山药各 128g，鳖甲（制）、天冬、川芎、芡实（炒）各 64g，黄芪、甘草各 32g，当归 144g，牡蛎（煅）、桑螵蛸、鹿角霜各 48g，生地黄、熟地黄各 256g，银柴胡 26g。

【功用主治】补气养血，调经止带。用于气血两虚，身体瘦弱，腰膝酸软，月经不调，崩漏带下。临床用于治疗月经不调、痛经、功能性子宫出血、产后恶露不尽、带下，男子体虚等。临床新用于原发性血小板减少性紫癜、隐匿性肾炎、胃下垂、中风病后痴呆、再生障碍性贫血、斑秃、荨麻疹、骨结核、前列腺增生、遗精、阳痿、精不液化、习惯性流产、绝经期综合征、尿血等。

【用法用量】口服：大蜜丸，每次 1 丸；水蜜丸，每次 6g；片剂：每次 2 片；小蜜丸，每次 9g；均 2 次/d。口服液，每次 1 支（10mL），2~3 次/d。

【注意事项】孕妇忌服；忌辛辣生冷食物；实证者慎用。

【制剂规格】大蜜丸：9g；小蜜丸 6g；口服液：10mL，每盒 6 支、10 支；片剂：0. 5g。

（六）调经促孕丸

【药物组成】鹿茸（去毛）5g，炙淫羊藿、仙茅、续断、桑寄生、枸杞子、覆盆子、莲子（去心）、黄芪、酸枣仁（炒）、钩藤各 10g，菟丝子、茯苓、白芍、丹参、赤芍各 15g，山药、鸡血藤各 30g。共制细粉，每 100g 粉末加炼蜜 40~50g 加适量水泛丸，制成水蜜丸，分装。

【功用主治】温肾健脾，活血调经。用于脾肾阳虚、瘀血阻滞所致的月经不调、闭经、痛经、不孕，症见月经后期，经水量少，有血块，行经小腹冷痛，经水日久不行，久不受孕，腰膝冷痛。

【用法用量】口服：每次 5g（50 丸），2 次/d，至月经周期第 5 天起连服 20d；无周期者每月连服 20d，连服 3 个月，或遵医嘱。

【注意事项】

（1）阴虚火旺、月经量过多者不宜服用。

（2）孕妇外感疾病者均禁用。

（3）忌生冷食品。

【制剂规格】水丸剂：每 10 丸 1g。

（七）益肾灵颗粒

【药物组成】枸杞子、补骨脂（炒）、覆盆子、桑葚、金樱子各 200g，女贞子、芡实（炒）300g　附子（制）20g，五味子 50g，车前子（炒）、韭菜子（炒）100g，沙苑子 250g，淫羊藿 150g。

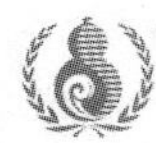

【功用主治】益肾壮阳。用于肾亏阳痿，早泄，遗精，少精，死精。

【用法用量】开水冲服：每次 20g，3 次/d。

【注意事项】忌食辛辣、油腻、刺激性食物。

【制剂规格】颗粒剂：20g，每盒 10 袋。

（八）五子衍宗丸

【药物组成】枸杞子、菟丝子（炒）各 400g，覆盆子 200g，五味子（蒸）50g，车前子（盐炒）100g。

【功用主治】补肾益精。主治肾虚腰痛，尿后余沥，遗精早泄，阳痿不育。见于男性不育，少女崩漏。症见身体方虚，梦遗滑精，尿液混浊，肾虚腰痛，不射精及阳痿。

【用法用量】口服：水蜜丸，每次 6g；小蜜丸，每次 9g；大蜜丸，每次 1 丸；均 2 次/d；片剂，每次 6g；小蜜丸，每次 9g；大蜜丸，每次 1 丸；均 2 次/d；片剂，每次 30mL，1 次/d。

【制剂规格】水蜜丸：每瓶（袋）6g；小蜜丸：每瓶（袋）9g；大蜜丸：9g；口服液：每瓶 120mL，或 10mL，每盒 10 支；30mL，每盒 3 支。

（九）济生肾气丸

【药物组成】熟地黄 160g，山茱萸（制）、山药 80g，茯苓 120g，牡丹皮、泽泻各 60g，肉桂、附子（制）各 20g，牛膝、车前子各 40g

【功用主治】温肾化气，利水消肿。用于肾虚水肿，腰膝酸重，小便不利，痰饮喘咳。用于慢性肾炎（阳虚型）、慢性肾小球肾炎、糖尿病、慢性前列腺炎、男性不育、尿闭。

【用法用量】口服：水蜜丸，每次 6g；小蜜丸，每次 9g；大蜜丸，每次 1 丸；均 2~3 次/d。

【制剂规格】小蜜丸、水蜜丸：每 40 粒重 3g；大蜜丸：9g，每盒 10 丸。

（十）定坤丸

【药物组成】人参、鹿茸、西红花、鸡血藤膏、三七、白芍、熟地黄、当归、白术、枸杞子、黄芩、香附、茺蔚子、川芎、鹿角霜、阿胶、延胡索。

【功用主治】滋补气血，调经舒郁。用于气虚血亏、肝郁不舒引起的妇科病；气血两虚兼瘀滞的月经不调，经行腹痛，崩漏下血，赤白带下，贫血衰弱，血晕血脱，产后诸虚，骨蒸潮热；功能性子宫出血，青春期、更年期子宫出血及不孕症。

【用法用量】口服：每次半丸至 1 丸，2 次/d，温黄酒或温开水送服。

【禁忌证】伤风感冒时停服。

【注意事项】孕妇禁用；忌生冷油腻等刺激性食物。

【制剂规格】大蜜丸：10.8g，12g。

（十一）龙牡壮骨颗粒

【药物组成】龙骨、牡蛎、党参、茯苓、白术、龟甲、黄芪、怀山药、麦冬、五味子。

【功用主治】健脾益气，补中和胃，补肾益精，强筋壮骨，潜阳敛汗，镇惊。主治骨质疏松、缺钙。用于疳积、小儿营养不良、佝偻病、消化不良。发育迟钝、老年人内分泌失调所致的骨质疏松以及因缺钙导致的症状。

【用法用量】口服：2岁以下，每次1包，2~7岁，每次1~2包，7岁以上，每次2包；均3次/d。

【禁忌证】感冒发热时忌服。

【制剂规格】颗粒：5g，每盒10袋。

（十二）生脉胶囊（口服液）

【药物组成】人参（党参）、麦冬、五味子。

【功用主治】益气，养阴生津。用于气阴两亏，心悸气短，自汗。

【用法用量】口服：每次3粒（10mL），3次/d。

【注意事项】

（1）忌油腻食物。

（2）凡脾胃虚弱，呕吐泄泻，腹胀便溏、咳嗽痰多者慎用；感冒患者不宜服用；按照用法用量服用，小儿、孕妇、高血压、糖尿病患者应在医师指导下服用；儿童必须在成人监护下使用；药品性状发生改变时禁止使用；本品宜饭前服用。

（3）服用本品同时不宜服用藜芦、五灵脂、皂荚或其制剂；不宜喝茶和吃萝卜，以免影响药效。

（4）服药2周或服药期间症状无改善，或症状加重，或出现新的严重症状，应立即停药并去医院就诊；如正在使用其他药品，使用生脉胶囊前请咨询医师或药师。

【制剂规格】胶囊剂：0.35g，每盒12粒×2板；口服液：每盒10mg，10支。

（十三）石斛夜光丸

【药物组成】石斛、甘草、肉苁蓉、五味子、防风、川芎、枳壳（炒）、黄连、蒺藜（盐炒）、青葙子、羚羊角各30g，天冬、人参、茯苓各120g、山药、枸杞子、菟丝子、苦杏仁、牛膝、菊花、决明子各45g，生地黄、熟地黄、麦冬、水牛角浓缩粉各60g。

【功用主治】滋阴补肾，清肝明目。用于肝肾两亏，阴虚火旺，内障目暗，视物昏花。用于肝肾两亏所致的白内障；肝肾阴虚性视力下降，视物不清等；还可以用于瞳孔散大，开角型青光眼。

【用法用量】口服：水蜜丸，每次6g；大蜜丸，每次1丸；均2次/d。

【制剂规格】水蜜丸：每瓶24g；大蜜丸：9g，每盒10丸。

（十四）参芪片

【药物组成】人参、黄芪、当归、熟地黄、鹿角。

【功用主治】补气养血，健脾益肾。适用于癌症应用放、化疗所致白细胞减少及因放疗、化疗引起的头晕头昏，倦怠乏力，消瘦，恶心呕吐等症。

【用法用量】口服：每次4片，3次/d。

【制剂规格】片剂：0.25g，每瓶100片，每盒60片。

第七节　理气剂

（一）开胸顺气丸

【药物组成】槟榔 300g，牵牛子（炒）400g，木香 75g，三棱（醋制）、莪术（醋制）、陈皮、厚朴（姜制）各 100g，猪牙皂 50g。

【功用主治】消积化滞，行气止痛，顺气宽胸。主治饮食不节、气滞郁结性胸腹胀满，胃脘疼痛，便秘痢疾，里急后重。用于消化不良、急性胃肠炎、菌痢；饮食停水，气郁不舒，胸胁胀满，胃脘疼痛。

【用法用量】口服：每次 3~9 丸，1~2 次/d。

【注意事项】孕妇禁用；年老体弱者慎用。

【制剂规格】水丸：每 50 粒重约 3g，每袋 18g。

（二）木香槟榔丸

【药物组成】木香、槟榔、枳壳（炒）、陈皮、青皮（醋炒）、三棱（醋制）、莪术（醋制）、黄连各 50g，香附（醋制）、黄柏（酒炒）、大黄各 150g，牵牛子（炒）200g，芒硝 100g。

【功用主治】行气导滞，泻热通便。主治赤白痢疾，里急后重，胃肠积滞，腹脘胀痛，大便不通。用于消化不良、急性胃肠炎、急性菌痢等。

【用法用量】口服：每次 3~6g，2~3 次/d。

【禁忌证】非实证的虚胀及津亏大便燥结者忌用。

【注意事项】孕妇禁服；老年体弱者慎用。治疗痢疾，须在病情初起，内有积滞而又无表邪者。

【制剂规格】水丸：每 100 粒重 6g，每袋 12g。

（三）十香丸

【药物组成】沉香、木香、丁香、小茴香（炒）、香附（制）、陈皮、乌药、泽泻（盐水炒）、荔枝核（炒）、猪牙皂。

【功用主治】温中散寒，理气止痛。主治痛痹诸证，属气滞腹胀者。用于小肠疝气、肠功能紊乱所致腹痛、痛经、疝痛。

【用法用量】口服：每次 0.5~1 丸，1~2 次/d；小儿酌减。

【注意事项】忌食生冷腥腻之品；孕妇忌服。

【制剂规格】蜜丸：9g，每盒 10 丸。

第八节　理血剂

（一）复方丹参滴丸（胶囊、片剂、颗粒）

【药物组成】丹参、三七、冰片。

【功用主治】活血化瘀理气止痛主治胸中憋闷、心绞痛。

【用法用量】口服或舌下含服：每次 10 粒，3 次/d。疗程 4 周或遵医嘱。颗粒剂：每次 1g；或片剂：每次 2~3 片；胶囊剂：每次 2~3 粒。均 3 次/d。

【注意事项】孕妇禁用。参见复方丹参气雾剂。

【制剂规格】滴丸：0.25mg，每瓶100粒；片剂，每粒60片；口服液10mL；胶囊剂0.3g，每盒48粒。

(二) 地奥心血康胶囊

【药物组成】有山药、穿龙薯蓣提取的甾体总皂苷。

【功用主治】活血化瘀，行气止痛，扩张冠脉血管，改善心肌缺血。治疗胸痹诸证。用于预防和治疗冠心病，心绞痛以及瘀血内阻之胸痹、眩晕、气短、心悸、胸闷或痛等症。

【用法用量】口服：每次1~2粒，3次/d，饭后服用，或遵医嘱。

【注意事项】偶有头晕头痛，可自行缓解；罕见空腹服用有胃肠道不适。

【制剂规格】每粒含甾体总皂苷0.1g（相当于甾体总皂苷元35mg），每盒10粒×2板。

(三) 冠心生脉口服液

【药物组成】人参、麦冬、五味子(醋炙)、丹参、赤芍、郁金、三七。

【功用主治】益气生津，活血通络。用于气阴不足，心脉瘀阻所致的心悸气短，胸闷作痛，自汗乏力，脉微结代。

【用法用量】口服：每次10~20mL，2次/d。

【注意事项】孕妇慎用。

【制剂规格】合剂：10mL。

(四) 丹红化瘀口服液

【药物组成】丹参、当归、川芎、桃仁、红花、柴胡、枳壳。

【功用主治】活血化瘀，行气通络。用于气滞血瘀引起的视物不清，突然不见症；视网膜中央静脉阻塞症的吸收期见上述证候者。气滞血瘀的冠心病患者亦可试用。

【用法用量】口服：每次10~20mL；3次/d；用时摇匀。

【注意事项】孕妇忌用或慎用；忌食辛辣油腻食物。

【制剂规格】合剂：10mL。

(五) 麝香保心丸

【药物组成】麝香、人参提取物、牛黄、肉桂、苏合香、蟾酥、冰片。

【功用主治】芳香温通，益气强心。用于冠心病、心绞痛。

【用法用量】口服：每次2粒，3次/d。症状发作时服用。

【注意事项】孕妇禁用。

【制剂规格】每丸重22.5mg，每盒24粒。

(六) 乳癖消丸（胶囊、颗粒）

【药物组成】鹿角、昆布、海藻、三七、鸡血藤、蒲公英、玄参、天花粉、夏枯草、红花、连翘、木香。

【功用主治】软坚散结，活血消痈，清热解毒。主治乳癖结块，乳痈初起；乳腺囊性增生病及乳腺炎前期。

【用法用量】口服：片剂，每次5~6片；胶囊剂，每次4~5粒；颗粒剂：每次8g；

均 3 次/d；孕妇慎用或遵医嘱。

【制剂规格】片剂 0.32g，0.67g；胶囊剂：0.5g；颗粒剂：8g。

（七）丹香清脂颗粒

【药物组成】丹参、川芎、桃仁、降香、三棱、莪术、枳壳、大黄（酒制）。

【功用主治】活血化瘀，行气通络，用于高脂血症属气滞血瘀证者。

【用法用量】开水冲服：每次 10g，3 次/d。

【制剂规格】颗粒剂：10g。

（八）桑葛降脂丸

【药物组成】桑寄生、葛根、山楂、山药、丹参、红花、大黄、泽泻、茵陈、蒲公英。

【功用主治】补肾健脾通下化瘀清热利湿；有一定降脂作用。用于脾肾两虚痰浊血瘀型高脂血症，症见乏力，纳呆，腰膝酸软，眩晕、耳鸣，头重体困，胸闷肢麻，心悸、气短，大便干燥，舌暗淡或有瘀斑齿痕，苔厚腻，脉沉涩或弦滑。

【用法用量】口服：每次 4g，3 次/d；30d 为 1 个疗程，或遵医嘱。

【注意事项】脾虚溏泄者慎用；孕妇慎用；忌荷丹片。

【制剂规格】丸剂：每 30 粒重 1g。

（九）伤湿止痛膏

【药物组成】生草乌、生川乌、乳香、没药、生马钱子、丁香、肉桂、荆芥、防风、老鹳草、香加皮、积雪草、骨碎补、白芷、山柰、干姜、水杨酸甲酯、薄荷脑、冰片、樟脑、芸香浸膏、颠茄流浸膏。

【功用主治】祛风除湿，活血止痛。治风湿及类风湿关节炎、肌肉痛、扭伤等。主要用于风湿性关节炎、类风湿关节炎、外伤性关节炎、股外侧皮肤神经炎、颈神经根炎、软组织伤等肌肉、关节疼痛。

【用法用量】外用：先将患部用温热水洗净擦干，将膏药贴于患处，用手掌将膏药按摩，使其粘于皮肤上。

【禁忌证】凡对橡皮膏过敏、皮肤糜烂有渗液及外伤合并发脓者，不宜贴用。

【制剂规格】橡胶贴膏。按 2010 版药典附录Ⅱ第一法检查，每 $100cm^2$ 含量不得少于 1.7g。

（十）颈复康颗粒

【药物组成】黄芪、党参、川芎、白芍、桃仁（去皮）、生地黄、红花、地龙（酒炙）、葛根、穿山甲（代）、威灵仙、丹参、羌活、秦艽乳香（制）、没药（制）、生石决明、花蕊石（煅）、王不留行（炒）、土鳖虫（酒炙）、苍术、黄柏。

【功用主治】益气养血，活血通络，散风止痛。用于颈椎骨质增生引起的脑供血不足，症见头晕、颈项僵痛、肩背酸痛、手臂麻木等，有一定抗炎、镇痛和改善微循环作用。

【用法用量】冲服：每次 1~2 袋，2 次/d，饭后服为宜。

【注意事项】孕妇忌服；脾胃虚弱者慎用。

【制剂规格】颗粒剂：5g。

（十一）瘀血痹胶囊

【药物组成】乳香（炙）、没药（炙）、红花、威灵仙、川牛膝、香附（炙）、姜黄、当归、丹参、川芎、黄芪（炙）。

【功用主治】活血化瘀，通络定痛。用于瘀血阻络所致的痹证，症见肌肉关节疼痛剧烈，痛处拒按，部位固定不移，可有硬节或瘀斑。

【用法用量】口服：胶囊剂，每次 6 粒；或开水冲服颗粒剂，每次 10g（1 袋）；均 3 次/d。

【注意事项】孕妇禁用；脾胃虚弱者慎用。

【制剂规格】胶囊剂 0.4g；颗粒剂：10g。

第九节　祛湿剂

（一）祛风止痛片

【药物组成】老鹳草 334g，槲寄生 167g，续断 167g，威灵仙 83g，独活 83g，制草乌 83g，红花 83g。

【功用主治】舒筋活血，祛风止痛，强壮筋骨。用于四肢麻木，腰膝疼痛，风寒湿痹及风湿性关节炎、类风湿关节炎、腰肌劳损、肢体麻木。

【用法用量】口服：每次 6 片，2 次/d。

【注意事项】孕妇忌服。

【制剂规格】片剂：每瓶 48 片，96 片。

（二）祛风舒筋丸

【药物组成】防风、桂枝、麻黄、威灵仙、制川乌、制草乌、苍术（炒）、茯苓、木瓜、秦艽、骨碎补（炒）、牛膝、甘草、海风藤、青风藤、穿山龙、老鹳草、茄根等各等量。

【功用主治】祛风散寒，舒筋活络。用于风寒湿痹，四肢麻木，腰腿疼痛及风湿性关节炎、类风湿关节炎，风湿性肌肉疼痛、头痛、骨痛等。

【用法用量】口服：每次 1 丸，2 次/d。

【注意事项】孕妇慎用，忌油腻厚味。

【制剂规格】蜜丸：7g，每盒 6~12 丸。

（三）麝香风湿胶囊

【药物组成】人工麝香 0.5g，制川乌 15g，全蝎 10g，乌梢蛇（去头，酒浸）200g，地龙（酒洗）25g，蜂房（酒洗）30g，黑豆（炒）25g。

【功用主治】祛风除湿，除湿活络。有抗炎、镇痛等作用。用于风湿寒痹阻所致的痹病，症见关节疼痛，麻木不仁，局部畏恶风寒，屈伸不利，手足拘挛；类风湿关节炎见上述证候者。

【用法用量】口服：每次 4~5 粒，3 次/d。

【注意事项】同“祛痹舒肩丸”；川乌、全蝎等有毒，不可过量服，久服，须遵医嘱用。

【制剂规格】丸剂：0.3g。

（四）尪痹颗粒

【药物组成】生地黄、熟地黄、续断、附片（黑顺片）、独活、骨碎补、桂枝、淫羊藿、防风、威灵仙、皂刺、羊骨、白芍、狗脊（制）、知母、伸筋草、红花。

【功用主治】补肝肾，强筋骨，祛风湿，通经络。主治肝肾两虚型痹证。用于风湿性及类风湿关节炎、强直性脊柱炎、骨性关节炎、大骨节病、结核性关节炎、氟骨病、膝关节创伤性滑膜炎（慢性期）等，症见筋脉痹痛拘急，僵硬畸形，肌肉、关节疼痛，局部肿大，畏寒乏力、腰膝酸软及腰腿疼痛，屈伸不利及足痿痹痛等。

【用法用量】冲服：每次 10~20g，3 次/d。

【注意事项】孕妇禁用；忌食生冷之品。

【制剂规格】冲剂：10g，每盒 10 袋。

（五）国公酒

【药物组成】乌药、羌活、川芎、当归、独活、续断、蚕沙、木瓜、怀牛膝（去头）、防风、玉竹、桑寄生、白术、红花、鹿角胶、鳖甲胶、红曲、天南星（矾水炙）、牡丹皮、广藿香、槟榔、麦冬、陈皮、五加皮等。

【功用主治】散风祛湿，舒筋活络。治经络不和、风寒湿痹引起的手足麻木，半身不遂，口眼㖞斜，腰腿酸痛，下肢痿软，行步无力。用于风湿性关节炎、类风湿关节炎、中风后遗症。症见四肢麻木，筋脉拘挛，屈伸不利，腰腿疼痛，风寒湿痹。

【用法用量】口服：每次 10mL，2 次/d。

【禁忌证】高血压及热证者忌用。

【注意事项】孕妇禁用。

【制剂规格】酒剂：每瓶 250mL，500mL。

第十节　祛暑剂

（一）藿香正气水（丸、片、胶囊剂、软胶囊剂、颗粒）

【药物组成】苍术、陈皮、厚朴（姜制）、生半夏各 160g，白芷、茯苓、大腹皮各 240g，甘草浸膏 20g，广藿香油 1.6mL，紫苏叶油 0.8mL，干姜 13.5g。

【功用主治】解表化湿，理气和中。治外感风寒，内伤湿滞，头痛昏重，脘腹胀痛，呕吐泄泻及胃肠型感冒。用于感冒、急性肠胃炎、急慢性结肠炎等。

【用法用量】口服：水剂、口服液，每次 5~10mL，2 次/d，水丸，每次 6g；浓缩丸，每次 8 粒；胶囊，每次 3~4 粒；软胶囊，每次 2~4 粒；颗粒剂，每次 10g；片剂，每次 4~8 片；合剂，每次 10~15mL；均 2~3 次/d；小儿酌减。

【不良反应】本方毒性小，但藿香正气水系 40%~50%乙醇液体制剂，对小儿、妇女、老人及不饮酒者不适；偶见过敏性药疹。

【禁忌证】阴虚火旺者忌服。

【注意事项】忌食生冷、油腻、刺激性强的食物。

【制剂规格】水剂、液剂、口服液：10mL，每盒 10 支；水丸剂：每瓶 6g，每盒 10

瓶；片剂：0.3g；浓缩丸：每8丸相当于原生药3g；颗粒剂：5g，10g，每盒10袋；软胶囊：0.45g。

（二）六合定中丸

【药物组成】广藿香、紫苏叶、白扁豆（炒）、香薷各16g，木香、檀香各36g，厚朴（姜制）、枳壳（炒）、陈皮、桔梗、甘草、茯苓、木瓜、山楂（炒）各48g　六神曲（炒）、麦芽（炒）、稻芽（炒）各192g。

【功用主治】祛暑除湿，和中消食。主治夏伤暑湿，宿食停滞，寒热头痛，胸闷恶心，吐泻腹痛。用于“伤暑型”感冒、泄泻、急性肠炎等。

【用法用量】口服：水丸，每次3~6g，2~3次/d；大蜜丸，每次1丸，3次/d。

【注意事项】忌食生冷、油腻食物；孕妇忌服。

【制剂规格】水丸：每袋18g；蜜丸：9g，每盒10丸。

第十一节　治风剂

（一）正天丸

【药物组成】钩藤、白芍、川芎、当归、地黄、白芷、防风、羌活、桃仁、红花、细辛、独活、麻黄、附片、鸡血藤。

【功用主治】疏风活血，养血平肝，通络止痛。用于外感风邪、瘀血阻络、血虚失养、肝阳上亢引起的多种头痛，痛痹诸证；头痛、神经性头痛，颈椎病型头痛，经前头痛、血管性头痛。

【用法用量】饭后服丸剂：每次6g，2~3次/d，15d为1个疗程。胶囊剂遵医嘱。

【不良反应】偶有固定性药疹、大疱性表皮坏死松解型药疹，胃黏膜出血。

【制剂规格】水丸：每瓶60g，每袋6g；胶囊剂：见说明书。

（二）天麻丸（片、胶囊）

【药物组成】天麻、牛膝、粉萆薢、玄参各60g，独活50g，羌活、当归各100g，杜仲（盐炒）70g，附子（制）10g，地黄160g。

【功用主治】祛风除湿，舒筋通络，活血止痛，强筋壮骨；主治肝肾不足，风邪侵入经络所指的肢体拘挛，手足麻木，风湿痹痛，腰腿酸痛，关节疼痛，中风后遗症。用于风湿性关节炎、类风湿关节炎、退行性骨关节炎、坐骨神经痛，通风等。

【用法用量】口服：水蜜丸，每次6g；大蜜丸，每次1丸；片剂，每次6片；胶囊，每次6粒。均2~3次/d。

【不良反应】天麻丸与艾司唑仑合用偶见过敏性紫癜，可能因协同作用加重了后者的毒副反应，故本品不宜与中枢抑制药合用。偶有口渴感。

【注意事项】孕妇忌服。

【制剂规格】水蜜丸：每袋18g；大蜜丸：0.25g，每盒12粒×4板；片剂：每瓶60片。

（三）清脑降压颗粒（胶囊、片）

【药物组成】黄芩、当归、决明子、夏枯草、槐米、煅磁石、牛膝、钩藤、地黄、

丹参、珍珠母、水蛭、地龙。辅料为蔗糖粉、糊精各适量。

【功用主治】平肝潜阳，有一定降压作用。用于肝阳上亢所致的眩晕，症见头晕、头痛，项强、血压偏高。

【用法用量】口服：颗粒剂，开水冲服：每次 2~3g；胶囊，每次 3~5 粒；片剂：每次 4~6 片；均 3 次/d。

【注意事项】①气血不足性头晕、头痛者，有出血倾向者均慎用；②孕妇忌用；③血压明显升高，或服用本品后血压不降者，应遵医嘱配合其他降压药使用；④饮食宜清淡、低盐、低脂，忌油腻、烟酒；⑤保持心情舒畅；忌过度思虑、避免恼怒、抑郁等不良情绪。

【制剂规格】颗粒剂：2g；胶囊：0. 55g；片剂：每片含原生药 0. 76g。

（四）中风回春丸

【药物组成】丹参、鸡血藤、川牛膝、忍冬藤各 100g，当归（酒制）、川芎（酒制）、桃仁、土鳖虫（炒）、茺蔚子（炒）、威灵仙（酒制）、僵蚕（麸炒）各 30g，红花、全蝎各 10g 络石藤 60g　地龙（炒）90g，伸筋草 60g，蜈蚣 5g，木瓜 50g，金钱白花蛇 6g。

【功用主治】活血化瘀，舒筋通络。治中风，用于中风偏瘫，口眼㖞斜，半身不遂，肢体麻木等症。

【用法用量】温开水送服：丸剂，每次 1. 2~1. 8g，3 次/d，或遵医嘱。片剂，每次 4~6 片，3 次/d，或服胶囊、颗粒剂，遵医嘱。

【禁忌证】脑出血急性期患者忌用。

【制剂规格】丸剂：每袋 1. 8g，每盒 9 袋；片剂：每瓶 100 片。其他制剂见说明书。

（五）消栓通络片

【药物组成】川芎 287g，丹参 215g，黄芪 431g，泽泻 144g，三七 144g，槐花 72g，桂枝 144g，郁金 144g，山楂 144g，木香 72g，冰片 5. 7g。

【功用主治】活血化瘀，温经通络。用于血瘀阻络所致的中风，症见神情呆滞、言语謇涩、手足发凉、肢体疼痛；缺血性中风及高脂血症见上述证候者。

【用法用量】口服：片剂，每次 6 片；颗粒剂，每袋 1 袋；胶囊，每次 6 粒；均 3 次/d。

【注意事项】禁食生冷、辛辣、动物油脂食物。

【制剂规格】薄膜衣片：0. 38g；颗粒剂：12g（含糖），6g（含甜菊素）；胶囊剂：0. 37g。

（六）癫痫康胶囊

【药物组成】天麻、石菖蒲、僵蚕、胆南星、川贝母、丹参、远志、全蝎、麦冬、淡竹叶、生姜、琥珀、人参、冰片、人工牛黄。

【功用主治】镇惊熄风，化痰开窍。用于癫痫风痰闭阻，痰火扰心，神昏抽搐，口吐涎沫者。

【用法用量】口服：每次 10g，2 次/d；小儿酌减，温开水调服；2 个月为 1 个疗程，宜调成糊状服用。

【禁忌证】脾胃虚寒者忌用。

【制剂规格】散剂：10g，每盒 10 袋。

（七）小儿抗痫胶囊

【药物组成】胆南星、天麻、太子参、茯苓、水半夏（制）、橘红、九节菖蒲、青果、琥珀、沉香、六神曲（麸炒）、枳壳（麸炒）、川芎、羌活。

【功用主治】豁痰熄风，健脾理气。用于原发性全身性强直，阵挛发作型儿童癫痫风痰闭阻证，发作时症见四肢抽搐、口吐涎沫、二目上窜，甚至昏仆。

【用法用量】口服：3~6 岁，每次 5 粒，7~13 岁，每次 8 粒，3 次/d。因胶囊较大，患儿不习惯，吞服有困难者，可从胶囊剂中取出药粉冲服。

【注意事项】

（1）忌食用牛羊肉、无鳞鱼及辛辣刺激性食物。

（2）少数患儿服药后出现食欲不振、恶心呕吐、腹痛腹泻等消化道症状，饭后服用或继续服药 1~3 周一般可自行消失。

（3）停药或减量服用须遵医嘱。

【制剂规格】胶囊剂：0. 5g。

第十二节　治燥剂

（一）养阴清肺膏（丸、口服液、糖浆）

【药物组成】地黄 100g，麦冬 60g，玄参 80g，川贝母 40g，白芍 40g，牡丹皮 40g，薄荷 25g，甘草 20g。

【功用主治】养阴润肺，清热利咽。用于肺虚肺燥，咽喉干痛，干咳少痰或痰中带血；肺阴不足，热毒偏盛的白喉、扁桃体炎、慢性咽炎、口腔溃疡、鹅口疮、颈淋巴结核、牙周炎、地图舌等。

【用法用量】口服：丸剂，每次 2 丸；膏剂，每次 10~20mL；糖浆剂：每次 10~20mL；口服液，每次 10mL；均 2 次/d，小儿用量酌减。

【注意事项】咳嗽痰多，舌苔厚腻者慎用。

【制剂规格】蜜丸：6g；膏剂：每瓶 100g；口服液：10mL，每盒 10 支。糖浆剂：每瓶 10mL，120mL。

（二）清喉咽合剂（颗粒）

【药物组成】地黄 180g，麦冬 160g，玄参 260g，连翘 315g，黄芩 315g。

【功用主治】养阴清肺，利咽解毒。用于阴虚燥热、火毒内蕴所致的咽部肿痛、虚炎乳蛾、喉痹；局限性咽白喉，轻度中毒性白喉、急性扁桃体炎、咽峡炎。

【用法用量】口服：合剂，首次 20mL，以后每次 10~15mL，4 次/d；小儿酌减。或开水冲服颗粒剂，首次 36g，以后每次 18g，4 次/d；小儿酌减。

【注意事项】忌辛辣、腥腻刺激性食物。

【制剂规格】合剂：10mL，每盒 10 支。颗粒剂：18g。

（三）玄麦甘桔颗粒

【药物组成】玄参、麦冬、甘草、桔梗。

【功用主治】清热滋阴，祛痰利咽。用于阴虚火旺，虚火上浮，口鼻干燥，咽喉肿痛。

【用法用量】开水冲服；每次10g，3~4次/d。含片，每次1~2片，随时含服。

【制剂规格】颗粒剂：10g；含片1g。

第十三节 祛痰剂

（一）清气化痰丸

【药物组成】半夏（制）、胆南星各150g，黄芩（酒炒）、瓜蒌仁霜、陈皮、苦杏仁、枳实、茯苓各100g。

【功用主治】清肺化痰。主治肺热咳嗽，痰多黄稠，胸脘满闷。用于上呼吸道感染、支气管炎、咽炎、肺炎、鼻炎、鼻出血、肺脓肿、肺结核。

【用法用量】口服：水丸，每次6~9g，2次/d；浓缩丸，每次6丸，3次/d。小儿酌减。

【禁忌证】风寒咳嗽者、体虚便溏者、体弱便溏者、无实大热痰者、干咳无痰者均忌用。

【注意事项】孕妇忌用。

【制剂规格】水丸：每袋18g；浓缩丸：每6g相当于原生药3g。

（二）橘红丸（片、胶囊、颗粒）

【药物组成】化橘红75g，款冬花、甘草各25g，桔梗、紫苏子（炒）、半夏（制）、紫菀各37.5g，茯苓、苦杏仁、瓜蒌皮、浙贝母、生地黄、麦冬、石膏、陈皮各50g。

【功用主治】清肺，化痰，止咳。主治咳嗽痰多，痰不易出，胸闷口干。用于急、慢性气管炎、肺炎、哮喘、肺脓肿、支气管扩张等。

【用法用量】口服：丸剂和小蜜丸，每次12g；大蜜丸，每次2丸；颗粒剂用开水冲服：每次11g；片剂，每次3~5片；胶囊剂：每次5粒；均2次/d。

【禁忌证】风寒证患者慎用。

【注意事项】忌辛辣、油腻食物；孕妇慎用。

【制剂规格】水泛丸和小蜜丸：每袋12g，每瓶120g；大蜜丸：6g，每盒10丸；颗粒11g，每盒10袋；片剂：每瓶100片。胶囊剂：0.5g。

（三）脑立清丸

【药物组成】磁石、清半夏、酒曲（炒）、牛膝各200g，珍珠母100g，薄荷脑、冰片各50g，代赭石、猪胆汁（或猪胆膏、粉50g）各350g。

【功用主治】平肝潜阳、醒脑安神。主治肝阳上亢，头晕目眩，耳鸣口苦，心烦难寐等。用于高血压、内耳眩晕、脑血管意外导致半身不遂属肝阳上亢者。

【用法用量】口服：水丸，每次10粒；片剂：每次5片；胶囊剂：每次3粒，均2次/d，空腹温开水送服。

【禁忌证】体弱虚寒者忌服。

【注意事项】孕妇忌用。

【制剂规格】水丸剂：每 10 粒重 1.1g；片剂：0.5g；胶囊：0.33g。

（四）蠲哮片

【药物组成】黄荆子、葶苈子、青皮、大黄、槟榔、生姜。

【功用主治】泻肺除壅，涤痰祛瘀，利气平喘。用于支气管哮喘急性发作期热哮痰瘀伏肺证，症见气粗痰涌，痰鸣如吼，咳呛阵作，痰黄稠厚，腹胀便秘，舌红苔黄腻，脉滑数；气管炎。喘息型支气管炎见上述证候者。

【用法用量】饭后服用：每次 8 片，3 次/d；7d 为 1 个疗程。

【注意事项】①本品祛邪易伤正，哮喘虚证患者忌用；②孕妇禁用；③服药期间忌食辛辣，生冷、油腻食物；④年老体弱者慎用。

【制剂规格】片剂：0.3g。

（五）半夏天麻丸

【药物组成】法半夏 360g，天麻 180g，黄芪（蜜炙）360g，人参 30g，苍术（米泔炙）360g，白术（麸炒）80g，茯苓 126g，陈皮 360g，泽泻 36g，六神曲（麸炒）69g，麦芽（炒）39g，黄柏 54g。

【功用主治】健脾祛湿，化痰熄风。用于脾虚湿盛、痰浊内阻所致的眩晕，头痛，如蒙如裹，胸脘满闷。

【用法用量】口服：每次 6g，2~3 次/d。

【注意事项】忌生冷油腻饮食。

【制剂规格】每 100 丸重 6g。

第十四节　安神剂

（一）安神胶囊

【药物组成】酸枣仁（炒）40g，川芎 47g，知母 112g，麦冬 92g，制何首乌 32g，五味子 97g，丹参 130g，茯苓 97g。与辅料适量精制成胶囊剂 1 000 粒。

【功用主治】补血滋阴，养心安神。用于阴血不足，失眠多梦，心悸不宁，五心烦热，盗汗耳鸣。

【用法用量】口服：每次 4 粒，3 次/d。

【制剂规格】胶囊剂：0.25g。

（二）益心宁神片

【药物组成】人参茎叶总皂苷、藤合欢、五味子、灵芝。

【功用主治】补气生津，养心安神。用于心气不足，心阴亏虚所指的失眠多梦，心悸，记忆力减退，健忘；多汗、面色无华、舌淡红、苔少、脉细弱；神经衰弱见上述证候者。

【用法用量】口服：每次 5 片，3 次/d。

【注意事项】①邪热内盛、痰瘀壅滞之失眠、心悸、健忘者均慎用；②胃酸过多者

不宜服用；③失眠者睡前不宜喝咖啡、浓茶。

【制剂规格】片剂：每瓶 100 片。

(三) 健脑胶囊

【药物组成】当归、肉苁蓉（盐制）、山药、枸杞子、益智仁（盐炒）、酸枣仁（炒）、五味子（酒制）、柏子仁（炒）、琥珀、龙齿（煅）、胆南星、天竺黄、制远志、九节菖蒲、天麻、菊花、代赭石、石参、人参。

【功用主治】健脑益肾，养血安神；有一定改善记忆力作用。用于心肾亏虚所致的记忆力减退，头晕目眩，惊悸失眠，腰膝酸软；老年轻度认知障碍、脑动脉硬化、神经官能症、老年性痴呆见上述证候者。

【用法用量】口服：胶囊剂，每次 2 粒，3 次/d；或丸剂：每次 5 粒，2~3 次/d。宜饭后服。

【注意事项】①气滞胃不和者不宜久服；②忌辛辣、油腻食物；③睡前忌喝浓茶、咖啡。

【制剂规格】胶囊剂：0.3g；丸剂：每 10 粒重 1.5g。

(四) 安神补脑液

【药物组成】鹿茸、制何首乌、淫羊藿、干姜、红枣。

【功用主治】填精生髓，滋生气血，安神补脑。主治头晕耳鸣，恍惚健忘，失眠心悸等症。用于神经衰弱，头痛、脑血管病恢复期、绝经期综合征等。

【用法用量】口服：每支 10mL，2 次/d。

【制剂规格】口服液：10mL，每盒 10 支。

第十五节 开窍剂

(一) 麝香抗栓胶囊

【药物组成】麝香、羚羊角、三七、天麻、全蝎、乌梢蛇、红花、地黄、大黄、粉葛、川芎、僵蚕、水蛭（烫）、黄芪、胆南星、地龙、赤芍、当归、豨莶草、忍冬藤、鸡血藤、络石藤。

【功用主治】通络活血，醒脑散瘀。用于中风气虚血瘀证；症见半身不遂，言语不清，头昏目眩。

【用法用量】口服：每次 4 粒，3 次/d。

【注意事项】孕妇禁用。

【制剂规格】胶囊剂：0.25g。

(二) 醒脑再造丸（胶囊）

【药物组成】黄芪 162.2g，红参 33.8g，三七 27g，桃仁（炒）27g，红花 27g，地龙 27g，猪牙皂 13.5g，珍珠（大豆制）20.3g，大黄 13.5g，细辛 13.5g，木香 13.5g，川芎 27g，泽泻 27g，枸杞子 27g，全蝎（去钩）6.8g，制何首乌 40.5g，决明子 27g，沉香 13.5g，仙鹤草 27g，炒槐花 27g，炒白术 27g，胆南星 27g，葛根 27g，玄参 27g，黄连 27g，连翘 27g，制白附子 13.5g，赤芍 27g，淫羊藿 94.6g，天麻 27g，炒僵蚕 6.8g，冰片 13.5g，当归 33.8g，粉防己 27g，石决

明 27g。

【功用主治】化痰醒脑，祛风活络。用于神志不清，语言謇涩，口角流涎，肾虚痿痹，筋骨酸痛，手足拘挛，半身不遂及脑血栓形成的恢复期、后遗症；脑供血不足、脑血栓形成、脑出血后遗症、风湿性关节炎、类风湿性关节炎等。

【用法用量】口服：大蜜丸，每次 1 丸，2~3 次/d；胶囊剂：每次 4 粒，2 次/d。

【注意事项】孕妇忌服。

【制剂规格】大蜜丸：9g；胶囊剂：0.35g。

（三）十香返生丸

【药物组成】沉香、丁香、檀香、青木香、香附（醋制）、降香、广藿香、乳香（醋制）、天麻、僵蚕（麸炒）、郁金、莲子心、瓜蒌仁（蜜炙）、金礞石（煅）、诃子肉、苏合香、安息香、朱砂、琥珀各 30g　麝香、牛黄各 15g，冰片 7.5g，甘草 60g。

【功用主治】开窍化痰，镇静安神。治中风。用于中风痰迷心窍引起的言语不清，神志昏迷，痰涎壅盛，牙关紧闭。

【用法用量】口服：每次 1 丸，2 次/d，或遵医嘱。

【注意事项】孕妇忌服。

【制剂规格】大蜜丸：6g。

（四）灵宝护心丹

【药物组成】麝香、蟾酥、牛黄、冰片、红参、三七、琥珀、丹参、苏合香油。

【功用主治】强心益气，通阳复脉，芳香开窍，活血镇痛。用于心动过缓型病态窦房结综合征及冠心病心绞痛，对某些心功能不全、部分心律失常的患者也有一定疗效。

【用法用量】口服：每次 3 或 4 丸，3 次/d，饭后服用或遵医嘱。

【不良反应】偶见轻度腹胀、口干，继续服药可自行消失。

【注意事项】孕妇禁用。

【制剂规格】水丸；每瓶 30 粒，50 粒，100 粒。

（五）通关散

【药物组成】猪牙皂 500g，鹅不食草、细辛各 250g。

【功用主治】通关开窍，有祛痰，镇静、镇痛作用。用于突然气闭昏厥，牙关紧闭，不省人事及精神病、癔症、慢性鼻炎、鼻窦炎证属痰气闭塞清窍者。

【用法用量】每用少许，吹鼻取嚏。

【禁忌证】脱证、癫痫、脑血管意外、颅脑损伤所致昏厥忌用。

【注意事项】孕妇忌用。

【制剂规格】散剂：每瓶 1.5g。

（六）救心丹

【药物组成】人参茎叶总苷、牛黄、冰片、麝香、蟾酥、珍珠、三七等。

【功用主治】益气强心，活血祛瘀，行气止痛，开窍豁痰，镇心安神。主治心气亏虚，血脉淤滞引起的胸闷心痛，心悸不宁，汗出气促，舌质紫暗、脉细涩或结代等。用于冠心病。心绞痛、窦性心动过缓证属心气不足，心血瘀滞者。

【用法用量】口服：每次 1 或 2 粒，2 次/d，舌下含服或口服；疼痛发作时立即含

服。

【注意事项】孕妇不用或慎用。

【制剂规格】水丸：0. 25mg，每瓶 10 粒。

第十六节　固涩剂

（一）溃疡胶囊

【药物组成】仙鹤草、鸡蛋壳、瓦楞子、陈皮、枯矾、水红花子、珍珠粉。

【功用主治】制酸止痛，生肌收敛。用于胃脘疼痛，腹胀纳少，吞酸嘈杂或口吐清水；胃出血、肠出血、功能性子宫出血、血小板减少性紫癜、胃及十二指肠溃疡、胃酸过多等。

【用法用量】口服：每次 2 粒，3 次/d。

【制剂规格】胶囊剂：0. 3g，每盒 12 粒×3 板。

（二）玉屏风口服液

【药物组成】黄芪600g，防风、炒白术各200g。

【功用主治】益气，固表，止汗。用于表虚不固，自汗恶风，面色㿠白，或体虚易感风邪者；呼吸道反复感染、体虚自汗、盗汗、支气管炎、肾炎等。也可预防感冒。

【用法用量】口服：口服液，每次 10mL，3 次/d。或遵医嘱。

【注意事项】①服药期间避风寒，忌生冷、油腻食物；②偶见口干，多在前 10d 出现，以后可自行消失。

【制剂规格】口服液：10mL。

（三）遗尿散

【药物组成】益智仁、川萆薢、朱砂。

【功用主治】暖胃温肾，固涩尿液。用于下元亏虚，固摄无效之小便频数清长，遗尿，面白无华，畏寒肢冷，致力迟钝，舌淡苔白，脉沉细无力。用于小儿夜遗尿，成人下元亏虚、固摄无效的夜尿多、余沥不尽或小便失禁、遗尿症。

【用法用量】口服：每次 5g；2 次/d；

【注意事项】3 岁以下小儿勿用；忌寒凉食物。

【制剂规格】散剂：每袋 10g。

（四）崩漏丸

【药物组成】棕榈炭、莲房炭、贯众炭、牡丹皮炭、杏仁皮炭、血余炭、茜草炭、香附、陈皮、木香、焦枳壳、地黄、当归、白术、甘草。

【功用主治】固崩塞漏。能提高子宫肌张力，促进子宫内膜剥脱，以利于子宫内膜排出，减少局部充血，缩短出、凝血时间，并收缩血管，促进血液凝固。主治突发性崩漏下血，淋漓不止。用于功能性子宫出血，女性生殖器炎症、肿瘤等阴道出血。

【用法用量】口服：每次 6g，2 次/d。

【制剂规格】水丸：每 50 粒重 3g。

（五）泄淤固肠丸（片）

【药物组成】党参、白术、罂粟壳、诃子、白芍、茯苓、甘草、肉豆蔻、陈皮。

【功用主治】益气固肠，调胃化湿。主治脾胃虚弱，久痢脱肛，腹胀腹痛，肢体无力。用于慢性肠炎、久泻久痢不止等。

【用法用量】口服：水丸，每次6g；片剂，每次4片；均2次/d，温开水送服。

【禁忌证】泻痢初起者勿用。

【注意事项】含罂粟壳，避免长期应用，以免上瘾。

【制剂规格】水丸：每袋6g；片剂0.6g。

第十七节　消食剂

（一）启脾丸

【药物组成】人参、白术（炒）、山药、莲子（炒）、茯苓各100g，甘草、陈皮、山楂（炒）、麦芽（炒）、泽泻各50g，六神曲（炒）80g。

【功用主治】健脾和胃。主治脾胃虚弱，消化不良，腹胀便溏。

【用法用量】口服：每次1丸，2~3次/d；3岁以下小儿酌减。

【制剂规格】蜜丸：3g，每盒12丸。

（二）沉香化气丸

【药物组成】沉香25g，木香、香附（醋制）、砂仁、陈皮、甘草各50g，莪术（醋制）、六神曲（炒）、麦芽（炒）、广藿香各100g。

【功用主治】理气疏肝，消积和胃。用于肝胃气滞，脘腹胀痛，胸膈痞满，不思饮食，嗳气反酸。用于急慢性胃炎、胃及十二指肠溃疡、胃神经官能症、慢性肝炎、慢性胆囊炎、神经性呕吐等。

【用法用量】口服：水丸，每次3~6g：片剂，每次3~5片；均2次/d。

【禁忌证】气虚体弱者禁用。

【注意事项】孕妇忌服。

【制剂规格】水丸：每袋18g；片剂：0.5g，每瓶48片。

方剂学歌诀

下篇 各 论

第一章 解表剂

第一节 辛温解表

桂枝汤

桂枝芍药等量伍，姜枣甘草微火煮，解肌发表调营卫，中风表虚自汗出。

麻黄汤

麻黄汤中臣桂枝，杏仁甘草四般施，发汗解表宣肺气，伤寒表实无汗宜。

小青龙汤

解表蠲饮小青龙，麻桂姜辛夏草从，芍药五味敛气阴，表寒内饮最有功。

桂麻各半汤

桂加麻杏名各半，肌表小邪不得散，面有热色身亦痒，两方合用发小汗。

射干麻黄汤

射干麻黄亦治水，不在发表在宣肺，姜枣细辛款冬花，紫菀半夏加五味。

九味羌活汤

九味羌活防风苍，辛芷芎草芩地黄，发汗祛湿兼清热，分经论治变通良。

香苏散

香苏散内草陈皮，疏散风寒又理气，外感风寒兼气滞，寒热无汗胸脘痞。

金草沸散

金沸草散前胡辛，半夏荆甘赤茯因，煎加姜枣除咳嗽，肺感风寒头目晕；局方不用细辛茯，加入麻黄赤芍均。

第二节 辛凉解表

银翘散

银翘散主上焦疴，竹叶荆蒡豉薄荷，甘桔芦根凉解法，发热咽痛服之瘥。

桑菊饮

桑菊饮中桔杏翘，芦根甘草薄荷饶，清疏肺卫轻宣剂，风温咳嗽服之消。

柴葛解肌汤

陶氏柴葛解肌汤，邪在三阳热势张，芩芍桔草姜枣芷，羌膏解表清热良。

升麻葛根汤

阎氏升麻葛根汤，芍药甘草合成方，麻疹初起出不透，解肌透疹此方良。

第三节 扶正解表

麻黄细辛附子汤

麻黄细辛附子汤，助阳解表代表方，阳虚外感风寒证，寒重热轻脉沉良。

再造散

再造散用参附芪，桂甘羌防芎芍齐；再加细辛姜枣煮，阳虚寒闭最相宜。

参苏饮

参苏饮内用陈皮，枳壳前胡半夏齐，干葛木香甘桔茯，气虚外感最相宜。

败毒散

人参败毒草苓芎，羌独柴前枳桔共，薄荷少许姜三片，气虚感寒有奇功。

加减葳蕤汤

加减葳蕤用白薇，豆豉生姜桔梗随，草枣薄荷八味共，滋阴发汗功可慰。

第二章　和解剂

第一节　和解少阳

小柴胡汤

小柴胡汤和解功，半夏人参甘草从，更加黄芩生姜枣，少阳为病此方宗。

大柴胡汤

大柴胡汤用大黄，枳芩夏芍枣生姜，少阳阳明同合病，和解攻里效无双。

达原饮

达原草果槟厚朴，知母黄芩芍甘佐，辟化浊达膜原，邪伏膜原寒热作。

第二节　调和脾胃

半夏泻心汤

半夏泻心配芩连，干姜人参草枣全，辛开苦降除痞满，寒热错杂痞证蠲。

黄连汤

黄连汤证上焦热，中寒腹痛欲呕哕，半夏泻心加桂枝，减去黄芩散寒邪。

第三节　调和肝脾

四逆散

阳郁厥逆四逆散，等分柴芍枳实甘，透邪解郁理肝脾，肝郁脾滞力能堪。

逍遥散

逍遥散用当归芍，柴苓术草加姜薄，肝郁血虚脾气弱，调和肝脾功效卓。

痛泻要方

痛泻要方用陈皮，术芍防风共成剂，肠鸣泄泻腹又痛，治在泻肝与实脾。

第三章　清热剂

第一节　清气分热

栀子豉汤

栀子豉汤治虚烦，懊侬颠倒不得眠，呕吐少气加姜草，胸窒结痛药不添。

白虎汤

白虎膏知粳米甘，清热生津止渴烦，气分热盛四大证，益气生津人参添。

竹叶石膏汤

竹叶石膏参麦冬，半夏粳米甘草从，清补气津又和胃，余热耗伤气津用。

第二节　清热解毒

升麻鳖甲汤

赤斑咽痛毒为阳，鳖甲周围一指量，半两雄黄升二两，椒归一两草同行。

大黄黄连泻心汤

大黄黄连泻心汤，黄芩黄连和大黄，清热泻痞沸汤渍，擅治烦躁吐衄殃。

黄连解毒汤

黄连解毒柏栀芩，三焦火盛是主因，烦狂火热兼谵妄，吐衄发斑皆可平。

凉膈散

凉膈硝黄栀子翘，黄芩干草薄荷饶，再加竹叶调蜂蜜，中焦燥实服之消。

普济消毒饮

普济消毒蒡芩连，甘桔蓝根勃翘玄，升柴陈薄僵蚕入，大头瘟毒服之痊。

仙方活命饮

仙方活命君银花，归芍乳没陈皂甲，防芷贝粉甘酒煎，阳证痈疡内消法。

第三节　清气凉营

清瘟败毒饮

清瘟败毒地连芩，丹膏栀草竹叶并，犀角玄翘知芍桔，清热解毒亦滋阴。

化斑汤

化斑玄犀和白虎，凉血解毒燔热清。

第四节　清营凉血

犀角地黄汤

犀角地黄芍药丹，清热凉血散瘀专，热入血分服之安，蓄血伤络吐衄斑。

三黄四物汤

三黄四物用生地，芎当芍芩连大黄，月经来前有内热，壅迫吐衄功效彰。

第五节　清脏腑热

导赤散

导赤木通生地黄，草梢煎加竹叶尝，清心利胆又养阴，心经火热移小肠。

麻黄杏仁甘草石膏汤

麻杏甘草石膏汤，四药组合有专长，肺热壅盛气喘急，辛凉疏泄此法良。

泻白散

泻白桑皮地骨皮，粳米甘草扶肺气，清泻肺热平和剂，热伏肺中喘咳医。

清胃散

清胃散中当归连，生地丹皮升麻全，肾虚胃火相为病，牙痛齿衄宜煎尝。

龙胆泻肝汤

龙胆栀芩酒伴炒，木通泽泻车柴草，当归生地益阴血，肝胆实火湿热消。

左金丸

左金连萸六比一，胁痛吞酸悉能医，再加芍药名戊己，专治泻痢痛在脐。

葛根芩连汤

葛根芩连甘草伍，用时先将葛根煮，内清胃肠外解表，协热下利喘汗除。

白头翁汤

白头翁治热毒痢，黄连黄柏佐秦皮，清热解毒并凉血，赤多白少脓血医。

麻黄升麻汤

麻黄升桂汤芍姜，知膏天冬苓术黄，归蕤炙草十四味，寒热并用和阴阳。

第六节　清虚热

青蒿鳖甲汤

青蒿鳖甲知地丹，热自阴来仔细看，夜热早凉无汗出，养阴透热服之安。

当归六黄汤

火炎汗出六黄汤，归柏芩连二地黄，倍用黄芪为固表，滋阴清热敛汗强。

第四章　泻下剂

第一节　寒下

大承气汤

大承气汤大黄硝，枳实厚朴先煮好，峻下热结急存阴，阳明腑实重症疗。

增液承气汤

增液承气玄地冬，硝黄加入五药共，热结阴亏大便秘，增水行舟肠腑通。

大黄牡丹汤

金匮大黄牡丹汤，桃仁芒硝瓜子襄，泻热破瘀散结肿，肠痈初起腹痛康。

大陷胸汤

大陷胸汤用硝黄，甘遂为末共成方，专治水热结胸证，泻热逐水效非常。

第二节　温下

大黄附子汤

金匮大黄附子汤，细辛散寒止痛良，温下治法代表方，寒积里实服之康。

三物白散

三物白散桔梗贝，再把巴豆一齐配，寒实结胸痰涎壅，祛痰泻积功力倍。

温脾汤

温脾附子大黄硝，当归干姜人参草，攻下寒积温脾阳，阳虚寒积腹痛疗。

第三节　润下

麻子仁丸

麻子仁丸脾约治，杏芍大黄枳朴蜜，润肠泻热又行气，胃热肠燥便秘施。

济川煎

济川苁蓉归牛膝，枳壳升麻泽泻使，温肾益精润通便，肾虚精亏便秘宜。

第四节　逐水

大黄甘遂汤

小腹敦形小水难，水同瘀血两弥漫，大黄四两遂胶二，顿服瘀行病自安。

十枣汤

十枣非君非汤剂，芫花甘遂合大戟，攻逐水饮力峻猛，悬饮水肿实证宜。

葶苈大枣泻肺汤

葶苈大枣泻肺汤，肺痈不卧喘难当，不喘但咳胸皮错，苇茎桃薏瓜瓣良。

泽漆汤

五两紫参姜白前，三升泽漆法分煎，桂芩参草同三两，半夏半升涤痰专。

第五节　攻补兼施

黄龙汤

黄龙汤中枳朴黄，参归甘桔枣硝姜，攻下热结养气血，阳明腑实气血伤。

第五章　温里剂

第一节　温通心阳

桂枝甘草汤

桂枝甘草补心虚，两手叉冒已浇漓，汗多亡液心阳弱，药少力专不须疑。

瓜蒌薤白白酒汤

胸为阳位似天空，阴气弥沦痹不通，薤白半升蒌一个，七升白酒奏奇功。

第二节　温中祛寒

理中丸

理中干姜参术甘，温中健脾治虚寒，中阳不足痛呕利，丸汤两用腹中暖。

附子粳米汤

腹中切痛作雷鸣，胸肋皆膨呕吐成，附子一枚枣十个，半升粳夏一甘烹。

白术散

胎由土载术之功，养血相资妙有芎，阴气上凌椒摄下，牡潜龙性得真诠。
苦痛芍药加最美，心下毒痛倚芎是，吐痛不食心又烦，加夏廿枚一细使。
醋浆水须服后吞，若还不呕药可止，不解小麦煮汁尝，已后渴者大麦喜。
既愈常服勿轻抛，壶中阴阳大燮理。

小建中汤

小建中汤君饴糖，方含桂枝加芍汤，温中补虚和缓急，虚劳里急腹痛康。

吴茱萸汤

吴茱萸汤重用姜，人参大枣共煎尝，厥阴头痛胃寒呕，温中补虚降逆良。

甘姜苓术汤

腰冷溶溶坐水泉，腹中如带五千钱，术甘二两姜苓四，寒湿同驱岂偶然。

第三节　回阳救逆

四逆汤

四逆汤中附草姜，阳衰寒厥急煎尝，腹痛吐泻脉沉细，急投此方可回阳。

茯苓四逆汤

茯苓四逆少阴虚，心肾阴阳已不支，补阳生附姜甘草，扶阴参苓两药施。

参附龙牡救逆汤

参附龙牡救逆汤，白芍炙草合成方，心阳虚衰肢厥冷，回阳救逆效速良。

第四节　温经散寒

当归四逆汤

当归四逆用桂芍，细辛通草甘大枣，养血温经通脉剂，血虚寒厥服之效。

黄芪桂枝五物汤

黄芪桂枝五物汤，芍药大枣与生姜，益气温经和营卫，血痹服之功效良。

温经汤

温经汤用萸桂芎，归芍丹皮姜夏冬，参草益脾胶养血，调经重在暖宫胞。

阳和汤

阳和熟地鹿角胶，姜炭肉桂麻芥草，温阳补血散寒滞，阳虚寒凝阴疽疗。

乌头桂枝汤

腹痛身疼肢不仁，药攻刺灸治非真，桂枝汤照原方煮，蜜煮乌头合用神。

第六章　补益剂

第一节　补气

四君子汤

四君子汤中和义，人参苓术甘草比，益气健脾基础剂，脾胃气虚治相宜。

生脉散

生脉麦味与人参，保肺清心治暑淫，气少汗多兼烦渴，病危脉绝急煎斟。

补中益气汤

补中益气芪参术，炙草升柴归陈助，清阳下陷能升举，气虚发热甘温除。

参苓白术散

参苓白术扁豆陈，莲草山药砂苡仁，桔梗上浮兼保肺，枣汤调服益脾神。

玉屏风散

玉屏组合少而精，芪术防风鼎足形，表虚汗多易感冒，固卫敛汗效特灵。

完带汤

完带汤中二术陈，人参甘草车前仁，柴芍淮山黑芥穗，化湿止带此方神。

第二节　补血

桂枝加生姜芍药各一两人参三两新加汤

桂芍姜枣草人参，益血散邪补营卫，四肢拘挛心下痞，身痛脉迟此方宜。

四物汤

四物熟地归芍芎，补血调血此方宗，营血瘀滞诸多证，加减运用贵变通。

当归补血汤

当归补血君黄芪，芪归用量五比一，补气生血代表剂，血虚发热此方宜。

当归散

万物原来自土生，土中涵湿遂生生，一斤芎芍归滋血，八术斤芩大化成。

防己地黄汤

妄行独语病如狂，一分己甘三桂防，杯酒渍来去清汁，二斤蒸地绞和尝。

第三节 气血双补

薯蓣丸

三十薯蓣二十草，三姜二薮百枚枣，桔茯柴胡五分匀，人参阿胶七分讨，
更有六分不参差，芎防杏芍麦术好，豆卷地归曲桂枝，均宜十分和药捣，
蜜丸弹大酒服之，尽一百丸功可造，风气百疾并诸虚，调剂阴阳为至宝。

归脾汤

归脾汤用术参芪，归草茯神远志齐，酸枣木香龙眼肉，煎加姜枣益心脾。
更加橘味志去芎，养荣补心安神良。

炙甘草汤

炙甘草参枣地胶，麻仁麦桂姜酒熬，益气养血温通脉，结代心悸肺痿疗，
加芍去参枣桂姜，加减复脉滋阴饶。

八珍汤

四君四物加姜枣，八珍双补气血方，再加黄芪与肉桂，十全大补效增强。

第四节 补阴

百合地黄汤

不经汗下吐诸伤，形但如初守太阳，地汁一升百合七，阴柔最是化阳刚。

六味地黄丸

六味地黄山药萸，泽泻苓丹三泻侣，三阴并补重滋肾，肾阴不足效可居。

地黄饮子

地黄饮萸麦味斛，苁戟附桂阴阳补，化痰开窍菖远茯，加薄姜枣喑痱服。

左归丸

左归丸内山药地，萸肉枸杞与牛膝，菟丝龟鹿二胶合，壮水之主方第一。

大补阴丸

大补阴丸知柏黄，龟板脊髓蜜丸方，咳嗽咯血骨蒸热，阴虚火旺制亢阳。

一贯煎

一贯煎中生地黄，沙参归杞麦冬藏，少佐川楝泻肝气，阴虚胁痛此方良。

第五节 补阳

八味肾气丸

肾气丸主肾阳虚，干地山药及山萸，少量桂附泽苓丹，水中生火在温煦。

右归丸

右归丸中地附桂，山药茱萸菟丝归，杜仲鹿胶枸杞子，益火之源此方魁。

第六节 阴阳双补

芍药甘草附子汤

发汗不解发恶寒，阴阳素虚为故源，附子回阳芍补阴，和调甘草胜灵丹。

栝楼瞿麦丸

小便不利渴斯成，水气留中液不生，三两蓣苓瞿一两，一枚附子二蒌行。

龟鹿二仙胶

医便龟鹿二仙胶，人参枸杞熬成膏，滋阴益肾填精髓，精极用此疗效高。

七宝美髯丹

七宝美髯何首乌，菟丝牛膝茯苓俱，骨脂枸杞当归合，专益肝肾精血虚。

第七章　理气剂

第一节　行气

半夏厚朴汤

半夏厚朴与紫苏，茯苓生姜共煎服，痰凝气聚成梅核，降逆开郁气自舒。

越鞠丸

行气解郁越鞠丸，香附芎苍栀曲研，气血痰火湿食郁，随证易君并加减。

暖肝煎

暖肝煎中桂茴香，归杞乌沉茯加姜，温补肝肾散寒气，肝肾虚寒疝痛康。

厚朴温中汤

厚朴温中苓陈草，干姜生姜一齐熬，行气燥湿蔻木香，脘腹胀痛服之消。

天台乌药散

天台乌药木茴香，青姜巴豆制楝椰，行气疏肝散寒痛，寒滞疝痛酒调尝。

厚朴生姜半夏甘草人参汤

厚朴夏姜参草寻，善治腹胀妙通神，脾气不运痰气结，三补七消法超群。

第二节　降气

橘皮竹茹汤

橘皮竹茹重枣姜，参草益气共煎服，降逆止呃又清热，胃虚有热呃逆疗。

旋覆代赭汤

旋覆代赭重用姜，半夏人参甘枣尝，降逆化痰益胃气，胃虚痰阻痞嗳康。

小半夏汤

小半夏汤有生姜，化痰降逆基础方，主治痰饮呕吐证，若加茯苓效力彰。

奔豚汤

奔豚汤治奔豚气，四物柴胡合桂枝，去桂去柴兼生地，煎加生葛李根皮。

苏子降气汤

苏子降气祛痰方，夏朴前苏甘枣姜，肉桂纳气归调血，上实下虚痰喘康。

定喘汤

定喘白果与麻黄，款冬半夏白皮桑，苏子黄芩甘草杏，宣肺平喘效力彰。

大黄甘草汤

食方未久吐相随，两热冲来自不支，四两大黄二两草，上从下取法神奇。

第八章　理血剂

第一节　活血化瘀

桃核承气汤

桃核承气硝黄草，少佐桂枝温通炒，下焦蓄血小腹胀，泻热破瘀微利效。

血腹逐瘀汤

血腹当归生地桃，红花枳壳草赤芍，柴胡芎桔牛膝等，血化下行不作劳。

当归芍药散

妊娠污痛势绵绵，三两归芎润且宣，芍药一斤泽减半，术苓四两妙盘旋。

桂枝茯苓丸

金匮桂枝茯苓丸，桃仁芍药与牡丹，等分为末蜜丸服，缓消症块胎可安。

鳖甲煎丸

鳖甲煎丸廿三味，桃仁承气小柴胡，去枣甘加丹芍朴，紫胶瞿麦石韦乌，䗪蜂蜣鼠葶苈子，疟母吞之块自无。

丹参饮

心腹诸痛有妙方，丹参砂仁加檀香，气滞血瘀两相结，瘀散气顺保安康。

补阳还五汤

补阳还五赤芍芎，归尾通经佐地龙，四两黄芪为主药，血中瘀滞用桃红。

复元活血汤

复元活血酒君柴，桃红归甲蒌根甘，祛瘀疏肝又通络，损伤瘀痛加酒煎。

生化汤

生化汤是产后方，归芎桃草酒炮姜，消瘀活血功偏擅，止痛温经效亦彰。

第二节　止血

胶艾汤

胶艾汤中四物先，更加炙草一同煎，暖宫养血血行缓，胎漏崩中自可痊。

黄土汤

黄土汤中芩地黄，术附阿胶甘草尝，温阳健脾能摄血，便血崩漏服之康。

十灰散

十灰散用十般灰，柏茅茜荷丹榈煨，二蓟栀黄各炒黑，上部出血势能催。

小蓟饮子

小蓟生地藕蒲黄，滑竹通栀归草襄，凉血止血利通淋，下焦瘀热血淋康。

第九章　祛湿剂

第一节　清热祛湿

茵陈蒿汤

茵陈蒿汤大黄栀，郁热阳黄此方施，便难尿赤腹胀满，功在清热与利湿。

八正散

八正木通与车前，萹蓄大黄栀滑研，草梢瞿麦灯心草，湿热诸淋宜服煎。

三仁汤

三仁杏蔻薏苡仁，朴夏通草滑竹存，宣畅气机清湿热，湿重热轻在气分。

宣痹汤

宣痹汤寒湿热痹，防栀连翘蚕沙苡，滑夏杏仁赤小豆，骨节烦疼效不菲。

第二节　温化水饮

苓桂术甘汤

苓桂术甘仲景剂，温阳化饮又健脾，中阳不足饮停胃，胸胁支满悸眩施。

五苓散

五苓散治太阳腑，白术泽泻猪苓茯，桂枝化气兼解表，小便通利水饮逐。

真武汤

真武附苓术芍姜，温阳利水壮肾阳，脾肾阳虚水气停，腹痛悸眩瞤剔恙。

苓甘五味姜辛汤

苓甘五味姜辛汤，温阳化饮常用方，半夏杏仁均可入，寒痰冷饮保健康。

第三节　芳香燥湿

平胃散

平胃散用朴陈皮，苍术炙草姜枣齐，燥湿运脾除胀满，调胃和中此方宜。

藿香正气散

藿香正气大腹苏，甘桔陈苓术朴俱，夏曲白芷加姜枣，感伤岚瘴并能驱。

第四节　利水渗湿

茵陈五苓散

疸病传来两解方，茵陈末入五苓尝，五苓五分专行水，十分茵陈却退黄。

猪苓汤

猪苓汤用猪茯苓，泽泻滑石阿胶并，小便不利兼烦渴，利水养阴热亦平。

茯苓泽泻汤

吐方未已渴频加，苓八生姜四两夸，二两桂甘三两术，泽须四两后煎嘉。

第五节　祛风除湿

桂枝附子汤

三姜二草附枚三，四桂同投是指南，大枣方中十二枚，痛难转侧此方探。

麻杏薏甘汤

风湿身疼日晡时，当风取冷病之基，薏麻半两十枚杏，炙草扶中一两宜。

附子汤

少阴腹痛附子汤，人参白术苓芍藏，体痛背寒肢逆冷，温阳益气自复康。

羌活胜湿汤

羌活胜湿独防风，蔓荆藁本草川芎，祛风胜湿止痛良，善治周身风湿痛。

桂枝芍药知母汤

桂枝芍药知母汤，麻黄附子加生姜，防风白术与甘草，寒湿历节服之康。

独活寄生汤

独活寄生艽防辛，归芎地芍桂苓均，杜仲牛膝人参草，顽痹风寒湿是因。

第十章　祛暑剂

清络饮

清络饮用荷叶边，竹丝银扁翠衣添，暑伤肺气轻清剂，平时饮用预防先。

香薷散

三味香薷豆朴先，口渴心烦加黄连，或加苓草与木瓜，参芪橘术脾能健。

六一散

六一滑石同甘草，暑热烦渴泻痢保，法在清暑兼利湿，统治表里及三焦。

桂枝甘露散

桂苓甘露散河间，暑湿伤中烦渴连，滑石石膏寒水石，五苓甘草一方煎。

清暑益气汤

王氏清暑益气汤，善治中暑气阴伤，洋参冬斛荷瓜翠，连竹知母甘梗襄。

第十一章　治风剂

第一节　疏散外风

侯氏黑散

侯氏黑散菊白辛，茯苓牡蛎桔防参，黄芩当芎石姜桂，治疗要补脾养心。

川芎茶调散

川芎茶调有荆防，辛芷薄荷甘草羌，目昏鼻塞风攻上，偏正头痛悉能康。

大秦艽汤

大秦艽汤羌独防，辛芷芎芍二地当，苓术石膏黄芩草，风邪初中经络康。

小活络丹

小活络祛风寒湿，化痰活血三者兼，二乌南星乳没龙，寒湿痰瘀痹痛蠲。

牵正散

牵正散治口眼斜，白附僵蚕合全蝎，等分为末热酒下，祛风化痰痉能解。

消风散

消风散中有荆防，蝉蜕胡麻苦参苍，脂膏蒡通归地草，风疹湿疹服之康。

第二节　平肝熄风

风引汤

风引汤治热瘫痫，二脂寒水膏滑紫，六般石药共龙牡，姜桂大黄甘草使。
风火交炽脏腑燔，诸药难疗此能治。

羚角钩藤汤

羚角钩藤菊花桑，地芍贝茹茯草襄，凉肝熄风又养阴，肝热生风急煎尝。

镇肝熄风汤

镇肝熄风芍天冬，玄参龟板赭茵从，龙牡麦芽膝草楝，肝阳上亢能奏功。

大定风珠

大定风珠鸡子黄，麦地胶芍草麻桑，三甲并同五味子，滋阴熄风是妙方。

第十二章　治燥剂

第一节　宣散外燥

杏苏散

杏苏散内夏陈前，枳桔苓草姜枣研，轻宣温润治凉燥，咳止痰化病自痊。

清燥救肺汤

清燥救肺桑麦膏，参胶胡麻杏杷草，清宣润肺养气阴，温燥伤肺气阴耗。

第二节　滋阴润燥

麦门冬汤

麦门冬汤用人参，枣草粳米半夏存，肺痿咳逆因虚火，清养肺胃此方珍。

百合固金汤

百合固金二地黄，玄参贝母桔草藏，麦冬芍药当归配，咳喘痰血肺家伤。

益胃汤

《温病条辨》益胃汤，沙参麦地合成方，玉竹冰糖同煎服，温病须虑把津伤。

第十三章　祛痰剂

第一节　清热化痰

小陷胸汤

小陷胸汤连半蒌，宽胸开结涤痰优，膈上热痰痞满痛，舌苔黄腻服之休。

清气化痰丸

清气化痰胆星蒌，夏芩杏陈枳实投，茯苓姜汁糊丸服，气顺火清痰热瘳。

礞石滚痰丸

礞石硝煅滚痰丸，大黄黄芩沉香添，泻火逐痰临睡服，实火顽痰怪证蠲。

第二节　燥湿化痰

半夏散及汤

半夏研散或用汤，少阴咽痛效最彰，半夏桂甘煎少与，微冷慢呷不用忙。

二陈汤

二陈汤用半夏陈，苓草梅姜一并存，理气祛痰兼燥湿，湿痰为患此方珍。

温胆汤

温胆夏茹枳陈助，佐以茯草姜枣煮，理气化痰利胆胃，胆郁痰扰诸症除。

干姜人参半夏丸

呕吐迁延恶阻名，胃中寒饮苦相萦，参姜一两夏双两，姜汁糊丸古法精。

第三节　润燥化痰

贝母瓜蒌散

贝母瓜蒌臣花粉，橘红茯苓加桔梗，肺燥有痰咳难出，润肺化痰此方珍。

第四节　化痰熄风

半夏白术天麻汤

半夏白术天麻汤，苓草橘红枣生姜，眩晕头痛风痰胜，痰化风熄复正常。

定痫丸

定痫二茯贝天麻，丹麦陈远蒲姜夏，胆星全蝎蚕琥珀，竹沥姜汁草朱砂。

第十四章　安神剂

第一节　重镇安神

朱砂安神丸

朱砂安神东垣方，归连甘草合地黄，怔忡不寐心烦乱，养阴清热可复康。

第二节　滋养安神

酸枣仁汤

酸枣仁汤治失眠，川芎知草茯苓煎，养血除烦清虚热，安然入睡梦香甜。

黄连阿胶汤

黄连阿胶治少阴，烦躁不寐脉数频，舌尖如梅是的候，芩连芍胶黄搅匀。

天王补心丸丹

补心地归二冬仁，远茯味砂桔三参，阴亏血少生内热，滋阴养血安心神。

第十五章　开窍剂

第一节　凉开

安宫牛黄丸

安宫牛黄开窍方，芩连栀郁朱雄黄，犀角真珠冰麝箔，热闭心包功用良。

紫雪

紫雪犀羚朱朴硝，硝石金寒滑磁膏，丁沉木麝升玄草，热陷惊厥服之消。

至宝丹

至宝朱珀麝息香，雄玳犀角与牛黄，金银两箔兼龙脑，开窍清热解毒良。

第二节　温开

苏合香丸

苏合香丸麝息香，木丁朱乳荜檀襄，犀冰术沉诃香附，再加龙脑温开方。

第十六章　固涩剂

第一节　固表止汗

玉屏风散

玉屏组合少而精，芪术防风鼎足形，表虚汗多易感冒，固卫敛汗效特灵。

第二节　敛肺止咳

九仙散

九仙罂粟乌梅味，参胶桑皮款桔贝，敛肺止咳益气阴，久咳肺虚效堪谓。

第三节　涩肠固脱

赤石脂禹余粮汤

赤石禹粮两药珍，大便滑脱利不禁，理中不应宜此法，涩以固脱是指针。

桃花汤

桃花汤中赤石脂，粳米干姜共用之，温中涩肠功效好，久痢不愈正可施。

真人养脏汤

真人养脏木香诃，当归肉蔻与粟壳，术芍参桂甘草共，脱肛久痢服之瘥。

四神丸

四神故纸与吴萸，肉蔻五味四般齐，大枣生姜同煎合，五更肾泻最相宜。

第四节　涩精止遗

金锁固精丸

金锁固精芡莲须，龙骨牡蛎与蒺藜，莲粉糊丸盐汤下，补肾涩精止滑遗。

桑螵蛸散

桑螵蛸散龙归甲，参归茯神菖远加，调补心肾又涩精，心肾两虚尿频佳。

第五节　固崩止带

固冲汤

固冲芪术山萸芍，龙牡倍榈茜海蛸，益气健脾固摄血，脉虚冲脉不固疗。

易黄汤

易黄山药与芡实，白果黄柏车前子，固肾清热又祛湿，肾虚湿热带下医。

第十七章　消食剂

第一节　消食化积

保和丸

保和山楂莱菔曲，夏陈茯苓连翘取，炊饼为丸白汤下，消食和胃食积去。

枳实导滞丸

枳实导滞曲连芩，大黄术泽与茯苓，食湿两滞生郁热，胸痞便秘效堪灵。

木香槟榔丸

木香槟榔青陈皮，黄柏黄连莪术齐，大黄黑丑兼香附，泻痢后重热滞宜。

第二节　健脾消食

健脾丸

健脾参术苓草陈，肉蔻香连合砂仁，楂肉山药曲麦炒，消补兼施不伤正。

枳实消痞丸

枳实消痞四君先，麦芽夏曲朴姜连，脾虚痞满结心下，痞消脾健乐天年。

葛花解酲汤

葛花解酲汤泽二苓，砂蔻青陈木香并，姜曲参术温健脾，分消寒化酒湿灵。

第十八章　驱虫剂

乌梅丸

乌梅丸用细辛桂，黄连黄柏及当归，人参椒姜加附子，温肠清热又安蛔。

第十九章　涌吐剂

瓜蒂散

瓜蒂散是涌吐方，胸中痞硬痰邪猖，气冲咽喉不得息，蒂豆研散调豉汤。

方剂笔画索引

四画

五画

六画

七画

八画

九画

十画

十三画

十四画

十五画以上